Medicina Centrada na Pessoa

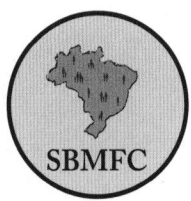

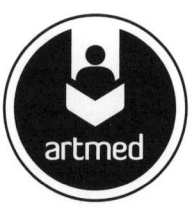

A Artmed é a editora oficial da Sociedade Brasileira de Medicina de Família e Comunidade

DIRETORIA DA SBMFC (2016-2018)

Presidente	Thiago Gomes da Trindade
Vice-presidente	Paulo Poli Neto
Secretário Geral	Daniel Knup
Diretora Administrativo e Financeiro	Samantha França
Diretor de Comunicação	Rodrigo Bandeira de Lima
Diretor de Titulação e Certificação	Nulvio Lermen Junior
Diretora de Exercício Profissional e Mercado de Trabalho	Denize Ornelas
Diretor de Medicina Rural	Magda Moura de Almeida
Diretor de Residência e Especialização	André Luiz da Silva
Departamento de Residência	André Andrade Justino
Departamento de Especialização	Patrícia Chueri
Diretora Residente	Laís Melo
Diretor Residente	José Carlos Arrojo
Diretor de Graduação e Pós-graduação Strictu Sensu	Marcelo Rodrigues Gonçalves
Departamento de Graduação	Olivan Queiroz
Departamento de Pós-graduação Stricto	Maria Eugênia
Diretor Científico e de Desenvolvimento Profissional Contínuo	Giuliano Dimarzio
Departamento de Educação Permanente	Martim Elviro
Departamento de Publicação	Gustavo Gusso
Departamento de Pesquisa	Sandro Batista

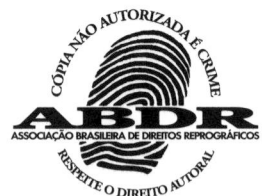

M489   Medicina centrada na pessoa : transformando o método clínico / Moira Stewart ... [et al.] ; tradução: Anelise Burmeister, Sandra Maria Mallmann da Rosa ; revisão técnica: José Mauro Ceratti Lopes . – 3. ed. – Porto Alegre : Artmed, 2017.
xxi, 393 p. il. ; 25 cm.

ISBN 978-85-8271-424-9

1. Medicina – Método clínico. 2. Pacientes. I. Stewart, Moira.

CDU 614.254

Catalogação na publicação: Poliana Sanchez de Araujo CRB-10/2094

Moira Stewart • Judith Belle Brown
W. Wayne Weston • Ian R. McWhinney
Carol L. McWilliam • Thomas R. Freeman

Medicina Centrada na Pessoa
Transformando o Método Clínico
3ª EDIÇÃO

Tradução:
Anelise Burmeister
Sandra Maria Mallmann da Rosa

Revisão técnica:
José Mauro Ceratti Lopes
Médico do Serviço de Saúde Comunitária do Grupo Hospitalar Conceição (SSC-GHC).
Professor de Saúde Coletiva da Universidade Federal de Ciências da Saúde de Porto Alegre (UFCSPA).
Preceptor da Residência Médica em Medicina de Família e Comunidade do SSC-GHC.
Especialista em Medicina de Família e Comunidade pela SBMFC.
Especialista em Medicina do Trabalho pela Universidade Federal do Rio Grande do Sul (UFRGS).
Mestre em Educação pela UFRGS.
Presidente da Associação Gaúcha de Medicina de Família e Comunidade (AGMFC).

Reimpressão 2018

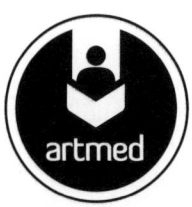

2017

Obra originalmente publicada sob o título *Patient-Centered Medicine: Transforming the Clinical Method*, 3rd Edition
ISBN 9781846195662

Copyright © 2014. All Rights Reserved. Authorised translation from the English language edition published by CRC Press, a member of the Taylor & Francis Group.

Gerente editorial – Biociências: *Letícia Bispo de Lima*

Colaboraram nesta edição:

Coordenadora editorial: *Cláudia Bittencourt*

Capa sobre arte original: *Márcio Monticelli*

Preparação de originais: *Sandra da Câmara Godoy* e *Camila Wisnieski Heck*

Leitura final: *Camila Wisnieski Heck* e *Andre Luiz Rodrigues da Silva*

Editoração: *Techbooks*

Reservados todos os direitos de publicação, em língua portuguesa, à
ARTMED EDITORA LTDA., uma empresa do GRUPO A EDUCAÇÃO S.A.
Av. Jerônimo de Ornelas, 670 – Santana
90040-340 Porto Alegre RS
Fone: (51) 3027-7000   Fax: (51) 3027-7070

Unidade São Paulo
Rua Doutor Cesário Mota Jr., 63 – Vila Buarque
01221-020 São Paulo SP
Fone: (11) 3221-9033

SAC 0800 703-3444 – www.grupoa.com.br

É proibida a duplicação ou reprodução deste volume, no todo ou em parte, sob quaisquer formas ou por quaisquer meios (eletrônico, mecânico, gravação, fotocópia, distribuição na Web e outros), sem permissão expressa da Editora.

IMPRESSO NO BRASIL
PRINTED IN BRAZIL

Autores

Moira Stewart, Ph.D., é professora no Centro para Estudos em Medicina de Família na Western University, em Londres, Ontário, Canadá, e Dr. Brian W. Gilbert Canada Research Chair in Primary Care Research. A Dra. Stewart publicou diversos artigos sobre o tema do cuidado centrado no paciente e, juntamente com outros colegas, editou uma série internacional de livros aplicando o método clínico centrado na pessoa. A série agora é composta de oito livros que elaboram os princípios centrados na pessoa relativos aos tópicos de doença mental grave, gestação e parto, prescrição, cuidados paliativos, abuso de substância, fadiga crônica, transtornos alimentares e dor miofascial crônica. É investigadora coprincipal de uma Bolsa Nacional em Grupo sobre Inovações Centradas no Paciente para Pessoas com Multimorbidade. Treina jovens pesquisadores como Investigadora Principal em uma Bolsa para Treinamento Estratégico CIHR sobre pesquisa interdisciplinar em atenção primária denominada TUTOR-PHC. A Dra. Stewart trabalha com clínicos em um projeto que está criando uma base de dados para pesquisa do Electronic Medical Record com aproximadamente 50 médicos de família no sudoeste de Ontário. Ela trabalha em estreita colaboração com legisladores em programas de pesquisa colaborativos, tais como o Programa de Atenção Primária à Saúde financiado pelo Fundo de Pesquisa do Sistema de Saúde de Ontário. A Dra. Stewart recebeu a James Mackenzie Medal of Royal College of General Practitioners (2004), The College of Family Physicians of Canada Family Medicine Researcher of the Year Award (2007) e o Martin J. Bass Recognition Award, Department of Family Medicine (2008) e é uma das ganhadoras do prêmio Dean's Award of Excellence – Team Award at the Schulich School of Medicine & Dentistry (2010) e The College of Family Physicians of Canada Lifetime Achievement Award in Family Medicine Research (2012).

Judith Belle Brown, Ph.D. em Assistência Social pelo Smith College, em Northampton, Massachusetts, é professora no Centro para Estudos em Medicina de Família, no Departamento de Medicina de Família, Escola Schulich de Medicina e Odontologia, Western University, e na escola de Assistência Social do King's University College, em Londres, Ontário, Canadá. É coordenadora do programa de Mestrado em Ciências Médicas e no programa de Doutorado em Medicina de Família na Western University, ambos oferecidos por meio de educação a distância. A Dra. Brown vem realizando pesquisas sobre o método clínico centrado na pessoa há mais de três décadas, e já apresentou trabalhos e coordenou oficinas em nível nacional (Canadá e Estados Unidos) e internacional (Reino Unido, Holanda, Espanha, Hong Kong, Suécia, Nova Zelândia, Austrália, Dinamarca, Argentina, Brasil, Japão) sobre o método centrado na pessoa. Juntamente com Moira Stewart e Thomas R Freeman, é editora de uma série de livros publicados pela Radcliffe Publishing: *Substance Abuse: A Patient-Centered Approach* (2002), *Chronic Myofas-*

cial Pain: A Patient-Centered Approach (2002), Eating Disorders: A Patient-Centered Approach (2002), Patient-Centered Prescribing: Seeking Concordance in Practice (2007), Palliative Care: A Patient-Centered Approach (2008) e Serious Mental Illness: Person-Centered Approaches (2011). Também publicou artigos abordando a comunicação médico-pessoa em Social Science and Medicine, Family Practice: An International Journal, Patient Education and Counseling, Canadian Family Physician e Journal of Family Practice. A Dra. Brown foi uma das ganhadoras, em 1996, do prêmio da American Academy on Physician and Patient Award por destacada contribuição à pesquisa. No mesmo ano, tornou-se Membro Honorária do College of Family Physicians do Canadá. Ganhou o prêmio Canada Best Original Research Article do College of Family Physicians (2009) e o Dean's Award of Excellence – Team Award for the Centre for Studies in Family Medicine, Escola Schulich de Medicina e Odontologia, da Western University (2010).

W. Wayne Weston, MD, CCFP, FCFP, é professor emérito de Medicina de Família na Escola Schulich de Medicina e Odontologia, na Western University, em Londres, Ontário, Canadá. Depois de se formar na University of Toronto em 1964, exerceu a medicina por 10 anos na pequena cidade de Tavistock, em Ontário, antes de ingressar no corpo docente da Western University, onde tem interesse especial na comunicação entre pessoa atendida e médico e pela educação médica. Lecionou em curso de pós-graduação sobre ensino e aprendizagem durante 30 anos como parte do mestrado em Ciência Clínica em Medicina de Família na Western Universtiy. Publicou mais de 190 artigos em revistas científicas como a *Canadian Family Physician, Canadian Medical Association Journal, Academic Medicine, Medical Teacher* e *Medical Education*. Fez mais de 400 apresentações e oficinas para docentes sobre muitos tópicos – incluindo entrevista centrada no paciente, aprendizagem baseada em problemas e ensino clínico – em países como Canadá, Nova Zelândia, Escócia, Estados Unidos, Emirados Árabes e Cazaquistão. Recebeu os seguintes prêmios: o Dean's Award for Teaching da Escola de Medicina e Odontologia, pela Western University, o Douglas Bocking Award for Excellence in Medical Teaching da Escola Schulich de Medicina e Odontologia, Western University (2005), e o prestigioso 3M Award for Excellence in University Teaching, no Canadá (1992). Foi o primeiro profissional a receber o Ian McWhinney Family Medicine Education Award (1998) e o primeiro médico de família a receber o prêmio da Canadian Association for Medical Education por sua destacada contribuição à educação médica (2001). Atualmente aposentado da prática médica, depois de quase 40 anos de atividade, o Dr. Weston permanece ativo em consultoria educacional.

Ian R. McWhinney, OC, MD, FCFP, FRCP, professor emérito do Departamento de Medicina de Família na Western University, em Londres, Ontário, Canadá. Nasceu em Burnley, Lancashire, e estudou na Cambridge University e na Escola de Medicina do Hospital St. Bartholomew. Foi médico generalista em Stratford-on-Avon por 14 anos. Em 1968, foi nomeado professor fundador para a cátedra de

Medicina de Família na Western University. Aposentou-se em 1992 e, depois disso, foi nomeado para o Centro para Estudos em Medicina de Família. Seus últimos livros foram uma terceira edição de *Textbook of Family Medicine* (2009) e *A Call to Heal* (Benchmark Press, 2012).

Carol L. McWilliam, MScN, EdD, é professora na Escola de Enfermagem Arthur Labatt, da Faculdade de Ciências da Saúde, na Western University, em Londres, Ontário, Canadá. Realiza pesquisas nas áreas de promoção da saúde, prestação de serviços em saúde e desenvolvimento de relações, com foco na comunicação entre pessoa atendida e profissional e entre os profissionais. Suas contribuições únicas nessa área, como especialista em metodologia qualitativa de pesquisa, estão exemplificadas em seus trabalhos publicados nas revistas *Social Science and Medicine, Family Medicine, Patient Education and Counseling, Journal of Advanced Nursing, International Journal of Quality in Health Care* e *International Journal of Health Promotion*.

Thomas R. Freeman, BSc, MD, MCISc, CCFP, FCFP, é médico graduado pela Western University, em Londres, Ontário, Canadá, tendo completado sua residência em Medicina de Família na Dalhousie University, em Halifax, na Nova Escócia, Canadá. Por 11 anos trabalhou como médico em uma pequena cidade no sudoeste de Ontário, época em que esteve envolvido com o ensino de graduação em tempo parcial e concluiu o mestrado em Ciências Médicas. Assumiu a carreira acadêmica em tempo integral na Western University no ano de 1989. É professor e chefe do Departamento de Medicina de Família nessa universidade e no London Health Sciences Centre e St. Joseph's Health Care London. Suas áreas de interesse em pesquisa incluem os efeitos adversos de vacinas, a percepção de risco e a comunicação sobre risco, prestação de serviços em saúde, recursos humanos na saúde, revitalização da atenção primária e conflitos de interesse na medicina acadêmica. Tem publicações nas revistas científicas *Journal of Family Practice, Family Practice: An International Journal, Canadian Family Physician* e no *Canadian Medical Association Journal*, e, ao lado de Moira Stewart e Judith Belle Brown, é editor da série de livros *Substance Abuse: Primary Care Challenges for Patient Providers and Communities* (2002), *Patient-Centered Approach to Chronic Myofascial Pain in Primary Care (CFS)* (2002), *Eating Disorders: A Patient-Centered Approach* (2002), *Paliative Care: A Patient-Centered Approach* (2008), *Patient-Centered Prescribing: Seeking Concordance in Practice* (2007), *Challenges and Solutions: Narratives of Patient-Centered Care* (2012), *Women-Centered Care in Pregnancy and Childbirth* (2010) e *Serious Mental Illnesses: Person-Centered Approaches* (2011), todos publicados pela Radcliffe Publishing. É coautor, juntamente com o Dr. Ian McWhinney, do *Textbook of Family Medicine*, 3ª edição* (Oxford University Press, 2009).

---

* Publicado no Brasil pela Artmed Editora, sob o título *Manual de medicina de família*.

Colaboradores

Dr Barry Lavallee
Acting Director, University of Manitoba's Centre for Aboriginal Health Education
Centre for Human Rights Research
University of Manitoba
Winnipeg, Manitoba

Dr Bridget L Ryan
Postdoctoral Fellow, Centre for Studies in Family Medicine
Schulich School of Medicine & Dentistry, Western University
London, Ontario

Ms Christina Bodea
Former Research Assistant, Centre for Studies in Family Medicine
Schulich School of Medicine & Dentistry, Western University
London, Ontario

Dr Christine Rivet
Associate Professor, Department of Family Medicine
University of Ottawa
Ottawa, Ontario

Dr Clarissa Burke
Family Physician, Middlesex Centre Regional Medical Clinic
Ilderton, Ontario
Assistant Professor, Department of Family Medicine
Schulich School of Medicine & Dentistry, Western University
London, Ontario

Dr Darren Van Dam
Family Physician, Middlesex Centre Regional Medical Clinic
Ilderton, Ontario
Assistant Professor, Department of Family Medicine
Schulich School of Medicine & Dentistry, Western University
London, Ontario

Dr Gerald Choon-Huat Koh
Associate Professor and Director of Undergraduate Medical Education
Saw Swee Hock School of Public Health
Joint Associate Professor, Dean's Office, Yong Loo Lin School of Medicine
National University of Singapore/National University Health System
Singapore

Dr Gina Higgins
Family Physician, Killick Health Services
Grand Falls, Newfoundland

Dr Jamie Wickett
Family Physician, Victoria Family Medical Centre
London, Ontario
Assistant Professor, Department of Family Medicine
Schulich School of Medicine & Dentistry, Western University
London, Ontario

Ms Joan Mitchell
Nurse Practitioner, Byron Family Medical Centre
London, Ontario

Ms Leslie Meredith
Research Associate, Centre for Studies in Family Medicine
Schulich School of Medicine & Dentistry, Western University
London, Ontario

Ms Lynn Brown
Social Worker, WestBridge Associates Counselling and Consulting Services
London, Ontario

Dr Lynn Shaw
Occupational Therapist, Associate Professor, Field Chair, Occupational Science
School of Occupational Therapy
Faculty of Health Sciences, Western University
London, Ontario

Dr Sara Hahn
Family Physician Resident, Department of Family Medicine
Schulich School of Medicine & Dentistry, Western University
London, Ontario

Dr Sonny Cejic
Family Physician
Associate Professor, Department of Family Medicine
Schulich School of Medicine & Dentistry, Western University
London, Ontario

Ms Vera Henderson
Family Practice Nurse, Middlesex Centre Regional Medical Clinic
Ilderton, Ontario

Este livro é dedicado a Joseph H. Levenstein, MD, por sua inspiração e contribuição excepcional à prática da medicina. Somos gratos ao Dr. Levenstein por nos apresentar o método clínico centrado na pessoa durante sua permanência como professor visitante em nosso departamento em 1981-1982.

Também dedicamos este livro ao falecido Ian R. McWhinney, MD, que convidou Joseph para a Western University como professor visitante e proporcionou a ele e a todos nós um ambiente intelectualmente estimulante e enriquecedor, no qual pudemos desenvolver, em conjunto, as ideias deste livro.

Agradecimentos

Gostaríamos de agradecer ao Departamento de Medicina de Família da Western University, Canadá, por oferecer um ambiente apoiador, no qual foi possível produzir este livro. Em particular, queremos expressar nossa gratidão ao Dr. Brian K.E. Hennen, diretor do Departamento de Medicina de Família (de 1987 a 1999) e ao diretor Dr. Thomas R. Freeman (de 1999 a 2011) por seu incentivo às atividades acadêmicas. Somos gratos às pessoas atendidas e aos participantes das pesquisas que generosamente compartilharam suas histórias de cuidado, expondo seus pontos fracassos e triunfos; e a nossos alunos, que estimularam nossa reflexão sobre o cuidado centrado na pessoa e nos encorajaram a esclarecer os conceitos.

A combinação entre as habilidades de coordenação e a tranquilidade de Andrea Burt foi indispensável. Sua atenção aos detalhes e suas habilidades organizacionais são extraordinárias. Evelyn Levy foi excepcional na conclusão dos múltiplos esboços do manuscrito. Leslie Meredith criou os excelentes diagramas. Magda Catani e Michele VanderSpank auxiliaram na preparação dos capítulos.

Gostaríamos de estender nosso sincero agradecimento a Gillian Nineham e sua equipe incrível na Radcliffe Publishing. Mais uma vez, foi fabuloso trabalhar com todos eles.

Finalmente, gostaríamos de expressar nosso sincero agradecimento por todo o apoio e incentivo de nossas famílias – em particular, Murray Brown, Kate e Amy Freeman e Sharon Weston.

O Dr. Brian W. Gilbert Canada Research Chair in Primary Health Care Research financia a Dra. Moira Stewart.

Apresentação à edição brasileira

A 2ª edição do livro *Medicina centrada na pessoa* (MCP), lançada no Brasil em 2010, foi um marco para a formação médica na graduação e na pós-graduação, e em especial nas residências em Medicina de Família e Comunidade de todo o País. Embora fosse um conceito conhecido dos médicos de família e comunidade (MFC) brasileiros, não se tinha, em extensão, como ferramenta formadora e orientadora do cuidado clínico diário. Passados esses anos, a MCP mostrou ser uma competência essencial dos MFCs brasileiros. Muitas pesquisas foram realizadas nessa época, impulsionando e qualificando esse método clínico no dia a dia do atendimento às pessoas na atenção primária à saúde, ajudando definitivamente na formação de identidade do MFC brasileiro.

Nesta 3ª edição, a professora Moira Stewart e seus colegas da Universidade de Western, Ontário (Canadá), apresentam um formato mais robusto, revisado e modificado do método: fruto de pesquisas e aprendizados da última década, ele foi reformulado em quatro componentes. "Incorporando Prevenção e Promoção da Saúde" foi incluído em todos os atuais componentes, enfatizando o componente 1, que passou a se chamar "Explorando a Saúde, a Doença e a Experiência da Doença". O componente "Sendo Realista" foi considerado inerente à consulta e ao contexto da relação médico-pessoa, e não de maneira isolada. Os demais componentes mantiveram-se, mas com a força de incorporação dos demais. Acredita-se que esse novo formato qualifique didaticamente o ensino do método e tenha-se melhores resultados, como já demonstrado em indicadores de qualidade do cuidado em saúde.

É com imenso orgulho que a Sociedade Brasileira de Medicina de Família e Comunidade (SBMFC) apresenta esta 3ª edição, para consolidar e firmar esse paradigma como método clínico, de forma integrada ao melhor da medicina baseada em evidências, de forma que possamos oferecer um modelo de consultagem ainda mais efetivo, no contexto do século XXI, respeitando as pessoas nas suas necessidades e crenças, e buscando a tomada de decisões de forma compartilhada.

Thiago Gomes da Trindade
Presidente da Sociedade Brasileira de
Medicina de Família e Comunidade (2016-2018)

Prefácio à 3ª edição

Os princípios subjacentes ao método clínico centrado no paciente permanecem os mesmos, mas seus componentes mudaram: existem agora quatro componentes em vez de seis. Considerou-se que um dos componentes anteriores, "Sendo Realista", não faz parte do cuidado clínico e, por isso, seu material sobre tempo e trabalho em equipe foi deslocado para outras partes do livro. "Prevenção e Promoção da Saúde", o segundo dos componentes anteriores a ser modificado, está incorporado a cada interação entre pessoa atendida e clínico e passou, então, a fazer parte dos demais componentes. Foi atingida clareza conceitual sobre onde Promoção da Saúde se encaixa no cuidado centrado na pessoa e onde se encaixa Prevenção (*ver* Capítulo 1). Os capítulos referentes a ensino e aprendizagem constituem um compêndio atualizado da literatura e dos métodos relevantes em educação. Os capítulos sobre pesquisa esclarecem conceitos centrados na pessoa por meio de histórias de experiências vividas e também trazem mensagens claras, positivas e estimulantes acerca do impacto importante do cuidado clínico centrado na pessoa.

Este livro está dividido em cinco partes. A Parte 1 contém uma introdução ao método clínico centrado na pessoa, incluindo sua evolução e sua relação com outros modelos de cuidado. Além disso, são elucidadas falsas concepções comuns relativas ao significado da centralização na pessoa. O segundo capítulo dessa parte apresenta uma perspectiva histórica escrita por Ian R. McWhinney.

A Parte 2 descreve os quatro componentes interativos do método clínico centrado na pessoa. Os Capítulos 3 a 7 elaboram em detalhes os componentes 1 a 4, respectivamente. O leitor clínico irá notar os casos que ilustram cada um dos quatro componentes da abordagem centrada na pessoa que estão incorporados nos Capítulos 3 a 7. Aqueles mais interessados na aplicação da centralização na pessoa na prática cotidiana poderão fazer a leitura dos casos em primeiro lugar. Conforme sabiamente observado por McWhinney (2001, p. 88): "Um caso real dá vida às coisas de uma forma que dados acumulados não conseguem fazer". Tomados em conjunto, os casos representam uma série típica de pessoas atendidas que fazem parte da prática de um médico atarefado. Todos os casos estão baseados em encontros clínicos reais; entretanto, os nomes, as datas e os lugares foram alterados para garantir a confidencialidade dos participantes.

A Parte 3, sobre ensino e aprendizagem, contém cinco capítulos. O Capítulo 8 examina a experiência da educação médica. Um paralelo entre o método da educação médica centrada no aluno e a prática centrada na pessoa é descrito no Capítulo 9. A prática, a aprendizagem e o ensino da medicina centrados na pessoa apresentam muitos desafios pessoais, profissionais e sistêmicos, como ilustra o Capítulo 10. O Capítulo 11 contém detalhes sobre estratégias de ensino e dicas práticas para o ensino do método clínico centrado na pessoa. Uma ferramenta de ensino particular, a apresentação de casos centrada na pessoa, é descrita no Capítulo 12. A Parte 4 do livro aborda dois conceitos-chave do cuidado médico nos quais é praticada a clínica centrada na pessoa. No Capítulo 13, é explorado o contexto do trabalho em equipe. No Capítulo 14, é abordada a preocupação com as restrições de custo no cuidado médico, fornecendo a informação de que o cuidado centrado na pessoa economiza dinheiro. A Parte 5, sobre pesquisa, combina revisões da literatura relevante com descrições de medidas importantes. As metodologias qualitativa e quantitativa são representadas. O Capítulo 15 apresenta uma descrição dos achados qualitativos que esclarecem o método clínico centrado na pessoa. O Capítulo 16 apresenta uma revisão de estudos quantitativos – em particular, várias revisões sistemáticas surpreendentes. No Capítulo 17, apresentamos medidas das percepções que as pessoas têm do cuidado centrado na pessoa e seu uso em pesquisa e educação. O Capítulo 18 descreve uma medida que desenvolvemos, a qual avalia especificamente encontros baseados no método clínico centrado na pessoa.

No capítulo final, resumimos as mensagens principais deste livro e lançamos um olhar para o futuro dos desafios e gratificações na prática, no ensino e na pesquisa do método clínico centrado na pessoa.

Moira Stewart
Judith Belle Brown
W. Wayne Weston
Ian R. McWhinney
Carol L. McWilliam
Thomas R. Freeman

Sumário

PARTE 1
Visão geral   1

1   Introdução   3
*Moira Stewart, Judith Belle Brown, W. Wayne Weston,
Thomas R. Freeman e Carol L. McWilliam*

2   A evolução do método clínico   17
Ian R. McWhinney

PARTE 2
**Os quatro componentes do método clínico centrado
na pessoa**   31

Introdução
Judith Belle Brown e Moira Stewart

3   O primeiro componente: explorando a saúde,
a doença e a experiência da doença   33
*Moira Stewart, Judith Belle Brown, Carol L. McWilliam,
Thomas R. Freeman e W. Wayne Weston*

4   O segundo componente: entendendo a pessoa
como um todo – Seção 1 – O indivíduo e a família   61
Judith Belle Brown e W. Wayne Weston

5   O segundo componente: entendendo a pessoa
como um todo – Seção 2 – Contexto   81
Thomas R. Freeman, Judith Belle Brown e Carol L. McWilliam

6   O terceiro componente: elaborando um plano
conjunto de manejo dos problemas   97
*Judith Belle Brown, W. Wayne Weston, Carol L. McWilliam,
Thomas R. Freeman e Moira Stewart*

7   O quarto componente: fortalecendo a relação
entre a pessoa e médico   129
Moira Stewart, Judith Belle Brown e Thomas R. Freeman

PARTE 3
Aprendendo e ensinando o método clínico centrado na pessoa 149

Introdução
Judith Belle Brown e W. Wayne Weston

8 Tornando-se médico: a experiência humana da educação médica 151
W. Wayne Weston e Judith Belle Brown

9 Educação médica centrada no educando 172
W. Wayne Weston e Judith Belle Brown

10 Desafios na aprendizagem e no ensino do método clínico centrado na pessoa 199
W. Wayne Weston e Judith Belle Brown

11 Ensinando o método clínico centrado na pessoa: sugestões práticas 229
W. Wayne Weston e Judith Belle Brown

12 O relato de caso como ferramenta de ensino para o cuidado centrado na pessoa 267
Thomas R. Freeman

PARTE 4
O contexto da assistência médica e o cuidado centrado na pessoa 283

Introdução
Moira Stewart

13 Abordagem centrada na pessoa: como desenvolver e manter a equipe multiprofissional 285
Moira Stewart, Judith Belle Brown, Thomas R. Freeman, Carol L. McWilliam, Joan Mitchell, Lynn Brown, Lynn Shaw e Vera Henderson

14 Custos da assistência à saúde e o cuidado centrado na pessoa 298
Moira Stewart, Bridget L. Ryan e Christina Bodea

PARTE 5
Pesquisas sobre cuidado centrado na pessoa — 301

Introdução
Moira Stewart

15 Usando metodologias qualitativas para esclarecer o cuidado centrado na pessoa — 303
Carol L. McWilliam e Judith Belle Brown

16 Evidências sobre o impacto do cuidado centrado na pessoa — 315
Moira Stewart

17 Medindo as percepções do cuidado centrado na pessoa — 321
Moira Stewart, Leslie Meredith, Bridget L. Ryan e Judith Belle Brown

18 Medindo o cuidado centrado na pessoa — 330
Judith Belle Brown, Moira Stewart e Bridget L. Ryan

19 Conclusões — 343
Moira Stewart

Referências — 347

Índice — 385

PARTE 1

Visão geral

1 Introdução

*Moira Stewart, Judith Belle Brown, W. Wayne Weston,
Thomas R. Freeman e Carol L. McWilliam*

Na década de 1980, durante seu desenvolvimento conceitual e seu uso inicial em pesquisas e na educação, o método clínico centrado na pessoa achava-se na periferia da medicina (Brown et al., 1986, 1989; Levenstein et al., 1986; Stewart et al., 1986, 1989; Weston et al., 1989). Na verdade, naquela época, muitos educadores e pesquisadores viam a medicina centrada na pessoa como uma "ciência mole": a atenção e a compaixão eram reconhecidas como aspectos importantes do cuidado humanitário, mas poucos estavam conscientes do papel central da comunicação centrada na pessoa na medicina científica moderna. Na primeira edição deste livro, descrevemos todo o método clínico centrado na pessoa com o objetivo de colocá-lo no epicentro da prática clínica e da educação médica (Stewart et al., 1995).

Desde então, aprendemos muito ao apresentar esse método para muitos grupos de estudantes de medicina, residentes, colegas médicos, médicos de família e comunidade e o corpo docente de escolas de medicina em toda a América do Norte, a Europa, a Turquia, os Emirados Árabes Unidos, a Argentina, o Brasil, a Austrália, a Nova Zelândia, o Japão e o Sudeste Asiático. O método clínico centrado na pessoa integra hoje a base de muitos currículos educacionais em todo o mundo, tanto nos cursos de graduação quanto nos de pós-graduação (Stewart e Ryan, 2012). Além disso, serve como guia para a avaliação somativa da formação de pós-graduandos em vários países (Brown et al., 1996; Tate et al., 1999). O desenvolvimento de pesquisas sobre esse método explodiu na última década. Estudos internacionais destacam não apenas o desejo e a satisfação em receber cuidados centrados na pessoa, mas também o impacto positivo que tal cuidado tem nos resultados para as pessoas e nos custos da assistência médica (Dwamena et al., 2012; Epstein, 2005b; Stewart et al., 2011). Esses estudos oferecem suporte ao surgimento de uma definição internacional de cuidado centrado na pessoa.

Há ainda muito trabalho a ser feito. O contexto atual da assistência à saúde por vezes desencoraja a prática centrada na pessoa. Por exemplo, um estudo recente de Neumann e colaboradores (2011) concluiu que a empatia declina ao longo dos anos de educação médica. Aqueles que entre nós tinham esperanças de que tais achados fossem algo do passado foram surpreendidos com um alerta. Além disso, Cassell (2013, p. xii) afirma que "ainda não sabemos como pôr em prática, nem como ensinar" esse método. Já são dez anos desde a segunda edição deste livro. Nosso desejo ao lançar esta terceira edição é trazer informações construtivas e encorajamento que sirvam de suporte para aqueles preocupados com a melhoria do cuidado médico por meio do método clínico centrado na pessoa.

O MÉTODO CLÍNICO CENTRADO NA PESSOA

O Departamento de Medicina de Família da Universidade de Western, Ontário, começou a estudar a relação entre a pessoa que procura cuidado e o médico desde sua inauguração, quando chegou, em 1968, seu primeiro chefe de departamento, o Dr. Ian R. McWhinney. No seu trabalho para elucidar a "real razão" pela qual uma pessoa procura um médico, McWhinney (1972) estabeleceu o palco para as investigações sobre a amplitude de todos os problemas da pessoa, físicos, sociais ou psicológicos, e da profundidade, do sentido e da forma como ela se apresenta. A pesquisa de sua orientanda de doutorado, Moira Stewart, foi direcionada por esses interesses e estabeleceu o foco na relação entre a pessoa que procura cuidado e o médico (Stewart et al., 1975, 1979; Stewart e Buck, 1977). Em 1982, o Dr. Joseph Levenstein, professor visitante em medicina de família da África do Sul, compartilhou conosco suas tentativas de desenvolver um modelo de prática clínica e deu impulso ao departamento. O método clínico centrado na pessoa evoluiu ainda mais por meio do trabalho do Grupo de Comunicação entre Pessoa e Médico da Universidade de Western, Ontário.

Este livro descreve e explica o modelo e o método centrados na pessoa. O material se originou no programa de desenvolvimento conceitual, de educação e de pesquisa pensado nas últimas duas décadas. Apesar de o programa se desenvolver no contexto da medicina de família, suas mensagens são relevantes para todas as disciplinas médicas e para outras áreas da saúde, como enfermagem, assistência social, fisioterapia e terapia ocupacional. A estrutura geral do trabalho se concentra no *modelo de abordagem*. A forma de implementar esse modelo reflete o *método* clínico. Este livro descreve tanto o modelo de abordagem quanto sua implementação, ou seja, o método clínico centrado na pessoa.

Essa proposta de cuidado pressupõe várias mudanças na mentalidade do médico. Primeiramente, a noção hierárquica de que o profissional está no comando e de que a pessoa que busca cuidado é passiva não se sustenta nessa abordagem. Para ser centrado na pessoa, o médico precisa ser capaz de dar poder a ela, compartilhar o poder na relação, o que significa renunciar ao controle que tradicionalmente fica nas mãos dele. Esse é o imperativo moral da prática centrada na pessoa. Ao concretizar essa mudança de valores, o médico experimentará os novos direcionamentos que a relação pode assumir quando o poder é compartilhado. Em segundo lugar, manter uma posição sempre objetiva em relação às pessoas produz uma insensibilidade ao sofrimento humano que é inaceitável. Ser centrado na pessoa requer o equilíbrio entre o subjetivo e o objetivo, em um encontro entre mente e corpo.

Mudamos significativamente o modelo conceitual e, dessa forma, também o diagrama desde a primeira edição deste livro. Primeiramente, temos agora quatro componentes, e não mais seis. O componente anterior, "Sendo Realista", passou a ser visto não tanto como um componente, mas como, de fato, um comentário sobre o contexto a partir do qual o método clínico centrado na pessoa toma forma. As questões consideradas como parte de "Sendo Realista", tempo e trabalho em equipe, são tratadas em outros capítulos, mais adiante, neste livro. Da mesma forma, o componente anterior, "Incorporando Prevenção e Promoção da Saúde", sempre foi concebido como parte dos processos incluídos em outros componentes.

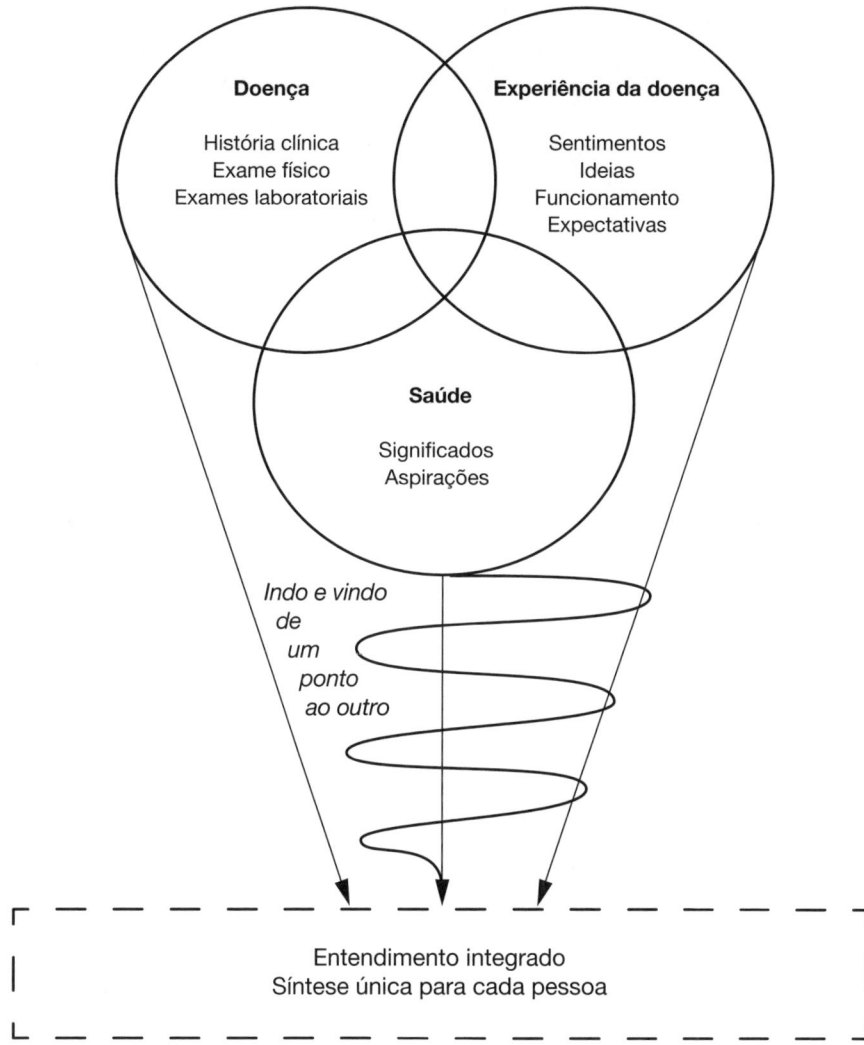

FIGURA 1.1 Explorando a saúde, a doença e a experiência da doença.

Por isso, colocamos prevenção e saúde como parte dos capítulos sobre cada um dos outros componentes.

Juntamos a promoção da saúde ao primeiro componente. A promoção da saúde realizada nas interações entre as pessoas e seus médicos inclui a exploração das percepções e da experiência de saúde da pessoa. Sua incorporação ao primeiro componente tem a vantagem adicional de deixar explícita aquela parte do diálogo entre a pessoa e o médico em que se discute a saúde e os aspectos fortes da pessoa. Além do foco explícito no funcionamento da pessoa, que sempre foi uma parte integral da experiência da doença (no modelo conceitual centrado na pessoa, as quatro dimensões da experiência da doença são: sentimentos, ideias, funcionamento e expectativas), a atenção renovada à saúde (pontos fortes e resiliência) reforça o cuidado dispensado às pessoas ao longo de suas vidas. Alinha-se à literatura do campo da enfermagem que discute a promoção da saúde e a resiliência; à literatura sobre terapias ocupacional e física, que destaca os pontos fortes funcionais, e não apenas os déficits funcionais; e, por fim, à nova literatura sobre a natureza da cura, que equilibra e integra o funcionamento, os pontos fortes e a doença da pessoa em uma única visão de cura (Cassell, 2013).

Como reflexo dessas considerações, o primeiro componente passa agora a chamar-se "Explorando a Saúde, a Doença e a Experiência da Doença". Da mesma forma, o diagrama que descreve o primeiro componente mudou (*ver* Fig. 1.1) e agora tem três círculos que se intersectam (um para a saúde, um para a doença e um para a experiência da doença). O mais importante é a parte inferior desse novo diagrama, que salienta a integração dos aspectos relevantes da saúde, da doença e da experiência da doença em uma síntese totalmente única para cada pessoa. Essa integração sempre foi parte de nosso diagrama, mas nem sempre foi tão destacada quanto será nos capítulos deste livro. Demos maior ênfase aqui para destacar que a assistência à saúde não tem duas ou três metas (como o tratamento das doenças, a ajuda para a mobilização de pontos fortes ou o cuidado dispensado à pessoa), mas, sim, uma meta central, a saúde das pessoas como um todo.

Voltando-nos por um momento para a forma como incorporamos a prevenção e a promoção da saúde aos outros quatro componentes do método clínico centrado na pessoa, incluímos a promoção da saúde durante o encontro direto com a pessoa no primeiro componente, o qual trata da exploração das dimensões da saúde junto com cada pessoa. As atividades de educação para a saúde e a prevenção de doenças, que são ações, e não explorações, estão incluídas no terceiro componente, "Elaborando um Plano Conjunto de Manejo dos Problemas".

Neste livro, descrevemos, então, os quatro componentes do método clínico centrado na pessoa, resumidos no Quadro 1.1 e ilustrados na Figura 1.2.

Os três primeiros componentes interativos englobam o processo entre a pessoa e o médico. O quarto componente trata da relação entre o médico e pessoa e forma as bases sobre as quais as interações ocorrem. Apesar de os componentes serem usados para facilitar o ensino e a pesquisa, a prática clínica centrada na pessoa é um conceito holístico no qual os componentes interagem e se unem de forma única em cada encontro entre ambos.

A meta do *primeiro* componente do método clínico centrado na pessoa é explorar a doença e a percepção da pessoa sobre a saúde e a experiência da doença. Além de avaliar o processo da doença por meio da anamnese e do exame físico, o médico procura ativamente entrar no mundo da pessoa para entender suas percepções sobre saúde (significado para a pessoa, aspirações e metas de vida) e sua experiência única da doença: seus sentimentos em relação ao estar doente, suas ideias sobre a experiência da doença, como essa experiência está afetando seu funcionamento e, por último, o que espera de seu médico.

O *segundo* componente é a integração desses conceitos (saúde, doença e experiência da doença) buscando o entendimento da pessoa como um todo. Inclui a conscientização dos múltiplos aspectos da vida da pessoa, como sua personalidade,

QUADRO 1.1 Os quatro componentes interativos do método clínico centrado na pessoa

1. Explorando a Saúde, a Doença e a Experiência da Doença:
   - percepções e experiência da saúde, pessoais e únicas (significados e aspirações)
   - histórico, exame físico, exames complementares
   - dimensões da experiência da doença (sentimentos, ideias, efeitos no funcionamento e expectativas)
2. Entendendo a Pessoa como um Todo:
   - a pessoa (p. ex., história de vida, questões pessoais e de desenvolvimento)
   - o contexto próximo (p. ex., família, trabalho, apoio social)
   - o contexto amplo (p. ex., cultura, comunidade, ecossistema)
3. Elaborando um Plano Conjunto de Manejo dos Problemas:
   - problemas e prioridades
   - metas do tratamento e/ou do manejo
   - papéis da pessoa e do médico
4. Intensificando a Relação entre a Pessoa e o Médico:
   - compaixão e empatia
   - poder
   - cura e esperança
   - autoconhecimento e sabedoria prática
   - transferência e contratransferência

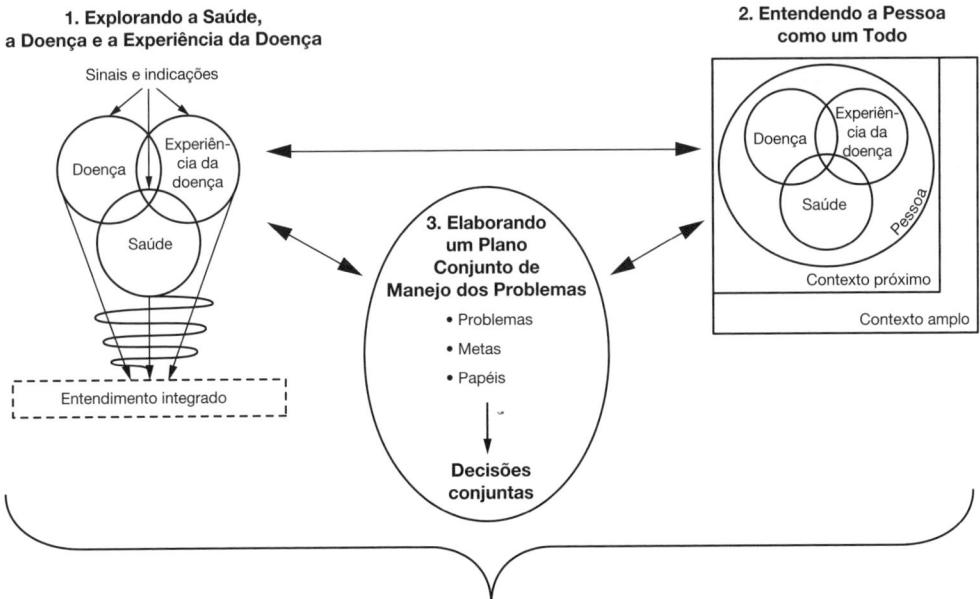

FIGURA 1.2 O método clínico centrado na pessoa: quatro componentes interativos.

a história de seu desenvolvimento, as questões de seu ciclo de vida e os múltiplos contextos em que vive.

A tarefa mútua da pessoa e do médico de elaborar um plano de manejo em comum, o *terceiro* componente do método, tem por foco três áreas-chave: a definição do problema, o estabelecimento de metas de tratamento e a identificação dos papéis a serem assumidos pela pessoa e pelo médico.

O *quarto* componente enfatiza que cada contato deve ser usado para desenvolver a relação entre a pessoa e o médico, incluindo a compaixão, a empatia, o compartilhamento do poder, a cura e a esperança. Para colocar essas habilidades em prática, é preciso consciência de si mesmo e sabedoria prática, bem como entendimento dos aspectos inconscientes da relação, como transferência e contratransferência.

O MÉTODO CLÍNICO CENTRADO NA PESSOA EM RELAÇÃO A OUTROS MODELOS DE PRÁTICA MÉDICA

Modelos de prática são valiosos por diversas razões: primeiro, porque orientam nossa percepção ao chamar a atenção para algumas características específicas da prática; segundo, porque fornecem um modelo para o entendimento do que está acontecendo; terceiro, porque direcionam nossas ações ao definir o que é importante. Um modelo produtivo não apenas simplificará a complexidade da realidade, mas também concentrará nossa atenção naqueles aspectos de uma situação que são mais importantes para seu entendimento e naquelas ações que podem ser efetivas. O modelo dominante na prática médica é chamado de "modelo médico convencional". Ninguém duvida da ampla influência do modelo médico convencional, que, entretanto, tem sido questionado por simplificar em excesso os problemas da condição de estar doente (Reiser, 2009; Schleifer e Vannatta, 2013). Engel (1977, p. 130) descreveu os problemas do modelo médico convencional da seguinte forma:

> Esse método toma por princípio que a doença é totalmente explicada por desvios da norma de variáveis biológicas (somáticas) que podem ser medidas. Não deixa espaço dentro de sua estrutura para as dimensões sociais, psicológicas e comportamentais da experiência da doença. O modelo biomédico não só exige que a doença seja tratada apenas como uma entidade independente do comportamento social, mas também que as aberrações comportamentais sejam explicadas com base em processos somáticos (bioquímicos ou neurofisiológicos).

Balint e colaboradores (Balint et al., 1970; Hopkins e Balint Society, 1972) introduziram o termo "medicina centrada na pessoa" em contraste com a "medicina centrada na doença". O entendimento das queixas com base nas opiniões da própria pessoa era chamado de "diagnóstico abrangente", e o entendimento baseado na avaliação centrada na doença era chamado de "diagnóstico convencional". Stevens (1974) e Tait (1979) desenvolveram o método clínico. Byrne e Long (1984) desenvolveram um método para classificar uma consulta como centrada no médico ou na pessoa. Para eles, o conceito de consulta centrada no médico se aproximava do que outros autores chamam de métodos centrados na "doença" (*disease*) ou na "experiência da doença" (*illness*). Wright e MacAdam (1979) também descreveram uma abordagem de cuidados médicos centrados no médico e na pessoa.

O método clínico centrado na pessoa que descrevemos aqui se junta aos trabalhos de Rogers (1951) sobre aconselhamento centrado no cliente, de Balint (1957) sobre medicina centrada na pessoa e de Newman e Young (1972) sobre a abordagem da pessoa como um todo ao se lidar com problemas na enfermagem, bem como à "Prática de Dois Corpos" da terapia ocupacional (Mattingly e Fleming, 1994). Há também fortes semelhanças entre nosso trabalho e o de Pendleton e colaboradores (2003), que definiram, de forma independente, um modelo semelhante de prática clínica. A definição de seu modelo como um conjunto de tarefas para o médico realizar durante a consulta nos atraiu, e incorporamos essa ideia ao nosso modelo. Referimo-nos aos elementos de nosso método como componentes, em vez de tarefas, para evitar a interpretação de que o método seja uma técnica rígida e linear. A prática da medicina não pode ser reduzida a técnicas; está, na verdade, apoiada em uma forma de pensar sobre as tarefas clínicas da medicina, que precisam ser explicadas clara e pragmaticamente (White, 1988).

Epstein e colaboradores (1993) descreveram, compararam e mostraram as diferenças entre diversas abordagens para a comunicação entre a pessoa e o médico, entre as quais estão o modelo biopsicossocial (Engel, 1977; Frankel et al., 2003), o modelo de três funções (Cole e Bird, 2009), a abordagem de sistemas de família nos cuidados à pessoa (Doherty e Baird, 1987; McDaniel et al., 2005), o uso da autoconsciência do médico (Balint, 1957) e o método clínico centrado na pessoa apresentado neste livro. Epstein e colaboradores (1993, p. 386) concluíram que, "teoricamente, a complementaridade das abordagens é mais forte do que suas diferenças". Em nossa visão, essas estruturas são semelhantes na sua tentativa de ampliar a abordagem médica convencional e incluir questões psicossociais, a família e o próprio médico no modelo de comunicação.

Dois outros modelos para aprimorar os cuidados médicos e a formação do médico ganharam importância na última década e podem ser comparados, demonstrando suas diferenças e semelhanças com o método clínico centrado na pessoa: a tomada de decisão compartilhada e a medicina narrativa.

O princípio central do modelo de tomada de decisão compartilhada é que o poder deve ser mais igualitariamente compartilhado entre a pessoa que busca cuidado e o médico, com o que concordamos (Légaré et al., 2003, 2010; Elwyn et al., 2012; Stiggelbout et al., 2012). O modelo de tomada de decisão compartilhada e o método clínico centrado na pessoa se alinham de forma mais clara no terceiro componente, "Elaborando um Plano Conjunto de Manejo dos Problemas". As maiores diferenças entre essas abordagens estão em três aspectos. Primeiro, o método clínico centrado na pessoa enfatiza uma conexão emocional com a pessoa, o que vai além do compartilhamento de informações sobre experiências, crenças e valores. Segundo, destaca a necessidade de uma abordagem individualizada para cada pessoa e até mesmo para cada consulta com cada pessoa, usando sua estrutura apenas como um guia, enquanto sua principal exigência é que o caminho mostrado pela pessoa seja seguido. O modelo de tomada de decisão compartilhada, semelhante na tentativa de equilibrar formulismo e idiossincrasia, adotou uma abordagem mais padronizada. Além disso, sua meta é incrementar a tomada de decisão compartilhada. Terceiro, o método clínico centrado na pessoa busca integrar sua abordagem à prática clínica, sendo, por isso, chamado de método clínico.

A medicina narrativa, da mesma forma que o método clínico centrado na pessoa, destaca a história privada desta (primeiro e segundo componentes do método clínico centrado na pessoa), que se revela no contexto de uma relação contínua (Charon, 2006; Launer, 2002). As duas abordagens também procuram fazer o médico se sentir mais à vontade para ligar-se à pessoa emocionalmente. O uso da medicina narrativa no terceiro componente, "Elaborando um Plano Conjunto de Manejo dos Problemas", é um processo de construção conjunta da história da pessoa conduzido por ela própria e pelo médico, de forma a promover tanto entendimento quanto mudanças. Uma diferença é que a medicina narrativa se separa das tarefas da medicina convencional, em contraste com o método clínico, que tenta integrar o trabalho com as tarefas médicas.

Esses modelos, em geral, e o método clínico centrado na pessoa, em particular, se propõem a explicitar o que é implícito no cuidado à pessoa. Os modelos ajudam a esclarecer os conceitos básicos da comunicação, mas nunca capturam, de maneira completa, o que acontece na realidade. O conhecimento tácito do médico e da pessoa não é capturado pelos modelos, que são, por definição, simplificações. Stewart (2001, p. 445) afirmou que, apesar de os modelos servirem como auxílio para o ensino e a pesquisa, eles "não conseguem apreender o todo indivisível de uma relação cujo objetivo é a cura".

VALOR DO MÉTODO CLÍNICO CENTRADO NA PESSOA

A fim de convencer colegas, comitês educacionais e formuladores de políticas sobre a importância da transição para uma abordagem centrada na pessoa, é preciso que se seja capaz de responder a algumas questões essenciais: essa abordagem funciona? As pessoas a querem? Por quê? Ela tem custo mais alto?

A série de estudos realizados por Little e colaboradores (2001a) no Reino Unido indica que, enquanto apenas uma minoria das pessoas quer fazer uma radiografia ou receber medicação, mais de 75% buscam assistência onde haja os elementos da abordagem centrada na pessoa. Mais do que isso, as pessoas querem todos os componentes do modelo centrado na pessoa.

Esse resultado não nos surpreende, considerando os dados a seguir. Estudos recentes mostram que os adultos se apresentam para cuidado médico não apenas com uma condição médica, mas com múltiplos problemas ao mesmo tempo. A atenção focada em apenas uma doença não satisfará essas pessoas. De todos os adultos, 23% têm duas ou mais doenças crônicas, e, entre as pessoas com 65 anos, esse percentual é de mais de 65% (Barnett et al., 2012). E isso é apenas parte do quadro geral, pois se deve também incluir as manifestações agudas. Lembramos, ainda, que até recentemente não sabíamos com que frequência as pessoas expressavam suas experiências de doença durante a consulta; tais manifestações são extraordinariamente comuns. A Figura 1.3 mostra que 89% dos adultos falam sobre

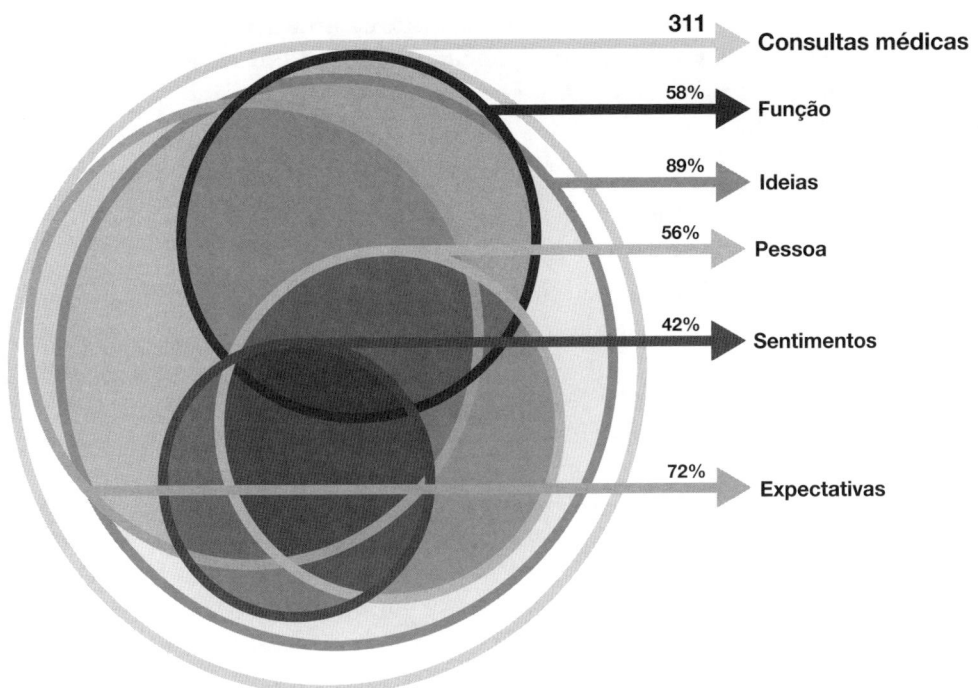

EXPECTATIVAS: as pessoas falam sobre suas expectativas
FUNÇÃO: mencionam os efeitos em suas funções (atividades e papéis desempenhados pela pessoa em sua vida)
PESSOA: trazem questões relacionadas à pessoa como um todo
IDEIAS: expressam suas ideias
SENTIMENTOS: expressam sentimentos durante as consultas
71% falaram sobre 3 ou mais de 5 dos itens mostrados nessa figura

FIGURA 1.3 Questões expressadas pelas pessoas durante consultas com seu médico de família.

seus problemas; 72% expressam expectativas sobre seu tratamento; 57% mencionam problemas com seu funcionamento; 55% mencionam questões familiares, de ciclo de vida ou contextuais; 42% expressam preocupações, medos ou raiva (dados do estudo Patient-Centered Care and Outcomes). Com essa complexidade de questões sendo apresentadas em cada consulta com um profissional médico, o foco em apenas uma doença provavelmente não responderá às necessidades das pessoas.

A medicina centrada na pessoa funciona? Que evidência existe de que afeta positivamente desfechos importantes? Em nossa opinião, esse é um dos grandes avanços alcançados durante a última década. O Capítulo 16 mostra que os resultados de várias revisões sistemáticas são muito positivos. As intervenções educativas para melhorar a prática centrada na pessoa são efetivas na mudança do comportamento do médico. Tais intervenções também têm tido maior impacto nos desfechos de saúde do que aqueles descritos em revisões sistemáticas anteriores.

No contexto de restrições econômicas severas, os custos são uma preocupação prioritária para os administradores dos serviços de assistência à saúde e para os formuladores de políticas públicas. O Capítulo 14 traz dados canadenses sobre o cuidado centrado na pessoa em relação aos custos da assistência à saúde; traz, também, dados dos Estados Unidos para demonstrar que o cuidado centrado na pessoa resulta em custos reduzidos de exames complementares e do subsequente uso de outros serviços. (Epstein et al., 2005b)

DESAFIOS PARA O MÉTODO CLÍNICO CENTRADO NA PESSOA NO SÉCULO XXI: O NOVO CONTEXTO DO CUIDADO À SAÚDE

Um número notável de mudanças em nossa sociedade apresenta desafios para a prática do cuidado centrado na pessoa. Entretanto, algumas mudanças podem melhorar a interação entre pessoas e médicos, como, por exemplo, a ênfase na autonomia da pessoa, o interesse na diversidade étnica e a crescente atenção do público às ações de prevenção e promoção de saúde. Essas mudanças aprimoram a capacidade das pessoas de se envolverem nos cuidados com sua própria saúde.

Paradoxalmente, ser centrado na pessoa na verdade reduz os custos para o sistema de saúde, como mostramos no Capítulo 15; entretanto, esse fato novo não é amplamente reconhecido e pode não soar como boas novas para o médico clínico que se sente em conflito entre as expectativas expressadas pelas pessoas que atende e sua própria necessidade de conter custos.

Uma tendência emergente de reduzir a continuidade do cuidado por causa de pressões vindas dos médicos sobrecarregados ou dos formuladores de políticas públicas provavelmente será deletéria ao futuro do cuidado centrado na pessoa. Os resultados positivos da continuidade do cuidado são bem conhecidos (Freeman, 2012) e formam um requisito-chave no cuidado centrado na pessoa.

Dois aspectos da expansão da tecnologia da informação podem ter efeitos variados no cuidado centrado na pessoa. Um deles é o empoderamento das pessoas para que se informem, antes de se apresentarem para a consulta com um profissional da saúde, sobre seu sintoma ou condição. Os profissionais da saúde podem, por vezes, ver essa atitude como uma perturbação que toma tempo, mas entendemos que pode ser redefinida como uma experiência positiva. A pessoa que age assim está claramente engajada e pronta a aprender. A informação retirada da internet e trazida para seus médicos é um novo sinal que ajuda a esclarecer o nível de preocupações e expectativas da pessoa. O uso dessa informação poderá ser uma experiência de aprendizagem mútua.

O segundo aspecto da tecnologia da informação discutido aqui é o uso dos prontuários médicos eletrônicos (PMEs), que mostraram ter alguns efeitos negativos para a interação das pessoas com os profissionais da área médica (Margalit et al., 2006; Noordman et al., 2010). Segundo Lown e Rodriguez (2012, p. 392), os PMEs

> introduzem um "terceiro" componente nas interações na sala de consultas, que compete com a pessoa pela atenção de seu médico, afeta a capacidade do clínico de estar totalmente atento ao que se desenrola no momento e altera a natureza da comunicação, dos relacionamentos e o senso de papel profissional dos médicos. As comunicações guiadas pelo que se vê na tela do computador inibem as narrativas das pessoas e dimi-

nuem as respostas dos médicos às indicações da pessoa sobre suas questões psicossociais e preocupações emocionais.

Contudo, esses autores relataram melhorias na triagem de riscos à saúde com o uso dos PMEs (Adams et al., 2003) e uma melhor troca de informações nos casos em que os médicos podiam mostrar gráficos ou resultados de exames para a pessoa (Shachak e Reis, 2009).

Os médicos têm sido orientados a seguir diretrizes para a prática clínica, e novas diretrizes são produzidas a cada dia. Isso pode se tornar confuso e particularmente intimidador quando as diretrizes não são claras devido à insuficiência de evidências e, na pior das hipóteses, quando são conflituosas devido ao fato de duas ou mais organizações reconhecidas lançarem diretrizes diferentes. Entretanto, deve-se lembrar que são *apenas* diretrizes, e sua aplicação deve ser guiada pelas necessidades individuais e pelo contexto de cada pessoa em particular. É nesse aspecto que o cuidado centrado na pessoa pode ser extremamente útil (Tudiver et al., 2001). O equilíbrio entre a medicina centrada na pessoa e a medicina baseada em evidências também é discutido na próxima seção.

A MEDICINA BASEADA EM EVIDÊNCIAS E O MÉTODO CLÍNICO CENTRADO NA PESSOA: A CONFLUÊNCIA DE DUAS VISÕES DE MUNDO

Um exame superficial da literatura atual sobre medicina baseada em evidências e a abordagem descrita neste livro como método clínico centrado na pessoa leva algumas pessoas a concluírem que as duas estão em conflito. Essa visão é muitas vezes ainda mais simplificada quando se diz que a medicina baseada em evidências representa a "ciência dura" na área de medicina, e o método clínico centrado na pessoa, o lado "leve" dessa ciência. Essa visão descreve erroneamente os dois conceitos, os quais, na verdade, têm importantes pontos de confluência.

Os primeiros textos a descrever a medicina baseada em evidências deixaram claro que não é sua intenção substituir a decisão clínica. A tomada de decisões clínicas é descrita como um processo que leva em consideração três elementos: as evidências, as particularidades de cada pessoa e suas preferências (Haynes et al., 2002; Sackett et al., 2000). A medicina baseada em evidências fez enormes avanços na descrição e na colocação em prática de um método para obter a melhor evidência disponível para questões específicas na assistência à saúde. As melhorias concomitantes nos bancos de dados eletrônicos e nos sistemas de busca de dados tornaram possível o acesso a essas informações no local de atendimento e sua inclusão nos PMEs. A medicina baseada em evidências é, em essência, um método robusto e extremamente útil de estruturar questões e avaliar evidências. Não é, por si só, um método clínico, apesar de efetivamente fornecer informações para o médico.

Pesquisas sobre o método clínico centrado na pessoa mostraram, sem deixar dúvidas, que o estabelecimento de uma base comum entre as perspectivas do médico e da pessoa atendida é a chave para um desfecho clínico favorável. A medicina baseada em evidências ajuda o médico a determinar quais elementos podem ser apropriados para uma etapa de sua abordagem. Não substitui a avaliação ou a intuição clínica, que surgem como resultado da interação específica entre uma pessoa em particular e o médico. O método clínico centrado na pessoa descreve um modelo usado com o intuito de garantir que as características particulares e as preferências de cada pessoa sejam levadas em consideração e de que se chegue a um plano de tratamento elaborado de acordo com esses fatores. A partir desse ponto de vantagem, o método clínico centrado na pessoa incorpora e subordina a medicina baseada em evidências.

Isso, no entanto, pode ser analisado de outra forma. Torna-se cada vez mais claro que o método clínico centrado na pessoa é, ele próprio, baseado em evidências. Foi demonstrado que levar em consideração a experiência da doença, a pessoa como um todo e seu contexto, assim como elaborar um plano conjunto de manejo dos problemas, melhora os resultados em relação à saúde e à satisfação dos doentes e também aumenta a satisfação do médico. O volume crescente de trabalhos na literatura médica que detalha a evidência que dá suporte a esse método clínico é discutido no Capítulo 16.

Em resumo, a medicina baseada em evidências e o método clínico centrado na pessoa não são ideias em conflito, mas conceitos sinérgicos. O campo de ação entre os dois pode ser entendido como uma área de tensão criativa. A ciência da complexidade (Plsek e Greenhalgh, 2001, p. 627) rotula de "beira do caos" as circunstâncias nas quais há "concordância e certeza insuficientes para que a próxima escolha seja óbvia, mas não tanta incerteza e discordância que levem o sistema a ser jogado ao caos". Tudo isso exige comportamentos de adaptação complexos. Essas áreas de interação humana formam a gênese das ações morais, das quais surge o valor real. O método centrado na pessoa aborda explicitamente esse domínio.

CONCEITOS EQUIVOCADOS SOBRE O MÉTODO CLÍNICO CENTRADO NA PESSOA

Durante os últimos 30 anos, enquanto o método clínico centrado na pessoa se disseminava entre estudantes, médicos, educadores e pesquisadores, observamos a existência de muitos conceitos equivocados sobre o modelo. Estes levaram à conclusão de que ser centrado na pessoa consome mais tempo; tem por foco primário as questões psicossociais da pessoa, e não suas doenças; exige que as demandas da pessoa sejam atendidas; significa ser rígido e seguir uma abordagem-padrão; traz a expectativa de que todas as informações e decisões devem ser compartilhadas com as pessoas; e, por fim, que é um conjunto de tarefas que não precisam ser aplicadas a cada consulta, mas que podem ser usadas de acordo com a escolha do médico, isto é, usadas em algumas situações, mas descartadas em outras.

Além disso, o acrônimo SIFE (sentimentos, ideias, funções e expectativas; em inglês, *feelings*, *ideas*, *function* e *expectations* – FIFE) pode ser muito útil para estudantes enquanto eles aprendem a questionar pessoas sobre a experiência de estar doente. Entretanto, também pode se tornar perigoso se for usado como um acessório à revisão convencional de sistemas orgânicos: "Algum problema visual – visão turva? O que você sente quanto a isso? Como está seu intestino, constipação, diarreia...? Alguma ideia sobre o que pode estar causando isso?". Dessa forma, usar o SIFE com cada pessoa, como temos visto alguns alunos fazerem, torna-se apenas outra técnica de entrevista ou um passo adicional na revisão dos sistemas orgânicos, não refletindo um interesse genuíno na pessoa nem uma preocupação com sua experiência única; por fim, não motiva o médico a escutar atentamente.

Após essas observações, é preciso notar que, às vezes, as expectativas das pessoas são muito claras e diretas. Elas querem, por exemplo, um tratamento para seu pé de atleta ou o preenchimento de uma ficha médica exigida pela companhia de seguros. Logo, nem sempre é essencial explorar em profundidade a percepção de sua saúde ou a experiência de doença da pessoa. O que é indispensável é que os médicos escutem os sinais e indicações fornecidas pela pessoa a fim de elaborar um questionamento adequado e sensível. Na mesma linha, ser centrado na pessoa significa levar em consideração o desejo dela de informação e de participar da tomada de decisão e as formas de responder apropriadamente.

A noção de que ser centrado na pessoa significa a recomendação de um único estilo de prática é preocupante (Lussier e Richard, 2008). Achamos difícil apresentar um diagrama e uma abordagem e, ao mesmo tempo, evitar passar a impressão de que um padrão é recomendado. Entretanto, não há recomendação de uma abordagem-padrão; na verdade, os diagramas são orientações, e a meta é que as conversas sejam diferentes com pessoas diferentes.

O argumento de que um médico não precisa ser centrado na pessoa em todas as consultas, por exemplo, quando um problema direto é apresentado, é apoiado pela descrição das consultas como divididas em diferentes tipos: rotineiras, rituais ou dramáticas (Miller, 1992). Como argumento em favor da ideia de que os médicos não são centrados na pessoa o tempo todo, temos o nosso próprio resultado mostrando que médicos com notas baixas em escalas que medem a atuação centrada na pessoa obtêm pequenos desvios padrão nesses resultados, o que talvez seja revelador de uma abordagem rígida e inflexível. Os médicos com escores altos, entretanto, apresentam altos desvios padrão, o que é indicativo da flexibilidade de sua abordagem clínica. Entretanto, nossa convicção é a de que os médicos não sabem se a consulta deve ser do tipo rotineiro, ritual ou dramático, a não ser que sua atuação seja centrada na pessoa e que façam as perguntas adequadas no início do encontro. Um breve diálogo entre uma pessoa em cuidado e seu médico sobre uma dor de garganta não muito grave serve de exemplo:

Médico: (*Enquanto pega o abaixador de língua*) Há algo fora do comum que o preocupa quanto a essa dor de garganta?
Pessoa: Não. (*Pausa*)
Médico: Você acha que é algo fora do comum?
Pessoa: Não... Acho que não.
Médico: Há alguma outra coisa na sua vida sobre a qual gostaria de me falar hoje?
Pessoa: Não. Está tudo ótimo!

Apenas depois dessa interação de 5 segundos o médico poderá ter certeza de que a consulta é rotineira, e não dramática.

CONSIDERAÇÕES FINAIS

Neste capítulo introdutório, fornecemos uma perspectiva histórica da evolução do modelo centrado na pessoa e do método clínico usado como meio de implementar esse modelo teórico. Examinamos o lugar do modelo e do método clínico centrados na pessoa em relação a outros modelos de prática e tendências correntes na assistência à saúde. Este capítulo forneceu evidência empírica que justifica a adoção do método clínico centrado na pessoa. Nas últimas seções, apresentamos os desafios para colocar esse método em prática no contexto atual e discutimos alguns conceitos equivocados sobre o método.

2 A evolução do método clínico

Ian R. McWhinney

O método clínico usado pelos médicos é sempre a expressão prática de uma teoria da medicina, mesmo quando não explicitada. Essa teoria engloba conceitos como a natureza da saúde e da doença, a relação entre mente e corpo, o significado do diagnóstico, o papel do médico e a condução da relação entre ele e a pessoa que o procura. A teoria e a prática da medicina são fortemente influenciadas, em qualquer período, pela teoria do conhecimento dominante e por valores da sociedade. A medicina é sempre filha de seu tempo.

Nos últimos tempos, a medicina não tem dado muita atenção à filosofia. Já que nossos esforços foram coroados com tantos sucessos no século passado, por que alguém deveria se preocupar em questionar nossas hipóteses? De fato, frequentemente nos comportamos como se essas hipóteses não fossem apenas hipóteses, mas, sim, fazendo crer que expressam a forma como as coisas verdadeiramente são. Crookshank (1926) cita o fim do século XIX como o momento em que a medicina e a filosofia tornaram-se totalmente dissociadas. Os médicos começaram a se ver como praticantes de uma ciência firmemente baseada em fatos observados, que não precisava inquirir sobre como esses fatos eram obtidos nem sobre o que realmente constituía um fato (Fleck, 1979). Nós mesmos acreditamos estar finalmente livres da metafísica, enquanto, ao mesmo tempo, mantemos a crença na teoria do conhecimento, que chamamos de realismo concreto.

Apesar de suceder a tradição hipocrática da medicina grega, o método clínico que dominou a medicina ocidental por quase 200 anos teve suas principais fontes no Iluminismo europeu do século XVII. Whitehead (1975) chamou esse período de século da genialidade, e é do capital de ideias geradas naquela época que temos vivido. Foi o século de Galileu e Newton, de Descartes, Locke e Bacon. Bacon exortava a humanidade a dominar e controlar a natureza, iluminando, dessa forma, as misérias da existência. Em sua obra *O progresso do conhecimento* (1605), apresentou, como sua agenda para a ciência médica, um renascimento do método hipocrático, que registra a descrição do caso e sua evolução até a recuperação ou a morte; e o estudo das mudanças patológicas nos órgãos, os "passos da doença", comparando-as com as manifestações da doença durante a vida. A medicina clínica, naquele tempo, era dominada por teorias não testadas, que tinham base nas observações feitas junto ao leito das pessoas. Novas ideias científicas recentemente haviam sido aplicadas à medicina por homens como Vesalius e Harvey, mas suas descobertas foram nos campos da anatomia e da fisiologia, e não na patologia ou em serviços clínicos. A medicina ainda era praticada sem o conhecimento dessas descobertas. Se Bacon estabeleceu a agenda para a ciência, foi Descartes quem forneceu o método:

a separação entre a mente e a matéria, sendo o valor inerente apenas à mente; a separação entre o sujeito e o objeto; e a redução de fenômenos complexos aos seus componentes mais simples.

De todas as figuras do século XVII, nenhuma teve mais influência na ciência e na medicina que René Descartes. Em sua obra *Tratado do homem*, publicada em 1634, escreveu que: "O corpo é uma máquina, composta de nervos, músculos, veias, sangue e pele, de forma que, mesmo que não houvesse uma alma dentro dele, não deixaria de ter as mesmas funções" (Foss, 2002, p. 37). O conceito de Descartes de que o corpo é uma máquina teve enormes consequências para a medicina. Tomou o lugar do conceito vitalista da medicina pré-moderna e tornou possível o desenvolvimento das ciências básicas da área e de todos os benefícios que elas nos trouxeram. A abordagem reducionista de Descartes para a investigação e a separação da *res extensa* e da *res cogitans* permitiu que a biologia fizesse grandes progressos. No entanto, os problemas não resolvidos por Descartes continuam corroendo as fundações conceituais da medicina e da ciência. Entre eles estão os questionamentos sobre como pode uma mente não material agir sobre uma substância material e sobre qual é a relação entre a mente do observador e o mundo dos fenômenos. O filósofo Burtt (1954, p. 324) afirmou que: "Uma cosmologia adequada apenas começará a ser escrita quando uma filosofia adequada da mente surgir".

Foi no século da genialidade que a razão foi entronada e a ciência moderna nasceu. Entretanto, a razão era então definida como lógica formal, divorciada da experiência humana, buscando leis universais para explicar fenômenos naturais. A matemática era o modelo, e o *Principia*, de Newton, o livro exemplar. A ideia de natureza como uma vasta máquina, que incluiria o corpo humano, parecia plausível. O objetivo era chegar ao conhecimento universal e absoluto. Toulmin (1992, p. 34-5) descreve essa ideia como uma mudança radical no paradigma do conhecimento:

> A partir de 1630, o foco da investigação filosófica ignorou os detalhes individuais, concretos, oportunos e locais dos assuntos humanos do dia a dia. Em vez disso, houve uma mudança para um patamar mais alto, estratosférico, no qual a natureza e a ética se conformam a teorias abstratas, atemporais, gerais e universais.

Em seu livro *Volta à razão* (1991), Toulmin lembra que "universal" era, para os gregos, um conceito verdadeiro "no total" ou "geralmente", mas não invariavelmente aplicável a todos os casos. "Em situações da vida real, muitos conceitos universais se aplicam de forma geral, e não invariavelmente" (1991, p. 11). Isso faz sentido de forma especial na biologia e nas ciências humanas.

Desde o século XVII, a física tornou-se o modelo para todas as ciências. Entretanto, de acordo com o biologista Yates (1993, p. 189), "a física caracteriza-se pela uniformidade e generalidade":

> A biologia, ao contrário, apresenta diversidade e especialidade de forma e função e, às vezes, uma surpreendente distribuição localizada de seus objetos. Os sistemas biológi-

cos são *complexos*. A física é uma ciência fortemente reducionista e prosperou dentro desse paradigma; [a metáfora de organismos vistos como máquinas] é falsa e destrutiva para os avanços conceituais no entendimento de sistemas vivos complexos que se auto-organizam, crescem, desenvolvem, adaptam, reproduzem, recuperam e mantêm forma e função, envelhecem e morrem. (destaque do original)

As pessoas que nos procuram fazem todas essas coisas. São sistemas complexos, organismos, e nosso método clínico deve nos capacitar para lidar com essa complexidade.

THOMAS SYDENHAM

Foi no clima intelectual do século XVII que surgiu o primeiro médico moderno a usar a observação sistemática da pessoa: Thomas Sydenham. Ele descreveu os sintomas e o curso da doença, deixando de lado todas as hipóteses especulativas baseadas em teorias não fundamentadas. Classificou doenças em categorias (uma ideia inovadora para a época), acreditando que poderiam ser classificadas por sua descrição da mesma forma que espécimes botânicos. Por fim, procurou um remédio para cada "espécie" de doença, como o quinino, por exemplo, uma substância então recentemente descoberta. Sua grande inovação, entretanto, foi correlacionar suas categorias de doenças com sua evolução e desfecho, dando-lhes valor preditivo. Seu método resultou na identificação, pela primeira vez, de síndromes, como a gota aguda e a coreia. Sydenham era um amigo próximo de John Locke, que tinha grande interesse em suas observações e que, às vezes, o acompanhava em suas visitas a doentes.

DE SYDENHAM A LAENNEC

Após Sydenham, o trabalho de classificar doenças foi assumido por outros, em especial Sauvages de Montpellier, um médico e botânico que procurava agrupar as doenças de acordo com classe, ordem e gênero, da mesma forma que os biólogos catalogavam plantas e animais. A biologia e a medicina eram, naquele tempo, ciências predominantemente descritivas. Sauvages foi uma importante influência para Carl von Linné, o médico e botânico sueco responsável pela criação do sistema Linné de classificação botânica, outra ligação entre a medicina e as ideias do Iluminismo. As classificações preparadas pelos sucessores de Sydenham, entretanto, tinham pouco valor prático, pois não eram correlacionadas ao curso e ao desfecho da doença e representavam apenas combinações aleatórias de sintomas sem base na ordem natural.

Sydenham morreu em 1689, e, nos próximos cem anos, nenhum sistema de classificação de doenças mostrou ter valor duradouro. O próximo grande passo, que estabeleceu as bases do método clínico moderno, foi dado por clínicos patologistas franceses nos anos após a Revolução Francesa. O turbilhão político causado pelas ideias do Iluminismo estava associado à consequente aplicação destas à medicina. Laennec, o maior gênio da Escola Francesa, foi quem elaborou a descrição do método:

> A meta constante de meus estudos e pesquisas é a solução dos três problemas descritos abaixo:
> 1. Descrever a doença no cadáver de acordo com o estado alterado dos órgãos.
> 2. Reconhecer, no corpo vivo, sinais físicos definidos, tanto quanto possível, independentes dos sintomas.
> 3. Combater a doença por meios que a experiência mostrou serem efetivos: encontrar, por meio do processo de diagnóstico, as lesões orgânicas internas da mesma forma que doenças cirúrgicas. (Faber, 1923, p. 35)

Pela primeira vez, os médicos examinaram as pessoas usando instrumentos, como o estetoscópio, criado por Laennec. Depois, reuniram dois conjuntos de dados: (1) sinais e sintomas obtidos na investigação clínica, e (2) os dados descritivos da anatomia da doença. Finalmente, a medicina tinha um sistema de classificação baseado em uma ordem natural: a correlação entre sintomas, sinais e a aparência dos órgãos e tecidos após a morte. Esse sistema mostrou ter alto valor preditivo e recebeu suportes adicionais quando Pasteur e Koch mostraram que algumas dessas ocorrências tinham agentes causais específicos. O método clínico com base nesse sistema desenvolveu-se gradualmente durante o século XIX até que, na década de 1870, havia tomado a forma que hoje nos é familiar.

Do mesmo modo que em qualquer outro caso, o desenvolvimento do método clínico estava associado a mudanças na percepção da doença. Desde os tempos do Classicismo, a medicina ocidental usa dois diferentes modelos explanatórios de doença (Crookshank, 1926; Dubos, 1980). De acordo com o modelo ontológico, a doença é uma ocorrência localizada no corpo, que pode ser conceitualmente separada da pessoa doente. Segundo o modelo fisiológico ou ecológico, a doença resulta de um desequilíbrio dentro do organismo e entre o organismo e o ambiente. As doenças individuais não têm existência real, e seus nomes são simples agrupamentos de observações usados por médicos como orientação para o prognóstico e a terapia. De acordo com essa visão, é difícil separar a doença da pessoa ou a pessoa do ambiente.

Cada modelo é identificado com um método clínico: o ontológico, com o método convencional ou acadêmico, e o fisiológico, com um método natural ou descritivo. O método natural, que se ocupa do organismo e da doença, é uma tentativa de descrever a doença em todas as suas dimensões, incluindo seus aspectos individuais e pessoais. O método convencional, preocupado com os órgãos e as doenças, é uma tentativa de classificar e nomear a doença como uma entidade independente, separada da pessoa.

Crookshank (1926), que primeiro usou esses termos, também observou que os melhores médicos, em qualquer época, equilibraram os dois métodos. O modelo centrado na pessoa pode ser visto como uma restauração do equilíbrio do método clínico, que, no passado, se expandiu demasiadamente na direção ontológica.

O sucesso do novo método clínico no fim do século XIX resultou na dominância do modelo ontológico, que tem-se mantido desde então. Enquanto, no passado, a palavra "diagnóstico" frequentemente indicava o diagnóstico de um doente, a meta do diagnóstico passou a ser, então, identificar a doença. A doença estava no corpo. Como em todas as taxonomias, as categorias de doenças eram abstrações que, em benefício da generalização, deixavam de fora muitas particularidades, inclusive a experiência subjetiva dos enfermos.

A Figura 2.1 ilustra o processo de abstração. As três formas irregulares representam pessoas com experiências de doença semelhantes. São todas diferentes porque não há duas experiências de doença exatamente iguais. Os quatro quadrados representam o que as pessoas têm em comum. No processo de abstração, tomamos os fatores comuns e formamos uma categoria de doença: esclerose múltipla (EM), carcinoma pulmonar, e assim por diante. A abstração oferece um poder preditivo muito alto e nos fornece uma linguagem taxonômica. Permite que apliquemos nossas tecnologias terapêuticas com precisão, mas isso tem um preço. O poder

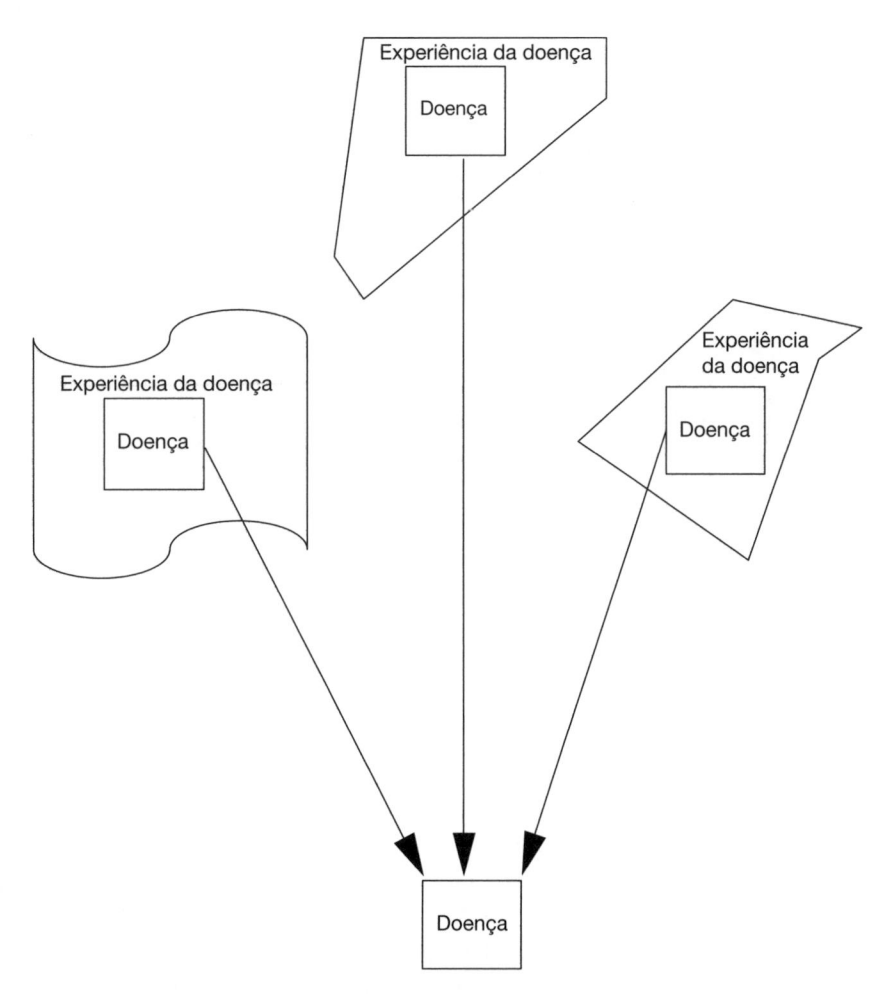

FIGURA 2.1 O processo de abstração. (Adaptada de McWhinney [2000, p. 135] e reproduzida com permissão do editor, Mediselect GV.)

TABELA 2.1 Níveis de abstração no caso de uma pessoa com sintomas e sinais neurológicos múltiplos e variáveis

Nível 1	Nível 2	Nível 3	Nível 4
Impressões e emoções da pessoa	Queixas, sentimentos e interpretações expressados pela pessoa	Análise da experiência da doença pelo médico: avaliação clínica	Ressonância magnética
Pré-verbal	Abstração de segunda ordem	Abstração de terceira ordem	Pré-verbal de quarta ordem
Experiência da doença	"Experiência da doença" (interpretação do médico)	"Doença" (diagnóstico clínico: esclerose múltipla)	"Doença" (diagnóstico definitivo: esclerose múltipla)

Fonte: McWhinney IR (1997a, p. 77); reproduzida com permissão da Oxford University Press, Nova York.

da generalização é obtido quando nos distanciamos da pessoa individual e de todas as particularidades da sua experiência de doença. "Uma grande familiaridade com as particularidades", disse William James (1958, p. ix), "frequentemente nos faz mais sábios do que a posse de fórmulas abstratas, por mais profundas que sejam". Se observarmos atentamente, veremos que cada pessoa é diferente de alguma forma. É no cuidado que as particularidades se tornam cruciais. Se quisermos ser agentes de cura, precisaremos conhecer aqueles a quem atendemos como indivíduos: pessoas podem ter doenças em comum, mas são únicas quanto à forma como respondem a elas.

Com seu poder preditivo e inferencial, o novo método clínico foi muito bem-sucedido. Na verdade, a aplicação de novas tecnologias na medicina dependia desse método. Tinha vários pontos fortes: dava ao médico uma exigência clara: "identificar a doença ou descartar patologia orgânica"; dividia um processo complexo em uma série de passos facilmente lembrados; e fornecia critérios de verificação: o patologista podia dizer ao clínico se ele estava certo ou errado.

Esse modelo era tão bem-sucedido que seus pontos fracos só se tornaram aparentes muito tempo depois, à medida que suas abstrações distanciaram-se mais e mais daquilo que a pessoa vivenciava. Nenhuma abstração é uma imagem completa do que representa e fica cada vez menos completa conforme os níveis de abstração e o poder de generalização aumentam. A Tabela 2.1 ilustra os graus de abstração no exemplo de uma pessoa com EM e sintomas neurológicos variáveis. O primeiro nível, o mais baixo, é a experiência da pessoa antes de ser verbalizada, sua experiência inicial de que algo não está certo. O nível 2 se refere às sensações, sentimentos e interpretações expressados pela pessoa e a interpretação que o médico lhes dá. O nível 3 é a avaliação clínica pelo médico e a análise da experiência da doença, ou seja, o diagnóstico clínico de EM. O nível 4 é o diagnóstico definitivo após a ressonância magnética. À medida que prosseguimos ao longo dos níveis de abstração, as diferenças individuais são aplainadas em benefício da generalização. Os níveis mais baixos de abstração estão próximos ao mundo vivido pela pessoa. Conforme aumentamos o nível de abstração, o perigo é que esqueçamos que nossa abstração não é o mesmo que o mundo real. O diagnóstico de EM e as imagens da ressonância magnética não são a experiência da pessoa. Esquecer-se disso, no aforismo de Alfred Korzybski (1958), é tomar o mapa pelo território. Muitas das narrativas sobre experiência da doença recentemente publicadas chamam nossa atenção para esse ponto fraco.

NARRATIVAS SOBRE A EXPERIÊNCIA DA DOENÇA

Nas últimas três décadas, houve um aumento notável no número de livros e artigos que descrevem experiências pessoais de doença. Essas publicações, das próprias pessoas ou de seus parentes, são frequentemente críticas amargas aos médicos e, como consequência, ao método clínico moderno. Hawkins (1993) as vê como uma possível reação a uma medicina "tão dominada por uma interpretação biofísica da experiência da doença que seus aspectos experienciais são praticamente ignorados". Dois temas são recorrentes nessas histórias:

> a tendência na prática médica contemporânea de concentrar-se, primeiramente, não nas necessidades do indivíduo que está doente, mas na condição nomotética que chamamos de doença; e a sensação de que nossa tecnologia médica avançou além de nossa capacidade de usá-la com sabedoria (Hawkins, 1993).

Algumas narrativas de doença foram escritas por pessoas que têm uma perspectiva profissional, como médicos, filósofos, sociólogos e poetas. Sacks (1984) analisou sua experiência de um distúrbio de imagem corporal a partir da perspectiva de um neurologista existencialista e teórico médico. Stetten (1981) concluiu que seus colegas médicos estavam interessados na sua visão, mas não na sua cegueira. Toombs (1992), um fenomenólogo com EM, observou que a atenção dos médicos é direcionada para os corpos das pessoas, e não para seus problemas de vida. A pessoa se sente "reduzida a um organismo biológico defeituoso" (1992, p. 106). O mesmo autor (Toombs, 1992, p. 106) afirmou que:

> nenhum médico jamais me perguntou como é viver com esclerose múltipla ou qual é a experiência de ter uma das deficiências decorrentes dessa doença... nenhum neurologista jamais me perguntou se eu tinha medo, nem... mesmo se eu estava preocupado com o futuro.

Ao escrever sobre sua experiência ao ter câncer testicular, o sociólogo Frank (1991) observou que, quanto mais crítica se tornava sua doença, mais os médicos se afastavam.

Fiel às suas origens na era da razão, o método clínico convencional era analítico e impessoal. Os sentimentos e experiências de vida da pessoa não faziam parte do processo. O significado da doença era estabelecido apenas em um nível, aquele da patologia física. O foco era o diagnóstico, e pouca atenção era dada ao detalhamento do cuidado à pessoa. Também de acordo com suas origens cartesianas, separava transtornos mentais dos físicos, reunindo os dois no uso de termos dúbios, como "doença funcional", "doença psicossomática" e "somatização" (McWhinney et al., 1997b).

A ideia central na qual o método clínico moderno se baseava surgiu em uma época em que ideias iluministas haviam se tornado a visão de mundo dominante no Ocidente. O homem transformara-se na medida de todas as coisas; a metafísica havia sido desvalorizada; as tradições, enfraquecidas; o progresso, proclamado; e o conhecimento, posto em uso prático para o benefício da humanidade. Os frutos desses conceitos em nossa própria época incluem o método clínico convencional e todos os benefícios e problemas da medicina moderna.

A medicina moderna continuou a fazer grandes avanços, muitos com base na metáfora mecanicista. O ajuste dessas tecnologias às suas metas exige precisão diagnóstica, e o método clínico convencional deu justificadamente grande importância à lógica linear do diagnóstico diferencial. No entanto, a promessa de novas tecnologias frequentemente fica aquém das expectativas quando estas são aplicadas ao mundo real da prática clínica. É nesse ponto que a lógica linear se encontra com a lógica da complexidade. As tecnologias devem ser aceitas pela pessoa, para ações preventivas, terapêuticas ou de reabilitação; exigem motivação, cooperação e, muitas vezes, determinação. Podem requerer um estilo de vida diferente e o abandono de hábitos de toda uma vida ou de prazeres muito apreciados. As mudanças devem ser feitas oportunamente e devem ser consistentes com os objetivos de vida e com as prioridades da pessoa. A pessoa tem que estar convencida de que seu esforço se justifica.

Muitas doenças são complexas e multifatoriais, exigindo uma abordagem diferente da lógica linear e da tecnologia que podem funcionar tão bem em doenças com uma etiologia específica. Experiências de doença como dor crônica, transtornos alimentares, depressão e adição têm uma dimensão existencial que precisa ser levada em conta para que sejam entendidas. Devemos prestar atenção ao sofrimento das pessoas, às suas emoções, crenças e relacionamentos, não apenas por razões humanitárias, mas também porque têm um importante papel na origem das doenças (Foss, 2002).

O método clínico centrado na pessoa foi desenvolvido para lidar com a complexidade. Enquanto usa a lógica linear quando apropriado, sua essência é o entendimento da pessoa como um todo, um conhecimento de sua experiência com a doença e uma tentativa de se elaborar um plano de manejo comum. Esse plano comum é a chave do sucesso terapêutico, mas frequentemente difícil de ser obtido. Testa a habilidade do médico de motivar a pessoa por meio da resolução de objeções, resolvendo dúvidas, reduzindo medos e esclarecendo conceitos equivocados (Botelho, 2002). A arte da persuasão tem raízes antigas na medicina. Os gregos já falavam de uma "terapia da palavra" (Entralgo, 1961). Antes do Iluminismo, a retórica era um respeitado campo de estudo. Seu objetivo consistia em aplicar princípios gerais fundamentais a situações práticas, como a medicina clínica, levando em consideração todas as circunstâncias de tempo e local. O fato de que "retórica" seja agora um termo depreciativo é reflexo dos limites do nosso conhecimento. A procura por uma base comum deve consistir em um intercâmbio e uma síntese de significados. O médico interpreta a experiência da doença em termos de patologia física: o nome da doença, as inferências de causas e as escolhas terapêuticas. A pessoa a interpreta em termos de experiência: *como* é ter essa doença, suas crenças sobre a natureza da doença e suas expectativas quanto ao tratamento. De preferência, o intercâmbio deve levar a uma síntese de perspectivas. São, de qualquer forma, perspectivas diferentes, concretas ou abstratas, da mesma realidade. Entretanto, a síntese pode não ser alcançada, pelo menos não no primeiro momento, por diversas razões. Para a pessoa, o encontro com o médico costuma ser carregado emocionalmente. A interpretação e o manejo da doença pelo profissional podem ser rejeitados. O médico pode não acreditar na pessoa, uma descrença não necessariamente colocada em palavras. Há centenas de formas de dizer "não acredito em você".

Para conseguir entendimento e empatia, é necessário prestar atenção às emoções da pessoa. Isso é algo que o método clínico moderno não faz de nenhuma forma sistemática. Fiel à suposta separação entre mente e corpo pensada por Descartes,* o método da maioria das disciplinas clínicas não inclui a atenção às emoções. A medicina interna trata do corpo; a psiquiatria, das emoções. A medicina de família e comunidade é um dos poucos campos clínicos que transcendem essa profunda linha de separação. Já em 1926, Crookshank, ao escrever sobre a teoria do diagnóstico, observou que os livros sobre diagnóstico clínico que apareceram no início do século XX "forneciam excelentes esquemas para o exame físico da pessoa, mas estranhamente ignoravam quase completamente o psíquico" (1926, p. 941). O preço que pagamos para ter os benefícios da abstração é o distanciamento entre o médico e a pessoa que busca cuidado. Justificamos tal distanciamento para nós mesmos classificando-o de objetividade, mas aqueles de quem cuidamos frequentemente o entendem como indiferença ao seu sofrimento.

O ensinamento sobre a relação entre médico e pessoa costumava ser "não se envolva". Em um aspecto, o medo das emoções não era infundado: envolver-se com as emoções não examinadas de uma pessoa é potencialmente prejudicial. Entretanto, o que o ensinamento não dizia era que o envolvimento é necessário se quisermos curar, além de sermos técnicos competentes. Há formas certas e erradas de se envolver, e os ensinamentos não ofereciam diretrizes para se encontrar a forma correta. Eles eram profundamente equivocados ao sugerir que não se pode encontrar o sofrimento e, ao mesmo tempo, não ser, de algum modo, afetado por ele. Nossa resposta emocional pode ser reprimida, mas isso tem um preço muito alto, pois a emoção contida toma formas capazes de destruir relacionamentos. O não envolvimento não existe, e apenas o autoconhecimento consegue nos proteger dos perigos do envolvimento no nível de nossas emoções egocêntricas. Sem autoconhecimento, o crescimento moral acaba podendo ter raízes superficiais. Essa é a razão por que o método clínico centrado na pessoa inclui a atenção à relação entre a pessoa atendida e o médico e, por implicação, à autoconsciência do médico. Os encontros diários com o sofrimento evocam emoções fortes: o desamparo mediante a doença incurável, o medo de discutir questões que nos assustam, a culpa por nossos fracassos, a raiva das demandas das pessoas que atendemos e a tristeza pelo sofrimento de alguém que se tornou um amigo. Se não reconhecermos e lidarmos com nossas emoções perturbadoras, elas poderão se externalizar na forma de evitamento da pessoa, distanciamento emocional, concentração exclusiva nos aspectos técnicos do tratamento e até mesmo crueldade. A falta de conhecimento emocional pode perturbar ou destruir a relação entre pessoa e médico, somando-se

---

* Diferentemente dos conceitos modernos, Descartes não negava a interação entre mente e corpo, mas argumentava que a maioria dos aspectos dos estados afetivos é principalmente somática.

ao sofrimento do doente e frequentemente deixando o profissional com a sensação de fracasso. Não é fácil ficar cara a cara com o sofrimento sem se retrair.

Isso tudo implica que não nos vemos mais como observadores distanciados, calmos e frios fornecedores de tratamento. Ser centrado na pessoa significa ser aberto aos sentimentos dela. Significa envolver-se de uma forma que se tornou difícil por causa do antigo método. O envolvimento tem o potencial de fazer da medicina uma experiência muito mais rica para nós e mais efetiva para as pessoas atendidas. Entretanto, perigos existem. Há maneiras certas e erradas de se envolver. Há formas de lidar com algumas das coisas perturbadoras às quais a nova abertura vai nos expor, por isso a importância do conhecimento e da conscientização a que me referi. É por meio dessas experiências que os estudantes podem se desenvolver tanto emocionalmente quanto intelectualmente.

Se o objetivo é recuperar nossa capacidade de cura, temos de transcender a inclinação para sermos literais, o que parece ocorrer quando nos tornamos prisioneiros de nossas abstrações. Um novo método clínico deve encontrar espaço para o exercício da imaginação e para restaurar o equilíbrio entre o pensar e o sentir.

A ABORDAGEM HOLÍSTICA DA MEDICINA DE KURT GOLDSTEIN

Toda doença ou lesão reverbera em todo o organismo. A atenção total ao sintoma principal pode fazer com que não se dê atenção a um problema causado pela doença ou lesão, um problema que se mostra como mudança que poderá ajudar na recuperação da pessoa.

Goldstein (1995, p.18) descreveu a abordagem holística da seguinte forma:

O Organismo consiste principalmente de uma descrição detalhada do novo método, chamado de abordagem holística, organísmica. Sem dúvida, os dados isolados obtidos por meio do método de dissecção da ciência natural não podem ser negligenciados se nosso propósito é manter uma base científica. Mas teríamos que descobrir como avaliar nossas observações quanto à sua significância para o funcionamento total do organismo e, consequentemente, entender a estrutura e a existência da pessoa individualmente. Somos, então, confrontados com um difícil problema epistemológico. A principal meta de meu livro é descrever esse procedimento metodológico em detalhes por meio de inúmeras observações.

O grande número de exemplos de vários campos do conhecimento em que a utilidade do método foi demonstrada pode às vezes dificultar a leitura deste livro. Porém, pareceu-me relevante incluir observações tão diversas, pois, dessa forma, poderia exemplificar a característica definidora do novo método, ou seja, que, ao usar esse princípio, muito do que observamos nos seres vivos pode ser entendido da mesma forma. Isso criou outra vantagem. Material tão diverso, dos campos da anatomia, fisiologia, psicologia e filosofia, ou seja, daquelas disciplinas que se preocupam com a natureza do homem, foi relacionado para o leitor. Dessa maneira, observa-se que o método pode ser útil para a solução de vários problemas que talvez pareçam superficialmente divergentes e que foram, até agora, tratados como não relacionados.

UMA FORMA DIFERENTE DE PENSAR SOBRE SAÚDE E DOENÇA

O mais difícil de tudo talvez seja a transição de um pensamento linear e causal para um pensamento cibernético. O pensamento linear está profundamente enraizado na cultura ocidental. A noção de causa baseia-se no modelo newtoniano de força agindo sobre um objeto passivo, como quando uma bola de bilhar em movimento se choca com uma bola parada. A ação se dá em apenas uma direção. Na medicina, essa noção é exemplificada na doutrina de uma etiologia específica, de um agente ambiental agindo sobre alguém para produzir um estado de doença.

A noção de causalidade cibernética baseia-se no modelo de sistemas auto-organizados. O organismo humano pode ser visto como um sistema que se auto-organiza e se mantém pela interação com o ambiente e por um sistema de retroalimentação do ambiente e de sua própria produção. Sistemas que funcionam assim têm a capacidade tanto de renovar quanto de transcender a si mesmos. A cura é um exemplo de autorrenovação em que algumas partes são renovadas enquanto a integridade do sistema organizado é mantida. Os organismos se transcendem pela aprendizagem, pelo desenvolvimento e pelo crescimento. Sistemas que se auto-organizam exigem energia, mas as organizações se mantêm e mudam por meio da informação. A noção de causa em sistemas auto-organizados é baseada no modelo de informação desencadeante de um processo que já era um dos potenciais do sistema. A resposta não é o resultado direto de um estímulo original, mas o resultado de um comportamento determinado por regras, o qual é parte do sistema. Se o processo é de longo prazo, desestabilizador e autoperpetuante, então a causa se torna muito mais complexa do que a identificação do elemento desencadeador. Esse elemento que inicia o processo pode ser bem diferente daqueles que o perpetuam. Temos de considerar os processos que mantêm o distúrbio no organismo. A chave para promover a cura pode ser o fortalecimento das defesas do organismo, a mudança do fluxo de informações ou o encorajamento da autotranscendência no lugar da neutralização de um agente.

A lógica não linear se expressa como "tanto-quanto", e não "ou-ou". As perspectivas que vemos como opostas podem ser polaridades complementares, diferentes aspectos da mesma realidade. Os perigos do pensamento do tipo "este ou aquele" são exemplificados pela perspectiva sobre enxaqueca de acordo com um importante neurologista: "Os clínicos devem se dar conta de que a enxaqueca é um distúrbio neurobiológico, e não psicogenético" (Olesen, 1994, p. 1.714). A lógica não linear propõe: "Por que não pode ser ambos?".

É o autoconhecimento que nos permite saber onde estamos na escala dessas polaridades complementares: entre o envolvimento e o distanciamento, entre o concreto e o abstrato, entre o particular e o geral, ou entre a incerteza e a precisão.

A REFORMA DO MÉTODO CLÍNICO

Não é surpreendente que as críticas da própria medicina ao método clínico moderno tenham vindo principalmente dos campos que mais vivenciam as ambiguidades da abstração e da importância da história de vida da pessoa, em especial a clínica geral e a psiquiatria. Na década de 1950, o psiquiatra Michael Balint (1964) começou a trabalhar com um grupo de clínicos gerais, analisando casos difíceis e as respostas afetivas dos clínicos a esses casos. Traçou a distinção entre diagnóstico "integral" e diagnóstico tradicional; enfatizou a importância de escutar e da mudança pessoal exigida do médico; e criou novos termos, como "medicina centrada na pessoa"; "as ofertas da pessoa" e "as respostas do médico"; as crenças do médico em sua "função apostólica"; e o "médico como remédio" – a influência poderosa para o bem ou para o mal da relação entre pessoa e médico. A ideia de que os médicos devem se preocupar com seu próprio desenvolvimento emocional tanto quanto com as emoções das pessoas foi revolucionária para sua época. Entretanto, o método de Balint seguia a abordagem dualística daquele período. O modelo era aplicável apenas a certas pessoas com "experiências de doença neuróticas", não àquelas com simples problemas clínicos.

Na década de 1970, Engel (1977, 1980), clínico geral e psiquiatra de orientação psicanalítica, usou a teoria dos sistemas como um modelo para integrar os dados biológicos, psicológicos e sociais ao processo clínico. A crítica elaborada por Engel ao método clínico moderno tinha como foco a natureza não científica dos julgamentos do médico sobre os aspectos sociais e interpessoais das vidas das pessoas, com base em "tradição, costume, regras prescritas, compaixão, intuição, senso comum e, às vezes, autorreferência altamente pessoal" (1980, p. 543).

Qualquer sucedâneo do método clínico moderno deve propor outro método com os mesmos pontos fortes: fundamentação teórica, um claro conjunto de definições sobre o que o clínico deve fazer e critérios de verificação pelo qual possa ser avaliado. Laín Entralgo (1956) atribuiu o fracasso da medicina ocidental em integrar a vida interior da pessoa e a doença à falta, entre outras coisas, de um método, uma "técnica para expor, à investigação clínica e à subsequente consideração patológica, a vida interior da pessoa... um método exploratório: o diálogo com a pessoa". Balint e Engel forneceram a teoria, mas foram menos claros acerca do que os médicos deveriam fazer e de como o processo deveria ser validado. Apesar de Engel enfatizar que a verificação precisa ser científica, a validação de ambos os modelos dependia de métodos qualitativos que eram muito pouco aceitos como científicos. Um modelo é uma abstração; um método é sua aplicação prática; e a medicina teve que esperar ainda mais para que a transição ocorresse. O método clínico centrado na pessoa é a resposta ao desafio apresentado por Laín Entralgo.

A medicina clínica parece ter levado um longo tempo para se encaixar no paradigma de conhecimento do Iluminismo. Apesar de o método clínico moderno preocupar-se com abstrações, até o nosso tempo o caso individual ou a série de casos se manteve como o foco da atenção para estudos e para o ensino. Nossas abstrações têm sido de um nível mais baixo, não muito distantes das experiências das pessoas. Mais recentemente, entretanto, o desenvolvimento do método clínico pode ser visto como se aproximando de crescentes níveis de abstração e de um crescente distanciamento da experiência de estar doente. O fato de as visitas do médico às alas do hospital serem agora feitas aos prontuários, e não aos leitos das pessoas, é uma indicação do ponto a que chegamos.

AS DIFICULDADES EM MUDAR

É importante não subestimar a magnitude das mudanças implicadas na transformação de nosso método clínico. Não é apenas uma questão de aprender algumas técnicas novas, apesar de isso fazer parte. Nem é apenas uma questão de adicionar ao currículo disciplinas das ciências sociais e sobre a forma de fazer entrevistas. A mudança é muito mais profunda. Exige, nada mais, nada menos, que uma transformação no que significa ser médico, uma forma diferente de pensar sobre saúde e doença e uma redefinição do conhecimento médico.

Uma rápida análise do currículo de uma escola médica em geral é suficiente para mostrar que este é dominado pelo paradigma do conhecimento moderno. É claro que esse tipo de conhecimento é importante, mas restaurar o equilíbrio na medicina exige que outros conhecimentos sejam equilibrados: o entendimento da experiência e dos relacionamentos humanos, a percepção moral e – a mais difícil de todas as realizações – o autoconhecimento. Whitehead (1975) criticou a educação profissional por ser repleta de abstrações, uma condição que ele descreveu como o "celibato do intelecto" (1975, p. 223), o equivalente moderno do celibato da classe culta medieval. A sabedoria, acredita Whitehead, é o fruto de um desenvolvimento equilibrado. Precisamos não de mais abstrações, mas de uma educação na qual as abstrações necessárias estejam em equilíbrio com experiências concretas, uma educação que alimente tanto o intelecto quanto a imaginação. Muito disso não é o tipo de conhecimento que pode ser aprendido na sala de aula ou em livros, embora um pouco possa ser estudado dessa forma. Há agora, por exemplo, uma literatura rica em descrições de experiências de doença. Se dermos tanta atenção ao cuidado quanto damos ao diagnóstico, precisaremos alimentar nossa imaginação com relatos de como é ficar cego, ter EM, perder entes queridos, criar um filho com necessidades especiais e as muitas outras experiências pelas quais passam as pessoas que atendemos. Precisaremos também conhecer as muitas formas práticas que podem enriquecer suas vidas ou fazê-las mais toleráveis.

Os relacionamentos humanos e a percepção moral não são, a princípio, matéria de sala de aula, exceto quando os estudantes aprendem lições morais a partir da forma como são tratados por seus professores. Entretanto, a partir do momento em que sua importância é reconhecida e que um tempo é designado para isso, o entendimento dos relacionamentos pode ser aprofundado com a ajuda de professores sensíveis, que reflitam e estejam preparados para expor sua própria vulnerabilidade. O autoconhecimento, por definição, não pode ser ensinado. Entretanto, seu crescimento pode ser promovido pelos professores que estão, eles mesmos, percorrendo essa jornada difícil, que nunca está completa. O método clínico centrado na pessoa é a versão mais recente da luta histórica para reconciliar duas noções, frequentemente em competição, sobre a natureza da doença e o papel do médico. O século passado viu o aumento do domínio da abstração e da desvalorização da experiência. O método clínico centrado na pessoa pode ser visto como um movimento para trazer a prática médica e o ensino de volta ao centro, para reconciliar a medicina clínica com a existencial (Sacks, 1982). Pode parecer um paradoxo que o método clínico moderno não tenha um nome. É simplesmente o modo como a medicina clínica foi ensinada nas escolas durante a época moderna. Dar um nome ao método que o sucede tem seus perigos, notadamente aquele de transmitir significados diferentes para diferentes indivíduos. Nesse período de transição, contudo, não parece necessário ter um nome para o novo método, mas, quando a transição for completa, talvez ele possa ser chamado simplesmente de "método clínico".

O novo modelo não deve apenas restaurar o ideal hipocrático da amizade entre o médico e a pessoa, mas tornar possível uma medicina que possa ver a doença como uma expressão de alguém com uma natureza moral, uma vida interior e uma história de vida única: uma medicina que possa curar por meio de uma terapia da palavra e de uma terapia do corpo.

PARTE 2

Os quatro componentes do método clínico centrado na pessoa

Introdução

Judith Belle Brown e Moira Stewart

Nesta seção do livro, os quatro componentes interativos do método clínico centrado na pessoa são descritos em detalhes, cada um exemplificado por vários casos. Note-se que o componente "Entendendo a Pessoa como um Todo", devido à sua magnitude, é examinado em dois capítulos separados, mas inter-relacionados. Cada componente é, na maioria das vezes, descrito como uma entidade independente, embora o especialista clínico mova-se entre eles, em resposta às necessidades e preocupações expressas pela pessoa. Há não apenas uma arte, mas também uma ciência, nesse processo que se unifica com o tempo, o treinamento e a experiência.

3 O primeiro componente: explorando a saúde, a doença e a experiência da doença

Moira Stewart, Judith Belle Brown, Carol L. McWilliam, Thomas R. Freeman e W. Wayne Weston

SAÚDE, DOENÇA E EXPERIÊNCIA DA DOENÇA*

Há uma longa história que documenta o fracasso da prática médica convencional em responder às necessidades e expectativas percebidas pelas pessoas. O primeiro componente do método clínico centrado na pessoa aborda essa falha ao propor que os médicos lancem um olhar mais amplo para além da doença, de forma a incluir a exploração da saúde e a experiência da doença daquelas pessoas que atendem. Nas edições anteriores deste livro, elaboramos uma distinção conceitual entre doença e experiência da doença; nesta edição, adicionamos uma terceira distinção: a saúde.

Este capítulo se organiza da forma descrita a seguir. Primeiramente, os termos usados neste capítulo são definidos de forma ampla: saúde, doença e experiência da doença. Suas interconexões são, então, descritas em um diagrama. Logo após, o método clínico é apresentado para auxiliar os médicos a explorar essas questões com as pessoas. Por fim, são apresentadas a literatura e as citações que justificam e constroem as diferentes dimensões, o que é especialmente útil para a audiência acadêmica.

O cuidado efetivo à pessoa exige prestar atenção tanto às experiências em relação à saúde quanto às experiências da doença que as pessoas têm em relação aos seus problemas de saúde. A saúde, para os propósitos deste capítulo, é apresentada

---

* N. de R. T.: Um dos elementos fundamentais nessa quebra de paradigmas na abordagem médica se refere à necessidade de incorporar à prática diária os conceitos de *disease* e *illness*. Para que isso ocorra, são fundamentais o entendimento e a diferenciação desses conceitos, acarretando também uma busca de palavras para "etiquetá-los" na linguagem médica brasileira. Em inglês, a diferenciação entre as alterações no organismo produzidas pelas doenças (traduzidas por sinais, sintomas, alterações em exames) e o sofrimento das pessoas (representado por queixas, problemas, disfunções) é estabelecida, respectivamente, por meio das palavras *disease* e *illness*. Embora sejam intimamente relacionadas (o que gera muita confusão na hora de utilizar uma ou outra), há uma importante descontinuidade entre elas. As traduções mais corretas de *disease* e *illness* para o português provavelmente seriam "afecção" para *disease* e "doença" para *illness*. No entanto, "afecção" não é uma palavra de uso corrente no meio médico brasileiro, e "doença", em português, tem sido usada costumeiramente para traduzir *disease*. A tradução de *disease* como doença está enraizada na linguagem médica brasileira, e não existe em português uma palavra equivalente a *illness*, sendo "doença" o vocábulo que talvez mais se aproxime. Mas, como já vimos, essa palavra (doença) tem seu uso consagrado para *disease*. A partir disso, temos optado por manter "doença" para *disease* e utilizar "experiência da doença" para *illness*.

de forma semelhante à definição mais recente da Organização Mundial da Saúde, como "um recurso para viver", e está entre os vários conceitos importantes apresentados mais adiante, neste capítulo, na seção "Dimensões da saúde: relevância da promoção da saúde e da prevenção de doenças". Definimos saúde como a percepção abrangente das pessoas quanto à saúde e o que a saúde significa para elas, bem como sua capacidade de realizar as aspirações e os propósitos importantes para suas vidas.

No modelo médico convencional, a doença é diagnosticada por meio da análise da história médica da pessoa e da avaliação objetiva de seu corpo a partir dos exames físico e laboratoriais. É uma categoria, a "coisa" que está errada com o corpo visto como uma máquina, ou a mente como um computador. A doença é uma construção teórica, ou abstração, pela qual os médicos tentam explicar os problemas das pessoas em termos de anormalidades de estruturas e/ou função dos órgãos e sistemas do corpo, e inclui tanto distúrbios físicos quanto mentais. A experiência da doença, por sua vez, é a experiência pessoal e subjetiva de estar doente: os sentimentos, pensamentos e funcionamento alterados de alguém que se sente doente.

No modelo biomédico, a doença é explicada em termos de fisiopatologia: uma estrutura e um funcionamento anormais de tecidos e órgãos. "O modelo médico é materialista e entende que os mecanismos do corpo podem ser revelados e entendidos da mesma forma que o funcionamento do sistema solar pode ser entendido olhando-se para o céu à noite" (Wainwright, 2008, p. 77). Esse modelo oferece uma base conceitual para entender as dimensões biológicas do adoecer, reduzindo-o à doença. O foco é no corpo, não na pessoa. Uma doença específica é o que todos com aquela doença têm em comum, mas as experiências da doença de cada pessoa são únicas. A doença e a experiência da doença nem sempre coexistem; saúde e doença nem sempre são mutuamente excludentes. As pessoas com doenças assintomáticas não diagnosticadas se veem saudáveis e não se sentem doentes; pessoas que estão sofrendo emocionalmente ou preocupadas podem se sentir doentes, mas não têm nenhuma doença. As pessoas e os médicos que reconhecem essas diferenças e que se dão conta de que é comum sentir a perda da saúde ou sentir-se doente sem ter nenhuma doença são menos propensos a procurar por uma patologia desnecessariamente. Entretanto, mesmo quando a doença está presente, pode não justificar adequadamente o sofrimento daquela pessoa, pois a proporção do desconforto que sente não se refere apenas à extensão do dano aos tecidos, mas também ao significado pessoal dado à saúde e à experiência da doença.

Vários autores têm distinguido saúde, doença e experiência da doença a partir de diferentes perspectivas, detalhadas mais adiante neste capítulo sob o título "Diferenciação entre Saúde, Doença e Experiência da Doença".

Pesquisas há muito mostram que a doença e a experiência da doença nem sempre ocorrem simultaneamente. Para algumas experiências da doença, as pessoas nem buscam cuidado médico (Green et al., 2001; Frostholm et al., 2005).

> Muitas pessoas se apresentam com sintomas sem explicação médica. Por exemplo, mais de um quarto das pessoas que buscam a atenção primária à saúde na Inglaterra tem dor crônica ou síndrome do intestino irritável; e na atenção secundária e terciá-

Doença sintomática, pessoa se sente mal e é incapaz de realizar seus propósitos e metas

Doença assintomática que interfere na capacidade de realizar seus propósitos e metas

Doença

Experiência da doença

Sente-se mal (i.e., tem sintomas e experiência da doença), incapaz de realizar seus propósitos e metas, mas sem doença

Doença assintomática, pessoa se sente bem, capaz de realizar seus propósitos e metas apesar de ter uma doença assintomática

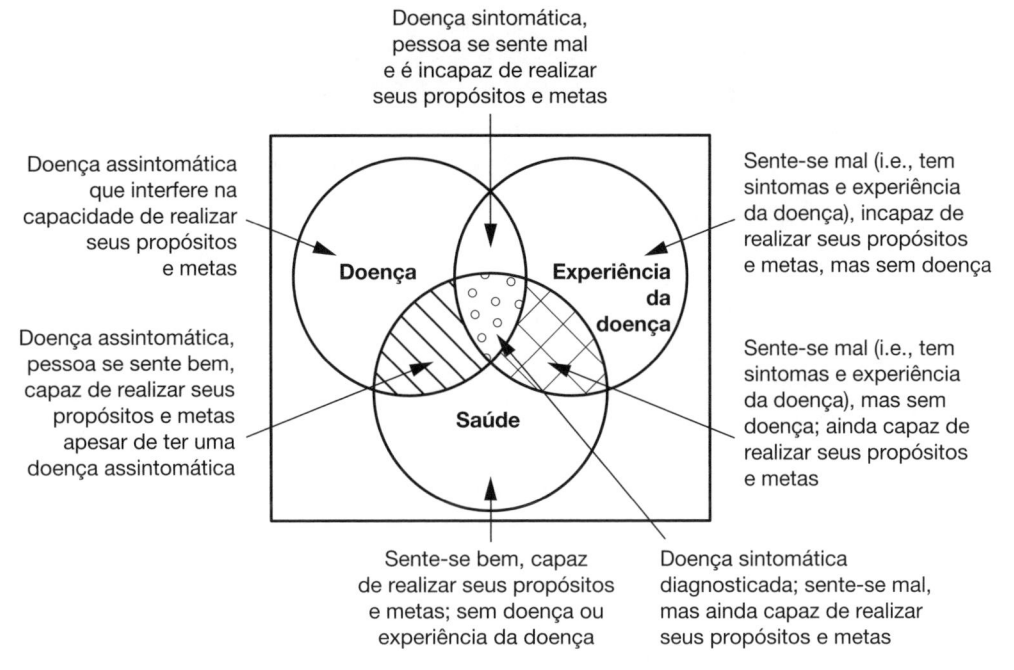

Saúde

Sente-se mal (i.e., tem sintomas e experiência da doença), mas sem doença; ainda capaz de realizar seus propósitos e metas

Sente-se bem, capaz de realizar seus propósitos e metas; sem doença ou experiência da doença

Doença sintomática diagnosticada; sente-se mal, mas ainda capaz de realizar seus propósitos e metas

FIGURA 3.1 Sobreposições de saúde, doença e experiência da doença.

ria, um terço das pessoas atendidas em ambulatório tem sintomas considerados por neurologistas como "não completamente" ou "apenas parcialmente" explicados pela doença. (Hatcher e Arroll, 2008, p. 1.124)

Na Figura 3.1, a pessoa com a sensação de estar doente, mas que não tem uma doença diagnosticada, está no canto superior direito do diagrama de Venn ou na parte hachurada na direita. Existe uma variedade de razões para que alguém se sinta doente sem ter uma doença: o problema pode ser passageiro; pode ter sido tratado tão precocemente que nunca chega a ser diagnosticado (p. ex., pneumonia iminente); pode ser uma condição *borderline*, difícil de classificar; pode se manter indiferenciado; e/ou pode ter sua origem em fatores como um casamento infeliz, insatisfação com o trabalho, culpa, falta de propósitos na vida (McWhinney e Freeman, 2009). As pessoas do grupo no centro da Figura 3.1, representadas por pontos na área onde doença, experiência da doença e saúde se sobrepõem, são as que têm uma experiência de saúde abalada (sensorial, cognitiva e emocional), uma doença diagnosticada e percepções de sua saúde e do que a saúde significa para elas. Por exemplo, sabe-se que pessoas com doenças crônicas podem classificar sua saúde como boa ou muito boa apesar da doença. As pessoas no centro do diagrama têm potencial para atitudes e atividades que melhoram a saúde. As pessoas na área da Figura 3.1 com as linhas em diagonal na área de sobreposição no lado esquerdo podem não sentir sua saúde abalada, mas têm uma doença diagnosticada, bem como percepções sobre sua saúde e o que a saúde significa para elas. As pessoas na parte superior esquerda da Figura 3.1 têm uma doença que é assintomática, mas também sentem que sua doença interfere em suas aspirações e propósitos de vida. Como exemplo, temos aquelas pessoas, por vezes chamadas de "pacientes parciais", que têm colesterol alto, hipertensão e glicemia elevada (pré-diabetes ou diabetes inicial).

O MÉTODO CLÍNICO PARA EXPLORAR AS DIMENSÕES DA SAÚDE

Propomos que os médicos tenham em mente a definição de saúde como algo único para cada pessoa, que inclua não só a falta de saúde como também o *significado* de saúde para aquela pessoa e para a capacidade de realizar suas *aspirações* e propósitos de vida. Para uma pessoa, a saúde pode significar ser capaz de correr na próxima maratona; para outra, saúde é ter sua dor nas costas sob controle.

Considerando a importância do papel da promoção de saúde em toda a assistência médica, recomendamos que o médico faça a seguinte pergunta para a pessoa que vem à sua clínica para exames periódicos ou por problemas menores: "O que a palavra 'saúde' significa para você em sua vida?". Perguntas adaptadas à cultura e à individualidade de cada pessoa servirão a dois propósitos clínicos: primeiramente, revelarão ao médico dimensões da vida daquela pessoa que eram previamente desconhecidas; em segundo lugar, "ampliarão o conhecimento das pessoas", como diz Cassell (2013), o que é um ato de promoção de saúde por si só. Algumas das dimensões sobre as quais o médico poderá aprender (todas são importantes, como identificado na literatura citada neste capítulo, na seção "Dimensões da saúde: relevância da promoção da saúde e da prevenção de doenças") são: sua percepção de suscetibilidade; a percepção de seu estado de saúde e seu senso de bem-estar; suas atitudes em relação à consciência de saúde e aos seus comportamentos de saúde; suas percepções sobre os benefícios e barreiras à saúde em sua vida; e o grau de percepção de sua capacidade de promover a própria saúde, o que frequentemente é chamado de "autoeficácia".

Quando a pessoa está muito doente, talvez com várias doenças crônicas e passando por hospitalizações, o médico pode explorar suas aspirações e propósitos usando os seguintes tipos de perguntas, retirados de Cassell (2013, p. 89): "O que está realmente lhe preocupando em tudo isso?... Há coisas que você sente que são muito importantes e que você quer fazer agora... Coisas que, se você fizesse ou começasse a fazer... lhe dariam uma maior sensação de bem-estar?".

O MÉTODO CLÍNICO PARA EXPLORAR AS QUATRO DIMENSÕES DA EXPERIÊNCIA DA DOENÇA: SIFE

Propomos quatro dimensões da experiência da doença que devem ser exploradas pelo médico: (1) sentimentos da pessoa, especialmente os temores sobre seus problemas; (2) suas ideias sobre o que está errado; (3) o efeito da doença em seu funcionamento; e (4) suas expectativas em relação ao seu médico (*ver* Fig. 3.2).

Quais são os *sentimentos* da pessoa? Ela teme que seus sintomas possam ser precursores de um problema mais grave, como câncer? Algumas pessoas podem se sentir aliviadas e ver a doença como uma oportunidade de colocar em suspenso suas

```
                    Sinais e indicações
                           │
              ┌────────────┴────────────┐
              ▼                         ▼
         ╭─────────╮              ╭──────────╮
         │ Doença  │              │Experiência│
         │         │              │ da doença │
         ╰─────────╯              ╰──────────╯
                   ╲              ╱
                    ╲ ╭────────╮ ╱
                     ╲│ Saúde  │╱
                      ╰────────╯
              ╱              ╲
             ▼                ▼
    Percepção e experiência da saúde, pessoais e únicas
```

O que está errado:
- Sinais e sintomas
- Exames alterados
➡ **Uma categoria**

Indo e vindo de um ponto ao outro

Experiência da doença pessoal e única:
- Sentimentos
- Ideias
- Funções
- Expectativas
➡ **Entendimento pessoal**

┌ ─ ─ ─ ─ ─ ─ ─ ─ ─ ─ ─ ─ ─ ┐
│   Entendimento integrado   │
└ ─ ─ ─ ─ ─ ─ ─ ─ ─ ─ ─ ─ ─ ┘

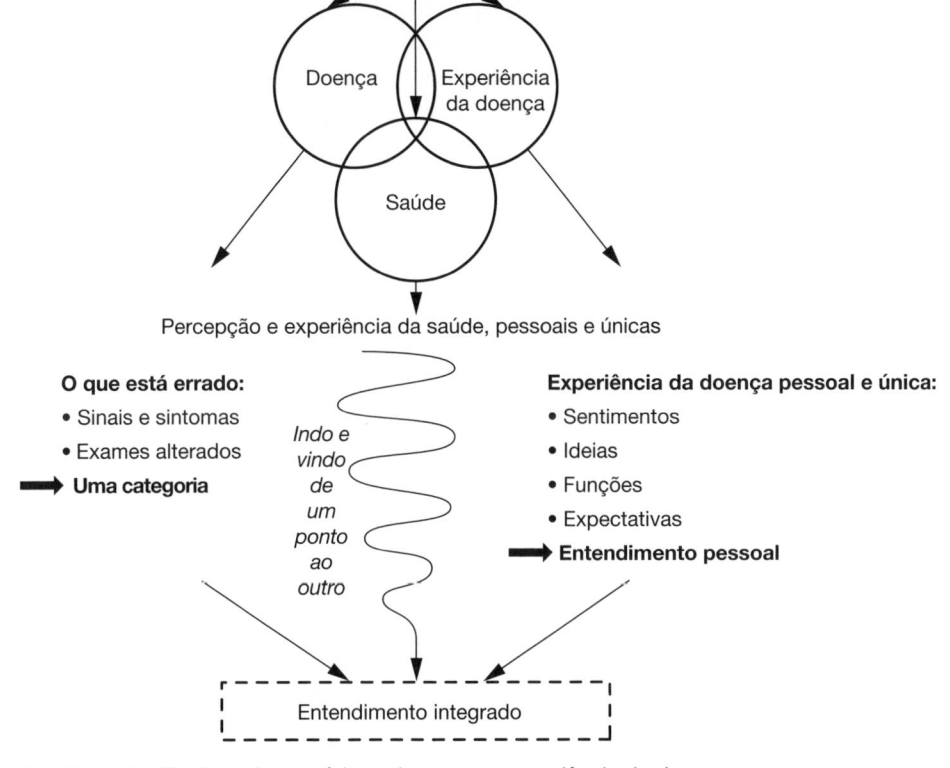

FIGURA 3.2 Explorando a saúde, a doença e a experiência da doença.

obrigações e responsabilidades. As pessoas frequentemente se sentem irritadas ou culpadas por estarem enfermas.

Que *ideias* a pessoa tem sobre sua experiência da doença? Por um lado, suas ideias podem ser diretas – por exemplo, "Será que essas dores de cabeça podem ser enxaqueca?"–, mas, em um nível mais profundo, essas pessoas podem estar lutando para entender sua experiência da doença. Muitas encaram seus problemas de saúde como uma perda irreparável; outras podem vê-los como uma oportunidade de obter um entendimento valioso de sua experiência de vida. Será a experiência com a doença vista como uma forma de punição ou, quem sabe, como uma oportunidade de tornar-se dependente? Qualquer que seja sua experiência da doença, saber a explicação a pessoa lhe dá é importante para entendê-la.

Quais são os efeitos da doença nas *funções* da pessoa? Limita suas atividades diárias? Atrapalha seus relacionamentos familiares? Exige uma mudança em seu estilo de vida? Compromete sua qualidade de vida ao impedi-la de alcançar alguma meta importante ou realizar um propósito?

Quais são as *expectativas* da pessoa em relação ao médico? Será que a pessoa com dor de garganta espera ser tratada com antibióticos? Quer que o médico faça algo ou só a escute? Em uma recente revisão e síntese da literatura sobre expectativas da pessoa quanto à consulta, Thorsen e colaboradores (2001) trazem uma conceituação adicional sobre as expectativas em relação à consulta. Sugerem que talvez as pessoas venham à consulta com o médico com "desejos e esperanças predefinidos quanto a um processo e um desfecho específicos" (2001, p. 638). Às vezes, essas expectativas não são explícitas, e a pessoa pode modificá-las durante a consulta.

Os exemplos de diálogos a seguir entre pessoas e médicos contêm perguntas específicas que os médicos podem fazer para obter informações sobre as quatro dimensões da experiência da doença da pessoa.

- Para a pergunta do médico "O que a traz aqui hoje?", a pessoa responde: "Tenho tido dores de cabeça muito fortes nas últimas semanas. Gostaria de saber se há algo que eu possa fazer a respeito".
- Os *sentimentos* da pessoa a respeito das dores de cabeça podem ser esclarecidos com perguntas do tipo: "O que a preocupa mais a respeito dessas dores de cabeça? Você parece ansiosa por causa disso; acha que algo ruim pode estar causando essas dores? Para você, há algo especialmente preocupante sobre elas?".
- Para explorar suas *ideias* sobre as dores de cabeça, o médico pode perguntar, por exemplo: "O que você acha que está causando as dores? Você tem alguma ideia ou teoria sobre por que elas têm ocorrido? Acha que há alguma relação entre as dores de cabeça e outros eventos atuais na sua vida? Você vê alguma ligação entre suas dores de cabeça e os sentimentos de culpa contra os quais tem lutado?".
- Para determinar como as dores de cabeça podem estar prejudicando seu *funcionamento*, pode perguntar: "Como essas dores de cabeça estão afetando sua vida diária? Elas têm feito você deixar de participar de alguma atividade? Há alguma ligação entre as dores de cabeça e o jeito que está sua vida?".
- Por fim, para identificar suas *expectativas* quanto ao que o médico fará na consulta, pode perguntar: "O que você acha que a ajudaria a lidar com as dores de cabeça? Há algum tratamento específico que gostaria de receber? Como posso ajudá-la? Você pensou em algum exame específico? O que você acha que a deixaria tranquila a respeito dessas dores de cabeça?".

O caso descrito a seguir ilustra como a escuta da história da pessoa e a exploração de sua doença e sua experiência da doença são aspectos essenciais do cuidado centrado na pessoa.

Caso ilustrativo

Às 3h da manhã, Jenna Jamieson acordou com uma dor repentina e forte no lado inferior direito do abdome. Não deu importância, pois pensou ser apenas uma cólica menstrual irritante e tentou voltar a dormir. Porém, não conseguiu, pois a dor não aliviava.

Jenna tinha 31 anos, era solteira e vivia sozinha. Dedicada professora de crianças com necessidades especiais, havia há pouco começado a trabalhar em uma nova escola. Também era uma remadora premiada que liderara sua equipe em várias vitórias nacionais. Às 3h30 da manhã, Jenna, sentindo-se com febre e nauseada, foi cambaleante até o banheiro. Com dor, sentia-se agradecida por duas coisas: era sábado, e ela teria pelo menos uns dois dias para se recuperar antes de voltar à escola; e, como era inverno, não haveria treinamento de remo.

Às 6h, a dor estava tão intensa que Jenna mal podia respirar. Sentia-se fraca, suada e nauseada. Em desespero, ligou para um amigo próximo para levá-la ao hospital.

Três horas mais tarde, depois de passar por vários testes e exames, o cirurgião de plantão diagnosticou apendicite aguda. Jenna foi levada imediatamente para o bloco cirúrgico para ser operada. A medicação havia aliviado a dor, mas a ansiedade e o medo se intensificavam. Em poucas horas, havia passado de uma pessoa saudável e cheia de vida para alguém muito doente.

Na sala de recuperação, Jenna sentia-se atordoada e desorientada. Suspirou e viu o cirurgião de pé ao seu lado. "Bem, Jenna" – disse ele – "Não era o apêndice no fim das contas. Na verdade, foi um pouco mais grave". Jenna tivera um divertículo de Meckel que exigiu uma ressecção parcial do intestino. Houve perfuração, o que levou à peritonite, e ela teria que ficar no hospital por vários dias para receber tratamento antibiótico endovenoso. Sua recuperação levaria de 4 a 6 semanas. O diagnóstico foi um choque, e a cirurgia havia sido invasiva. Jenna teve dificuldade em entender como tudo isso havia acontecido e, de certa forma, estava negando a realidade naquele momento.

Diariamente, seu cirurgião a visitava e oferecia apoio. Em uma ocasião, ao sentir sua irritação, perguntou se ela estava com raiva. Apesar de inicialmente surpresa com a pergunta, Jenna refletiu e deu-se conta de que estava, sim, com raiva e também que se sentia como se seu corpo, antes saudável, a houvesse traído. Estava lutando para entender como isso tudo havia acontecido. Sua vida havia sido virada de cabeça para baixo, e as coisas que eram importantes para ela agora eram ainda mais preciosas. Sentia falta de seus alunos e do trabalho e se perguntava se teria a energia física necessária para voltar à ativa. Também temia que sua outra paixão, o remo, precisasse ser abandonada, logo no auge de sua carreira como atleta. Sua equipe estava perto de uma vitória internacional, um evento do qual ela agora talvez não pudesse participar.

O cirurgião de Jenna ouviu e entendeu sua raiva e medos. Não os descartou nem os classificou como supérfluos. Em vez disso, validou as preocupações de Jenna e lhe garantiu que ela voltaria a ter a capacidade de aproveitar todas as suas atividades e seu entusiasmo de viver. Essas ações por parte do médico foram fundamentais para a recuperação de Jenna. O reconhecimento de sua raiva naquele momento e de seus medos futuros a ajudou em seu autoconhecimento e na crença de que ficaria bem de novo. Se o cirurgião tivesse se concentrado apenas na doença, a recuperação emocional poderia ter sido mais demorada. A investigação de sua experiência única da doença e o apoio recebido durante sua recuperação, até recobrar sua saúde, foram tão importantes para seus cuidados quanto a intervenção cirúrgica.

Certas doenças ou eventos na vida dos indivíduos podem lhes causar embaraços ou desconforto emocional. Como resultado, as pessoas podem nem sempre se sentir à vontade consigo mesmas ou com seus médicos, podendo encobrir suas preocupações com múltiplos sintomas. O médico precisa, em certos momentos, responder a cada um desses sintomas para criar um ambiente em que a pessoa possa se sentir mais confiante e segura para expor suas preocupações. Muitas vezes, o médico poderá lhes oferecer a oportunidade de expressar seus sentimentos se comentar, por exemplo: "Sinto que algo está incomodando você ou que há algo mais acontecendo. Como posso ajudá-la?".

Saber como fazer perguntas-chave é algo que não deve ser subestimado. Malterud (1994) descreveu um método para os médicos criarem e avaliarem as perguntas-chave e a melhor combinação de palavras para essas perguntas. Ao experimentar diferentes combinações de palavras, o médico poderá descobrir perguntas-chave que ajudem a pessoa a responder perguntas que antes ela evitava. O autor exemplifica:

> Ao incluir... "deixe-me ouvir"... ou... "gostaria de saber"..., me dei conta de que estava sinalizando um interesse explícito nos pensamentos da pessoa... Quando perguntava a mulheres diretamente sobre suas expectativas, elas frequentemente respondiam, um tanto envergonhadas:... "Imaginava que isso fosse algo para o médico decidir...". A resposta era mais extensa quanto eu dava a entender que elas certamente estavam imaginando o que poderia acontecer (... *"é claro* que você *imaginou"*...). (Malterud, 1994, p. 12)

As perguntas-chave são geralmente abertas, o que sinaliza o interesse do médico, convida a pessoa a usar sua imaginação e passa a ideia de que o médico não se isenta de sua responsabilidade.

O caso a seguir é outro exemplo do método clínico centrado na pessoa e descreve explicitamente as dimensões da saúde, da doença e da experiência da doença.

Caso ilustrativo
Rex Kelly, um senhor de 58 anos, era atendido naquela clínica havia dez anos. Era um homem saudável e com poucos problemas até oito meses atrás, quando teve um infarto agudo do miocárdio e precisou passar por cirurgia de revascularização devido a doença coronariana triarterial. Era casado, tinha filhos crescidos e trabalhava como encanador. Veio ao consultório para aconselhamento dietético por causa do colesterol elevado.

O trecho de sua consulta descrito a seguir é uma demonstração do uso, pelo médico, da abordagem centrada na pessoa. A interação começou com o Dr. Wason dizendo: "Olá, Rex, que bom vê-lo novamente. Pelo que sei, você está de volta para avaliar sua evolução desde seu problema cardíaco. Há alguma outra coisa sobre a qual você gostaria de conversar hoje?".

"Isso mesmo, doutor, tenho seguido nosso plano. Estou me sentindo bastante bem quanto ao meu peso. Perdi mais 2 quilos e meio e já estou quase no meu peso ideal. Quero ver como foi meu último exame de colesterol."

"Parabéns, Rex, você se saiu muito bem com sua dieta, e isso o ajudou a baixar seu colesterol, que agora também está quase no nível desejado."

A conversa então mudou para a prática de exercícios de Rex, que afirmou ter seguido regularmente seu programa de exercícios ao longo de todos os meses de verão e estava caminhando até 6 quilômetros por dia. O Dr. Wason lhe perguntou: "Você vai conseguir manter as caminhadas durante o inverno?".

"Acho que sim", disse Rex. "Não me importo de caminhar no inverno desde que não esteja muito frio."

"Sim, você deve ter cautela quando o tempo estiver muito ruim", respondeu o Dr. Wason. Rex olhou para longe; parecia triste. O médico parou e perguntou: "Alguma coisa está deixando-o preocupado, Rex?".

"Ah, bem... não", logo respondeu Rex. "Não, não mesmo."

"Não mesmo?", retrucou o Dr. Wason.

"Bem", respondeu Rex, "Eu estava só pensando sobre o inverno e... bem, não, eu acho que vou conseguir andar de trenó se eu me agasalhar bem."

"Por que está preocupado em não ser capaz de fazer isso, Rex?"

"Bem, não sei. Eu sentiria falta disso se não pudesse mais andar de trenó."

"Parece que essa atividade é importante para você", observou o Dr. Wason.

"É, é uma atividade bem importante na minha família. Temos uma propriedade de terra no interior, com uma cabaninha, e é assim que passamos nossos fins de semana no inverno, com a família toda reunida."

"Pelo que está me dizendo, parece que não conseguir participar de algo que é uma atividade importante em sua família seria muito difícil para você", refletiu o médico.

"Sim, seria difícil. Eu sinto que tantas coisas me foram tiradas, e eu realmente sentiria falta de não poder mais fazer isso também."

O médico, então, disse: "Rex, durante os últimos meses, você passou por muitas mudanças e muitas perdas. Sinto que isso foi difícil para você".

Rex respondeu em tom sério: "Sim, doutor, foi. Tem sido difícil. Eu passei de um homem realmente saudável e sem problemas para uma pessoa que teve um ataque do coração, foi submetida a uma grande cirurgia e tem que controlar seu peso com muito cuidado. E ainda não recuperei a energia que costumava ter, e às vezes me preocupo em ter outro ataque do coração. E minha esposa também está preocupada, está sempre me lembrando para ser cuidadoso, e estamos os dois ansiosos para reiniciarmos nossa atividade sexual. Foi uma grande mudança, e é difícil em alguns momentos, mas estou vivo, e é isso que importa".

"Parece que você, e sua esposa também, ainda têm muitas questões em relação ao seu ataque do coração, à cirurgia e às mudanças que ocorreram", comentou o Dr. Wason.

"Sim, temos", disse Rex em tom grave. "Temos, sim."

"Fico feliz em poder lhe dizer que você passou o período mais perigoso após o ataque cardíaco e que, agora, seu risco é bastante baixo. De alguma forma, por causa de sua dieta mais adequada e seus exercícios regulares, você está mais saudável agora do que antes do ataque. Isso é uma boa notícia, mas me preocupo com sua tristeza e fico me perguntando se não ajudaria, na próxima consulta, conversarmos sobre isso um pouco mais, dedicarmos um tempo para avaliar isso", observou o Dr. Wason.

"Ah, seria, sim. É difícil falar sobre isso, mas me ajudaria", respondeu Rex enfaticamente.

"Você tem tido algum problema para dormir ou com o apetite, Rex?", perguntou o médico.

"Não, nenhum."

O médico fez outras perguntas para investigar possíveis sintomas de depressão. Como não encontrou nada, ofereceu-se novamente para conversar mais com Rex na próxima consulta e sugeriu que talvez fosse bom convidar sua esposa para participar de uma das próximas consultas. Rex concordou.

Nesse exemplo, a situação de Rex pode ser resumida usando o esquema de saúde, experiência da doença e doença, que é parte do modelo centrado na pessoa ilustrado na Figura 3.3.

O médico já conhecia as condições médicas daquela pessoa antes de a consulta começar. A partir da tristeza e da hesitação inicial de Rex, explorou de que forma o ataque cardíaco o havia deixado amedrontado. Ao mesmo tempo, excluiu a possibilidade de depressão grave por meio de umas poucas perguntas diagnósticas e lhe ofereceu a oportunidade de explorar mais a fundo seus sentimentos sobre sua saúde e sua experiência da doença. Também exploraram juntos as aspirações de Rex quanto a uma vida saudável, o que, no seu caso, incluía andar de trenó com sua família e voltar à atividade sexual. O leitor pode ver que a conversa se desenrolou sem esforços entre a doença, a saúde e a experiência da doença.

Ao considerar a experiência da doença da pessoa como um foco legítimo de investigação e manejo, o médico evitou dois erros potenciais. Primeiro, se o modelo biomédico convencional tivesse sido usado, com a procura de uma doença para explicar a angústia de Rex, talvez o médico o tivesse rotulado como deprimido e lhe prescrito remédios desnecessários e potencialmente perigosos. Um segundo erro seria simplesmente concluir que ele não estava deprimido e passar para a próxima etapa da consulta. Se o médico tivesse decidido que seu sofrimento não merecia atenção, poderia ter retardado sua recuperação emocional e física e seu ajuste à vida com uma doença crônica.

Esse caso também ilustra que, apesar de o manejo médico após um infarto do miocárdio ter melhorado consideravelmente nos últimos anos, não é suficiente limitar o tratamento às dimensões biológicas do problema. Rex estava seguindo todas as orientações, mas, mesmo assim, não se sentia saudável ou seguro em relação ao seu corpo. Além disso, seus temores eram compartilhados com sua esposa, o que

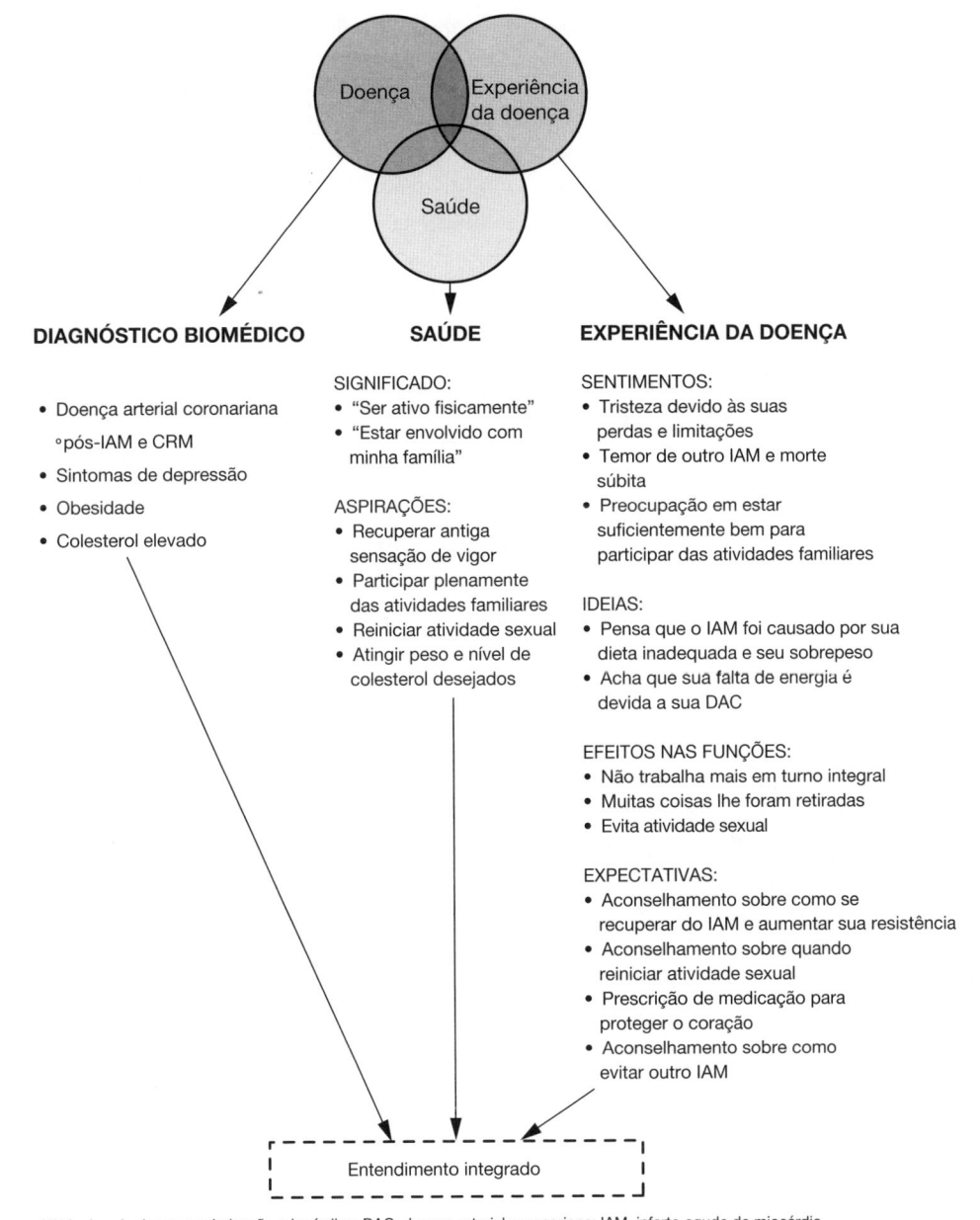

DIAGNÓSTICO BIOMÉDICO

- Doença arterial coronariana
  º pós-IAM e CRM
- Sintomas de depressão
- Obesidade
- Colesterol elevado

SAÚDE

SIGNIFICADO:
- "Ser ativo fisicamente"
- "Estar envolvido com minha família"

ASPIRAÇÕES:
- Recuperar antiga sensação de vigor
- Participar plenamente das atividades familiares
- Reiniciar atividade sexual
- Atingir peso e nível de colesterol desejados

EXPERIÊNCIA DA DOENÇA

SENTIMENTOS:
- Tristeza devido às suas perdas e limitações
- Temor de outro IAM e morte súbita
- Preocupação em estar suficientemente bem para participar das atividades familiares

IDEIAS:
- Pensa que o IAM foi causado por sua dieta inadequada e seu sobrepeso
- Acha que sua falta de energia é devida a sua DAC

EFEITOS NAS FUNÇÕES:
- Não trabalha mais em turno integral
- Muitas coisas lhe foram retiradas
- Evita atividade sexual

EXPECTATIVAS:
- Aconselhamento sobre como se recuperar do IAM e aumentar sua resistência
- Aconselhamento sobre quando reiniciar atividade sexual
- Prescrição de medicação para proteger o coração
- Aconselhamento sobre como evitar outro IAM

Entendimento integrado

CRM, cirurgia de revascularização miocárdica; DAC, doença arterial coronariana; IAM, infarto agudo do miocárdio.

FIGURA 3.3 Aplicação do método clínico centrado na pessoa.

aumentava sua ansiedade. Lidar com a experiência da saúde e da doença e incluir a esposa na conversa poderiam ajudar a promover sua saúde, aliviando seus temores, corrigindo conceitos errôneos, encorajando a pessoa a conversar sobre seu desânimo ou, simplesmente, "estando ali" e preocupando-se com o que acontece com aquela pessoa. No mínimo, a preocupação e a atitude compassiva são demonstrações do valor fundamental e da dignidade da pessoa; podem prevenir que ela se deprima e até ajudá-la a viver mais plenamente.

DIFERENCIAÇÃO ENTRE SAÚDE, DOENÇA E EXPERIÊNCIA DA DOENÇA

Analisando entrevistas médicas, Mishler (1984) identificou duas vozes contrastantes: a voz da medicina e a voz do mundo da vida. A voz da medicina defende uma atitude científica e distanciada e usa perguntas como. Onde está doendo? Quando começou? Há quanto tempo? O que melhora ou piora? A voz do mundo da vida, por sua vez, reflete uma visão de senso comum do mundo. Tem por centro o contexto social específico da pessoa, o significado de saúde e experiência da doença e de como podem afetar a realização de suas metas pessoais de saúde. Perguntas típicas para se avaliar o mundo da vida são: Como você descreveria sua saúde? O que o preocupa mais? De que forma a perda da saúde perturba sua vida? O que você acha que é? Como você acha que posso ajudá-lo?

Para Mishler (1984), as interações típicas entre o médico e a pessoa que busca cuidado são centradas no médico e dominadas por uma perspectiva tecnocrática. A tarefa primária do médico é estabelecer um diagnóstico; logo, durante a consulta, o médico segue seletivamente a voz da medicina, muitas vezes sem nem mesmo ouvir as tentativas da pessoa de entender seu sofrimento. Segundo o autor, é preciso usar uma abordagem diferente, na qual os médicos deem prioridade aos "contextos de significado do mundo da vida da pessoa como base para o entendimento, diagnóstico e tratamento de seus problemas" (Mishler, 1984, p. 192).

Em um estudo qualitativo, Barry e colaboradores (2001) usaram os conceitos de Mishler na análise de 35 estudos de caso de interações entre médico e pessoas que buscavam cuidados. Seus achados expandiram as ideias de Mishler, adicionando dois padrões de comunicação: "mundo da vida ignorado", em que o uso que as pessoas fazem da voz do mundo da vida era ignorado; e "mundo da vida bloqueado", em que o uso que os médicos fazem da voz da medicina bloqueia a manifestação do mundo da vida da pessoa. Esses dois padrões de comunicação são os que produzem os piores resultados. O uso exclusivo da voz da medicina tanto pela pessoa quanto pelo médico foi chamado, por Barry e colaboradores (2001), de "estritamente médico", já que a ênfase era em simples queixas físicas agudas. "Mundo da vida mútuo" foi o termo usado para as interações nas quais a pessoa e o médico utilizam a voz do mundo da vida, de forma a salientar o aspecto único da vida e da experiência pessoal. Note-se que Barry e colaboradores (2001) concluíram que o melhor desfecho se dava nos encontros entre pessoa e médico caracterizados como "mundo da vida mútuo" ou "estritamente médico". Apresentam quatro possíveis interpretações para esse achado: (1) a pessoa passa a ver seu problema a partir da perspectiva da voz da medicina; (2) a pessoa aprende pela experiência que a voz do mundo da vida não tem valor em contatos com médicos; (3) nessas situações, a pessoa se orienta para metas e deseja um contato rápido e eficiente; e, por fim, (4) a estrutura desses encontros é tal que a pessoa não tem oportunidade de usar a voz do mundo da vida. Como os encontros que incorporam "o mundo da vida mútuo" também resultaram em excelentes desfechos, os autores concluíram que os médicos precisam ser sensibilizados para a importância de dar atenção às preocupações do mundo da vida que a pessoa traz.

Em geral, quando as pessoas adoecem gravemente, acham uma forma de entender o que está acontecendo: podem culpar seus próprios maus hábitos (comer muito, não se exercitar suficientemente); podem culpar o destino ou a má sorte, ou atribuir seus problemas a "genes ruins" ou toxinas ambientais; alguns podem até mesmo acreditar que foram amaldiçoados. Os "modelos explanatórios" usados pelas pessoas são suas próprias conceitualizações pessoais da etiologia, evolução e sequelas de seu problema (Green et al., 2002). Antropologistas médicos, como Kleinman, descrevem formas de obter das pessoas "modelos explanatórios" de sua experiência da doença e apresentam uma série de perguntas para fazer às pessoas em um "exame de estado cultural". O médico pode perguntar, por exemplo: "Como você descreveria o problema que o trouxe aqui? Alguém que você conhece tem esses problemas? O que acha que está causando esse problema? Por que você acha que ele o afetou, e por que agora? O que você acha que vai resolver esse problema? Além de mim, quem mais você acha que poderia ajudá-lo a melhorar? O que acha que poderia fazer para se sentir saudável?" (Kleinman et al., 1978; Galazka e Eckert, 1986; Katon e Kleinman, 1981; Good e Good, 1981; Helman, 2007).

As visões a seguir, sobre a importância de distinguir entre saúde, doença e experiência da doença, são apresentadas a partir da perspectiva da pessoa e do médico. A pessoa é Anatole Broyard, que ensinava redação ficcional na Universidade de Columbia, na Universidade de Nova York e na Universidade Fairfield. Era editor, crítico literário e ensaísta do *New York Times* e morreu de câncer de próstata em outubro de 1990.

> Eu não exigiria muito tempo do meu médico. Só queria que ele considerasse a minha situação por talvez 5 minutos e que me desse toda sua atenção pelo menos uma vez, se sentisse ligado a mim por um breve momento, estudasse minha alma tanto quanto minha carne para chegar à minha experiência da doença, pois cada homem fica doente à sua própria maneira... Assim como ele pede exames de sangue e radiografias dos ossos para o meu corpo, queria que meu médico me examinasse para encontrar minha alma tanto quanto a minha próstata. Sem um pouco desse reconhecimento, não sou nada mais do que minha doença. (Broyard, 1992, p. 44-5)

Loreen A. Herwaldt, especialista em medicina interna e epidemiologia em Iowa, diz:

> A grande lição para mim foi aprender a diferença entre tratar a doença e tratar o ser humano. Nem sempre é a mesma coisa. Há ocasiões em que você pode matar a pessoa, de certa forma matando sua alma, ao insistir que algo seja feito de certa maneira. (Herwaldt, 2001, p. 21)

Eric Cassell (2013) desafia os médicos a ampliarem seu conceito sobre qual é seu papel, de forma a incluir a avaliação cuidadosa de como a doença prejudica o funcionamento de uma pessoa.

> O foco é mais amplo. Ao conhecer a doença, o agente da cura se preocupa em estabelecer o estado funcional da pessoa, o que pode e o que não pode fazer. O que

está interferindo na realização de suas metas? Como tenta superar essas dificuldades? (2013, p. 126)

Sugere que se expanda o escopo das perguntas:

"Fadiga (ou dispneia, ou azia ou dor abdominal)? Isso o está atrapalhando?" ou "Isso interfere na sua vida? De que forma? Fale-me sobre isso." (2013, p. 128)

A tentativa é de descobrir qualquer coisa em qualquer dimensão da existência da pessoa que esteja interferindo na sua capacidade de realizar suas metas ou propósitos. Em que esfera encontramos esses propósitos? Naquelas em que as pessoas lutam para fazer a vida valer a pena ser vivida. Por exemplo, amor e ligações humanas: a pessoa se sente deixada de lado, isolada, querida ou amada... De uma crença em que há coisas maiores e mais duradouras que o próprio ser: propósitos gratificantes no trabalho (p. ex., medicina, arte, oficina mecânica ou finanças), existência social ou família. Isso se expressa na capacidade de se comunicar, ser criativo ou atingir expectativas, de si mesmo ou de outros, e ao fazer coisas que se identificam como importantes ou outras coisas que são centrais para cada pessoa em particular. (2013, p. 129)

RESPOSTAS COMUNS À EXPERIÊNCIA DA DOENÇA

As razões pelas quais as pessoas procuram seus médicos em certo momento são com frequência mais importantes do que o diagnóstico. O diagnóstico é frequentemente óbvio ou já sabido desde outros contatos; muitas vezes, não há um rótulo biomédico para explicar o problema. Logo, é muitas vezes mais útil responder à pergunta "Por que agora?" do que "Qual é o diagnóstico?". No caso de doenças crônicas, por exemplo, uma mudança na situação social ou uma mudança no seu senso interno quanto à sua capacidade de agir ou seu controle em relação à sua saúde são razões mais comuns para a consulta do que uma mudança na doença ou nos sintomas.

É muitas vezes uma crise dolorosa que vai esmagar a capacidade de alguns de lidar com o problema, mas que se apresenta como um desafio para o crescimento pessoal para outros (Sidell, 2001; Wainwright, 2008; Marini e Stebnicki, 2012; Lubkin e Larsen, 2013). Livneh e Antonak (2005) descrevem respostas psicológicas negativas comuns no caso de doenças crônicas e deficiências:

Estresse elevado por causa da necessidade de viver sob ameaças diárias à sua própria (a) vida e bem-estar; (b) integridade corporal; (c) independência e autonomia; (d) satisfação de papéis familiares, sociais e vocacionais; (e) metas e planos futuros; e (f) estabilidade econômica. (2005, p. 12)

Uma deficiência inesperada ou um diagnóstico de risco à vida leva a uma crise que perturba o equilíbrio da pessoa e que pode durar por um longo tempo. Isso desencadeia um processo de luto pela perda de uma parte do corpo ou de uma função, o que constantemente faz a pessoa lembrar o agravo. A falta de adaptação à perda pode levar a ansiedade crônica, depressão, retração social e distorção da imagem corporal. O autoconceito e a identidade podem ser prejudicados. Pessoas com doenças crônicas podem ser estigmatizadas, o que resulta em retração social e baixa autoestima. Muitas condições médicas são imprevisíveis e levam a uma vida de incertezas. A qualidade de vida frequentemente piora.

É útil entender essas reações como parte de um processo previsível, descrito por Strauss e colaboradores como "modelo de trajetória" ou "biografia" (Glaser e Strauss, 1968; Strauss e Glaser, 1970). "A trajetória é definida como a evolução de uma experiência da doença ao longo do tempo somada às ações dos clientes, familiares e profissionais da saúde para manejar esse curso" (Corbin e Strauss, 1992, p. 3). Mesmo para pessoas com a mesma doença, a trajetória da experiência da doença será única para cada uma com base nas estratégias que usar para lidar com seus sintomas, suas crenças sobre aquela experiência da doença e sua situação pessoal.

> Durante a fase da trajetória, sinais e sintomas da doença aparecem, e pode-se iniciar a avaliação clínica. A pessoa começa a lidar com as implicações de um diagnóstico. Na fase estável, os sintomas da doença estão controlados, e seu manejo ocorre principalmente em casa. Um período de incapacidade em manter os sintomas sob controle ocorre na fase instável. A fase aguda traz sintomas graves e sem alívio ou complicações da doença. Situações críticas ou de ameaça à vida que exijam tratamento de emergência ocorrem na fase de crise. A fase de recuperação sinaliza o retorno gradual a um modo de vida aceitável dentro dos sintomas que a doença impõe. A fase de declínio é caracterizada pela deterioração progressiva e pelo aumento das deficiências ou dos sintomas. O modelo de trajetória se encerra com a fase de morte, caracterizada pela parada gradual ou rápida dos processos vitais. (Corbin, 2001, p. 4-5)

Reiser e Schroder (1980) descrevem um modelo semelhante de experiência da doença, com três estágios: conscientização, desorganização e reorganização. O primeiro estágio, conscientização, é caracterizado pela ambivalência quanto ao saber: por um lado, a pessoa quer saber a verdade e entender a experiência da doença; por outro, não quer admitir que algo pode estar errado. Ao mesmo tempo, as pessoas frequentemente lutam contra desejos conflituosos entre permanecer independentes e querer que alguém tome conta delas. No final, se os sintomas não desaparecem, a realidade da experiência da doença é aceita, e o senso que a pessoa tem de estar no controle de sua vida é destruído.

Isso destrói a defesa universal, aquela crença mágica de que somos, de alguma forma, imunes à doença, às lesões e à morte. A pessoa que lutou para evitar sua conscientização sobre um problema grave e, então, finalmente reconhece a verdade é uma das mais frágeis, indefesas e particularmente vulneráveis que podemos encontrar. Esse momento é de medo e depressão e reflete o segundo estágio: a desorganização (Reiser e Schroder, 1980).

Nesse momento, as pessoas costumam ficar emotivas e podem reagir aos seus cuidadores como se eles fossem seus pais. Tornam-se muitas vezes egoístas e exigentes e, apesar de talvez conscientes dessa reação e envergonhadas por causa dela, não parecem poder controlá-la. Podem se afastar do mundo externo e passar a se preocupar com cada pequena mudança em seus corpos. Seu sentido de tempo se encurta, e o futuro parece incerto; podem perder o senso de continuidade de si mesmas. Não confiam mais em seus corpos e sentem-se diminuídas e fora de controle. É possível que todo o seu senso de identidade pessoal fique severamente ameaçado.

Uma reação a esse estado da mente em algumas pessoas é a revolta, uma tentativa desesperada de manter pelo menos um pouco da capacidade de controle sobre suas vidas, mesmo que autodestrutiva.

O terceiro estágio é a reorganização. As pessoas juntam todas as suas forças interiores para encontrar um novo significado em face da experiência da doença e, se possível, transcender seu sofrimento. Seu grau de controle e sentido de sua saúde e de suas capacidades apesar da doença será afetado pela natureza e gravidade da doença. No entanto, além disso, o resultado é profundamente influenciado pelos apoios sociais com que a pessoa pode contar, em especial pela relação afetiva com a família e pelo tipo de apoio que seu médico pode oferecer.

Os estágios da doença são parte de uma resposta normal ao acontecimento, e não outro conjunto de categorias de doenças ou psicopatologias. Essa descrição enfatiza como a humanidade das pessoas doentes fica comprometida e aponta para uma obrigação adicional do médico no cuidado a elas.

A agressão da doença ao nosso ser é tão grande que

> é quase como se nossa própria natureza humana estivesse doente, como se nossas fibras ou partes estivessem sendo separadas à força e estivéssemos à beira de perder nossa própria condição humana. Um fenômeno com efeitos tão grandes que podem nos ameaçar com a perda de nossa fundamental natureza humana sem dúvida exige mais do que competência técnica daqueles que devem "tratá-lo". (Kestenbaum, 1982, p. viii-ix)

Stein (2007) descreve quatro sentimentos comuns que acompanham a experiência da doença grave: medo, perda, solidão e traição. Entender essas respostas previsíveis à experiência da doença pode ajudar a preparar tanto a pessoa quanto os médicos para as lutas pelas quais talvez passem na tentativa de reconciliar-se com o impacto da doença em seus corpos e em suas vidas. "O medo é o início do fim da ilusão de que a experiência da doença não é tão má" (2007, p. 95). Perdas associadas à experiência da doença vêm uma após a outra e, por vezes, parecem não ter fim. "A desfiguração traduz o entendimento mais literal de perda, de mudança, de fragilidade e de vulnerabilidade do corpo" (2007, p. 165). Stein se refere à solidão insuportável da experiência da doença grave e a como as pessoas escondem suas batalhas contra a dor ou durante a quimioterapia sem revelar os temores e as muitas inconveniências que a experiência da doença traz. A traição se refere ao sentimento de que o corpo decepcionou a pessoa: não é mais possível confiar nele, nem contar com ele para que a pessoa possa fazer o que lhe importa. Stein descreve a traição da seguinte maneira:

> A saúde é familiar, previsível, confiável e, esperamos, duradoura. Dá-nos um senso de orientação. A experiência da doença é uma quebra na uniformidade estabelecida e contínua e no conforto da saúde. A traição chega sem preparação, imprevisivelmente, espontaneamente, trazendo perigo. É uma ameaça, e somos vulneráveis. Revela um segredo sobre nós. Nosso mérito e valor pessoais são abalados. Todos nós idealizamos nossos corpos (mesmo que não todas as suas partes) e, por isso, ficamos profundamente desapontados pela experiência da doença. Somos fortes e vigorosos em um momento e desamparados no próximo; temos poder em um momento e ficamos im-

potentes logo em seguida. Contamos com o que temos e com nossos recursos, mas, quando traídos, nos sentimos inúteis. (2007, p. 61)

Caso ilustrativo
Aconteceu tudo em um segundo, ou pelo menos assim pensava Brenna. Em um dia, Brenna se sentia bem, seu veleiro voando sobre as ondas no fim do verão, e, no outro dia, não mais. O outono havia chegado, de tantas maneiras.

Brenna teve um aneurisma quando tinha 47 anos. Estava em forma, saudável e trabalhando em tempo integral no campo da assistência à saúde. Agora, era uma pessoa hospitalizada e desamparada. Apesar de dores de cabeça não serem algo estranho para ela, a dor de cabeça com que acordou no "início do episódio" era mesmo incomum. Entretanto, ela rapidamente descartou qualquer coisa. Brenna não era de sucumbir a tais inconveniências ou de parecer fraca e vulnerável.

Com o fim do feriadão chegando, Brenna diligentemente amarrou seu veleiro, deixando de lado a dor na cabeça, e deu início à viagem de volta para a cidade. "Talvez um café me ajude", pensou. Não ajudou. Uma hora depois, quando Brenna estava dobrando para sair da autoestrada, perdeu o controle de seu carro e arrebentou 13 barras de proteção na pista de saída. O carro estava destruído, mas ela estava viva. Sua próxima lembrança, ainda que vaga, foi de estar em uma sala branca, em um ambiente asséptico de um hospital. Sua cabeça parecia que estava a ponto de explodir.

Brenna tinha uma lembrança limitada do acidente de carro e dos eventos que se seguiram. Lutou para entender a linha de tempo desse período curto, mas muito significativo em sua vida. Outras pessoas, familiares e amigos diziam "Não se aflija com isso, isso é passado, siga em frente", mas ela não conseguia. Seu passado estava conectado ao seu futuro. Brenna não podia ignorar ou deixar isso de lado como se não tivesse um significado. Tinha um significado para ela, um significado que radicalmente dizia muito sobre quem ela era hoje e o que o futuro lhe reservava. Naquele momento, seu futuro era incerto.

Desde o início, o neurologista de Brenna, Dr. Menin, foi gentil e a manteve informada. A equipe cirúrgica que reparou seu aneurisma era excelente quanto à sua habilidade manual. O neuropsicologista era eficiente e também solidário. A equipe de saúde de Brenna lhe prestava "os melhores cuidados médicos". Ela reconheceu a negação inicial pela qual passou em relação tanto ao diagnóstico de algo que ameaçava sua vida quanto à natureza grave do procedimento cirúrgico para o reparo do aneurisma. Entretanto, sobreviveu e estava agora em uma trajetória para entender os déficits neurológicos que experimentava e como mudariam sua vida.

Agora, já haviam se passado meses, e, à medida que as lembranças daquele ataque horrível ao seu cérebro e à sua individualidade retrocediam lenta e dolorosamente, ela ainda lutava para entender o que havia acontecido. Brenna não se perguntava "Por que isso aconteceu comigo?", e sim "Quem eu me tornei?", "Sou uma pessoa doente?", "Sou deficiente agora?",

"O que esses rótulos significam na verdade?", "Esses rótulos realmente me definem agora como pessoa?".

SINAIS E INDICAÇÕES DADOS PELAS PESSOAS

As pessoas muitas vezes dão sinais e indicações sobre por que procuraram o médico naquele dia. Esses sinais podem ser verbais ou não verbais. A pessoa pode parecer chorosa, suspirar profundamente ou estar sem fôlego. Pode dizer diretamente "me sinto muito mal, doutor; acho que essa gripe vai me matar" ou, indiretamente, pode apresentar uma variedade de sintomas vagos que mascaram um problema mais grave, como depressão. Outros autores descreveram os sinais e indicações dados pela pessoa usando termos diferentes, como pistas (Levinson et al., 2000; Lang et al., 2000) ou ofertas (Balint, 1964). Lang e colaboradores (2000) descreveram uma taxonomia útil para as pistas reveladas pelos enunciados e comportamentos das pessoas, refletindo suas ideias subjacentes, preocupações e/ou expectativas:

- expressão de sentimentos (especialmente preocupação, medo ou aflição)
- tentativas de entender ou explicar os sintomas
- pistas na fala que salientam preocupações individuais da pessoa
- histórias pessoais que ligam a pessoa a condições médicas ou a riscos
- comportamentos que sugerem preocupações não resolvidas ou expectativas (p. ex., relutância em aceitar recomendações, busca de uma segunda opinião, nova consulta em curto prazo)

Levinson e colaboradores (2000) definiram que:

> A pista é um comentário direto ou indireto que fornece informação sobre qualquer aspecto das circunstâncias de vida ou sentimentos da pessoa. Essas pistas podem oferecer uma visão breve do mundo interior daquela pessoa e criar uma oportunidade de empatia e um vínculo pessoal... [dessa forma] os médicos podem aprofundar seus relacionamentos terapêuticos (2000, p. 1.021).

Para avaliar como médicos envolvidos em atenção primária e cirurgiões respondem aos sinais emitidos pelas pessoas, os autores avaliaram 116 encontros delas com médicos (54 em atenção primária e 62 com cirurgiões). A análise qualitativa mostrou que as pessoas emitiam espontaneamente a maioria dos sinais e que grande parte deles era de natureza emocional. Os médicos com frequência perdiam oportunidades de reconhecer os sentimentos das pessoas adequadamente, e, como resultado, algumas emitiam o mesmo sinal diversas vezes e o viam ser repetidamente ignorado.

Da mesma forma que os médicos se sentam com as pessoas que buscam cuidado e perguntam "O que o traz aqui hoje?", devem se perguntar "O que fez a pessoa vir a esta consulta?". Precisam escutar atentamente os sinais dados pelas pessoas, não apenas sobre suas doenças, mas também sobre sua experiência da doença e suas percepções sobre sua saúde. De igual importância é escutar os sinais e indicações e fornecer respostas empáticas que ajudem as pessoas a se sentirem entendidas e reconhecidas.

NARRATIVAS DE SAÚDE E DA EXPERIÊNCIA DA DOENÇA

Um número crescente de publicações tem ilustrado a importância das narrativas das pessoas, especialmente como recontam as histórias de sua experiência da doença (Greenhalgh e Hurwitz, 1998; Launer, 2002; Sakalys, 2003; Charon, 2004, 2006, 2007; Nettleton et al., 2005; Haidet et al., 2006; Greenhalgh, 2006; Brown et al., 2012a; Herbert, 2013). Como observou Arthur Kleinman (1999), as narrativas sobre doenças, as histórias individuais sobre não estar bem, abrem visões incontáveis de experiência e saber.

> Histórias abrem novos caminhos, por vezes nos levam de volta a antigos rumos e fecham outros. Ao contar (e escutar) histórias, também nós percorremos em nossa imaginação aqueles caminhos, caminhos de saudades, de esperanças, de desespero. Na verdade, todos somos médicos, doentes e familiares também, personagens das histórias: histórias são o que somos; contar e escutar histórias é o que fazemos. (Kleinman, 1999, p. x)

A visão de Hunter (1991) em relação a narrativas expande essa ideia, acrescentando que a história não tem um só lado, mas que envolve dois (e, como sugerimos, múltiplos) protagonistas ou contadores. "Entender a medicina como uma atividade narrativa nos permite, tanto aos médicos quanto às pessoas, mudar o foco da medicina para o cuidado do que aflige a pessoa e afastá-lo da questão relativamente mais simples que é o diagnóstico da doença" (Hunter, 1991, p. xxi). Expandir o foco do simples questionamento da doença para a experiência da doença da pessoa pode trazer um resultado mais rico, significativo e produtivo para todos os participantes.

Ainda assim, pesquisas realizadas em um espaço de quase 30 anos (Beckman e Frankel, 1984; Marvel et al., 1999; Rhoades et al., 2001) indicam que os médicos interrompem precocemente os relatos que as pessoas fazem sobre seus sintomas durante as consultas, e, dessa forma, suas histórias de saúde e de experiência da doença muitas vezes não são contadas. Isso reflete uma falha por parte dos médicos em sua capacidade de ir e voltar entre a avaliação do que seja a doença e a experiência de estar doente, seguindo as indicações da pessoa. A história de uma pessoa sobre uma dor de garganta preocupante pode esconder seu medo de que seja o início de um câncer, ou a pessoa pode minimizar sua falta de ar, dizendo ser alergia, o que, da perspectiva do médico, pode indicar um problema mais grave, como doença pulmonar obstrutiva crônica.

Entretanto, quando os médicos ajudam as pessoas a contar suas histórias de saúde e de experiência da doença, ajudam-nas a dar sentido e, em última análise, controlar sua saúde e sua experiência da doença (Stensland e Malterud, 2001). Quando a pessoa não tem voz durante a consulta, dimensões importantes de sua saúde e de sua experiência da doença, como seus sentimentos e ideias, não encontrarão expressão (Barry et al., 2000). Igualmente preocupante é o potencial para resultados problemáticos, como o não uso de prescrições e a não adesão ao tratamento (Barry et al., 2000; Dowell et al., 2007). Dessa forma, a prática centrada na pessoa exige que se preste atenção à experiência única que a pessoa tem da saúde e da doença como uma parte importante na prática do bom cuidado médico.

DIMENSÕES DA SAÚDE: RELEVÂNCIA DA PROMOÇÃO DA SAÚDE E DA PREVENÇÃO DE DOENÇAS

Rex Kelly, o paciente que estava se recuperando de um infarto do miocárdio apresentado em estudo de caso anteriormente neste capítulo, visualizou-se como "um homem não mais saudável". Em geral, não há dúvidas de que as definições de saúde dos pacientes influenciam suas vidas e seu cuidado. Ainda, a definição do plano de saúde e seu papel na promoção da saúde inevitavelmente permeiam o cuidado oferecido. Assim como entender a experiência da doença requer uma análise de sentimentos, ideias, efeitos na função e expectativas, também o entendimento das percepções únicas e experiências de saúde requer que sejam explorados os significados de saúde e as aspirações, bem como a autopercepção do indivíduo sobre saúde, suscetibilidade e gravidade da doença, ideias sobre a promoção da saúde e os benefícios e barreiras percebidos à promoção e à prevenção.

Para praticar o cuidado centrado na pessoa, os médicos devem pensar sobre as diferentes conceituações de saúde, bem como compreender o entendimento (meio de definição) de saúde da pessoa para si mesma. Historicamente, temos três conceituações de saúde: (1) a saúde tem significado a ausência de doenças, e esse significado está relacionado ao modelo biomédico de prática clínica atual; (2) em 1940, a Organização Mundial da Saúde (OMS, 1986a) redefiniu saúde como "um estado de completo bem-estar físico, mental e social, [qu]e não consiste apenas na ausência de doença ou de enfermidade"; e (3) em 1986, a OMS (1986a) redefiniu a saúde como "um recurso para a vida, e não como objetivo de viver", um conceito de saúde que enfatiza aspirações individuais, recursos pessoais e sociais e capacidades físicas. Então, a noção de saúde tem sido elevada de seu antigo e abstrato foco no *status* físico, depois físico, mental e social para "um entendimento ecológico da interação entre indivíduos e seus ambientes sociais e físicos" (de Leeuw, 1989; Hurowitz, 1993; Stachtchenko e Jenicek, 1990; McQueen e Jones, 2010). Enquanto as definições iniciais direcionavam a atenção a dados objetivos e factuais, a mais recente definição se volta às experiências subjetivas e intersubjetivas e à promulgação da saúde. O modo como os pacientes e médicos pensam sobre e, logo, vivenciam a saúde continua a evoluir. De fato, todos os colaboradores em assistência médica têm únicos e muitas vezes diferentes entendimentos de saúde e, por sua vez, todos têm diferentes compreensões sobre a promoção da saúde e a prevenção de doenças para contribuir com a assistência.

Pode-se dizer que Rex Kelly vê seu estado "não saudável" como a derrota final de um *continuum* "tudo ou nada". O ato de levá-lo a considerar sua saúde e sua habilidade de correr atrás de suas aspirações pode ser descrito como o cuidado centrado no paciente e que faz a promoção da saúde.

PROMOÇÃO DA SAÚDE E PREVENÇÃO DA DOENÇA DE CADA PESSOA

A promoção da saúde e a prevenção de doenças são importantes pilares do "Novo Movimento de Saúde Pública", como descrito na Carta de Ottawa (Epp, 1986). Grande parte da energia direcionada a essas iniciativas tem sido dedicada ao desenvolvimento de políticas públicas, exames preventivos e outros métodos, assim como à discussão de questões éticas relacionadas (Hoffmaster, 1992; Doxiadis, 1987). A abordagem da promoção da saúde pública continua a ter alta prioridade. Menos atenção tem sido dada à implementação de iniciativas de promoção de saúde e prevenção de doenças no nível individual do profissional médico e da pessoa que busca cuidados médicos. Frequentemente, o esforço se relaciona ao manejo de doenças crônicas (Barlow et al., 2000; Bodenheimer et al., 2002; Farrell et al., 2004; Lorig et al., 2001b; McWilliam et al., 1997, 1999; Squire e Hill, 2006; Steverink et al., 2005; Wagner et al., 2001). À medida que a reforma da assistência primária à saúde avança, alcançar novos direcionamentos depende dos esforços tanto de médicos quanto das equipes multiprofissionais. A prática da assistência primária à saúde na visão de algo que serve tanto a pessoas quanto a populações de risco (McWhinney e Freeman, 2009) exige uma abordagem que deve ser individualizada e, ao mesmo tempo, voltada para a saúde da população.

Sem dúvida, o conceito original de saúde como a ausência de doença continua a dominar a prática médica, o que leva a uma ênfase na saúde como produto do trabalho clínico do médico. A prevalência da doença crônica, a multimorbidade e a associação de foco no manejo do autocuidado também demandam atenção individualizada à prevenção da doença como parte contínua do cuidado médico.

Entretanto, com o aumento das expectativas da sociedade por saúde como um estado de completo bem-estar físico, mental e social (WHO, 1986a), a prática tanto individual quanto multiprofissional também tem, de forma crescente, dedicado atenção ao potencial holístico de saúde para os indivíduos e para a sociedade. A saúde como recurso para a vida diária, especificamente a capacidade de realização de aspirações, satisfação de necessidades e resposta positiva ao ambiente (WHO, 1986b), tomou a dianteira. Por isso, as equipes de assistência primária à saúde começaram a se preocupar e tratar do envolvimento de indivíduos e comunidades na promoção da saúde. A atenção aos esforços para promover a saúde e prevenir doenças tornou-se uma parte essencial da reforma da assistência primária à saúde, complementando a abordagem da saúde pública. O método clínico centrado na pessoa oferece uma estrutura clara para que o profissional médico aplique os esforços de promoção da saúde e prevenção de doenças, usando o mundo das pessoas ou da comunidade como ponto de partida.

A experiência da saúde e da doença da pessoa

Para entender a perspectiva da pessoa, o profissional precisa avaliar a aprendizagem dela sobre saúde e doença, seu conhecimento pessoal e crenças em relação à doença e à experiência com a doença, e o significado atribuído por ela a cada um desses aspectos. É necessário descobrir como a pessoa inclui a saúde em sua visão de mundo e que valores e prioridades estão relacionados com a área. Esses valores competem com diversos outros, e o médico precisa conhecê-los para avaliar o compromisso da pessoa em buscar a saúde. São inerentemente muito individuais, refletindo uma diversidade de valores, crenças e aspirações pessoais que são vivenciados de forma única, contextualizados pela etnia (Papadopoulos et al., 2003; Lai et al., 2007), e os tantos outros determinantes sociais da saúde, que, por isso, devem ser explorados com cada pessoa. De fato, pesquisas sugerem importantes considerações quanto à promoção da saúde. Uma dessas considerações é a suscetibilidade percebida pela pessoa quanto a um problema de saúde específico ou a problemas de saúde em geral. Por exemplo, a suscetibilidade percebida estava positivamente associada à triagem e à vacinação contra o vírus da hepatite B entre vietnamitas adultos de níveis socioeconômico e educacional mais baixos (Ma et al., 2007) e é uma dimensão importante no Becker's Health Belief Model (Janz e Becker, 1984). Uma segunda consideração é o estado de saúde percebido e autorrelatado, que tem sido correlacionado com um estilo de vida que promove a saúde (Gillis, 1993).

Um terceiro elemento que exige exploração atinge as atitudes de valorização da saúde (ou a imagem de ser consciente a respeito da saúde), que podem proteger de riscos socioambientais (Reifman et al., 2001). Atitudes de valorização da saúde têm-se mostrado fortes motivadoras de atividades que promovem a saúde (Gillis, 1993; Reifman et al., 2001; Wanek et al., 1999). As percepções de um indivíduo sobre os benefícios e as barreiras à sua saúde e a estilos de vida saudáveis são úteis para determinar se uma estratégia de promoção de saúde será ou não adotada. Além disso, indivíduos que pensam a saúde como a presença de bem-estar, e não meramente como a ausência de doença, tem um engajamento significativamente mais forte nos estilos de vida que promovem a saúde (Gillis, 1993). Consistente com as noções correntes de saúde como um processo de mobilização de recursos para a vida diária, pessoas com doenças crônicas seguidamente se consideram saudáveis e se esforçam muito para construir sua própria saúde (McWilliam et al., 1996), com resultados positivos para si mesmas e para o sistema de assistência à saúde (McWilliam et al., 1999, 2004, 2007). Logo, é importante avaliar não só a percepção da pessoa quanto à experiência de saúde e da doença, mas também o que a saúde realmente significa em sua vida diária.

O potencial da pessoa para a saúde

O potencial da pessoa para a saúde é determinado por sua exposição a determinantes amplos de saúde ao longo de sua vida, como idade, gênero, potencial genético para doenças, condição socioeconômica e metas e valores pessoais. Entretanto, talvez o aspecto mais desafiador da avaliação do potencial para a saúde esteja na identificação de metas e valores pessoais e sua autoeficácia para a saúde.

Aspirações e valores pessoais podem ser prontamente explorados. Entretanto, a autoeficácia, ou seja, o poder de produzir os próprios fins desejados, não o é. Ainda assim, a autoeficácia também é elemento fundamental no potencial para a saúde da pessoa. Bandura (1986) sugere que os comportamentos de autoeficácia, que incluem escolha, esforço e persistência nas atividades relacionadas às metas ou aos resultados desejados, é uma função associada (a) às autopercepções do indivíduo de sua capacidade de pôr em prática um comportamento e (b) às suas crenças de que o comportamento em questão levará aos resultados específicos. Numerosos estudos documentam a correlação positiva entre esses dois fatores e a efetiva tomada de decisão e/ou ação em relação a um comportamento saudável (Anderson et al., 2001; Martinelli, 1999; Piazza et al., 2001; Rimal, 2000; Shannon et al., 1997; Sherwood e Jeffery, 2000). Os resultados de pesquisas sobre a influência do lócus de controle são contraditórios, mas pesquisadores demonstraram que a autoeficácia e o estado de saúde são os mais fortes fatores preditivos de estilos de vida que promovem a saúde (Gillis, 1993; Stuifbergen et al., 2000). Abordagens que se concentram em aumentar a autoeficácia para comportamentos saudáveis parecem melhorar os esforços de promoção da saúde e a qualidade de vida (Burke et al., 1999).

Em resumo, quanto mais favorável é o potencial para a saúde da pessoa, especialmente no que se relaciona à autoeficácia e ao estado de saúde, mais adequado é o papel do médico como facilitador da melhora da saúde.

CONSIDERAÇÕES FINAIS

Neste capítulo, discutimos o primeiro componente do método clínico centrado na pessoa, explorando a saúde da pessoa, sua doença e sua experiência da doença. Pesquisas anteriores demonstraram que os médicos têm falhado em reconhecer a experiência da doença única e particular da pessoa. Cuidar de pessoas de forma a promover sua saúde e responder à sua experiência da doença exige uma definição ampla das metas da prática. A importância de explorar as dimensões da saúde (por meio de perguntas bem pensadas) e da experiência da doença (especialmente as quatro dimensões da experiência da doença da pessoa: sentimentos, ideias, funcionamento e expectativas [SIFE]) foi descrita e demonstrada por meio de casos ilustrativos. A ponte entre a promoção da saúde e o cuidado centrado na pessoa foi elucidada; a percepção de uma pessoa quanto à saúde e a abertura do médico para as percepções da pessoa criam oportunidades de aprimorar a cura centrada na pessoa.

Os dois últimos casos a seguir dão vida à abordagem integrada que se desenvolve entre saúde, doença e experiência da doença e que leva o médico e a pessoa que busca cuidado a alcançarem um entendimento integrado da cura.

"Não Quero Morrer!": Caso Ilustrativo do Primeiro Componente

Judith Belle Brown, W. Wayne Weston e Moira Stewart

Foi com choque e incredulidade que Hanna sentiu um caroço no seio. Apalpou-o de novo e, com um sentimento de medo crescente, percebeu que seu câncer talvez pudesse ter voltado. Hanna havia recebido um diagnóstico de câncer em seu seio esquerdo quatro anos antes. O tratamento incluiu mastectomia segmental e radioterapia. A dissecção axilar mostrou que não havia câncer nos nódulos linfáticos da axila. Ela foi medicada com tamoxifeno naquela época e seguiu o tratamento à risca. Hanna estava saudável e sem sintomas desde a cirurgia e os tratamentos. Com vigor e determinação, havia retomado sua vida ativa e agitada de esposa, mulher, mãe, filha e trabalhadora.

Agora, dando-se conta da necessidade de buscar conselho médico imediatamente, Hanna contatou o Dr. Maskova, seu cirurgião, que realizou uma biópsia. Poucos dias depois, foi chamada ao consultório do médico e soube que os resultados da biópsia indicavam um novo câncer na mama direita.

Durante a consulta, Hanna, uma mulher normalmente forte e independente, ficou transtornada e queria ir embora logo após o exame físico. O Dr. Maskova, surpreso, sugeriu que eles se encontrassem novamente em uma semana para discutirem os próximos passos. Hanna concordou.

Até aquela fatídica próxima consulta com o cirurgião, Hanna manteve segredo de seu medo da recorrência. Ela, com 48 anos, não queria alarmar seu marido, Arnold, de 50 anos, que havia recentemente sido diagnosticado como hipertenso. Gerente de uma loja de alimentos local, Arnold estava sob extrema pressão devido à possibilidade de uma greve pelos caixas da loja. A última coisa que Hanna queria era trazer mais estresse ao seu marido, já sobrecarregado. Nem desejava assustar seus dois filhos, Rachel (14 anos) e Jonah (16 anos). Eles haviam ficado muito ansiosos e com medo de perder a mãe quando ela teve o primeiro diagnóstico, quatro anos antes. As preocupações deles haviam diminuído, e ambos estavam agora se saindo muito bem nas suas atividades acadêmicas e em seus grupos sociais. Por fim, Hanna queria proteger sua mãe, de 70 anos, do medo e da angústia de saber que sua filha poderia estar com câncer novamente. Sua mãe já havia suportado suficientes perdas na vida: a perda de um filho pequeno, de síndrome de morte súbita do lactente, e depois a morte do marido, há seis anos, devido a um infarto do miocárdio, quando tinha 64 anos, bem quando estava por se aposentar. A possibilidade de perder a filha seria demais para suportar. Hanna resolveu manter o diagnóstico em segredo, pelo menos por um tempo.

Dessa forma, na semana anterior à segunda consulta com o cirurgião, Hanna fez pesquisas na internet. Também conversou com vários amigos sobre recorrência de câncer e tratamentos. Pelo fato de trabalhar como revisora para um jornal médico, estava acostumada com a terminologia e com o nome de exames médicos. Ela era o tipo de pessoa que precisava do máximo de informações possíveis para tomar qualquer decisão sobre sua saúde. Além disso, conversou longamente com sua amiga Adelle, também sobrevivente de câncer de mama. Diferentemente de Hanna, Adelle havia tentado vários tipos de terapias alternativas. Seu câncer não havia recorrido em mais de sete anos, e Hanna começou a se questionar se deveria também ter tentado esses tratamentos alternativos. Começava a duvidar de sua fé nos tratamentos convencionais e, apesar de ser normalmente bem decidida, sentia-se agora confusa e incerta sobre como proceder.

Uma semana mais tarde, Hanna voltou ao consultório do Dr. Maskova.

Dr. Maskova: Olá, Hanna. Que bom vê-la de volta aqui hoje. Como você está?
Hanna: Oi, Dr. Maskova. Foi uma semana difícil desde que estive aqui.
Dr. Maskova: Como assim?
Hanna: Ah, doutor, estou realmente assustada, não estava esperando algo assim. Faz uma semana que não durmo. Não consigo comer, pois estou com um nó na garganta...
Dr. Maskova: Parece que foi uma semana horrível para você.
Hanna: Sim, terrível. Tenho tantas perguntas e estou tão confusa. Vou ter que parar de trabalhar? Já estou tendo dificuldades para trabalhar... EU NÃO QUERO MORRER! Não estou pronta para morrer, meus filhos são apenas adolescentes, ainda precisam de mim.
Dr. Maskova: Há muita coisa acontecendo, Hanna, muitas coisas a considerar. Conte-me mais sobre o que está acontecendo.
Hanna: Eu tenho feito pesquisas na internet e falado com amigos. Preciso saber se deveria ter feito as coisas de um modo diferente. Deveria ter eliminado todas as gorduras da minha dieta? Deveria ter

tomado pílulas de cartilagem de tubarão ou Essiac*? Uma amiga fez essas coisas, e seu câncer de mama não voltou em mais de sete anos. É possível que essas terapias tenham evitado a recorrência no caso dela? Por que estou novamente com câncer? Isso não é raro? O que eu estou fazendo de errado?

Dr. Maskova: (*Sentindo-se sobrecarregado pela quantidade de preocupações e a velocidade em que eram apresentadas, o médico decide tentar obter um melhor entendimento da vida e do contexto de Hanna.*) Você está fazendo várias perguntas muito importantes, Hanna. Sinto que preciso de mais informações antes de poder respondê--las de forma adequada. Pode me dizer, Hanna, o que está acontecendo em casa, com você e sua família?

Hanna explicou que não havia contado nada para a família porque seu marido estava sob grande pressão no trabalho e tinha hipertensão. Descreveu o medo que seus filhos tinham de perdê-la. Ainda mais importante, Hanna não queria preocupar sua mãe, pois ela já havia passado por perdas demais na vida. Hanna percebeu que o bem-estar dessas pessoas estava basicamente nos seus ombros, e claramente se sentia sobrecarregada.

A confusão e a ansiedade de Hanna se dissiparam quando o Dr. Maskova reservou tempo para escutar sua história. Ele era honesto, solidário e compreensivo. O Dr. Maskova validou as ansiedades e preocupações a respeito dos efeitos do diagnóstico sobre a família de Hanna e procurou formas de discutir como envolver os familiares da melhor maneira possível. Escutou suas crescentes preocupações acerca dos tratamentos convencionais e acalmou seus medos sobre se poderia ou deveria ter feito mais para evitar que o câncer recorresse. Respeitosamente, analisou suas perguntas sobre terapias alternativas e discutiu como poderiam avaliar a eficácia de cada um desses tratamentos juntos. O médico também deu a Hanna informações suficientes nos momentos apropriados e orientou-a sobre a tomada de decisões com base em informações sólidas. O Dr. Maskova apoiou a decisão de Hanna de buscar informações sobre medicina alternativa, ofereceu conselhos sobre *websites* confiáveis e deu-lhe informações de contato com um grupo de apoio local. Deixou claro para Hanna que ela teria a oportunidade de escolher entre as opções de tratamento e se envolver tanto quanto quisesse em todas as decisões ao longo de todo seu tratamento.

No encerramento da consulta, Hanna estava mais bem informada e sentia--se mais segura, com mais controle da situação e menos confusa. O médico conseguiu isso por meio do exame dos sentimentos e expectativas de Hanna e da construção de sua relação com ela, resistindo à tentação de controlar a situação e fornecer todas as respostas. O Dr. Maskova mostrou que estaria à disposição para apoiá-la durante seu tratamento e recuperação.

As interações de Hanna com o cirurgião se tornaram, consequentemente, centrais na recuperação do controle de sua vida. Ela precisava de informações que a ajudassem a tomar as muitas decisões sobre o tratamento que a aguardava no futuro. Ela precisava de um cirurgião que a escutasse e respeitasse suas preocupações e desejos. Para Hanna, a relação com seu médico, construída com base em honestidade e reciprocidade, era de importância primordial. Ela também

---

* N. de R. T.: Essiac® é uma fórmula à base de ervas desenvolvida pela enfermeira canadense Rene M. Caisse.

precisava de um cirurgião que expressasse interesse por ela e por sua família e levasse em consideração suas necessidades e ansiedades. Ao desenvolver essa relação de respeito e confiança, Hanna foi capaz de recuperar algum tipo de controle sobre o caos que estava vivendo. O Dr. Maskova não descartou as perguntas de Hanna nem suas preocupações; ao contrário, dedicou o tempo para examinar os medos dela, e isso, por si só, ajudou a aliviá-los.

À medida que Hanna passou do conhecimento devastador da recorrência do câncer para a fase do tratamento, ela e seu médico se engajaram em um processo de entendimento mútuo do que deveria e seria contado para os outros. Em cada ponto do tratamento, discutiram a situação corrente, as várias opções que Hanna tinha e qual seria o plano mais apropriado. Hanna, por escolha, se tornou uma parceira ativa e bem informada em seu tratamento e, dessa forma, recuperou a coragem de viver com câncer.

"Eu Deveria Escrever uma Carta para o Jornal!": Caso Ilustrativo do Primeiro Componente

Carol L. McWilliam

A Sra. Samm era uma viúva de 80 anos com doença pulmonar obstrutiva crônica (DPOC) e hipertensão. Tanto a incapacidade fisiológica quanto a necessidade de oxigênio por cânula nasal restringiam severamente sua mobilidade, fazendo ela ficar quase todo o tempo confinada em seu apartamento, no 11º andar, onde vivia sozinha. A Sra. Samm contava com a ajuda de sua única filha, Gloria, que tinha 60 anos e morava em uma fazenda a 40 minutos da cidade. Gloria visitava a mãe religiosamente toda quarta-feira à tarde para limpar o apartamento, fazer compras, ajudá-la com os assuntos financeiros e organizar suas refeições, que congelava em porções individuais para que fossem facilmente preparadas no forno micro-ondas. Além disso, Gloria a visitava no domingo à tarde junto com o marido, que era fazendeiro. Ambos estavam cuidando, com dificuldade, dessa rotina familiar, apesar das demandas incessantes que a fazenda lhes exigia, já que eram um casal idoso e sem filhos que se autossustentava. Toda semana escutavam as reclamações constantes da Sra. Samm sobre tudo, desde o clima até seu destino na vida.

O Dr. Aronson, o médico de família da Sra. Samm, já idoso, havia cuidado dela por muitos anos, dando-lhe apoio quando Gloria teve um diagnóstico de meningite, uma ameaça à vida na adolescência da filha, bem como durante a batalha de dois anos de seu marido contra o câncer de pulmão terminal e durante sua própria luta para parar de fumar quando tinha 75 anos, quando sua DPOC piorou. Atualmente, o Dr. Aronson a visitava em casa uma vez por mês para monitorar suas condições e seu tratamento.

No passado, a Sra. Samm se divertia assistindo à televisão, lendo e conversando ao telefone. Entretanto, seu estado de saúde se deteriorara nos últimos meses. Dificuldades maiores para respirar, perda de apetite e ansiedade relacionada com o medo de desenvolver câncer de pulmão tinham piorado sua condição. Ela começou a se preocupar com a possibilidade de ter que ir para uma casa de repouso ou, pior, com a possibilidade de morrer. À medida que essas preocupações se intensificavam, passou a procurar com regularidade a emergência do hospital, em busca de cuidado médico de urgência para sintomas crônicos que estavam claramente sendo tratados de forma adequada, em casa, sob os cuidados de seu médico de família e comunidade. Em resposta a isso, os médicos do serviço de emergência estavam insistindo com o Dr. Aronson para que internasse a Sra. Samm em uma casa de repouso.

Conhecedor do contexto de vida da Sra. Samm e de sua meta pessoal de evitar uma internação, o Dr. Aronson decidiu avaliar algumas noções amplas de saúde com ela. Sabia, com base no cuidado de saúde de rotina, que sua condição não havia realmente piorado. Precisava saber mais sobre como a Sra. Samm entendia o conceito de saúde, que recursos pessoais ela talvez tivesse para melhorar e qual poderia ser o comprometimento dela na busca de uma melhora de saúde, apesar de sua experiência de doença crônica. Também precisava saber qual poderia ser seu comprometimento na tentativa de melhorar suas condições de saúde, apesar da enfermidade crônica. O médico reconheceu que poderia haver determinantes amplos na atual incapacidade da Sra. Samm de manter o nível de bem-estar e qualidade de vida que tivera nos últimos anos. Decidiu tentar que ela buscasse sua promoção de saúde por meio do engajamento dela como uma parceira na sua melhora.

Assim, a seguinte conversa transcorreu na visita subsequente do Dr. Aronson:

Dr. Aronson: Não vejo mudança em sua condição física no último ano, mas parece que sua experiência de estar doente está mais acentuada nos últimos meses. Pode me falar sobre sua experiência com sua saúde nesse exato momento?

Sra. Samm: Perdi a confiança em mim mesma. Tenho medo de ir parar em uma casa de repouso. Agora, toda vez que me sinto um pouco desanimada, penso que preciso sair e conseguir ajuda! Vou para a emergência do hospital, e eles me examinam e me mandam de volta para casa. Isso me deixa com raiva e chateada, começo a me preocupar ainda mais e fico muito assustada com a ideia de ter que ir para uma casa de repouso. É um círculo vicioso, não sei o que fazer, não sei o que vai acontecer, não sei onde vou parar.

Dr. Aronson: Você está assustada por não saber o que fazer, não saber o que vai acontecer, não saber onde vai parar.

A Sra. Samm: Sim, é isso mesmo.

Dr. Aronson: Bem, então, é medo do desconhecido, não é?

Sra. Samm: Sim, é isso. E está afetando a minha saúde.

Dr. Aronson: Bem, há algo que possa ser feito a respeito desse medo do desconhecido para que sua saúde melhore?

Sra. Samm: Não sei, só quero poder fazer as coisas que quero fazer.

Dr. Aronson: Sim. E o que seriam algumas dessas coisas?

Sra. Samm: Não sei. Acho que vou ter que pensar a respeito disso.

Usando essa indicação, o Dr. Aronson concordou e sugeriu que voltaria na semana seguinte. Na visita seguinte, depois de seu exame de rotina, ele retomou seu esforço para engajar a Sra. Samm na melhora de sua saúde.

Dr. Aronson: E então, você já fez a lista de coisas que gostaria de fazer?

Sra. Samm: Bem, uma das coisas é estar mais ativamente envolvida na comunidade, como eu costumava fazer, mas isso não é possível com esse problema respiratório tão ruim!

Dr. Aronson: Talvez sim, talvez não. Existe algo em especial que você gostaria de fazer?

Sra. Samm:	Eu certamente gostaria de fazer algo a respeito da confusão que a administração municipal fez com as nossas contas de água! As últimas contas foram um absurdo, e tudo isso porque aumentaram as tarifas para cobrir os custos de novos programas de habitação!
Dr. Aronson:	E o que você acha que poderia ser capaz de fazer a respeito disso, estando aqui?
Sra. Samm:	Eu deveria escrever uma carta para o jornal. Alguém precisa lhes dizer o que significa esse problema para pessoas como eu, que vivem de uma renda fixa!
Dr. Aronson:	Sim, isso é uma ótima ideia. Acho que você deve mesmo fazer isso.

O Dr. Aronson se comprometeu a visitar a Sra. Samm dali a duas semanas, e assim o fez.

Dr. Aronson:	Como vai sua saúde hoje, Sra. Samm?
Sra. Samm:	Olhe, minha pressão arterial deve estar normal de novo, porque eu escrevi, sim, aquela carta para o jornal. Desde então, recebi telefonemas de muitos outros cidadãos idosos que concordam comigo e também do meu vereador na Câmara Municipal, que concordou em abordar esse assunto na próxima reunião da Câmara. Fico feliz que você tenha me ajudado a decidir fazer isso. Quando o vereador ligou, também disse a ele o que eu achava sobre o problema do vandalismo em nossos parques e escrevi uma carta para o jornal a respeito dessa questão também!
Dr. Aronson:	Parece que você achou um novo lugar no mundo.
Sra. Samm:	Bem, talvez eu realmente tenha achado. Vou com certeza continuar de olho nesses problemas. Alguém tem que fazer isso!

O Dr. Aronson concordou com ela e continuou a visita verificando seus sinais vitais, revisou sua adesão à medicação e fez sua avaliação de praxe. O médico observou que a Sra. Samm não estava mais procurando o serviço de emergência, e os dois concordaram que ela estava bem o suficiente para que ele voltasse à sua rotina de visitas uma vez por mês.

Este caso ilustra como a prática centrada na pessoa pode facilitar a promoção de saúde como um recurso para a vida diária. O Dr. Aronson procurou um entendimento mais amplo da Sra. Samm e de sua experiência de saúde e de doença. Determinou que saúde, para ela, significava ser capaz de fazer as coisas que queria. Ajudou-a na avaliação de seu compromisso com sua saúde e opções para alcançar o que entendia como saúde. Também a ajudou a determinar o que e quanto mais poderia fazer para que tivesse uma experiência de saúde mais positiva, apesar dos problemas crônicos e debilitantes, e dentro de parâmetros mais amplos de seu contexto. Usou uma abordagem centrada na pessoa e se baseou na continuidade de sua relação com a Sra. Samm para capacitá-la a usar todos os seus recursos para a vida diária. Dessa forma, sua capacidade de realizar aspirações foi otimizada, dando-lhe um senso renovado de propósito na vida, satisfazendo a necessidade que tinha de participação social dentro da comunidade e possibilitando respostas positivas ao ambiente, apesar de seus problemas de saúde crônicos.

4 O segundo componente: entendendo a pessoa como um todo – Seção 1 – O indivíduo e a família

Judith Belle Brown e W. Wayne Weston

> É impossível atuar efetivamente na assistência primária à saúde sem dedicar atenção às questões psicológicas e sociais inerentes à vida de todos os seres humanos. (Pincus, 2004, p. 243)

Todos enfrentamos os muitos desafios e exigências que se apresentam a cada estágio do desenvolvimento humano. O desenvolvimento em direção à independência na adolescência, a construção de parcerias íntimas na idade adulta e o realinhamento dos papéis e tarefas que se revelam nos anos avançados são todos exemplos de mudanças esperadas no ciclo da vida. O modo como passamos por esses estágios será influenciado por nossa experiência anterior de vida. Para muitos indivíduos, a realização bem-sucedida das tarefas e expectativas de cada fase de desenvolvimento os dirige ao longo da vida de forma relativamente incólume. Para outros, entretanto, cada fase subsequente da vida pode ser marcada por fracassos passados e perdas anteriores; para esses, os desafios da vida são vistos como esmagadores e muitas vezes insuperáveis.

O segundo componente do método clínico centrado na pessoa integra os conceitos de saúde, doença e experiência da doença com o entendimento da pessoa como um todo, incluindo a conscientização quanto ao estágio em que a pessoa está no ciclo da vida e seu contexto de vida. A posição da pessoa no ciclo da vida leva em consideração o desenvolvimento da personalidade do próprio indivíduo, enquanto o ambiente da pessoa inclui tanto seu contexto próximo (p. ex., família) quanto o contexto amplo (p. ex., cultura). O contexto amplo será discutido no Capítulo 5.

A PESSOA: DESENVOLVIMENTO INDIVIDUAL

Há muitos modelos teóricos que ajudam os médicos a entender o desenvolvimento individual das pessoas, fornecendo tanto explicações quanto previsões sobre o comportamento de alguém e suas respostas à experiência da doença. Eles abordam, por exemplo, a teoria psicanalítica (i.e., a psicologia do ego, as relações objetais e a psicologia do *self*), a teoria feminista e a teoria cognitiva. Muitos autores apresentam uma visão geral abrangente desses vários modelos teóricos (p. ex., Piaget, 1950; Erikson, 1950, 1982; Kohut, 1971, 1977; Bowlby, 1973, 1982; Gilligan, 1982; Berzoff et al., 1996; Schriver, 2004; Guest, 2007; Santrock, 2007; Broderick e Blewitt, 2010; Harris, 2011). O objetivo desta seção neste capítulo é ressaltar o entendimento do desenvolvimento individual e demonstrar como ele pode ser explorado na prática do cuidado centrado na pessoa.

O desenvolvimento individual saudável se reflete em um senso sólido de si mesmo, uma autoestima positiva e uma posição de independência e autonomia associada à capacidade de estabelecer relações e intimidade. As motivações, ligações afetivas, ideais e expectativas que dão forma à personalidade de cada indivíduo evoluem à medida que cada fase de desenvolvimento é negociada. A vida de cada pessoa é influenciada profundamente pelos estágios de desenvolvimento, o que pode acontecer de forma isolada e solitária para uma viúva idosa ou de forma ampla e complexa para uma mulher com múltiplas responsabilidades como esposa, mãe, filha e trabalhadora. Dessa forma, seus estágios no ciclo da vida, as tarefas que assumem e os papéis que lhes são atribuídos influenciam o tipo de cuidado que elas buscarão. Como ilustração do impacto que a experiência da doença tem no desenvolvimento humano, considere um adolescente tentando lidar com as exigências de aceitação por seus companheiros, mas que não é aceito no grupo por causa de sua acne, ou uma mulher de meia-idade que se defronta com a "síndrome do ninho vazio" e é lembrada do fim de sua fertilidade pelos sintomas da menopausa.

O entendimento do estágio de desenvolvimento atual da pessoa e das tarefas de desenvolvimento relevantes que têm que ser realizadas em cada estágio ajuda o médico de várias maneiras. Primeiramente, o conhecimento das crises dos ciclos da vida, já previstas durante o desenvolvimento individual, ajuda o médico a reconhecer os problemas pessoais como mais do que fenômenos isolados ou episódicos. Em segundo lugar, isso pode aumentar a sensibilidade do profissional para os múltiplos fatores que afetam os problemas da pessoa e permitir que ele entenda melhor o impacto que aquela história de vida tem. Por exemplo, o início de uma doença crônica em uma idade precoce pode interferir na realização de tarefas específicas daquela idade. É o caso do diabetes melito tipo 1, frequentemente manifestado pela primeira vez na adolescência e que pode dificultar a transposição do processo turbulento pelo qual o adolescente precisa passar para se tornar independente. Por fim, entender a pessoa como um todo pode também fazer o médico se sentir mais à vontade tanto em relação ao cuidado quanto em relação à cura.

Nos dois casos ilustrativos a seguir, testemunhamos a perda da independência e o impacto devastador para duas pessoas em idade mais avançada. As histórias mostram como a doença não apenas afeta órgãos e sistemas do corpo, mas também reduz a capacidade da pessoa de realizar as metas e aspirações que dão sentido às suas vidas. Frequentemente, as pessoas que encontramos na consulta não se parecem em nada com o que eram antigamente. Encontramos essas pessoas em seu contexto atual e não conseguimos entender seu passado.

Caso ilustrativo
Enquanto a enfermeira trocava outra fralda de seu paciente na cama C do quarto 557, tudo o que via era um velho fraco, com olhos abatidos, curvado em sua cadeira de rodas, incapaz de falar. O que ela não conseguia ver era Allen, o homem da Renascença.

Allen havia sido diagnosticado com doença de Parkinson quando tinha 68 anos, logo após sua esposa, Maria, ter morrido, um ano antes, após um câncer de mama de curso prolongado. Apesar de aquela morte ter sido arrasadora, Allen havia se adaptado estoicamente. Juntos haviam criado três filhos, que levavam agora vidas felizes e bem-sucedidas, e disso ele se orgulhava e se alegrava. Inicialmente, o diagnóstico de Parkinson não o havia incomodado, mas, à medida que os sintomas da doença evoluíam de forma rápida, viu-se lançado inesperadamente em uma situação em que nunca havia se imaginado. A casa da família foi vendida, e Allen foi colocado em uma instituição de longa permanência para idosos. Em um ritmo assustador, Allen passou pela perda de múltiplas funções: não conseguia mais caminhar, estava agora confinado à cadeira de rodas e era incapaz de se vestir ou se alimentar sem que houvesse algum incidente catastrófico, como uma queda grave. Por fim, perdeu a capacidade de se comunicar: enquanto sua voz interior continuava forte e sua cognição intacta, Allen havia perdido sua capacidade de falar. Allen, o homem da Renascença, havia desaparecido, e apenas seus filhos lembravam a história desse homem surpreendente.

Em especial, sua única filha, Jordan, tentava ardorosamente manter o ânimo e o gosto do pai pela vida. Relembrava com ele sua paixão por música clássica e as vezes em que foram juntos à ópera. Allen havia sido um navegador ávido e, com cuidado e devoção, havia reformado um veleiro em madeira teca que era invejado por todos no iate clube. Jordan e o pai agora conseguiam ver o lado engraçado de sua conclusão desastrosa da Maratona de Boston, quando tinha 60 anos: Allen havia ficado no 300º lugar, mas pelo menos havia completado a corrida! Como empresário bem-sucedido nas vendas de roupas "usadas, mas não abusadas", ele havia se saído bem, mas mais importante era seu compromisso com a melhora de sua comunidade, não apenas financeiramente, mas também por meio de sua participação ativa em campanhas para torná-la mais segura, mais limpa e viável para todos que viviam lá.

Allen fora um homem notável em sua época, mas, à medida que seu tempo começou a ficar mais curto e a lhe fugir das mãos, Jordan observava o que acontecia. Refletia sobre a vida de seu amado pai, o homem da Renascença, e se entristecia por sua perda inevitável; ao mesmo tempo, aproveitava o momento para estar com ele, enquanto, junto de seu cuidado e amor, sua vida aproximava-se do fim.

Imagine como o cuidado da profissional da saúde que cuidava de Allen poderia ser diferente se ela tivesse mostrado interesse e dedicado algum tempo para conhecer o homem que ele havia sido.

Caso ilustrativo

Aos 88 anos, Thompson se sentia muito satisfeito com sua vida quando refletia sobre seu casamento repleto de amor com Victoria por 58 anos, seus dois filhos bem-sucedidos, Belle e Gibson, e uma carreira muito gratificante na indústria da tecnologia. Depois de estar viúvo por três anos, Thompson havia tomado a decisão de vender a casa da família, com a concordância dos filhos, e agora morava em uma casa para idosos. Ele gradualmente se adaptou ao seu novo estilo de vida na casa para idosos, apesar de alguma relutância. Ainda era muito independente e, na verdade, ainda se mantinha envolvido, apesar de perifericamente, com a indústria da tecnologia.

Sua saúde era admirável para sua idade: pressão alta controlada com medicação e um pouco de artrite intermitente. Via a artrite como parte do envelhecimento. Contudo, no inverno do ano em que completou 88 anos, suas condições de saúde e sua qualidade de vida se alteraram drasticamente. Após um episódio de falta de ar, edema no tornozelo e mal-estar geral, o pessoal de enfermagem na instituição para idosos transferiu Thompson de ambulância para o serviço de emergência local. Ele foi internado no hospital, e os próximos dez dias foram de incerteza e desanimadores para ele. Ficou sem ação, sentia-se inseguro e confuso e perdeu o interesse nas rotinas comuns, como as notícias diárias.

A equipe de cardiologia avaliou que estava com comprometimento grave, com volume de ejeção de 20% em seu ventrículo esquerdo. A vida de Thompson, como a entendia até então, iria mudar. Por causa de seu comprometimento cardíaco, foi bruscamente informado de que sua carteira de motorista seria cancelada. Thompson ficou em choque. Sentiu como se sua independência tivesse sido violentamente retirada. Como faria para sair para almoçar, cortar o cabelo ou simplesmente sair para resolver coisas na rua? Apesar de possivelmente vistas como atividades sem muita importância por muitos, essas saídas davam forma ao passar dos seus dias. A ideia de ser dependente de outras pessoas era difícil de entender, sem falar em sua perda da liberdade de ir e vir quando e onde quisesse. Além disso, "abrir mão" de seu amado carro era inconcebível. Apesar de a decisão do cardiologista ter base em diretrizes sólidas, subestimava as ramificações psicológicas e sociais para o paciente. Nas semanas que se seguiram à alta de Thompson do hospital, ele aos poucos se recuperou fisicamente, mas sua saúde emocional foi afetada, pois ele sentia profundamente sua perda de independência.

Além do manejo de sua insuficiência cardíaca, o médico precisaria ter dado a Thompson a oportunidade de conversar sobre a perda crescente de sua independência e seu crescente risco de depressão.

O conhecimento da estrutura da personalidade da pessoa, especialmente seus mecanismos de defesa para afastar a ansiedade tanto interna quanto externa, pode melhorar o entendimento, pelos médicos, das diversas respostas dadas por ela à doença e à experiência da doença. Os mecanismos de defesa, que são automáticos e inconscientes, têm uma importante função na proteção do próprio ser e do ego contra perigos reais ou percebidos (Schamess, 1996; Cramer, 2000, 2006; Bond, 2004; Larsen et al., 2010). As pessoas usam uma variedade de mecanismos de defesa, incluindo os mais primitivos e imaturos, como a negação e a projeção. Defesas mais sofisticadas ou mais maduras, como a racionalização e a sublimação, são usadas para afastar ameaças perigosas ao ego e, dessa forma, ajudar a pessoa a lidar com o problema. As defesas são utilizadas para prevenir a desintegração do ego e, por isso, devem ser respeitadas. Broom (1997, p. 66-67) observou:

> A pessoa se defende contra o "intolerável" usando estruturas que não são ideais, mas que são verdadeiramente adaptativas dentro de sua organização geral, e deve-se esperar resistência da pessoa sempre que houver qualquer mudança nesse aspecto. Posso estar preso e querer a liberdade, mas também ficar apavorado de ter que me aventurar em um mundo mais amplo. Também pode haver conforto em uma cela de prisão, que pode ser menosprezada como objeto de apego por quem está fora dessa prisão, mas que pode ser muito compreensível da perspectiva da pessoa.

O caso a seguir serve de exemplo do uso de mecanismos de defesa por uma pessoa. O contexto é geralmente visto como um evento feliz: o nascimento de uma criança.

Caso ilustrativo

Quando a enfermeira da sala de parto anunciou para Isabel, 28 anos, que seu bebê era um menino saudável de 3,6 quilos, a paciente gritou: "Eu não queria um menino!". Recusou-se a segurar o bebê, e a enfermeira, em choque, entregou-o para o pai.

Alguns dias depois, quando a enfermeira visitou Isabel em casa, encontrou-a segurando seu bebê de maneira rígida. Isabel negou que houvesse qualquer problema e explicou sua reação explosiva na sala de parto como resultado da exaustão após o longo trabalho de parto. Durante as semanas seguintes, a enfermeira voltou a visitar Isabel e observou que mãe e filho estavam formando laços afetivos adequados. O desprazer inicial com o sexo do bebê parecia ter desaparecido. Sua raiva estava agora se deslocando para seu marido, Luka, a quem descreveu como alguém que nunca estava presente, nem ajudava com o pequeno Anthony. A fonte da discórdia entre o casal parecia ser a "obsessão pelo trabalho" de Luka. Na perspectiva de Isabel, Luka estava totalmente empenhado em provar que podia operar com sucesso o negócio de *pizzas* que herdara de seu pai, um legado que a incomodava profundamente. Seu marido era igual ao seu pai, que nunca estava física nem emocionalmente disponível para ela durante sua infância. "Todos os homens são iguais", concluía Isabel, "nunca estão lá quando mais você precisa deles".

As tentativas da enfermeira de explorar os sentimentos de Isabel nas visitas subsequentes tiveram como resposta a negação e a racionalização. Como a mãe e a criança estavam passando bem, o papel da enfermeira estava sendo cumprido, mas, mesmo assim, ao encerrar o caso, tinha um sentimento incômodo de que as defesas de Isabel a estavam protegendo de algum sofrimento mais profundo. Voltaremos à história de Isabel mais adiante neste capítulo.

O entendimento da pessoa como um todo melhora a interação do médico com quem ele está cuidando e pode ser especialmente útil quando sinais e sintomas não apontam para uma doença claramente definida, ou quando a resposta a uma experiência de doença parece ser exagerada ou fora de propósito. Nessas ocasiões, é muitas vezes importante analisar como a pessoa está lidando com as questões comuns ao seu estágio no ciclo da vida. Saber que alguém tem uma interação familiar muito restrita ou suportes sociais limitados deve alertar o médico de que aquele indivíduo pode estar correndo riscos. Além disso, ter conhecimento de perdas ou crises de desenvolvimento anteriores pode ajudar o médico a identificar um conjunto de circunstâncias na vida da pessoa.

Caso ilustrativo

O Dr. Grant estava perplexo. Era a sexta vez nos últimos dois meses que atendia Suzy, uma mulher de 23 anos, e sua filha, Michelle, de 5 anos. Em cada consulta, Suzy havia expressado sua preocupação quanto à saúde de sua filha, mas, da perspectiva do médico, as queixas de Michelle – ou, melhor, de sua mãe – eram sem grande importância, como uma dor de garganta ou de estômago. Em cada ocasião, o Dr. Grant tranquilizava Suzy de que os problemas da filha eram autolimitados e que se resolveriam rapidamente. Mesmo assim, elas continuaram a consultar o médico.

Suzy e Michelle haviam se tornado frequentadoras da clínica há um ano, e, pensando sobre o caso, o Dr. Grant se deu conta de que sabia pouco sobre a vida e as experiências de Suzy. Ao fim da última consulta, ele perguntou se Suzy estaria interessada em voltar sozinha ao consultório para conversar com ele a respeito de suas preocupações com Michelle. Ela concordou, e, quando voltou, a seguinte história se revelou.

Suzy era mãe solteira e vivia de seguro-desemprego. A cada dia achava mais difícil enfrentar as exigências de sua ativa filha. Tornara-se cada vez mais agressiva com Michelle em suas tentativas de controlar seu comportamento e estava preocupada em machucá-la acidentalmente quando a raiva "fugia de seu controle". Para enfrentar essa pressão e se acalmar, havia começado a tomar "só uma dose de vodca" às vezes, o que, em algumas situações, levou-a a beber uma garrafa inteira.

Suzy descreveu seus sentimentos de culpa após bater em Michelle e como esses sentimentos aumentavam a sensação de desamparo e crescente dependência do álcool. Muitas vezes, perguntava-se "como teria sido" se o namorado não "a tivesse engravidado e depois sumido". Seus planos eram fazer uma faculdade e ser fisioterapeuta. Suas notas acima da média no ensino médio teriam lhe garantido a matrícula no curso. Suzy estava com raiva de si mesma por ter "desperdiçado" a vida. Sentia-se extremamente sozinha e confusa. Por fim, questionou sua capacidade de ser uma "boa" mãe, ao mesmo tempo que exigia perfeição quase total nos cuidados maternais com sua filha (p. ex., higiene e nutrição da criança).

O médico então lhe perguntou sobre sua vida quando mais jovem e obteve informações importantes sobre o passado de Suzy, que ajudaram a esclarecer seus problemas e preocupações atuais. Ela era a mais velha de três filhas e havia sido criada em uma comunidade rural. O pai era, há 30 anos, um executivo em uma produtora e distribuidora de alimentos na região. Era um alcoolista que controlava suas bebedeiras de tal forma que não interferiam nas exigências do trabalho. Entretanto, quando embriagado, abusava emocional e fisicamente da esposa. Muitas vezes, Suzy e as irmãs mais novas "ficaram no caminho" e acabaram também sofrendo abuso físico e emocional por parte do pai.

Sua gravidez foi um evento que envergonhou a família e se tornou um segredo familiar bem guardado. Forçada a deixar a casa dos pais e a pequena comunidade onde todos eram muito próximos e onde havia crescido, seus apoios e ligações pessoais foram cortados. Além disso, o pai a proibiu de manter contato com a mãe e as irmãs. Como consequência, Suzy estava criando Michelle sozinha, sem nenhum apoio familiar e com limitado apoio social.

Ao escutar a história de Suzy, o médico entendeu melhor e avaliou mais profundamente a influência do passado em seu comportamento atual. Suas consultas frequentes e sua "preocupação exagerada" com a saúde da filha estavam sendo alimentadas por múltiplos fatores, tanto do presente quanto do passado. Um padrão de comportamentos e respostas semelhante em mais de uma geração ficou evidente. O Dr. Grant não estava mais perplexo com as ações dela; em vez disso, tinha agora informações sobre suas dificuldades e sua história trágica de abuso e alcoolismo. A revelação por parte dela desse dado importante auxiliaria ambos em seu trabalho conjunto: ajudar Suzy a ser a melhor mãe possível.

O passado das pessoas pode assombrá-las, imobilizando sua capacidade de agir no presente e evitando que se direcionem para metas e aspirações futuras. Como tão adequadamente colocado por Fraiberg e colaboradores (1975), há "fantasmas no berçário" – demônios do passado que podem ser dissipados pela escuta cuidadosa e atenta da história de vida, e não apenas de doença, que a pessoa traz ao médico.

Por fim, o atingimento normal de marcos do desenvolvimento pela criança pode frequentemente desencadear nos pais reações a questões não resolvidas do seu passado. O caso de Isabel, ao qual voltamos agora, pode ilustrar isso.

Caso ilustrativo
Quando o filho de Isabel estava com 2 anos, ela começou a procurar seu médico de família com variadas queixas, incluindo dor de cabeça, tonturas, fraqueza nas pernas e zumbido nos ouvidos. Os exames não mostravam causa alguma para os sintomas. O fato de o médico a tranquilizar afirmando que "não havia nada errado" não aliviou seu sofrimento; ao contrário, seus sintomas se intensificaram, e a frequência das consultas aumentou. No final, durante uma das muitas consultas, Isabel começou a chorar e disse: "Acho que estou morrendo". O médico, a princípio, ficou estupefato pela intensidade de sua resposta, pois nenhum de seus sintomas indicava qualquer ameaça à vida. Ela parecia ter uma vida familiar alegre, com um filho pequeno saudável e ativo e um marido carinhoso. Entretanto, suas constan-

tes consultas devido a múltiplos sintomas físicos não explicados eram um sinal de algum sofrimento mais profundo em sua vida.

O que se descortinou finalmente foi uma história complexa envolvendo múltiplas gerações, desencadeada pela evolução normal do desenvolvimento de seu filho. No momento em que Anthony começou a afirmar sua autonomia e independência, ela se sentiu ansiosa e abandonada. A raiz dessas emoções poderosas estava na própria infância e na origem de sua família.

Isabel era a filha mais velha de cinco irmãos, todos nascidos um logo após o outro, o que lhe tirou rapidamente a atenção maternal. Aos 7 anos, havia se tornado a "pequena assistente" da mãe, ajudando-a nos cuidados aos irmãos mais novos. Inconscientemente, havia assumido esse papel na tentativa de ter suas próprias necessidades atendidas. Quando isso não funcionou, voltou-se em desespero para o pai, mas ele estava envolvido consigo mesmo devido a problemas com seus negócios e a seus problemas físicos, que incluíam fraqueza crônica nas pernas em consequência de ter tido poliomielite na juventude. O pai de Isabel frequentemente reclamava que o peso de ter que ser o provedor da família o estava "matando".

Os primeiros anos de Isabel haviam sido marcados por abandono e incertezas. Agora, com pouco menos de 30 anos, esses sentimentos ressurgiram à medida que seu filho, em quem havia investido todo seu amor e atenção, estava afirmando sua própria independência. Incapaz de entender ou descrever seu profundo sentimento de perda, havia dado voz a eles por meio de sintomas físicos.

Esse é um caso difícil e multifacetado, e a história de Isabel foi revelada ao longo de muitas consultas com o médico de família, que contou com a ajuda especializada de um habilidoso terapeuta. O caso realça a relação complexa entre mente e corpo, passado e presente (Broom, 1997, 2000, 2007; Frankel et al., 2003). Nem todas as histórias das pessoas que atendemos são tão complexas, mas esse caso demonstra como os médicos podem usar seu entendimento da pessoa como um todo para promover o cuidado centrado na pessoa. Saber sobre a jornada de desenvolvimento de quem cuidamos auxilia o médico a se dar conta de que as pessoas são mais do que apenas suas doenças. De acordo com Broom (1997, p. 1-2),

> A história da pessoa é, entre várias outras coisas, um tapete tecido de eventos, percepções de eventos e respostas altamente idiossincráticas a esses eventos. Muitos dos acontecimentos altamente significativos têm a ver com as vicissitudes dos seus relacionamentos com o mundo e com outras pessoas que lhe são significativas. Dessa forma, quando uma pessoa que busca cuidado e um médico colaboram na busca do significado de uma doença, estão geralmente buscando a própria história da pessoa em seus relacionamentos.

QUESTÕES ESPIRITUAIS

Neste segmento, examina-se o papel da espiritualidade na vida das pessoas e como elas se reconciliam com a experiência da doença. A espiritualidade pode ser definida como "a busca pessoal para entender as respostas às questões principais sobre a vida, o significado e as relações com o sagrado ou transcendente, que pode (ou não) levar ao desenvolvimento de rituais religiosos, ou surgir deles, bem como da formação da comunidade" (Koenig et al., 2001, p. 18). Entretanto, na segunda edição do livro *Handbook of Religion and Health*, Koenig e colaboradores (2012, p. 38) destacaram que a secularização crescente do mundo resultou em grandes grupos de pessoas que "alegam não ser religiosas nem espiritualizadas, mas, de forma adequada, argumentam que suas vidas têm propósitos e sentido, que já tiveram a experiência de se conectar com outras pessoas, têm elevados valores pessoais, caráter forte e uma variedade de crenças pessoais". Consequentemente, os médicos precisam estar preparados para discutir as questões que dão sentido à vida das pessoas que procuram assistência, qualquer que seja o rótulo usado para essas preocupações fundamentais.

Até pouco tempo, os médicos deixavam as questões sobre a espiritualidade das pessoas que os procuravam para os religiosos (Handzo e Koenig, 2004). Hesitam em discutir questões religiosas ou espirituais com as pessoas que os procuram, talvez porque sintam que tal questionamento está fora de sua área de especialização, ou talvez por medo de ofender quem os procura (Post et al., 2000; Koenig, 2004). No entanto, pesquisas revelaram que as pessoas desejam que seus médicos se envolvam em aspectos espirituais de sua individualidade (McCord et al., 2004; Lee-Poy, 2012a).

Além disso, os médicos têm expressado interesse em envolver as pessoas na discussão sobre espiritualidade, reconhecendo que deve ser abordada com "sensibilidade e integridade" (Ellis et al., 2002, p. 249; Craigie e Hobbs, 1999; Steinhauser et al., 2006). Apesar de os médicos reconhecerem a relação entre espiritualidade e bem-estar geral da pessoa, as barreiras para a avaliação de seus recursos espirituais incluem a falta de tempo, o treinamento insuficiente e a crença de que a discussão de questões espirituais está além das próprias fronteiras de cuidados à pessoa e não é parte da cultura médica convencional (Groopman, 2004; Milstein, 2008). Broom (1997) vê a mente da pessoa, seu corpo e sua espiritualidade como um todo integrado: separar um pedaço desse todo para examiná-lo é minimizar ou, pior ainda, negar a importância das outras partes. No estudo de Lee-Poy, as crenças dos médicos sobre a importância da religião e da espiritualidade e os níveis em que se sentem à vontade para tratar dessas questões estavam significativamente relacionados com o questionamento sobre as crenças das pessoas (Lee-Poy et al., 2012b).

A doença grave levanta questões sobre significados. Por que isso aconteceu, por que eu, o que fiz para merecer isso, o que vai acontecer comigo, o que vai ser da minha família? Tais questões (que refletem nosso desejo de entender nossas vidas e a experiência da doença) podem não ter respostas fáceis e são exclusivas para cada pessoa. Podem levar a um aprofundamento da vida espiritual das pessoas ou, pelo contrário, a uma perda da fé com base no sentimento de que Deus as abandonou. Logo, essas questões são imensamente importantes. Ainda assim, por serem tão pessoais, podem não ser discutidas com ninguém, nem mesmo com a família ou amigos próximos. A pessoa pode acabar ficando sozinha com essas dúvidas fundamentais e preocupações em um momento em que mais precisa compartilhá-las, representando um desafio para todos os membros de equipes de cuidado médico, que devem estar abertos à discussão.

Dombeck e Evinger (1998, p. 114) descreveram as qualidades do diálogo efetivo sofre questões espirituais:

> Além disso, para se tornar um auxílio espiritual para outra pessoa com esse tipo de sofrimento, não é preciso ser um especialista ou ter as respostas para as questões espirituais. É suficiente que se escute de forma aberta e com respeito e que se ofereça aceitação sem julgamento crítico. Reconhecer a profundidade das questões de quem sofre com espírito de cumplicidade em vez de indiferença é mais valioso do que oferecer suas próprias respostas para os dilemas de outra pessoa.

Curlin e Hall (2005) definiram as linhas gerais de uma abordagem para tratar as questões espirituais no cuidado à saúde e argumentaram que abordar essas questões como se fossem uma preocupação técnica entre estranhos é não entender a importância do assunto. Reconhecem que algumas fronteiras profissionais são importantes, mas admitem que "as divisões do trabalho que reforçam muitas barreiras profissionais podem produzir uma prática da medicina que é impessoal, técnica, fragmentada, burocrática e, em última análise, desumanizadora, que abala o interesse no outro e a cumplicidade interpessoal genuína" (2005, p. 372). O discurso a respeito das questões espirituais sempre exige respeito às ideias e crenças da pessoa e nunca deve ser submetido à coerção, embora às vezes precise de "negociação persuasiva" (2005, p. 372) em defesa dos interesses da pessoa, como, por exemplo, quando suas crenças a estão levando a fazer escolhas danosas.

Para May (1991, p. 14), há dois tipos de questões éticas em medicina:

> No geral, a ética médica tende a tratar das questões morais que se juntam àquela pergunta reconhecidamente importante: "O que vamos fazer a respeito disso?". Porém, essa pergunta se coloca em detrimento daquelas questões difíceis e profundas que as pessoas atendidas e seus familiares geralmente têm de encarar: como elas conseguirão, qualquer que seja a decisão ou o evento, se mostrar à altura das circunstâncias?

Logo a seguir, ele comenta:

> Esse último tipo de problema se parece mais com um mistério do que com um quebra-cabeça; exige uma resposta que se pareça mais com um ritual habitual do que com uma técnica. (1991, p. 4)

O exemplo a seguir ilustra o dilema vivido por certas pessoas:

> De repente, um coágulo de sangue para em sua artéria coronária; a equipe de salvamento a puxa para fora do carro e a leva na maca para a unidade de terapia intensiva. De repente, ela vê seu tempo ainda mais limitado do que pensava ser. A catástrofe a confronta com problemas a resolver, mas esses problemas perdem sua importância diante da questão mais profunda: quem e o que é ela agora, depois de sofrer essa explosão de dentro para fora? Acostumada a comandar seu mundo, a pessoa repentinamente se acha impotente nas mãos de enfermeiros, ao longo de corredores de hospital; habituada à total obediência de seus subordinados, descobre que o mais humilde deles, seu próprio corpo, rebelou-se contra si. (May, 1991, p. 5)

Para essa pessoa, como lidar com a perda de um emprego que deu alegria e significado à sua vida? Adotar um papel menos exigente, talvez como mentor de colegas iniciantes, e aprender a estabelecer seu ritmo pode ajudar, mas essas soluções técnicas não abordam a crise fundamental envolvida na perda de sua identidade anterior. Essas perguntas são centrais na religião e na espiritualidade e precisam ser parte do diálogo.

O caso a seguir examina o papel da espiritualidade na tentativa de um casal de lidar com um evento médico devastador. A evolução do caso destaca a importância do trabalho em equipe descrito nos Capítulos 10 e 13.

Caso ilustrativo

Juntos eles haviam esquematizado cuidadosamente seu plano de aposentadoria antecipada. Ao longo dos anos, Constance e Mert haviam cuidado de seu planejamento financeiro diligentemente, de forma a garantir um período consistente de dez anos para viajar para lugares exóticos, que eram aventuras com as quais sempre haviam sonhado. Repentinamente, sua vida em comum foi alterada de forma irrevogável, e seus planos minuciosos foram destruídos. Aos 60 anos, Mert sofreu um acidente vascular cerebral (AVC) debilitante, que o deixou hemiplégico. Logo no início, Constance explicava: "É claro que nosso modo de vida mudou, e o mundo dele é agora só o que ele pode alcançar. Mas estou tão feliz por ele estar aqui". Contudo, mesmo que tentassem muito trabalhar juntos para encarar e ajustar-se à condição atual, tanto Constance quanto Mert também se diziam desolados pela mudança drástica em seu relacionamento.

Mert se sentia com culpa e repulsa por si mesmo pelo fardo que havia criado para Constance. "Se eu não estivesse aqui, Constance poderia seguir com sua vida. Eu a estou prendendo". Ao longo do tempo, Mert se tornou menos comunicativo e mais retraído. Para Constance, as demandas de cuidados constantes naquele momento deram origem a reações negativas, que também eram danosas ao relacionamento do casal. Um acúmulo de sentimentos, como vulnerabilidade, irritabilidade, fadiga, perda e culpa, começou a surgir, minando a tentativa de Constance de trazer seu marido de volta ao relacionamento.

Constance, que durante todos os 30 anos de seu casamento havia se devotado a Mert, sentiu o afastamento do marido como abandono e rejeição. Perturbada pelas deficiências severas de Mert, Constance não conseguia acalmar a raiva que tinha, não da situação, mas de Mert. Eles eram tão próximos, tão unidos, espíritos tão semelhantes. Como podia se afastar dela nesse momento? Estava desapontada por ele ter virado as costas para Deus. A religião havia sido tão importante para os dois, e agora, quando mais precisavam dela, ele se recusava a discutir os sentimentos em relação à sua situação. Quando, juntos, encontraram o médico de família para conversar sobre as opções de manejo para Mert, estavam tristes, com raiva, confusos e em conflito. O médico ficou impressionado com a forte demonstração de emoção dos dois. Em contatos anteriores com o casal, havia observado que suas decisões eram tomadas de forma comedida e clara. Entretanto, agora estavam em grande sofrimento. Reconhecendo que o casal precisava de mais tempo e de um olhar mais especializado do que o que ele podia oferecer, o médico os encaminhou para a assistente social associada à clínica.

Vários encontros com a assistente social e depois com um conselheiro religioso foram necessários para ajudar Mert e Constance a superar os comportamentos conflituosos que estavam expressando. Conversas sobre a alegria que compartilhavam em relação a viagens exóticas trouxeram de volta o conflito e o desapontamento, porque essas oportunidades já não eram possíveis. Entretanto, a avaliação de outros interesses em comum os levou a expressar sua crença no poder curativo do mundo espiritual. A sensação de estarem unidos aumentou à medida que, juntos, recuperaram o sentido da fé. Reconhecer e reafirmar os compromissos religiosos que compartilhavam os ajudou a continuar compartilhando o que dava sentido às suas vidas, a despeito da doença crônica de Mert.

Quando a doença crônica aparece, cada parceiro tem que aceitar o novo papel – de cuidador ou de recebedor de cuidados – e, subsequentemente, aprender a lidar com essa mudança e como ela o afeta como parceiro no relacionamento. Isso requer que ambos revisem o entendimento e a interpretação dos papéis, tanto o seu próprio quanto o do parceiro. Quando a doença é crônica e progressiva, sem esperanças de cura, os casais precisam de assistência para entender e aceitar as mudanças provocadas por essa condição. Precisam de orientação e de novas habilidades que os ajudem a expressar e compreender suas necessidades, desejos e expectativas, tanto individuais quanto compartilhadas.

Os profissionais médicos podem ajudar os casais a preservar e desenvolver seus pontos fortes de reciprocidade, mutualidade e interesse no outro. Apoiar os casais para que discutam e elaborem seus sentimentos de culpa, raiva e frustração pode amenizar as experiências negativas e facilitar trocas positivas e recíprocas. Intervenções específicas, como oferecer mais assistência aos cuidados em casa, aumentar o uso de serviços de alívio temporário ou dar "permissão" para o parceiro que está bem tirar um tempo para si próprio, podem ajudar os casais a trocar as necessidades instrumentais por necessidades do relacionamento.

Para todos os casais que vivem com uma doença crônica, intervenções direcionadas a melhorar a comunicação deverão incluir o diálogo entre os parceiros, de forma sensível, aberta e sempre centrada na pessoa, reconhecendo que, em um casal, os dois parceiros são foco do cuidado. Isso resultará em um equilíbrio mais positivo de papéis e funções dentro do relacionamento e fortalecerá a relação do médico com os dois membros do casal, reconhecendo ambos tanto como casal quanto como indivíduos.

A PESSOA E O CICLO DE VIDA DA FAMÍLIA

As pessoas podem ser pais, companheiros, filhos e filhas; todos têm um passado, um presente e um futuro. Todos estamos ligados de alguma forma a uma família, que, por sua vez, nos leva a ser quem somos como doentes e como pessoas. Relacionamentos e laços familiares nos ligam uns aos outros e nos fazem sentir que somos necessários e amados. Uma experiência de doença pode fortalecer ou cortar esses laços essenciais das relações humanas, deixando tanto o doente quanto as pessoas sadias sentindo-se sozinhos e desorientados. A jornada até a recuperação ou, na melhor das hipóteses, até a volta à situação anterior pode ser vivenciada como um esforço extremo e, para alguns, além de suas possibilidades reais.

Da mesma forma que no caso do desenvolvimento individual, existe uma extensa literatura sobre teoria familiar para explicar e entender os detalhes intrincados e a dinâmica dos sistemas familiares. Não é objetivo, neste capítulo, apresentar uma visão geral e abrangente desse tópico, mas, sim, chamar a atenção para o papel importante que a família tem no entendimento da pessoa como um todo. Direcionamos o leitor para os seguintes textos, que trazem apresentações claras e profundas sobre o ciclo de vida da família e os sistemas familiares: Walsh (2009) e McGoldrick e colaboradores (2010). Outros trabalhos que ligam sistemas familiares à atenção primária à saúde são Doherty e Baird (1986), McDaniel e colaboradores (2005) e Doherty e McDaniel (2010).

Da mesma forma que outros autores (Medalie e Cole-Kelly, 2002; McDaniel et al., 2005; McGoldrick et al., 2010), definimos família como duas ou mais pessoas relacionadas ou ligadas biologicamente, emocionalmente ou legalmente, com uma história e um futuro comuns. Nosso conceito se estende além da noção tradicional de família, abrangendo uniões como as de casais de *gays* e de lésbicas, relacionamentos fora do casamento, famílias de pais ou mães solteiros, casais sem filhos ou ambientes domésticos compostos de amigos. A composição e os papéis da família mudaram e se expandiram, mas sua função permanece constante: garantir um ambiente acolhedor e seguro que promova o bem-estar físico, psicológico e social de seus membros. Isso é uma tarefa intimidante na sociedade contemporânea. A família está sendo abalada por forças internas e externas. As crescentes taxas de divórcios, o aumento de famílias de pais solteiros, mudanças nas relações com base em papéis sexuais tradicionais e a necessidade financeira de que ambos os pais trabalhem são desafios ao funcionamento das famílias. A saúde e o bem-estar das famílias são afetados por problemas como abuso de crianças e mulheres, suicídios e abuso de drogas. As famílias também têm que enfrentar a tensão enorme imposta pelo desemprego, a pobreza, as doenças graves e a falta de moradia. Ao examinar o papel e a influência do ciclo de vida familiar nas respostas das pessoas à experiência de estar doente, devemos levar em consideração o alerta feito por Candib de que devemos expandir nossa perspectiva para além daquela definida pelo gênero (Candib, 1995). Uma definição ampla de família deve incluir o reconhecimento das influências socioculturais e políticas mais abrangentes que dão forma ao conhecimento, crenças e valores do médico em relação à família.

A carga da experiência da doença, seja aguda, seja crônica, pode trazer perturbações graves para um sistema familiar já sobrecarregado (Medalie e Cole-Kelly, 2002; Newman, 2008; Gorman, 2011; Chambers, 2012). A doença aguda ou crônica é um poderoso agente de mudança. O impacto da experiência da doença na família é enorme; vai de uma perda devastadora daquele que tem o papel de provedor devido a um acidente cardiovascular até o efeito extraordinário provocado por um diagnóstico de paralisia cerebral em uma criança. Jack Medalie, quando era um jovem médico de família atendendo em um *kibutz* em Israel, vivenciou um exemplo poderoso do impacto da experiência da doença de um familiar que resultou em adoecimento do cuidador, ao qual se refere como "paciente oculto" (Medalie et al., 1999). Medalie fazia visitas médicas domiciliares regulares a um idoso que se recuperava de um infarto do miocárdio e observou os cuidados atenciosos que sua esposa lhe dispensava. Uma noite, já tarde, Medalie recebeu um chamado para ir até a casa do idoso devido a uma emergência. Pensou que ele tivesse sofrido outro infarto e se surpreendeu ao ver que, na verdade, ele havia melhorado. Em vez disso, descobriu que a esposa do idoso havia cometido suicídio ao se jogar de um penhasco. Esse é um exemplo dramático do grande estresse que a experiência da doença na família pode trazer aos cuidadores. Em um estudo, a probabilidade de morte de cuidadores de 65 anos ou mais em um período de quatro anos foi 63% maior do que a de controles da mesma idade que não eram cuidadores, e os cuidadores tinham taxas mais altas de múltiplas doenças físicas, bem como de depressão e ansiedade (Schulz e Beach, 1999).

O caso a seguir ilustra como a resposta da família à experiência da doença pode se propagar entre seus membros.

Caso ilustrativo
A possibilidade de câncer de mama se apresentava como um pressentimento na mente de Mia desde que sua mãe havia morrido desse tipo de câncer, quando Mia estava no primeiro ano da faculdade de Direito. Nos anos que se seguiram, Mia havia resolvido apropriadamente o luto pela morte da mãe e se tornado ela mesma mãe de três filhos e uma filha. Mia tinha um escritório de advocacia com Raymond, seu marido há 20 anos, e juntos haviam construído carreiras de sucesso e um lar feliz, apesar de movimentado.

Apesar do diagnóstico de câncer de mama de Mia há um ano não ter sido completamente inesperado, a notícia foi devastadora para toda a família. Entretanto, todos rapidamente se uniram ao seu redor para apoiá-la em sua batalha contra a doença. A exceção foi Alexandria, então com 14 anos: o câncer de sua mãe havia abalado as bases de seu ser.

Mia encarava o câncer de mama com suas características de força de vontade e determinação. Sua visão de vida era positiva e proativa, e fez as mudanças de estilo de vida necessárias para lidar com a doença. Mia sabia e acreditava que as pesquisas do câncer haviam feito avanços significativos desde que sua mãe havia sucumbido à doença, há mais de 22 anos. Os tratamentos tornaram-se muito mais bem-sucedidos, e as taxas de sobrevivência para esse tipo de câncer haviam melhorado significativamente. Mia transmitiu tudo isso para sua família e, principalmente, para sua filha, que estava assustada.

Alexandria sempre foi uma criança um pouco ansiosa, propensa a dores abdominais, e seus sintomas de ansiedade se exacerbaram com o diagnóstico da mãe. Nos primeiros meses, enquanto sua mãe passava pela lumpectomia e radioterapia, Alexandria escondeu da família sua crescente ansiedade. Agora que sua mãe havia voltado a trabalhar em meio turno, Alexandria não conseguia mais deixar de lado seus sintomas. Começou a se queixar de palpitações e tonturas e estava roendo as unhas até sangrar. Em alguns momentos, Mia encontrou sua filha arrancando os próprios cílios. Na mente de Mia, isso foi a gota d'água. Deixando de lado sua culpa por ser a fonte da crescente ansiedade de Alexandria, Mia decidiu agir. Agora era hora de envolver Alexandria com o amor e a energia da família. Com o apoio de seu marido, Raymond, e o encorajamento incondicional de seus filhos, a família se uniu para erradicar a ansiedade que debilitava Alexandria. Juntos fizeram terapia de família e aprenderam mais sobre os outros e sobre si mesmos. Em especial, Mia passou a entender como sua abordagem por vezes exageradamente entusiástica na luta contra o câncer talvez tivesse bloqueado a habilidade da filha de dar voz às suas preocupações e medos de perder a mãe, da mesma forma que ela havia perdido a própria mãe. Além disso, Mia se deu conta de como a negação da possibilidade de recorrência da doença poderia apenas ser uma falsa garantia para a já ansiosa Alexandria.

Unida, a família construiu a percepção de como sua "postura ofensiva" em relação ao câncer de mama de Mia havia esmagado a oportunidade de todos compartilharem seus medos e preocupações quanto ao seu futuro em comum. Essa foi uma nova experiência de cura para Mia e sua família.

A experiência da doença causa uma importante ruptura que altera a forma como a família se relaciona e pode, por fim, bloquear sua capacidade de superar certas consequências. Essa experiência pode exigir uma mudança na estrutura dos papéis dentro da família e na sua distribuição de tarefas. Mudanças na rotina podem ser necessárias em relação, por exemplo, à responsabilidade pelo cuidado dos filhos ou às idas ao hospital. Grandes alterações às vezes são necessárias, como reformas na casa para acomodar um membro da família em uma cadeira de rodas ou um retorno de um dos membros ao trabalho para responder às necessidades financeiras.

O desequilíbrio causado pela experiência da doença também pode alterar as regras estabelecidas e as expectativas da família, transformando, dessa forma, seus métodos de comunicação e alterando significativamente sua estrutura. Por exemplo, após ter um AVC que a deixou debilitada, uma mãe passou suas responsabilidades pelo cuidado de seus cinco filhos para sua filha mais velha, de 18 anos. A filha, por sua vez, abandonou a escola, assumiu o papel de cuidadora de seus irmãos em tempo integral e tornou-se a confidente de seu pai à medida que ele via sua esposa resignar-se à sua incapacidade. As mudanças impostas pela doença são ilimitadas e acompanhadas por diversos sentimentos: perda, medo, raiva, resignação, ansiedade, tristeza, ressentimento e dependência.

Envolver a família também é importante, pois mais de um terço das pessoas que buscam cuidados médicos é acompanhada por um ou mais familiares durante as consultas com seus médicos (Brown et al., 1998; Marvel et al., 1999). Os familiares podem estar preocupados com o problema e com os possíveis tratamentos tanto quanto a própria pessoa que busca cuidados médicos. Podem, também, fornecer informações importantes sobre aquela pessoa e ser um recurso valioso na sua recuperação (Watson e McDaniel, 2000). Entretanto, conforme observado por Lang e colaboradores (2002), envolver os familiares na consulta médica pode apresentar desafios específicos, como manter a confidencialidade e abordar conflitos familiares. As necessidades específicas da pessoa atendida e o conhecimento da dinâmica da família ajudam o médico a decidir quem envolver e quando procurá-los. O uso de um genograma pode ajudar a simplificar uma estrutura familiar complexa, pois mostra relacionamentos e padrões familiares.

A forma como a família lidou com situações anteriores influenciará a maneira como irá superar o impacto da experiência da doença nos papéis, regras, padrões de comunicação e estruturas da família. Dessa forma, algumas perguntas-chave podem direcionar a avaliação do médico para entender o impacto da doença nas pessoas próximas. Por que momento do ciclo de vida a família está passando (p. ex., início da vida familiar, saída dos filhos de casa, aposentadoria)? Em que ponto do ciclo de vida está cada membro da família (p. ex., adolescente, meia-idade)? Quais são as tarefas de desenvolvimento para cada indivíduo e para a família como um todo? Como a doença afeta a realização dessas múltiplas tarefas? Com que tipos de doenças a família já se deparou? Que tipos de apoio mobilizaram no passado para lidar com aquelas experiências da doença? Há uma rede de apoio social disponível atualmente? Como a família lidou com experiências da doença no passado? Responderam com padrões de comportamento funcionais ou disfuncionais? Por exemplo, a família apresenta respostas potencialmente mal adaptativas, como rejeição de quem está doente ou superproteção que impede a responsabilidade pelo autocuidado?

Essas últimas perguntas são importantes porque fornecem informações sobre como as famílias contribuem ou perpetuam comportamentos da experiência da doença dos familiares (Davidson et al., 2012). A família pode representar um refúgio seguro para a pessoa que passa pela experiência da doença ou, ao contrário, pode agravá-la por meio de respostas inadequadas.

O impacto do diagnóstico na pessoa que busca cuidados médicos e na família dependerá do momento do ciclo de vida em que ele ocorre. Por exemplo, um homem adulto com história de diabetes melito pode achar que sua doença tem menos impacto no seu papel (de marido e de pai) do que um adolescente diagnosticado em um ponto da vida em que ele e a família estão lidando com suas questões de independência e identidade. Da mesma forma, as preocupações e lutas das famílias a cada estágio podem ser muitíssimo diferentes – por exemplo, como o diagnóstico de esclerose múltipla afeta as responsabilidades do sistema familiar pela criação dos filhos?; que significado tem a morte de um filho adulto para os pais que estão envelhecendo e que contavam com aquele filho para seu sustento?; e, em contrapartida, como os pais que estão envelhecendo planejam e preparam o cuidado de seu filho adulto que tem problemas de desenvolvimento?

Por fim, ao mesmo tempo que a experiência da doença de um membro da família tem repercussão em todo o sistema familiar (Saunders, 2003), a família também tem um papel poderoso na modificação da experiência da doença do indivíduo.

Já existe hoje um forte conjunto de pesquisas que demonstram como as famílias afetam a saúde, o que inclui desde a formação de laços entre mãe e filho (Klaus et al., 1996; Mooney, 2010) até as consequências das perdas de familiares (Schulz et al., 2003; Stroebe et al., 2007). McWhinney e Freeman (2009), assim como McDaniel e colaboradores (2005), produziram excelentes revisões da evidência empírica que documenta a influência significativa da família na saúde e na doença de seus membros.

CONSIDERAÇÕES FINAIS

Os médicos desenvolvem um entendimento progressivo do contexto social e de desenvolvimento das pessoas que atendem. Essa informação geralmente não é coletada em um único encontro como parte da história social formal, mas, sim, ao longo de muitas consultas durante muitos meses ou anos. À medida que a pessoa e o médico compartilham experiências de vida, esse entendimento se torna mais rico e detalhado. No caso de certas pessoas, essas informações podem ajudar o médico a entender a dinâmica complexa da pessoa e suas respostas idiossincráticas à experiência da doença ou suas demandas por cuidados médicos (Jones e Morrell, 1995; Hani et al., 2007). Aspectos específicos da dinâmica familiar do indivíduo ou de dificuldades de desenvolvimento da família podem não ser necessariamente compartilhados pela pessoa, mas podem orientar o médico no manejo da doença e no cuidado individual. Em outros casos, ajudar a pessoa a se conscientizar da origem de seus conflitos ou sofrimento pode ajudá-la a dar sentido a eles. Por fim, o cuidado da pessoa como um todo pode aprofundar o conhecimento que o médico tem da condição humana, especialmente da natureza do sofrimento e das respostas das pessoas às experiências da doença (Cassell, 2004, 2013; Schleifer e Vannatta, 2013).

Trauma, Tragédia, Confiança e Triunfo: Caso Ilustrativo do Segundo Componente*

Judith Belle Brown

A Dra. Catherine Lejon havia encontrado Charlene nas poucas vezes em que havia sido a médica "a voar" até aquela comunidade remota de 600 residentes, na maioria nativos. Charlene, uma agente de saúde comunitária, apesar de sua baixa estatura, tinha uma aparência formidável, com olhos brilhantes, um sorriso cativante e uma determinação feroz de "fazer o absolutamente melhor" para sua gente.

Quando Charlene ficou grávida e pediu para a Dra. Lejon fazer seu acompanhamento pré-natal, a doutora relutou em misturar uma relação profissional com o cuidado médico. Entretanto, sabendo que a falta de acompanhamento pré-natal traria riscos à gravidez de Charlene, concordou. O que a Dra. Lejon não sabia, mas acabaria descobrindo, era a história complexa

---

* Essa narrativa tem base no acúmulo de histórias ao longo de duas décadas compartilhadas por médicos de família e estudantes no Curso Avançado de Medicina Centrada na Pessoa do Programa de Mestrado em Medicina de Família da Western University.

que cercava aquela mulher jovem e vulnerável. Durante o curso de várias consultas, a Dra. Lejon descobriu a história de Charlene. Seus pais haviam passado por grandes sofrimentos por causa das injustiças por que passaram nas "Escolas Residenciais",* o que encheu a infância de Charlene de violência, abuso de drogas e caos diário. Durante grande parte de sua vida, Charlene havia se sentido sozinha e sem apoio, com seu pai desempregado e frequentemente longe de casa, o que deixava sua mãe desesperada na tentativa de cuidar de Charlene e seus cinco irmãos.

Durante sua adolescência, Charlene assistiu, horrorizada, a cada um de seus irmãos sucumbir ao álcool e ao abuso de drogas, o flagelo de sua comunidade. A exceção era sua irmã mais nova, a quem Charlene protegia vigilantemente, como se fosse uma mãe ursa que cuida de seus filhotes vulneráveis. Desde que tinha 10 anos, Charlene havia sido repetidamente estuprada por seu pai durante suas bebedeiras. Havia prometido a si mesma que sua irmã nunca passaria por tal dor e humilhação. Charlene acreditava que sua mãe soubesse do abuso, mas não intervinha por medo da ira do marido. Por volta de seus 15 anos, Charlene, após um ataque especialmente violento de seu pai, havia tentado se enforcar em um velho depósito nos fundos da casa da família. Foi apenas por acaso que seu irmão mais velho, que havia se refugiado no depósito para fumar um baseado, encontrou Charlene. Nenhum dos dois contou sobre a tentativa de suicídio, que se tornou um segredo sombrio entre a irmã e o irmão.

Por algum tempo durante o fim de sua adolescência, Charlene viu uma luz de esperança. Sua vida poderia ser diferente. Sua irmã não corria mais o risco de ser abusada, pois seu pai havia sido preso por assalto com agravantes. Charlene tinha, naquele momento, a chance de fazer algo para si própria. Quando tinha 20 anos, deixou sua pequena comunidade para frequentar um programa para agentes de saúde comunitários para nativos em uma faculdade tecnológica a 200 quilômetros de distância. O curso exigia muito, a cidade grande era assustadora, e o isolamento de sua cultura às vezes parecia esmagador. Entretanto, Charlene foi perseverante, levada por um desejo flamante de levar para sua comunidade conhecimentos importantes e as estratégias de saúde que estava assimilando durante seus estudos.

Bem quando estava perto de se formar, recebeu a notícia trágica da morte de seu irmão mais velho. Seu *snowmobile* havia batido em uma árvore; ele estava bêbado e drogado. Charlene ficou arrasada e se sentindo culpada, pois ele havia salvado sua vida, mas ela não havia salvado a vida dele. Entretanto, apesar de seu sofrimento, seu compromisso de reverter a praga do alcoolismo e do abuso de drogas em sua comunidade se fortaleceu.

Voltou para casa e iniciou seu trabalho como agente de saúde comunitária. O trabalho era duro e muitas vezes frustrante. As drogas e o álcool permeavam a comunidade e sua cultura. Por vezes, sentia que seus esforços eram infrutíferos, como se a mudança estivesse fora de alcance, mas novamente perseverava, aceitando cada pequena vitória por vez. Charlene vivenciava um senso de realização quando conseguia ajudar alguma das mulheres que atendia a fazer arranjos alternativos para o cuidado de seus filhos quando ela ia sair para bebedeiras. Apesar de Charlene não ter erradicado o problema de abuso etílico daquela pessoa, pelo menos havia ajudado a proteger seus filhos.

---

* N. de T.: Escolas para onde os filhos dos indígenas eram mandados como parte do programa do governo canadense de integração dos povos nativos.

A única preocupação de Charlene era seu trabalho. Seus contatos sociais eram limitados pelo fato de que muitos dos encontros na comunidade eram repletos de bebidas e drogas. Por isso, por um tempo, ela se sentiu muito só e vazia de relacionamentos significativos. Charlene tomou uma decisão consciente de manter distância de sua família disfuncional, mas, às vezes, seus sentimentos de vazio eram palpáveis.

Quando tinha 25 anos, retomou sua ligação com Ralph, agora um pacificador na comunidade. Já se conheciam há muitos anos, mas Charlene havia relutado em permitir que a relação entre os dois se desenvolvesse por causa do histórico de bebedeiras dele. Ralph afirmava ter parado de beber, que estava sóbrio há seis meses e que, em recuperação, era um homem mudado e com ambições. Aos poucos, sua relação foi se tornando mais forte, e, após um ano de namoro, foram morar juntos. Agora, Charlene estava grávida e em êxtase, mas Ralph parecia ambivalente. Ele já tinha dois filhos de relacionamentos anteriores, durante a época de bebedeiras e sexo quando estava bêbado. Ralph não tinha certeza de estar preparado para assumir as responsabilidades da paternidade.

A Dra. Lejon havia juntado todas essas informações durante os primeiros meses da gravidez de Charlene. Sua história era uma colcha de retalhos de tristeza, tragédia e perdas, misturadas a determinação, coragem e vitórias. A Dra. Lejon reconheceu a dor de Charlene e a elogiou por suas conquistas. Também reconheceu o quão difícil havia sido para ela revelar seu passado tumultuado e trágico para uma colega de trabalho. Valorizou sua capacidade de compartilhar suas preocupações quanto aos sentimentos antagônicos de Ralph em relação à gravidez. Perguntava-se sobre o compromisso de Ralph para com Charlene e seu filho ainda não nascido. Será que teria uma recaída devido às pressões de ser marido e pai? As estatísticas estavam contra ele, mas talvez Ralph fosse uma exceção.

Durante o segundo trimestre, Charlene teve um diagnóstico de diabetes gestacional e passou a usar insulina. Ela aceitou isso com calma, e a Dra. Lejon estava muito confiante na capacidade de Charlene de controlar sua doença. Mais preocupante era a incômoda hesitação de Ralph quanto a tornar-se pai. Estava, sem dúvida, comprometido com Charlene e continuava sem abusar de nenhuma droga. Após ser encorajado delicadamente, Ralph começou a acompanhar Charlene durante as consultas do pré-natal. O som das batidas do coração do bebê ouvidas pela primeira vez parecia fazer o coração de Ralph parar, pois suas responsabilidades iminentes se tornaram mais tangíveis. Aproveitando essa oportunidade, a Dra. Lejon perguntou se Ralph gostaria de fazer uma consulta individual. Ralph aproveitou a oportunidade, e, ao longo de várias consultas, sua história de vida, igualmente trágica, se revelou. Da mesma forma que durante os primeiros anos de vida de Charlene, os seus haviam sido moldados por violência, perdas e abandono. A mãe de Ralph foi morta a facadas durante uma briga entre bêbados. Depois disso, Ralph e seus três irmãos foram "cuidados" por uma série de mulheres que entravam e saíam da vida de seu pai. Na maior parte do tempo, sua casa estava imunda, não havia roupas limpas, e a comida mal chegava para manter os meninos alimentados. Ralph recontou sua história de vida com uma vergonha profunda associada a amargura. O álcool e as drogas haviam preenchido seu vazio e acalmado sua raiva. Ralph nunca havia recebido atenção dos pais e, por isso, sentia-se perdido quanto a se tornar pai.

Em posse dessas informações adicionais sobre as vidas emaranhadas e trágicas do passado desse jovem casal, a Dra. Lejon começou a formular um plano. Ela não poderia erradicar a dor que traziam de seus passados, mas talvez o futuro pudesse ser diferente para eles. Os recursos limitados da comunidade seriam um desafio, mas, trabalhando em conjunto com Charlene e Ralph, poderiam desenvolver um plano. Talvez uma pessoa mais velha em que Ralph confiasse e respeitasse pudesse lhe oferecer orientação e apoio para se tornar pai. Sem dúvida, as enfermeiras, juntamente com a Dra. Lejon, poderiam ajudar Charlene em sua transição para a maternidade. Havia outras opções a serem consideradas e discutidas com Charlene e Ralph. O caminho a ser trilhado não seria fácil, mas agora havia esperança.

Charlene teve um menino saudável, e Ralph permaneceu ao seu lado durante todo o trabalho de parto. Com os olhos úmidos de lágrimas, gentilmente segurou o recém-nascido depois de o haverem agasalhado e ternamente assistiu ao bebê pegar o seio de Charlene. Nos anos seguintes, a Dra. Lejon faria o parto de dois outros filhos deles, uma menina e um menino. Teve o privilégio de ver como Charlene e Ralph encontraram consolo e alívio no retorno às suas origens aborígines, o que trouxe aos dois algo que se assemelhava à paz e à serenidade. Além disso, fortaleceram a determinação de Charlene e Ralph de dar a seus filhos as oportunidades e o cuidado que nunca haviam experimentado.

Esta história ilustra a influência poderosa da família no crescimento humano, no desenvolvimento e nas mudanças no meio das adversidades. Além disso, revela o impacto tremendo da cultura e da comunidade na saúde e no bem-estar das pessoas.

5 O segundo componente: entendendo a pessoa como um todo – Seção 2 – Contexto

Thomas R. Freeman, Judith Belle Brown e Carol L. McWilliam

> Qualquer pessoa que estude medicina de forma adequada deve aprender sobre os seguintes assuntos. Primeiro, deve considerar os efeitos de cada estação do ano e as diferenças entre elas. Em segundo lugar... os ventos cálidos e frios... O efeito da água na saúde não deve ser esquecido... Deve pensar, então, sobre o solo... Por fim, considerar a vida dos seus habitantes. (Hipócrates, 1986)

INTRODUÇÃO

A consideração de fatores contextuais na prática clínica é uma das marcas que distinguem o médico centrado na pessoa (McWhinney e Freeman, 2009). Entende-se que, assim como o sentido de uma palavra depende do contexto da frase na qual se encontra, também o sentido de saúde e experiência da doença varia de acordo com as circunstâncias. No mundo clínico, a informação só se torna conhecimento útil quando colocada no contexto do mundo de uma pessoa em particular. Ignorar o contexto levará a erros tanto na interpretação dos achados quanto nos tratamentos recomendados. O médico deverá lembrar que, da mesma forma que o corpo é composto de vários sistemas interligados, a vida dos indivíduos também acontece no âmbito de sistemas maiores, que incluem a família, a comunidade e a ecologia. A teoria da complexidade reconhece que as regras internas de elementos de unidades em um sistema mudam de acordo com o contexto, e esse é um dos fatores que levam à imprevisibilidade dos sistemas complexos (Plsek e Greenhalgh, 2001).

A consideração das variáveis contextuais para se chegar a um entendimento da pessoa reflete a tensão dinâmica entre duas noções de abalos à saúde que existem desde a Antiguidade (Aronowitz, 1998; Crookshank, 1926). Do ponto de vista ontológico ou estruturalista, doenças são entidades específicas que existem de forma independente das pessoas que delas sofrem. A tarefa do médico é classificar corretamente a doença que aflige a pessoa, com base nos sintomas, sinais e exames. Os tratamentos terapêuticos são naturalmente direcionados para a eliminação ou para o abrandamento da entidade nosológica. A visão ambiental, fisiológica, holística ou ecológica, por sua vez, entende a saúde abalada como o resultado de um desequilíbrio ou falha de adaptação do organismo ao ambiente. A experiência genética, a epigenética e a da primeira infância têm um papel na adaptabilidade do organismo (Karr-Morse e Wiley, 2012). Assim, o ambiente é visto como incluindo os domínios social, psicológico e econômico, além do físico. Nessa abordagem, o diagnóstico envolve chegar a um entendimento desses muitos fatores e sua ação combinada em relação à propensão à saúde e à doença de cada pessoa. Chega-se a um diagnóstico da pessoa em vez de a uma classificação de doença. Dessa forma, o tratamento terapêutico na abordagem ecológica é multifatorial e interdisciplinar por natureza. No século XX, essas duas visões, a estruturalista e a ambientalista, seguiram por caminhos separados. A visão estruturalista domina a medicina alopática e avalia o indivíduo usando instrumentos diagnósticos e terapêuticos poderosos. A visão ambientalista se tornou o foco da saúde pública e se concentra em populações inteiras (Reiser, 2009). De certa forma, a visão ambientalista também foi incorporada na medicina da pessoa como um todo. Usando essa abordagem, Candib (2007) redefiniu a epidemia de obesidade e diabetes como algo que inclui vários fatores complexos, como genética, fisiologia, psicologia, família e questões sociais, econômicas e políticas, e que leva em consideração "a vida intrauterina, a fisiologia da mãe e o contexto de vida, o genótipo poupador, a transição nutricional, o impacto da urbanização e da imigração na saúde das pessoas, as atribuições sociais e as percepções culturais do peso aumentado e as mudanças nos custos e na disponibilidade da alimentação em consequência da globalização". De certa forma, o público foi mais rápido do que a medicina convencional em abraçar alguns dos princípios da abordagem ambiental, o que é evidenciado pelo aumento do interesse em abordagens fora da medicina alopática.

> Mesmo quando provocada por uma toxina, micróbio ou disfunção de um órgão, a experiência da doença é um processo fluido que muda à medida que mudamos; é enigmática, insubordinada, subjetiva. Envolve corpos, mentes e emoções, permanece inacessível à linguagem em seu nível mais profundo e se altera sob a influência de eventos não médicos – de divórcios a mudanças no clima. O que a biomedicina acha difícil de reconhecer ou aceitar é que diferentes observadores, como a própria pessoa, seu cônjuge, o médico, o padre, o plano de saúde, o administrador do hospital, o epidemiologista, para citar apenas alguns, verão separadamente diferentes aspectos de sua verdade ao examinar a mesma experiência da doença a partir de suas perspectivas. (Morris, 1998, p. 5)

Entendimentos recentes sobre o efeito do contexto socioambiental durante a vida em momentos-chave do desenvolvimento na infância servem para marcar que o contexto, em momentos críticos na vida das pessoas, pode ter efeitos duradouros (Guy, 1997; Smith et al., 1997; Blane et al., 1997; Karr-Morse e Wiley, 2012). Muita atenção ainda se concentra nos determinantes mais amplos da saúde, o que se soma à preocupação comum sobre a determinação biológica e genética, considerações sobre o desenvolvimento infantil saudável, gênero, renda, *status* social e nível de instrução, ambiente físico e social, estilo de vida, redes de apoio, emprego, condições de trabalho e cuidados médicos (Egan et al., 2008; Charter for Health Promotion, de Ottawa, 1986; Wilkinson e Targonski, 2003). Muitos dos determinantes mais amplos da saúde, inclusive a vivência infantil de desigualdade de renda (Gupta et al., 2007), o *status* social, a coesão social limitada e as vivências relacionadas de alta incidência de privação e abusos na infância, foram associados a padrões de estilos de vida (Lynch et al., 1997; Smith et al., 1997), fatores sociais (Walker et al., 1999; Kinra et al., 2000; Anda et al., 1999), saúde física, emocional e cognitiva e desenvolvimento ao longo do curso da vida (Graham e Power, 2007) que contribuem para a doença crônica mais tarde na vida. Outras pesquisas ligaram a desigualdade de renda (Kawachi et al., 1999b), o *status* social (Lantz et al., 1998; Smith et al., 1997), a limitação da coesão social (Seeman, 1996) e fatores relacionados com a alta incidência de privações na infância (Evans et al., 2000; McEwen, 2000; Power et al., 2000) diretamente ao aumento da incidência de doenças crônicas e à morbimortalidade relacionada a essas doenças (Bosma et al., 1999; Kawachi et al., 1999b). Neurocientistas já argumentaram que a adaptação aos desafios estressantes da vida, como aqueles que acompanham os determinantes amplos da saúde, ativa mecanismos neurais, neuroendócrinos e neuroendocrinoimunológicos para manter a homeostase durante a mudança. Também sugeriram que "a carga acumulada de adversidade" (Alonzo, 2000) acaba por sobrecarregar a capacidade de adaptação do corpo, predispondo aos processos de doença (McEwen, 1998).

Uma classificação útil das camadas de contexto é apresentada por Hinds e colaboradores (1992). Consiste em quatro camadas interativas agrupadas que se distinguem pelas seguintes três características: (1) o grau em que o sentido, individual ou universal, é compartilhado; (2) o foco temporal dominante, passado, presente ou futuro; e (3) a velocidade em que a mudança pode ocorrer dentro de cada camada. As quatro camadas de contexto são: (1) o *contexto imediato*, com foco no indivíduo, no tempo presente, e as rápidas mudanças que podem acontecer ou ser realizadas; (2) o *contexto específico*, voltado para o indivíduo, incluindo a consideração do passado imediato tanto quanto o presente relevante, e, novamente, a possibilidade de rápida mudança; (3) o *contexto geral*, incluindo as dimensões pessoais e culturais e o passado tanto quanto as variáveis atuais, e a mudança, que, quando possível, acontece em um tempo mais longo; e (4) o *metacontexto*, que é geralmente compartilhado, apesar de raramente aparecer nas falas em encontros clínicos, a não ser quando explicitamente buscado; é socialmente construído e predominantemente orientado pelo passado, e apenas mudanças muito lentas são possíveis no metacontexto. A tarefa do clínico é ajudar a pessoa a encontrar um sentido compartilhado dos eventos, achar um ponto em comum ou uma interpretação aceita mutuamente.

O sentido é resultado da interação intencional com as várias camadas do contexto. Cada camada age como uma fonte de previsão e explicação, porém, em termos gerais, a imediata e a específica tendem a ser mais preditivas, enquanto as camadas geral e de metacontexto são de natureza mais explanatória. Entretanto, qualquer uma pode afetar a saúde da pessoa e/ou sua percepção de saúde. Mudanças no contexto são relacionadas, por exemplo, com exacerbações de doenças crônicas que se encontravam estabilizadas (Cortese et al., 1999). Logo, os médicos devem levar em consideração as questões contextuais para ajudar as pessoas a elaborarem um sentido para seus sintomas. Da mesma forma, os médicos devem dar atenção às questões contextuais ao contemplar as estratégias de promoção da saúde e prevenção de doenças. O contexto da pessoa inclui não apenas seu ambiente físico e interpessoal, mas também, de forma crescente, fatores globais que afetam a saúde e a assistência à saúde. Fatores globalizados cada vez mais exigem atenção – por exemplo, a pandemia de H1N1; a propagação de HIV/aids; migrações forçadas (Papadopoulos et al., 2003); a situação de imigrantes (Papadopoulos et al., 2003; Lai et al., 2007); políticas internacionais e nacionais, provinciais, estaduais ou locais relacionadas à saúde; e programas e intervenções para minimizar ou eliminar tais ameaças à saúde dos indivíduos, das comunidades e da população em geral.

A promoção da saúde e a prevenção de doenças mais do que convidam, na verdade exigem, que a "pessoa como um todo" seja entendida a partir de uma lente mais abrangente, que inclua a "comunidade" e o contexto social mais amplo. À medida que o conhecimento dos determinantes sociais mais amplos da saúde evoluiu, o paradigma de responsabilidade individualizada e concentração na saúde, promoção da saúde e prevenção da doença não é mais suficiente. Por isso, os profissionais da atenção primária à saúde se perguntam se a sociedade, o sistema de assistência à saúde e a comunidade local oferecem para cada indivíduo as opções que precisam para ter a saúde ideal. Os profissionais precisam explorar esses componentes contextuais mais amplos com as pessoas que buscam cuidado médico. Por exemplo, os alimentos que compõem uma dieta saudável estão disponíveis a preços acessíveis? O contexto da comunidade à qual pertencem permite que se exercitem de maneira segura? A poluição do ar e da água põe sua saúde em risco? Suas condições de moradia e suas circunstâncias de trabalho prejudicam sua saúde?

Circunstâncias do contexto que potencialmente ameaçam a saúde individual podem ser preocupação de toda a comunidade de cuidados de saúde (Betancourt e Quinlan, 2007; Collins et al., 2007), especialmente porque a nova epidemia de doenças crônicas tomou o lugar das doenças infecciosas como ameaça primária à saúde (Betancourt e Quinlan, 2007; Navarro et al., 2007).

FATORES DO CONTEXTO PRÓXIMO E DO CONTEXTO AMPLO

Uma definição de contexto mais ampla do que a que sugeriram Hinds e colaboradores (1992) define quais fatores pertencem ao contexto próximo e quais pertencem ao contexto amplo da pessoa. Os fatores próximos correspondem, de maneira mais estrita, às categorias imediata e específica apresentadas na seção anterior, enquanto os fatores do contexto amplo estão alinhados às categorias geral e de metacontexto. Em grande parte, os limites dessas categorias devem ser entendidos como artificiais.

Fatores do contexto próximo

Os fatores do contexto próximo incluem família, segurança financeira, educação, emprego, lazer e apoio social. São examinados a seguir com base em evidências de pesquisas.

Família

As pessoas ligadas por laços de sangue, casamento ou apego emocional formam uma família. O campo da teoria de sistemas de família vê a família como um sistema que interage mutuamente e funciona como uma unidade emocional. A interação entre questões de família, por um lado, e saúde e experiência da doença, por outro, é discutida no Capítulo 4. Conforme a eloquente apresentação de Scarf (1995, p. xxii), a unidade familiar pode ser vista como

> uma grande fábrica de emoções, uma forja cheia de paixões na qual nossas realidades mais profundas, como nosso senso de quem somos como pessoas e do mundo à nossa volta, iniciam sua formação e tomam forma. É dentro do enclave da família de nossos primeiros anos que aprendemos os padrões de ser, tanto de natureza saudável quanto patológica, que serão gradualmente assimilados e se tornarão parte fundamental de nossa própria experiência interior.

Segurança financeira

A relação inversa entre renda doméstica e mortalidade por qualquer causa já foi bem estabelecida (Kitagawa e Hauser, 1973; Pappas et al., 1993; Kaplan e Neil, 1993). Mesmo após as correções para fatores de risco biológicos conhecidos, a classe social, amplamente definida de acordo com a faixa de renda, está inversamente relacionada com a mortalidade. Essas confirmações foram feitas mesmo quando as pessoas de baixa renda do estudo eram relativamente bem pagas em comparação com a população em geral, o que sugere que há outros fatores implicados, além do acesso aos cuidados de saúde (Marmot et al., 1987). Indivíduos que moram em áreas de privação socioeconômica têm maior probabilidade de desenvolver depressão e multimorbidades, e seus desfechos são piores do que aqueles de pessoas que vivem em áreas mais prósperas (Jani et al., 2012). O efeito da condição socioeconômica é mediado apenas parcialmente pelo estresse financeiro, autoestima, autodomínio, apoios sociais, tabagismo, consumo de álcool e atividade física (Cairney, 2000), mas pode ser mediado pelos cuidados centrados na pessoa (Jani et al., 2012).

Educação

Há uma forte associação positiva entre o número de anos na escola e as taxas de mortalidade (Feinstein, 1993). As taxas mais altas de obesidade são encontradas nas populações com os mais baixos níveis de instrução (Drewnowski e Specter, 2004). Além disso, há uma associação direta entre educação formal e dieta saudável (Kant, 2004). Nos Estados Unidos, não ter concluído o ensino médio é fator de risco mais importante do que fatores biológicos para o desenvolvimento de várias doenças (Winkleby et al., 1999). A educação formal também está indiretamente associada à renda, mas os efeitos dessas duas variáveis parecem ser independentes.

Emprego

Fazer um levantamento da história ocupacional da pessoa é uma forma de assegurar ao médico o conhecimento dos potenciais efeitos tóxicos ou dos perigos a que ela está exposta. O local de trabalho pode também ser uma fonte de estresse. Além disso, é preciso lembrar-se de que os efeitos adversos do desemprego para a saúde são reconhecidos. Em um nível mais profundo, como apontado por Cassell (1991, p. 164), "Conhecer a ocupação de alguém é aprender algo sobre sua condição social, educação formal, conhecimento especializado, responsabilidades, horários de trabalho, renda, desenvolvimento muscular, habilidades, perspectivas de vida, orientações políticas, moradia e muito mais".

Lazer

Já foi demonstrado que, entre os idosos, até mesmo atividades que não necessariamente melhoram a condição física levam a reduções nas taxas de mortalidade por todas as causas (Glass et al., 1999). Estar envolvido em várias atividades de lazer melhora o humor e amplia os relacionamentos sociais de qualquer pessoa.

Apoio social

Há muito se sabe que há uma associação positiva entre a solidez do apoio social e a saúde dos indivíduos (Berkman e Syme, 1979; House et al., 1988). Pessoas que têm redes sociais saudáveis são mais resistentes a doenças e tendem a ter melhores estratégias para lidar com elas. Entretanto, parece que a qualidade dos relacionamentos, e não apenas a quantidade, é mais importante. Os contatos sociais podem ser uma fonte de estresse tanto quanto de apoio (Corin, 1994). Médicos conscientes disso certificam-se de que estejam recebendo atualizações frequentes sobre a natureza dos sistemas de apoio disponíveis às pessoas de quem cuidam. A disponibilidade ou a falta e a natureza dos recursos, tais como família (De Bourdeaudhuij e Van Oost, 1998; Ford-Gilboe, 1997) e grupos de apoio social (Pavis et al., 1998; Sherwood e Jeffery, 2000), bem como os programas de promoção da saúde (Burke et al., 1999; Feldman et al., 2000), conhecimento em saúde (Williams et al., 2002) e serviços de promoção da saúde e prevenção de doenças, podem melhorar ou prejudicar o potencial para a saúde de um indivíduo.

O caso a seguir ilustra como os fatores do contexto próximo na vida de uma pessoa afetam sua resposta ao diagnóstico e ao tratamento subsequente.

Caso ilustrativo

Ruth Walker, de 48 anos, estava no limite de suas forças. A recorrência de seu câncer de mama era demais para ela aguentar. Não que temesse por sua vida ou estivesse ansiosa sobre o tratamento iminente; na verdade, estava sobrecarregada pelas circunstâncias de sua vida. O marido, Albert, afastara-se do trabalho nos últimos dois anos em virtude de uma lesão lombar ocorrida na fábrica de assentos de carros onde trabalhava. Apesar de ele conseguir caminhar pequenas distâncias, Ruth tinha de ajudá-lo em suas atividades diárias, como vestir-se, banhar-se e preparar as refeições, por causa de suas limitações para se mover. Devido às constantes necessidades de Albert, Ruth abandonou seu trabalho de meio turno em uma loja de conveniências. O emprego havia sido sua válvula de escape; os fregueses e colegas eram sua única fonte de apoio social. Além disso, sua condição financeira era agora muito limitada, pois lutavam para sobreviver com a magra pensão por invalidez que Albert recebia. Tanya, sua filha de 21 anos, recentemente voltara a morar com os pais com o filho de 10 meses, Kyle, após se separar do marido. Embora estivesse procurando emprego ativamente, Tanya não tinha condições de pagar uma creche e, por isso, havia pedido que sua mãe cuidasse de Kyle. Ruth, amarrada às suas fortes ligações familiares, concordou.

Ela estava com muita raiva e se sentia impotente; sentia que não tinha controle sobre a situação atual. Todos à sua volta pareciam ter problemas e contar com Ruth para lhes dar o apoio de que necessitavam. Ruth sentia-se como se não tivesse vida própria desde que passou a ficar em casa para cuidar de seu marido inválido, e, apesar de amar seu neto, agora tinha que cuidar dele também. Ruth era filha única, e seus pais haviam morrido quando era adolescente; logo, sua pequena família tinha grande valor para ela, porém, ao mesmo tempo, estava se ressentindo do fardo de cuidar deles. Dessa forma, não foi surpreendente que, quando o cirurgião começou a discutir as várias opções de tratamento, Ruth ficasse claramente brava. "Não acredito que isso está acontecendo de novo! Eu tenho um marido e um neto para cuidar, e agora isso! Como posso tomar conta de todo mundo e ainda passar por tudo isso? Tenho que pegar ônibus para vir aqui e não tenho dinheiro para fazer isso toda semana! O que vou fazer?"

Para essa pessoa, suas circunstâncias de vida, inclusive os problemas familiares, as dificuldades financeiras e o apoio social limitado, fizeram a própria saúde ser uma preocupação de baixa prioridade. Essas questões contextuais imediatas e específicas precisariam ser abordadas, tanto quanto as preocupações com sua saúde.

Fatores do contexto amplo

Sem dúvida, o mundo dos indivíduos e das comunidades quando precisam de assistência de saúde é excessivamente complexo. O entendimento do contexto amplo exige que se considere não apenas os determinantes sociais da saúde e a prevalência global, a incidência e a propagação da doença, mas também os desafios e oportunidades para os cuidados de saúde contidos nas agendas, regulações legais e políticas de organizações internacionais, nacionais, provinciais, estaduais, municipais e profissionais. De forma crescente, esses fatores contextuais ditam ou dão base à promoção da saúde, à prevenção de doenças e às prioridades e direcionamentos dos tratamentos da doença, bem como definem o direcionamento dos cuidados de saúde primários tanto na comunidade quanto de cada indivíduo.

Fatores do contexto amplo aqui incluem a comunidade, a cultura, a economia, o sistema de assistência à saúde, fatores sócio-históricos, aspectos geográficos, a mídia e a saúde ecossistêmica. Esses fatores se correlacionam com o contexto geral e com o metacontexto, conforme definidos por Hinds e colaboradores (1992).

Comunidade

O conceito de comunidade se refere a um grupo de pessoas que reconhecem algumas afinidades baseadas em geografia, religião, origens étnicas, profissão ou interesses de lazer. Adotar uma abordagem comunitária da saúde e da doença significa identificar as condições que causam ou são associadas às doenças e a formas coletivas de lidar com elas. Mesmo quando economicamente destituídas, as comunidades que têm um senso de identidade e de pertencimento costumam ser mais saudáveis do que os grupos que não o têm. O sentimento de pertencimento a um bairro pode ser mais importante do que o apoio interpessoal para a saúde mental dos idosos (Roux, 2002).

Cultura

Com a globalização, a diversidade cultural de muitas populações tornou-se uma característica do início do século XXI. A crescente diversidade dos praticantes de medicina também nos faz lembrar que as questões interculturais são bidirecionais. Essas duas tendências demandam o desenvolvimento de um estilo de interação com a pessoa culturalmente flexível. A forma como as pessoas conceitualizam e interpretam suas experiências da doença é fortemente determinada pela cultura em que vivem. As regras e valores culturais influenciam a forma como as pessoas vivenciam a saúde e a experiência da doença, como buscam cuidados médicos e como aceitam as intervenções médicas (Kleinman et al., 1978). De acordo com McWhinney e Freeman (2009), as diferenças culturais não são baseadas apenas na etnicidade, pois incluem também grupos subculturais definidos por idade, condição social, gênero, preferência sexual, nível de instrução, ocupação e religião. Pode-se acrescentar, também, que algumas doenças ou deficiências ajudam a definir subculturas com fortes identidades, como, por exemplo, no caso da aids e da surdez (Sacks, 1989). Na América do Norte, "dizer a verdade" sobre o diagnóstico e o respeito pela autonomia da pessoa é a norma, mas, em algumas culturas, há maior destaque para abordagens de tomada de decisão centradas na família, no médico ou até mesmo na família e no médico (Searight e Gafford, 2005).

Há muitas características a serem consideradas para cada um dos cinco aspectos (saúde, doença, experiência da doença, pessoa e contexto) da pessoa como um todo no método clínico centrado na pessoa. A própria experiência da doença, o que constitui essa experiência e o que fazer a respeito são questões carregadas de cultura (Juckett, 2005). Aceitar a necessidade de tomar medicação para controlar uma condição crônica ou, ao contrário, voltar-se para a medicina complementar e alternativa são decisões que podem ser influenciadas pela cultura (Britten, 2007). O exemplo descrito por Desjardins e colaboradores (2011) mostra como a cultura afeta a doença mental grave, na sua manifestação, "como é vivenciada e como é a resposta aos cuidados médicos" (2011, p. 99). Outro exemplo é como a concepção, a gravidez e o nascimento são vastamente diferentes de uma cultura para outra e como exigem que os médicos sejam sensíveis às necessidades das mulheres sob seus cuidados (Culhane-Pera e Rothenberg, 2010).

As categorias de doenças, apesar de fazerem parte do modelo médico convencional, não são imunes à influência da cultura (Aronowitz, 1998). O modelo médico convencional e o método científico são, ambos, produtos da cultura ocidental, e, consequentemente, aqueles que trabalham na cultura ocidental têm "filtros" que afetam como entendem e tratam as doenças (Juckett, 2005).

Outros fatores que contribuem para variações nas crenças e práticas de saúde dos diferentes grupos culturais incluem: (1) percepções sobre as causas da experiência da doença; (2) perspectivas de tratamento ou práticas curativas; (3) atitudes e expectativas quanto aos serviços de saúde e os recursos considerados mais apropriados ao problema; e (4) comportamentos específicos e reações à dor e à experiência da doença sancionados pela cultura prevalente (Schlesinger, 1985).

A mudança de uma cultura para outra envolve uma grande conturbação e perdas que podem ter graves efeitos na autoestima, no senso de coerência e na saúde (Sawicki, 2011; Pottie et al., 2005). A experiência de imigração é frequentemente complicada por perseguições e traumas físicos no país de origem (Pottie et al., 2005). As barreiras linguísticas causam ainda mais dificuldades para expressar necessidades e receber apoio (Derose et al., 2007).

Há diferentes respostas culturais às transições no ciclo de vida da família, como gravidez, trabalho de parto, nascimento de uma criança e cuidados com os idosos e com os que estão morrendo. As diferenças culturais nos papéis e nas regras das famílias podem entrar em conflito com as expectativas do médico. É importante reconhecer o papel da cultura na saúde e na experiência da doença; porém, da mesma forma, é importante evitar os estereótipos. A cultura não explica todas as diferenças e não deve ser usada para explicar o que pode ser resultado de diferenças de classes ou socioeconômicas. É importante não estereotipar os indivíduos, pois há mais diferenças entre as pessoas na mesma cultura do que entre diferentes culturas.

Os médicos devem aprender estratégias para superar a lacuna cultural e determinar, de acordo com as pessoas que atendem, o que acham que está acontecendo e que outros tratamentos ou profissionais estão consultando. Pode ser útil explicar para a pessoa que é atendida pela primeira vez que, ao prestar-lhe cuidados de saúde, é importante entender mais sobre sua situação doméstica e de seu país de origem; os médicos podem indicar que precisam entender melhor a cultura daquela pessoa. A distinção entre humildade cultural e competência cultural é importante aqui (Trevalon e Murray-Garcia, 1998). Pode ser apropriado que o médico peça à pessoa que seja tolerante no caso de ele dizer ou fazer algo que seria inadequado em sua terra natal e o informe, de forma que o erro não se repita. Algumas pessoas podem estar mais acostumadas com relações autoritárias com os médicos e, por isso, podem inicialmente achar difícil fazer essa comunicação a eles.

Caso ilustrativo

Thomas R. Freeman

Maria procurou seu novo médico de família principalmente para falar de suas dores de cabeça crônicas. Sentia dores atrás dos olhos e em toda a testa. Seu médico anterior havia investigado essas dores extensivamente e tinha até mesmo consultado um especialista em cefaleias. Tinha classificado-as como enxaquecas atípicas, apesar de nenhum dos tratamentos habituais ter ajudado muito. Seu médico notou que ela parecia muito preocupada e sempre tinha o cenho profundamente franzido. Perguntou-lhe sobre sua família e ficou sabendo que ela, o marido e seus dois filhos haviam emigrado do Leste Europeu. Seu marido estava com grandes dificuldades para achar emprego fixo, e, ao passo que ele sentia saudades de sua terra natal, seus dois filhos estavam se acomodando bem ao novo país e tinham muitos amigos. Reconhecendo o papel que o estresse de ser uma imigrante recém-chegada poderia ter nas suas enxaquecas, o médico lhe pediu que voltasse com algumas fotos de sua antiga casa e que lhe contasse mais a respeito de sua vida lá. Ela alegremente concordou com a solicitação e, na consulta de retorno, trouxe fotos de sua antiga casa, de seu casamento e dos filhos quando pequenos. Falou saudosamente do que havia deixado para trás, mas, quando concluiu, sorriu e agradeceu ao médico pelo interesse demonstrado. Depois daquela consulta, a frequência das dores de cabeça diminuiu consideravelmente.

Economia

A relação entre condição socioeconômica e saúde tem sido amplamente reconhecida e investigada (Feinstein, 1993; Braveman et al., 2010). Mesmo em situações de acesso universal aos cuidados de saúde, o tipo de emprego mostrou-se mais preditivo para morte cardiovascular do que a combinação dos fatores de risco padrão, nível de colesterol, pressão arterial e tabagismo (Pincus et al., 1998). Mais recentemente, o debate tem-se concentrado na observação de que as sociedades que toleram grandes diferenças da renda média entre a faixa mais baixa e a mais alta têm piores resultados de saúde agregados em geral do que as sociedades que apresentam diferenças menores (Daniels et al., 2000; Kawachi et al., 1999a). Entretanto, a existência de um setor forte de atenção primária à saúde é fator mitigante desses efeitos adversos (Starfield, 2001; Starfield et al., 2012). A globalização do mundo da economia foi identificada como criadora de disparidades econômicas mais amplas dentro e entre os países, o que resultou em números significativos de indivíduos marginalizados. O conceito de centro e periferia é invocado para descrever (1) aqueles perto do centro da atividade econômica, os empreendedores e (2) aqueles que, devido à falta de capacitação ou oportunidade, não são empreendedores e ficam relegados à periferia. Em geral, vê-se que aqueles na periferia se engajam em comportamentos de "afastamento", caracterizados por tabagismo, consumo de álcool e suicídio (McMurray e Smith, 2001). Esse tem sido o destino dos povos indígenas em muitos continentes.

Sistema de assistência à saúde

É importante que o médico se mantenha ciente de que o sistema de assistência à saúde, inclusive os profissionais e sua relação com as pessoas que buscam cuidados, é uma parte importante do contexto. Isso é especialmente verdadeiro no caso de pessoas com doenças crônicas que passam muito de seu tempo interagindo com vários componentes do sistema mais amplo. A organização geral dos cuidados de saúde tem um efeito profundo no fato de a pessoa ter acesso ou não aos cuidados de saúde, no serviço de assistência à saúde que é buscado e no que é feito sobre seu problema. O contexto clínico pode ser uma fonte de grande frustração para o profissional tanto quanto para o doente por causa das várias barreiras ao acesso para o cuidado apropriado. Em algumas situações, problemas com pessoal e recursos fazem o médico ser pressionado a mudar, às vezes prejudicando o cuidado. Essas mudanças incluem tempos de consulta mais curtos, comprometimento da continuidade do cuidado e uma lamentável concentração no modelo de foco na doença.

Fatores sócio-históricos

Em certa medida, nosso conceito de doenças e da experiência de ter a saúde abalada nasce de circunstâncias sociais e históricas específicas (Kelly e Brown, 2002). Isso se aplica à nossa construção social das doenças (Aronowitz, 1998; Gilman, 1988) e não tem menor importância do que os fatores sociais e históricos do indivíduo. Por exemplo, a experiência de ter diabetes melito do tipo 2 para um aborígene norte-americano é tão diferente daquela de um indivíduo branco morador da cidade que nos perguntamos por que damos à doença o mesmo nome. Essas diferenças são, em parte, um reflexo da história social desses dois grupos de indivíduos.

O impacto das políticas sociais, econômicas e de saúde é um reflexo da abordagem usada por um país para distribuir poder (Starfield, 2001). Há inúmeros exemplos de grupos de pessoas que foram marginalizados, às vezes por longos períodos de tempo, como consequência de padrões crônicos de pobreza e saúde deficiente que abrangem diferentes gerações. Conhecer a história de experimentação médica com pessoas negras ajuda o médico a entender a relutância de algumas delas em procurar assistência médica (Candib, 1995). Macromudanças no ambiente histórico e sociocultural são traduzidas como estresse para o indivíduo, o que pode, então, levar a uma maior suscetibilidade a problemas de saúde. A manifestação específica da experiência da doença será determinada pela genética e pelas pressões ambientais. As experiências da primeira infância, por exemplo, já se mostraram preditivas da suscetibilidade para muitas doenças crônicas mais tarde na vida, inclusive obesidade, hipertensão e doenças cardiovasculares. Entretanto, os significados e valores sociais e culturais podem mudar, e talvez suavizar, as respostas de um indivíduo a esses fatores de estresse (Corin, 1994).

Geografia

O campo da geografia médica é definido como "a disciplina que descreve padrões espaciais de saúde e doença e os explica concentrando-se nos processos subjacentes que geram padrões espaciais identificáveis" (Mayer, 1984, p. 2.680). Desde o fim do século XIX, essa abordagem evoluiu do determinismo ambiental (a consideração do impacto físico da geografia na saúde) para uma visão da saúde humana entrelaçada com toda a biosfera (Meade, 1986; Meade e Emch, 2010). Essa última linha de pensamento contribuiu para o reconhecimento da importância do ecossistema na saúde e na experiência da doença. Sistemas de informações geográficas foram desenvolvidos para auxiliar o planejamento da assistência à saúde, estimulados por mudanças no financiamento dos cuidados médicos provocadas pelo gerenciamento dos serviços de saúde. Esses sistemas permitem relacionar os desfechos em saúde com dados geoestatísticos (Parchman et al., 2002) e servem como ponte para pensar sobre o papel mais amplo das pressões ambientais e ecológicas na saúde e no bem-estar dos seres humanos.

Os meios de comunicação

Para vastas áreas no mundo, os meios de comunicação, incluindo impressos, televisão e a internet, tornaram-se promotores dominantes de uma monocultura. Algumas vozes lançaram um alerta sobre os meios de comunicação como agentes de doença (Oxford Textbook of Medicine, 2002). Ao promover um estilo de vida de grande consumo, materialista, propenso à violência e que desafia as estruturas e os valores sociais tradicionais, os conteúdos dos meios de comunicação mundiais podem minar essas dimensões do contexto que servem para promover a saúde. No entanto, os programas de promoção da saúde são enormemente facilitados pelo uso da tecnologia da informação. As pessoas hoje, ao consultar profissionais de assistência à saúde, têm muito mais consciência de sua saúde e das opções disponíveis para o manejo de doenças, a promoção da saúde e a prevenção de doenças, e isso pode ser visto como uma evolução positiva. Os meios de comunicação de massa podem influenciar as atitudes e crenças sobre a saúde de maneiras sutis ou óbvias e melhorar ou piorar o potencial para a saúde (National Research Council, 1989).

Mary T: Caso Ilustrativo do Segundo Componente

Sonny Cejic e Sara Hahn

Aos 15 anos, Mary se apresentou ao seu médico de família com um histórico de depressão crônica e pensamentos suicidas sem tentativa ou plano específico. Sua consulta foi motivada pela evolução de seus sintomas, principalmente anedonia, falta de motivação para os estudos e ataques de pânico. Em uma investigação mais profunda das possíveis razões para a evolução de seus sintomas, Mary revelou que havia múltiplos estressores recentes em sua vida, inclusive o reatamento de contatos com colegas que desencadearam lembranças traumáticas. Ao longo de uma série de consultas, Mary hesitantemente revelou que sofria *bullying* emocional e físico de vários colegas em sua escola. Em especial, uma experiência traumática aconteceu quando um garoto em quem Mary confiava e que considerava ser seu amigo abusou sexualmente dela. Vários colegas participaram do fato, segurando-a e abusando dela fisicamente. Depois disso, ela ficou tão intimidada e atormentada que acabou mudando de escola. Culpava a si mesma pelo que havia acontecido, o que subsequentemente provocou baixa autoestima crônica e deterioração de sua capacidade de desenvolver relacionamentos em que confiasse. No ano anterior, um dos agressores havia voltado a procurar Mary em uma rede social para se desculpar. Mary ignorou sua mensagem e não aceitou suas desculpas. Alguns meses depois, ela ficou sabendo que aquele agressor havia cometido suicídio. Mary passou por sentimentos intensos de culpa e aumento dos pensamentos suicidas, começando a se cortar como autoflagelação. Além disso, por volta da mesma época, houve uma cobertura intensa de casos na América do Norte envolvendo *bullying* e abuso sexual de garotas adolescentes, com as redes sociais se tornando um veículo para "envergonhar e culpar". Infelizmente, esses casos desencadearam as lembranças das experiências traumáticas de Mary e pioraram sua depressão e ansiedade. Depois de várias sessões de aconselhamento, além de tratamento com antidepressivos, seu humor e seus ataques de pânico melhoraram consideravelmente.

Ecossistema

Desde a publicação do livro *Primavera silenciosa*, de Rachel Carson, e dos desastres ecológicos amplamente acompanhados pelos meios de comunicação, como a destruição causada pela explosão do gerador de energia nuclear em Chernobyl, na então União Soviética, e a tragédia em Bhopal, na Índia, uma grande conscientização sobre o impacto do ambiente na saúde humana se desenvolveu. Nos dias atuais, a literatura médica tem-se dedicado regularmente às questões ambientais (Speidel, 2000; Ablesohn et al., 2002a, 2002b; Marshall et al., 2002; Epstein, 1995; Patz et al., 1996). Os ecossistemas e seu impacto na saúde formam uma área reconhecida da medicina (Dakubo, 2010). Os médicos clínicos precisam levar em consideração a forma como a poluição do ar e as toxinas do ambiente afetam as pessoas. Há um interesse muito maior nas formas como as mudanças climáticas podem afetar a saúde humana (McGeehin e Mirabelli, 2001).

Os problemas de saúde dentro do ecossistema gradualmente deixaram de ser questões locais para se tornarem globais. À medida que a poluição aumenta e chaminés mais altas são construídas, a chuva ácida se torna uma situação a ser resolvida por toda uma região e até transnacionalmente. As dimensões mundiais de problemas de saúde associados ao ecossistema são verdadeiramente assombrosas, com 3 bilhões de pessoas malnutridas, 2 bilhões vivendo em áreas sem água suficiente e 1,4 bilhão expostas a níveis perigosos de poluição do ar no ambiente externo.

Existem relações complexas entre as condições físicas, a ecologia e a saúde humana (Garrett, 1994). Por exemplo, o surto de hantavírus no sudoeste dos Estados Unidos em 1994 pode ser entendido como algo que ocorreu em um contexto ambiental específico, da seguinte forma: os efeitos do fenômeno El Niño causaram um aumento das chuvas na região e, como resultado, um aumento da vegetação do deserto. Sob essas condições, a população de roedores do local (*Peromyscus maniculatus*) se multiplicou, e as pessoas, em consequência, tiveram mais contato com a urina e o material fecal deixados por esses animais. Esse material continha uma forma especialmente virulenta do hantavírus, depois chamada de vírus Muerto Canyon, que se mostrou como o terceiro vírus mais letal já encontrado nos Estados Unidos (depois do HIV e do vírus da raiva). Mudanças ambientais complexas levaram a um conjunto de condições que propiciaram a doença nos seres humanos.

A abordagem da saúde que leva em consideração o ecossistema é um lembrete para que nos concentremos tanto nas relações quanto nos indivíduos e, dessa forma, é consistente com os conceitos básicos da medicina centrada na pessoa.

Atenção primária orientada para a comunidade

A atenção primária orientada para a comunidade (em inglês, *community-oriented primary care* – COPC), que se iniciou com o trabalho de Sidney Kark e outros autores (Gieger, 1993; Susser, 1993), é reconhecida como um método de obter informações e integrar a prática da medicina e o conhecimento sobre a comunidade. Desenvolveu-se a partir do trabalho desses pioneiros e, na visão atual, compreende quatro passos: (1) definição e caracterização da comunidade; (2) identificação e priorização dos problemas de saúde da comunidade; (3) desenvolvimento de intervenções para abordar os problemas de saúde; e (4) monitoramento do impacto dos programas implementados (Nutting, 1990). As técnicas da COPC são tentativas de reconhecer os fatores do contexto da comunidade no seu conjunto, e não como apenas da pessoa. Entretanto, tal conhecimento serve para melhorar o entendimento do médico sobre os problemas encontrados na medicina clínica.

CONSIDERAÇÕES FINAIS

Ser centrado na pessoa envolve ser consciente das muitas camadas de nuanças contextuais que envolvem tanto a pessoa quanto o médico. Para chegar a um entendimento compartilhado ou a um plano de manejo dos problemas, o significado precisa ocorrer dentro de um conjunto específico de circunstâncias ou contexto.

"Doutor, Preciso que Solicite um Exame para Ver se Sou Lésbica": Caso Ilustrativo do Segundo Componente

Darren Van Dam e Judith Belle Brown

Levou algum tempo para que o Dr. Burgess registrasse a pergunta; não era o tipo de solicitação que estava acostumado a ouvir de uma pessoa a quem prestava cuidados. A Sra. Singh, de 45 anos, era atendida relativamente há pouco tempo em sua clínica, e o Dr. Burgess ainda a estava conhecendo, pois haviam se encontrado apenas duas outras vezes.

"Desculpe, Sra. Singh, não tenho certeza do que está solicitando. Que tipo de exame a senhora tem em mente?", perguntou o Dr. Burgess. Olhando para aquela pequena mulher sentada à sua frente, ele novamente se surpreendeu com sua timidez, confirmando a primeira impressão que havia tido semanas antes quando se encontraram pela primeira vez. A Sra. Singh e seu marido haviam imigrado para o Canadá, vindos da Índia, para acompanhar sua filha mais velha que buscava ali sua educação superior. Não havia sido uma mudança fácil, pois sua filha mais nova havia permanecido na Índia com outros familiares, já que os pais acreditavam que fosse muito jovem para ser retirada de seu lar. A Sra. Singh se mexeu levemente na cadeira, olhos baixos, aparentemente lutando para achar as palavras para explicar seu pedido. Seu uso da língua inglesa era bastante bom, mas o Dr. Burgess não podia deixar de se perguntar se havia alguma nuança de significado que estivesse criando um problema de entendimento.

Entretanto, a tímida senhora em seu consultório estava determinada quanto à sua solicitação e, apesar das repetidas tentativas do Dr. Burgess de esclarecer o que sentia ser certamente um mal-entendido cultural ou linguístico, ela não se desviou de sua solicitação: precisava fazer um exame para determinar se era lésbica. Além desse ponto, ela era menos clara: perguntas de sondagem feitas pelo Dr. Burgess não tiveram sucesso na tentativa de esclarecer que tipo de exame aquela senhora procurava, e, quando a conversa se voltou para escolhas de estilo de vida, inclusive de orientação sexual, para as quais não há testes específicos, a Sra. Singh se retraiu um pouco. Ao dar-se conta de que esse encontro não traria nenhuma resposta imediata para uma questão desafiadora, o Dr. Burgess pediu que a Sra. Singh voltasse naquela semana para uma consulta especial para conversar sobre a questão mais profundamente.

O encontro ficou na mente do Dr. Burgess pelo resto do dia, e o esforço para entender aquela pessoa ocupava seu pensamento. Nas consultas anteriores, não havia percebido a mulher em conflito e emotiva que havia visto no encontro daquele dia. Quando o Dr. Burgess a encontrou pela primeira vez, ela parecia tímida e quieta, mas, de resto, relativamente satisfeita por estar no Canadá. A Sra. Singh havia sido acompanhada por seu marido, que conversava a maior parte do tempo, falando pelos dois. Esse comportamento era condizente com as expectativas do Dr. Burgess, com base em suas experiências anteriores com a cultura daquele país. Entretanto, a Sra. Singh respondia quando se dirigia a fala para ela diretamente, e não parecia haver qualquer indicação de desarmonia no relacionamento matrimonial.

A consulta seguinte da Sra. Singh havia sido um pouco mais instrutiva, pois veio conversar sobre as dificuldades que estava enfrentando desde sua chegada no Canadá; estava difícil encontrar trabalho (havia sido professora na Índia), e ainda não havia conseguido se sentir como alguém que tem um lugar na comunidade. Ela saiu daquela consulta aparentemente contente, com um panfleto com números e endereços de organizações que oferecem auxílio a imigrantes recém-chegados.

Mais tarde na semana, quando a Sra. Singh retornou, ainda tinha um ar de aflição, mexendo-se na cadeira e com dificuldade em manter contato visual. Negou ter qualquer aflição específica, mas novamente repetiu seu pedido de fazer um exame para determinar se era lésbica. Com mais tempo disponível durante esse encontro, o Dr. Burgess começou a investigar o contexto por trás de sua preocupação. Perguntou sobre seu casamento e a relação com seu marido: era boa, sem preocupações. Perguntou-lhe como andava sua busca de contatos com sua comunidade, mas nada havia mudado. A Sra. Singh permanecia isolada e sem rumo. Perguntou sobre suas filhas, e... a Sra. Singh calou-se. Sentindo que essa talvez fosse uma área a ser explorada, o Dr. Burgess fez outras perguntas.

A Sra. Singh explicou que havia voltado recentemente de uma viagem à sua terra natal para visitar sua filha mais nova. Apesar de ser vaga quanto a detalhes, parece que, durante essa viagem, alguns amigos haviam dado a entender que sua filha talvez fosse homossexual. Os olhos da Sra. Singh se encheram de lágrimas enquanto permanecia sentada e parada, mas essa revelação ficou no ar entre os dois, e então o jorro de emoção começou: a culpa que sentia por deixar aquela filha na Índia; o medo de que suas ações tivessem levado a essa possibilidade culturalmente inaceitável; e, acima de tudo, o pavor de que houvesse algo errado com ela que poderia ter sido transmitido para sua filha e de que isso fosse, portanto, de alguma forma, sua culpa. "Por favor, doutor, o senhor tem que me prescrever o exame. Se sou lésbica, preciso saber para que eu possa ajudar minha filha", suplicou a Sra. Singh.

Novamente, o Dr. Burgess se sentiu mal preparado para lidar com aquele pedido. Repetiu a conversa que haviam tido antes na mesma semana, afirmando que não existia um "exame" para determinar a orientação sexual, já que não era algo que outra pessoa pudesse lhe dizer, mas algo que a pessoa decide por si mesma. Com a explicação do Dr. Burgess, a Sra. Singh pareceu murchar, pois a esperança com que havia chegado ao consultório naquele dia fugia visivelmente como se fosse água derramada escorrendo pelo ralo. A perda que sentia a Sra. Singh era palpável, e o Dr. Burgess tentou tranquilizá-la. Sugeriu que, talvez, se conversasse com sua filha, poderia encontrar algum sossego e ver que nem tudo era tão desolador quanto temia. A Sra. Singh parecia não ouvir; havia se retraído completamente e abandonado a conversa. Enquanto a observava se afastar pelo corredor com a cabeça baixa, o Dr. Burgess se perguntava o que poderia ter dito ou feito de forma diferente para tranquilizar aquela pessoa desolada.

Passarem-se semanas, e o Dr. Burgess não ficou sabendo mais nada a respeito da Sra. Singh. Algum tempo depois, ele viu que o nome do Sr. Singh estava na sua ficha do dia. Aguardou com grande expectativa o encontro, na esperança de ouvir que a situação em sua casa estava indo bem e que a Sra. Singh havia encontrado seu lugar na comunidade.

"Estou preocupado com minha esposa, doutor", lamentou-se o Sr. Singh. "Ela deixou nossa casa porque diz que está assombrada. Ela se recusa a falar comigo ou me contar onde está ficando. Acho que sua esquizofrenia está de volta."

O Dr. Burgess estava completamente perplexo. Seguiu-se, então, uma história detalhada. Muitos anos antes, na Índia, a Sra. Singh havia sido diagnosticada com esquizofrenia, que estava bem controlada com medicação. Entretanto, havia parado de tomar a medicação antes de ir para o Canadá. Seu marido achou que ela estava bem, tão bem que nem pensou em incluir essa informação em seu histórico durante a primeira consulta com o Dr. Burgess. Entretanto, nos últimos meses, o Sr. Singh começou a notar a volta de alguns dos velhos sintomas: ela estava novamente se retraindo, desconfiada, acusando-o de maltratá-la, a ponto de chamar a polícia. Pouco tempo depois, a Sra. Singh deixou a casa da família sem avisá-lo, e seu marido não a havia visto desde então.

O entendimento da pessoa como um todo e a construção de um entendimento comum com uma pessoa podem, por vezes, ser muito desafiadores, ainda mais quando há diferenças culturais presentes. A atenção à sensibilidade cultural também é um aspecto importante do desenvolvimento de uma forte relação entre a pessoa e o médico quando ele lida com pessoas de diferentes origens culturais. Entretanto, deve-se tomar cuidado para não permitir que essa visão particular obscureça outros sinais e sintomas importantes que a pessoa possa estar apresentando. O Dr. Burgess dedicou uma quantidade considerável de tempo à tentativa de entender a experiência daquela pessoa a partir de uma perspectiva cultural, mas, ao fazer isso, pode ter sido exageradamente tranquilizado ao assumir qual era a causa da aflição daquela pessoa, deixando de ver alguns dos sintomas que estavam indicando a recorrência de sua esquizofrenia.

6 O terceiro componente: elaborando um plano conjunto de manejo dos problemas

Judith Belle Brown, W. Wayne Weston, Carol L. McWilliam, Thomas R. Freeman e Moira Stewart

> É um sentimento aterrador dar-se conta de que o médico não vê quem você realmente é, que ele não entende o que você sente e que simplesmente segue adiante com suas próprias ideias. Começaria a me sentir como se eu fosse invisível, ou como se simplesmente não estivesse no mesmo local. (Laing, 1960)

Uma das metas centrais do método clínico centrado na pessoa é a elaboração de um plano conjunto de manejo dos problemas de saúde da pessoa assistida: encontrar um consenso com a pessoa para elaborar um plano para tratar seus problemas médicos e suas metas de saúde, que reflita suas necessidades, valores e preferências e que seja fundamentado em evidências e diretrizes. Esse consenso é atingível se primeiro explorarmos a experiência de saúde e de doença da pessoa e, ao mesmo tempo, os sinais e sintomas da doença. A construção desse entendimento se dá no contexto que abrange a individualidade da pessoa, sua família, outros relacionamentos importantes e o ambiente em que vive. Esse processo complexo é desenvolvido pela colaboração entre o médico e a pessoa, com base em confiança, empatia e respeito mútuo.

A elaboração de um plano conjunto de manejo dos problemas é frequentemente confundida com o passo final do método clínico, que só ocorre após toda a informação sobre os problemas da pessoa ter sido obtida e organizada pelo médico. Entretanto, sugerimos que essa elaboração deva estar no primeiro estágio do método clínico. Esse processo tem por base uma relação na qual as pessoas são tratadas como parceiros na exploração de sua saúde e de seus problemas de saúde, bem como na definição do tratamento. Segundo Tuckett e colaboradores (1985), é um encontro de especialistas: o médico é especialista nos aspectos biomédicos do problema, e a pessoa é especialista em sua experiência de saúde e de doença e em como sua experiência da doença está interferindo na realização de suas aspirações de vida. A coleta de dados biomédicos detalhados é evidentemente essencial para entender os problemas médicos da pessoa, mas é também incompleta se não houver um entendimento igualmente detalhado da pessoa que está passando pelos problemas. Uma abordagem usando um *checklist* com ênfase nos dados biomédicos ou uma revisão superficial das ideias e preocupações da pessoa pode passar uma mensagem clara de que o médico está preocupado apenas com a tarefa biomédica de diagnosticar. Será difícil, nesse caso, tentar mudar o ritmo no final da consulta, convidando a pessoa a expressar suas perspectivas a partir de uma lista de opões de tratamento oferecidas pelo médico. Após ser, durante a maior parte da interação, uma fonte passiva de informações médicas, é difícil para a pessoa se engajar em uma conversa em que suas ideias, valores e preferências tomem o lugar central.

Neste capítulo, examinaremos o terceiro componente interativo do método centrado na pessoa – a elaboração de um plano conjunto de manejo dos problemas. O texto incluirá uma breve revisão dos estudos que demonstram a importância de as pessoas e os médicos elaborarem conjuntamente um plano de manejo dos problemas, uma descrição dessa elaboração e uma apresentação de estratégias para ajudar o médico a elaborar o plano, como a entrevista motivacional e o compartilhamento da tomada de decisão. A elaboração de um plano conjunto é o processo pelo qual a pessoa e o médico chegam a um entendimento e concordância mútuos em três áreas-chave: (1) definição do problema; (2) estabelecimento das metas e prioridades do tratamento; e (3) identificação dos papéis a serem assumidos pela pessoa e pelo médico. Conseguir essa elaboração conjunta frequentemente exige que dois pontos de vista potencialmente divergentes sejam unidos em um plano razoável. Depois de chegar a um acordo sobre a natureza dos problemas, a pessoa e o médico devem determinar as metas e prioridades do tratamento. Qual será o envolvimento da pessoa no plano de tratamento? O plano é realista em relação à percepção que a pessoa tem de sua saúde, sua doença e sua experiência da doença? O plano aborda todas as barreiras para a realização das metas e propósitos de vida que realmente importam para a pessoa? Quais são os desejos da pessoa e qual sua capacidade de lidar com dificuldades? Por fim, como cada um, pessoa e médico, define seu papel nessa interação?

A IMPORTÂNCIA DA ELABORAÇÃO DE UM PLANO CONJUNTO DE MANEJO DOS PROBLEMAS

Em um modelo paternalista, os profissionais médicos estão no comando: tomam decisões em nome das pessoas que tratam, acreditando agir no melhor interesse delas ao não envolvê-las no processo. Ao longo dos últimos 40 anos, o paternalismo gradualmente perdeu espaço, enquanto os direitos da pessoa que busca cuidados médicos ganharam força (Chin, 2002; Tauber, 2005; van den Brink-Muinen et al., 2006). Há consenso na literatura médica quanto ao fato de que as pessoas devem ser mais bem informadas a respeito de sua condição médica e ter a oportunidade de escolher e ver sua escolha considerada em todas as decisões relacionadas aos seus cuidados de saúde (Levinson et al., 2005), mas os médicos ainda não agem de acordo com esse ideal. "Não serem adequadamente informadas sobre sua condição e as opções de tratamento é uma fonte muito comum de insatisfação entre as pessoas que buscam cuidados de saúde no mundo todo" (Coulter, 2009, p. 159). Por mais de 30 anos, as pesquisas têm mostrado que os médicos não conseguem elaborar um plano conjunto de manejo (Korsch e Negrete, 1972; Stewart e Buck, 1977; Starfield et al., 1981; Coulter, 2002; Fong e Longnecker, 2010). Em um estudo sobre médicos que atuam na atenção primária à saúde e cirurgiões, Braddock e colaboradores (1999) revisaram gravações em áudio de tomadas de decisão informada e observaram que a discussão de alternativas acontecia em 5,5 a 29,5% das interações; a discussão de vantagens e desvantagens, em 2,3 a 26,3%; e a discussão das incertezas associadas à decisão, em 1,1 a 16,6% das vezes. Os médicos raramente avaliavam se a pessoa havia entendido a decisão (0,9 a 6,9%).

Estudos que investigaram os comportamentos de prescrição dos médicos e o uso da medicação pelas pessoas também encontraram pouquíssimos casos de elaboração de um plano conjunto de manejo dos problemas (Stevenson et al., 2000; Britten et al., 2000; Dowell et al., 2002, 2007). Por exemplo, em um estudo qualitativo, Britten e colaboradores (2000) viram que 14 categorias de mal-entendidos em relação às prescrições (p. ex., informações conflitantes, desacordo sobre efeitos colaterais) estavam inextricavelmente associadas ao fato de as pessoas não expressarem suas ideias, expectativas ou preferências. A ausência de participação da pessoa durante a consulta também ficava evidente por sua incapacidade de responder às "decisões ou ações dos médicos" (2000, p. 484). Esse estudo revelou que um precursor essencial para que se encontre um plano conjunto de manejo dos problemas é a avaliação da experiência da doença da pessoa (i.e., o que descrevemos como SIFE no Capítulo 3). Entretanto, Dowell e colaboradores (2002) observaram que o fato de o processo de consulta incluir a exploração da experiência da doença e a elaboração de um plano conjunto de manejo dos problemas se apresentava como incentivo para as pessoas aderirem ao esquema terapêutico.

Outro estudo que destaca a centralidade da elaboração de um plano de manejo conjunto é o de Stewart e colaboradores (2000), que observaram que os desfechos positivos estavam mais fortemente relacionados ao fato de o médico e a pessoa terem elaborado um plano de manejo conjunto. Esses desfechos incluíam o alívio do desconforto e da preocupação da pessoa e a melhora de sua saúde emocional dois meses depois da consulta. Da mesma forma, houve redução de 50% no número de exames e de encaminhamentos. A importância da elaboração de um plano de manejo conjunto também é reforçada pelos achados de Tudiver e colaboradores (2001), que investigaram a forma como médicos de família tomam decisões sobre exames de prevenção de câncer nos casos em que as diretrizes são pouco claras ou contraditórias. Na tomada de decisão, foi decisivo o fato de o médico incluir a pessoa no planejamento do manejo dos problemas.

Street e Haidet (2011) estudaram a percepção dos médicos em relação às crenças que as pessoas têm sobre saúde e observaram que seu entendimento era relativamente insuficiente. Por exemplo, os médicos geralmente subestimavam o quanto a pessoa percebia o valor dos remédios naturais ou o quanto gostaria de ser parceira nos seus cuidados. Entretanto, nas consultas em que as pessoas faziam mais perguntas, expressavam suas preocupações e falavam sobre suas preferências e opiniões, os médicos tinham melhor entendimento de seus valores e crenças sobre saúde. "Tal entendimento forma a base para a formulação de planos de tratamento com maior probabilidade de serem seguidos pela pessoa, porque esses planos levam em consideração a perspectiva que a pessoa tem de sua experiência da doença e de quais tratamentos são viáveis em suas circunstâncias únicas" (2011, p. 25).

Por fim, um conjunto de estudos apresentou dados adicionais que reforçam a relevância desse aspecto durante uma consulta clínica. Três equipes de pesquisa examinaram, separadamente, as experiências de mulheres sobre as seguintes questões: a testagem genética pré-natal, especificamente a análise de marcadores séricos (Carroll et al., 2000); a terapia de reposição hormonal (Marmoreo et al., 1998); e o uso da medicina complementar ou alternativa no tratamento do câncer de mama (Boon et al., 1999). Apesar de as circunstâncias avaliadas nesses estudos serem variadas e distintas, as necessidades e expectativas das participantes em relação ao processo de tomada de decisão refletiam uma voz coletiva. Confrontadas com decisões sobre sua saúde, que poderiam ter implicações positivas ou negativas para sua própria saúde e bem-estar no futuro, as participantes faziam coro ao expressar seu desejo consistente de ter um papel ativo no processo de tomada de decisão e, por fim, na elaboração de um plano de manejo conjunto (Brown et al., 2002). Nos três estudos, verificou-se a importância do compartilhamento de informações entre a pessoa atendida e o médico. Esses achados foram também reforçados pelo trabalho de McWilliam e colaboradores (2000) com sobreviventes de câncer de mama, que descreveram o elo inextricável entre a construção de uma relação com seu(s) médico(s) e a oportunidade de compartilhar informações, ao mesmo tempo que se esforçavam para elaborar um plano de manejo conjunto para o tratamento do câncer de mama.

Em resumo, as pesquisas indicam que os médicos ainda não conseguem elaborar um plano de manejo conjunto com as pessoas, mas, ao mesmo tempo, revelam o quanto a elaboração desse plano conjunto é importante tanto para as pessoas quanto para os médicos, pois é a peça-chave do método clínico centrado na pessoa.

DEFINIÇÃO DO PROBLEMA

A busca do entendimento ou da explicação para sintomas preocupantes é uma resposta humana fundamental à experiência da doença. A maioria das pessoas quer um "nome" ou rótulo para sua doença, que os ajude a ter algum senso de controle sobre o que está acontecendo consigo (Kleinman, 1988; Wood, 1991; Cassell, 2004) e que "dê mais sentido à experiência da pessoa" (McWhinney e Freeman, 2009, p. 165). Rotular os problemas auxilia as pessoas a entenderem a causa, o que esperar em termos de evolução ou progressão e qual será o resultado (Cooper, 1998). Também as ajuda a recobrar o domínio sobre o que pode ter sido um sintoma assustador. Algumas desenvolvem uma noção um pouco mágica do que está acontecendo com elas quando adoecem. Às vezes, parece melhor ter uma explicação irracional do que não ter nenhuma. Outras vão culpar a si mesmas pelo problema em vez de ver a doença como algo fora de seu controle.

> Receber um diagnóstico e ter uma visão do que se vai enfrentar, não importa quão terrível possa ser o futuro: "Melhor o mal conhecido do que o mal desconhecido", e aguentar um longo período durante o qual o seu diagnóstico é incerto pode ser uma experiência dolorosa e frustrante. Mesmo quando o médico apenas "suspeita" algo, as pessoas e suas famílias querem saber o que é. (Hodges, 2010, p. 160-1)

A forma como Hanna se apresentou ao seu médico, como descrito no fim do Capítulo 3, serve para ilustrar esse sentimento.

As pessoas geralmente já formaram uma ideia sobre seus problemas antes de buscarem seu médico. Já consultaram familiares, amigos e muitas vezes a internet para obter algum entendimento sobre o que está acontecendo com elas. Não ser capaz de entender a perspectiva da pessoa pode pôr em risco um acordo sobre a natureza do problema. Sem certa concordância a respeito do que está errado, é difícil que ela e o médico cheguem a um consenso sobre o protocolo de tratamento ou o plano de manejo que é aceitável para os dois. Não é essencial que o médico concorde plenamente com a formulação do problema feita pela pessoa, mas sua explicação e o tratamento recomendado devem pelo menos ser consistentes com o ponto de vista dela e fazer sentido para seu mundo.

Os problemas surgem quando ideias sobre as causas dos problemas são diferentes. Por exemplo:

- Uma pessoa acha que sua dor nas costas se deve ao envelhecimento ou à osteoartrite, mas o médico fica preocupado, pois essas dores podem indicar a presença de metástases de um câncer de mama.
- O médico diagnosticou hipertensão arterial, mas a pessoa insiste que sua pressão está elevada provavelmente apenas porque ela anda fazendo hora extra para um trabalho muito importante em sua empresa e se recusa a vê-la como um problema.
- O pai de uma criança de 6 anos acha que há algo muito errado porque ela tem frequentes resfriados: seis por ano. O médico acredita que esse número está dentro dos limites normais e que o pai está sendo superprotetor em relação ao filho.

Ao definir e descrever um problema, é essencial que os médicos usem uma linguagem que as pessoas possam entender para lhes dar informações; por isso, termos técnicos complicados e a linguagem clínica devem ser evitados. Se as pessoas se sentem intimidadas com o uso de jargão médico, sua capacidade de expressar suas ideias e preocupações ou até mesmo de fazer perguntas importantes pode ficar limitada. Falhar em fazer essas pessoas se expressarem pode levar ao fracasso da tentativa de encontrar um plano conjunto de manejo dos problemas. Gill e Maynard (2006) sugerem que a "organização canônica" da entrevista médica tem grande poder na definição da estrutura da interação e torna difícil para a pessoa acrescentar suas ideias ou até mesmo para o médico ouvi-las. Os médicos ficam tão ocupados coletando informações para definir o diagnóstico que resistem à perspectiva de ter sua atenção desviada pelas ideias da pessoa.

> Apesar de, em alguns casos, os médicos efetivamente avaliarem as explicações das pessoas imediatamente em contextos de coleta de informações, em geral mantêm seu rumo quando essa opção é oferecida e continuam a coletar dados das pessoas sem indicar abertamente que escutaram quando as pessoas apresentaram suas análises na conversa. Logo, como visto em uma pesquisa anterior, vemos que os médicos podem deixar de avaliar as explicações das pessoas ou até mesmo ignorá-las. Entretanto, isso se deve, pelo menos em parte, ao direcionamento de ambos os participantes para a organização geral da entrevista médica. (Gill e Maynard, 2006, p. 117)

Para fazer frente a essa regra não declarada sobre quais informações devem ser coletadas durante a entrevista médica, as pessoas devem ser encorajadas a fazer perguntas e a não temer ser ridicularizadas ou passar vergonha por não saberem ou não entenderem os termos e procedimentos técnicos. Da mesma forma que a escuta ativa é chave para se explorar as experiências de saúde e de doença da pessoa, também é central para elaborar um plano conjunto de manejo do problema. Logo, é importante entender e reconhecer as perspectivas das pessoas sobre seus problemas. A forma como é obtida a história da pessoa em relação à sua experiência da doença determina quais informações serão reunidas e configura, também, a natureza da relação entre a pessoa e o médico e o papel da pessoa. Se sua história é simplesmente o resultado de respostas a uma série de perguntas, como um interrogatório, o papel da pessoa é ser a fonte de informação em resposta à orientação do médico. Entretanto, se a história for obtida por meio da escuta intencionalmente atenta à história da pessoa sobre sua experiência da doença, a informação será rica em detalhes pessoais e valores, e a pessoa terá um papel importante na construção de seu histórico médico. Mas não é assim tão simples. As pessoas frequentemente têm incertezas quanto às suas histórias e, por vezes, temem o que isso pode significar. Logo, podem precisar de ajuda para colocá-las em palavras. Howard Brody fala da "construção conjunta da narrativa", em que o médico ajuda a escrever essa história.

> O médico que leva as histórias a sério... adotará uma hipótese de trabalho em que a pessoa é vista como alguém que levanta questões como a seguinte: "Está acontecendo algo comigo que não parece normal, e ou não consigo pensar em nenhuma história que explique isso, ou a única história em que consigo pensar é muito assustadora. Pode me ajudar a contar uma história melhor sobre essa experiência, uma que cause menos aflição?". Se essa formulação parecer muito prolixa, uma versão mais curta do pedido da pessoa ao médico talvez seja: "A minha história parece fragmentada; pode me ajudar a dar um jeito nela?". (Brody, 1994, p. 85)

A partir dessa perspectiva, obter a história da pessoa passa a ser mais como uma conversa em que a história é construída em conjunto. O papel do médico é ser curioso, fazer perguntas para obter esclarecimento, seguir as pistas fornecidas pela pessoa e, às vezes, sugerir outro ponto de vista (Launer, 2002). Muitas vezes, a história contada pela pessoa revela o diagnóstico. O aforismo de Osler, frequentemente repetido, nos lembra: "Escute o que a pessoa está lhe dizendo, ela está lhe dando o diagnóstico" (Osler, apud Roter e Hall, 1987, p. 325). Além disso, a abordagem narrativa geralmente traz *insights* a respeito da experiência da doença da pessoa: como essa experiência está afetando a vida daquela pessoa; como a pessoa dá sentido a ela; seus sentimentos, especialmente seus medos em relação à experiência da doença; e o papel que espera que o médico assuma. Entretanto, às vezes os médicos têm que fazer perguntas para preencher as lacunas da história da pessoa, explorar pistas para possíveis diagnósticos e esclarecer aspectos da experiência da doença daquela pessoa. Também é importante prestar atenção aos aspectos relacionais da interação:

> as pessoas valorizam relações positivas com os profissionais da saúde, não apenas (ou não principalmente) por causa dos benefícios da troca de informações relacionadas à

tarefa e da possibilidade de escolhas, mas também porque é importante para elas sentirem-se cuidadas como indivíduos e respeitadas como parte da equipe de cuidados de saúde. (Edwards e Elwyn, 2009, p. 20)

No cuidado de pessoas com doenças crônicas, após o diagnóstico ter sido definido, as consultas de acompanhamento se concentram no tratamento. A anamnese deverá ter por foco a forma como o tratamento está mudando a história daquela pessoa: tem conseguido seguir os planos terapêuticos? Os sintomas estão melhorando? Há algum efeito colateral do tratamento? Há algum problema novo? E, principalmente: estão sendo tratados adequadamente os impedimentos à realização de importantes metas e propósitos de vida da pessoa? Além disso, o cuidado efetivo de pessoas com doenças crônicas depende da autogestão qualificada (Lorig et al., 2001a; Lorig, 2003; Lorig e Holman, 2003; Holman e Lorig, 2004). O caso a seguir demonstra o valor da colaboração entre a pessoa e o médico. Ao reconhecer e respeitar a perspectiva apresentada, o médico encoraja a pessoa a contribuir para o entendimento compartilhado de seu problema e a assumir um papel ativo no desenvolvimento de uma abordagem mais efetiva para o tratamento de sua depressão.

Caso ilustrativo
Faye estava lutando com dificuldade. Alguns dias pareciam intermináveis, em outros, mal conseguia manter as coisas dentro de seu parco controle. Faye batalhava para criar seu filho de 7 anos, Cody, como mãe solteira; lutava para conseguir manter um teto sobre suas cabeças e comida na mesa; esforçava-se para atingir suas metas como representante de vendas de um distribuidor local de flores. Uma perda de renda seria catastrófica para ela. Entretanto, sua maior batalha era contra sua depressão. A depressão era um demônio que Faye não conseguia dominar. Tomava conta dela, levando Faye a um lugar tenebroso e incerto com o qual ela não conseguia lidar sozinha.

    O Dr. Adria estava muito bem familiarizado com Faye, 28 anos, uma das pessoas a quem prestava cuidados de saúde. Conhecia e se identificava com suas muitas batalhas e sabia como cada dia era um esforço monumental para que ela conseguisse dar um passo à frente e simplesmente sobreviver. Ainda assim, havia uma frustração subjacente, resultado de seus muitos fracassos na tentativa de elaborar com Faye um plano conjunto de manejo do problema. Prescreveu vários antidepressivos, mas cada um havia causado um resultado indesejado: sonolência, ganho de peso, agitação. Em termos farmacológicos, o Dr. Adria estava confuso sobre qual seria o melhor tratamento para Faye. Nada parecia tratar seus sintomas depressivos arrasadores sem alguma consequência negativa ou reação adversa. O Dr. Adria não estava certo sobre como proceder no tratamento de Faye. Ao mesmo tempo, também tinha dificuldades em lidar com todas as outras complexas dimensões da vida de Faye, muitas vezes não declaradas, mas evidentes em sua aparência extenuada.

    A visita caótica ao consultório com seu filho, Cody, foi especialmente preocupante. A "hiperatividade" daquele pequeno garoto justificaria um diagnóstico formal e uma intervenção, ou seria, na verdade, reflexo do caos, tanto interno quanto externo, em que estava sua mãe? Essas perguntas estavam à sua frente, esperando respostas.

Em raras ocasiões, Faye havia compartilhado suas frustrações no cuidado de Cody, e, quando o comportamento do menino se agravava, o seu também piorava. A discussão aos gritos que resultava disso deixava Faye se sentindo exaurida e culpada por sua baixa capacidade de ser mãe. Como consequência, muitas vezes evitava disciplinar Cody, por medo de que seus confrontos levassem a mais explosões de raiva de ambos. Faye culpava sua fadiga, indecisão e irritabilidade, todas componentes de sua depressão, por sua incapacidade de exercer seu papel de mãe.

Com algumas outras perguntas, o Dr. Adria descobriu que Faye desprezava o fato de ter que tomar remédios e o estigma da depressão. Acreditava que deveria ser capaz de lidar com as dificuldades sozinha, e sua incapacidade de fazer isso a levava a mais frustrações e à autorrepulsa. Revelou, em várias ocasiões, que havia aumentado ou diminuído a dose de seus medicamentos, sem consultar seu médico. Essa nova informação abriu a porta para que o Dr. Adria buscasse elaborar um plano de manejo do problema junto com ela.

As metas de Faye eram diminuir seus sintomas depressivos e entender como lidar melhor com sua capacidade de ser mãe e disciplinar seu filho. O Dr. Adria compartilhava suas metas, mas entendia que simplesmente dizer-lhe para seguir mais "corretamente" a orientação de uso de sua medicação antidepressiva já havia falhado e falharia novamente. Precisava envolvê-la no enfrentamento conjunto do problema. Sugeriu realizarem um *brainstorm* para gerar possíveis abordagens para seus problemas. Faye deu-se conta de que havia resistido a aceitar sua depressão e que o uso intermitente da medicação não estava funcionando. Quando mantinha a dose regular, sentia-se melhor; logo, fazia sentido tentar novamente e manter o uso regular. Também havia lido na internet a respeito de grupos de ajuda para pais e perguntou ao Dr. Adria se havia programas semelhantes na sua comunidade que ele pudesse lhe recomendar. O Dr. Adria apoiou a sugestão de Faye e a encaminhou para um programa. Pensando alto, comentou que talvez Faye estivesse interessada em retomar suas anotações diárias, já que, no passado, havia considerado essa atividade útil para conseguir entender e resolver suas tantas dificuldades. Faye concordou que seria uma boa ideia. Sugeriu que talvez fosse útil manter consultas regulares com o Dr. Adria para monitorar seu progresso de acordo com o plano acertado. As dificuldades enfrentadas por Faye não haviam acabado, mas ambos se sentiam mais confiantes. Haviam elaborado um plano conjunto de manejo do problema e, juntos, poderiam seguir adiante.

DEFININDO METAS

Depois de pessoa e médico chegarem a um entendimento e concordância mútuos em relação aos problemas, o próximo passo é explorar as metas e as prioridades para o tratamento, pois, se forem divergentes, será difícil elaborar um plano conjunto de manejo dos problemas. Por exemplo:

- A pessoa solicita testes genéticos para aliviar seu temor de ter câncer de mama, enquanto o médico sabe que não há fatores de risco no momento nem história familiar que justifique a preocupação.
- Uma pessoa que sofre de constantes dores nas costas pede uma ressonância magnética, mas o médico acha que isso é um caso de "dor muscular", que se resolverá espontaneamente.
- O médico aconselha a pessoa a tomar vários remédios após seu infarto do miocárdio para prevenir recorrências, mas a pessoa se recusa, acreditando que dieta e exercícios serão suficientes.

Se os médicos ignorarem as expectativas e ideias que as pessoas têm sobre o tratamento e/ou manejo, arriscam não entender essas pessoas, que, por sua vez, ficam irritadas ou magoadas pela falta de interesse ou preocupação que percebem no médico. Algumas pessoas se tornarão mais exigentes em uma tentativa desesperada de serem ouvidas; outras se retrairão e se sentirão abandonadas. Podem relutar em escutar as recomendações de tratamento dadas pelos médicos se não sentirem que suas ideias e opiniões foram ouvidas e respeitadas.

O *timing* em que isso acontece é importante. Se o médico perguntar sobre as perspectivas da pessoa muito no início da conversa, ela pode pensar que o médico não sabe o que está acontecendo e que está evitando a responsabilidade de fazer um diagnóstico. No entanto, se o médico esperar até o fim do encontro, pode-se perder tempo na discussão de questões que não são importantes para a pessoa. O médico pode acabar até fazendo sugestões pelas quais terá que se retratar mais adiante. Os médicos devem engajar as pessoas de forma ativa e perguntar explicitamente sobre suas expectativas, por exemplo: "Você pode me ajudar a entender o que poderíamos fazer juntos para que seu diabetes seja controlado?". Muitas vezes, é útil usar algumas das pistas fornecidas pela pessoa que sugerem quais podem ser seus sentimentos, ideias ou expectativas. Por exemplo: "Eu estou com essa dor nas costas por três semanas, e nenhum dos remédios para dor que o senhor me recomendou tem resolvido. Não aguento mais a dor!". O médico deve evitar se colocar na defensiva na tentativa de justificar suas recomendações anteriores. Em vez disso, é mais útil lidar com a frustração da pessoa e a mensagem implícita de que algo precisa ser feito: "Parece que você está muito insatisfeito com a duração dessa dor. Você está se perguntando se isso pode ser algo grave ou se há algum tratamento melhor?".

Muitas vezes, as pessoas acham estranho ou difícil fazer sugestões sobre o tratamento ou o manejo de sua doença. Algumas podem sentir que suas opiniões não têm validade ou valor, ao passo que outras preferem se submeter à autoridade do "especialista" no processo de tomada de decisão do médico, não querendo ofendê-lo. Os médicos devem incentivar as pessoas a participar usando frases como, por exemplo, "Estou realmente interessado em seu ponto de vista, especialmente porque é você quem vai ter que viver com a nossa decisão sobre esse tratamento". É importante que os médicos expliquem claramente as opções de tratamento e envolvam as pessoas na conversa sobre as vantagens e desvantagens das diferentes abordagens. Também é importante reconhecer e abordar suas dúvidas e preocupações de forma que sintam que o que o médico disse foi ouvido e entendido. Ao explorar o que pensa a pessoa sobre um plano específico, as seguintes questões podem ser muito úteis: "Você vê alguma dificuldade em seguir esse tratamento? Há algo que possamos fazer para que esse plano de tratamento seja mais fácil de seguir? Você precisa de mais tempo para pensar a respeito disso? Gostaria de conversar com alguma outra pessoa sobre esse tratamento?". Infelizmente, essa fase da consulta, essencial para elaborar um plano conjunto de manejo do problema, muitas vezes é conduzida de forma inadequada porque não se gasta tempo suficiente com ela. Os médicos rotineiramente gastam apenas 1 minuto da consulta, de um total de 20, falando sobre o tratamento e o planejamento, mas superestimam em nove vezes o tempo efetivamente gasto (Waitzkin, 1984). Silverman e colaboradores (2004) descrevem a explicação e o planejamento como a disciplina que é a "'Gata Borralheira' do ensino de habilidades de comunicação. A maioria dos programas de ensino se concentra na primeira metade da consulta e tende a negligenciar ou menosprezar esse estágio vital" (2005, p. 141).

É importante criar um clima de conversa que torne mais fácil para a pessoa expressar suas ideias e, até mesmo, suas discordâncias das recomendações do médico. Precisam sentir que suas opiniões fazem diferença (Street, 2007). No final das contas, a pessoa é quem controla se segue ou não o plano, e o médico pode acabar descobrindo que aquela pessoa discorda desse plano apenas na consulta de acompanhamento. É muito melhor conversar sobre as opiniões divergentes abertamente na primeira consulta, explorar as razões pelas quais a pessoa mantém aquelas ideias e, juntos, buscar um plano que ambos possam aceitar. Como os planos gerados pela pessoa têm muito mais probabilidade de serem seguidos (Rollnick et al., 2008; Miller e Rollnick, 2013), são geralmente preferíveis aos planos desenvolvidos apenas pelo médico, mesmo que estes tenham por base diretrizes médicas. Um plano rejeitado pela pessoa, mesmo que a rejeição não seja expressa em palavras, não é, de forma alguma, um plano. As pessoas talvez deem apenas algumas pistas sobre sua discordância, talvez não verbalmente, e os médicos precisam ser observadores para identificar quaisquer sinais de que a pessoa não está totalmente comprometida com o plano, devendo abordar suas preocupações de forma amigável e sem críticas.

Ford e colaboradores (2003) viram que, apesar de a maioria das pessoas desejar estar bem informada a respeito de sua condição médica, nem todas querem assumir um papel ativo no planejamento de seu tratamento. Entretanto, no momento em que têm mais informações sobre as opções de tratamento e suas consequências, sentem-se mais inclinadas a participar das decisões sobre manejo. Dois terços das pessoas nesse estudo preferiam uma abordagem compartilhada ou a responsabilidade total pelas decisões, mas 39% sentiam não ter assumido o papel que preferiam no processo de tomada de decisões, e "mais da metade das pessoas que queriam tomar ou compartilhar decisões achou que não havia sido envolvida no processo" (2003, p. 77). McKinstry (2000) realizou um estudo sobre preferência por um estilo de consulta direcionado ou compartilhado usando pares de pessoas em vinhetas em vídeo que mostravam cinco situações comuns. Em cada situação, um par mostrava o médico tomando praticamente todas as decisões sobre o manejo (abordagem direcionada), e o outro par mostrava uma interação em que a pessoa era envolvida no processo de decisão (abordagem compartilhada). As preferências variaram de acordo com idade, condição socioeconômica e condição médica. Pessoas com mais de 71 anos preferiram mais a abordagem direcionada (72,6%) do que as de 15-60 anos (57,1%). As pessoas com melhor condição socioeconômica preferiram mais a abordagem compartilhada (52%) do que aquelas cuja condição era pior (34,5%). Pessoas com lesões na perna preferiram a abordagem direcionada (85,6%), e as com depressão, a abordagem compartilhada (58,3%).

Uma revisão da Cochrane (Stacey et al., 2011) mostrou que as pessoas podem usar ferramentas para tomada de decisão para entenderem melhor suas opções, os benefícios e riscos de cada uma e o valor que dão aos benefícios, riscos e incertezas médicas. Isso ajuda a prepará-las para participarem mais ativamente nas conversas com seus provedores de assistência médica. Entretanto, Nelson e colaboradores (2007, p. 615) recomendam cuidado no uso de ferramentas de decisão, pois

> podem interferir nas estratégias implícitas de tomada de decisão da pessoa, passar uma mensagem errada para a pessoa quanto às metas da tomada de decisão ou levá-la a acreditar que pode reduzir ou eliminar as incertezas quando confrontada com decisões que causam, por sua própria natureza, incertezas.

Sugerem que talvez seja preferível ensinar as pessoas a tolerar incertezas e ambiguidade desde cedo. Nos últimos 20 anos, desenvolveram-se programas de aconselhamento para a saúde na América do Norte, na Europa e na Austrália (O'Connor et al., 2008). Da mesma forma que as ferramentas de tomada de decisão, o conselheiro de saúde prepara as pessoas antes de sua consulta com o médico, ajudando-as a esclarecer suas prioridades, desenvolvendo suas habilidades de fazer perguntas sobre dúvidas e preocupações e suas habilidades de apresentação para o médico de suas opiniões sobre a investigação e manejo de sua condição. Depois da consulta com o médico, o conselheiro de saúde ajuda as pessoas a implementarem seus planos de manejo e a fortalecerem sua autoconfiança, muitas vezes usando técnicas de entrevista motivacional. Várias revisões da efetividade do conselheiro de saúde mostraram efeitos positivos para o conhecimento da pessoa, sua capacidade de lembrar informações e sua participação na tomada de decisões (Coulter e Ellins, 2007).

O estabelecimento de metas para o tratamento também tem que levar em conta as expectativas e sentimentos do médico. Às vezes, os médicos se preocupam com a possibilidade de as pessoas pedirem algo com o que discordem, pois não se sentem à vontade para confrontá-las ou dizer não. Em consequência, preferem evitar o assunto; porém, nesse caso, um plano conjunto de manejo dos problemas não será elaborado. Os médicos podem se sentir frustrados ou desanimados quando as pessoas não seguem os protocolos de tratamento ou os planos de manejo. Mas o que os médicos chamam de "não adesão" pode ser a expressão de discordância da pessoa com as metas do tratamento e pode ser a única opção da pessoa quando se sente incapaz de conversar sobre sua discordância. Quill e Brody (1996, p. 765) verificaram que "As escolhas finais pertencem às pessoas, mas ganham significado, importância e exatidão se forem o resultado de um processo de influência e entendimento mútuos entre o médico e a pessoa". Os dois exemplos a seguir ilustram alguns dos desafios para definir as metas de tratamento e/ou de manejo.

Caso ilustrativo
Tabitha, uma mãe solteira de 32 anos, tinha uma vida ativa e cheia com o cuidado de seus três filhos, de 7, 9 e 13 anos, e com seu trabalho de meio turno como professora-assistente. Um simples escorregão em um pequeno trecho de chão congelado resultou em um pulso quebrado que precisou de cirurgia. Todo o braço direito foi imobilizado em uma tala com pinos salientes do tipo "Frankenstein". Sua vida virou de cabeça para baixo: incapaz de realizar as tarefas do dia a dia, ela não conseguia tomar conta das crianças nem trabalhar. O processo de cura foi lento e doloroso. Sua confiança e esperança de que se recuperaria estavam seriamente sendo postas à prova. Tabitha sentiu que fora reduzida a uma doença: "Senti que eu não estava participando do meu tratamento, a não ser para trazer o meu braço para as consultas". Sentiu-se diminuída e excluída das decisões sobre a reabilitação. Sua capacidade de expressar preocupações e expectativas ficou mais fraca, em um paralelo surpreendente com seu membro ferido: "Não podia dizer o quanto estava motivada para ser vista como alguém que poderia influenciar na própria saúde e cura. Na minha opinião, o médico parecia não dar importância ou entender meus sentimentos".

Os sérios desentendimentos entre Tabitha e o cirurgião surgiram porque houve uma falha na tentativa de elaborar um plano conjunto de manejo dos problemas. Mais tarde, Tabitha expressou a seguinte reflexão: "Precisava que o médico tivesse um entendimento melhor sobre o que me preocupava e sobre a relevância das minhas dúvidas... Ninguém me perguntou nada sobre o que eu precisava".

Caso ilustrativo
Mary, que tinha 64 anos, sorria enquanto seu endocrinologista, o Dr. O'Brien, resumia as várias opções para tratar de sua insuficiência renal. Mas ela não tinha intenção de fazer diálise de forma alguma. A ideia de ser ligada a uma máquina três vezes por semana lhe era insuportável. "Apenas me deixem morrer em paz e com dignidade", pensava Mary.

Ela estava se defendendo do terror que sentira ao dar-se conta da gravidade de sua experiência da doença; falar sobre diálise era assustador demais! Até que o médico pudesse se conectar com alguns de seus sentimentos contraditórios, ela não se disporia a discutir o manejo de sua insuficiência renal.

Ao dar-se conta de que Mary parecia distraída, o Dr. O'Brien comentou: "Parece que você está pensando em outra coisa. Pode me contar como está reagindo a esse problema renal?". Mary, pega de surpresa pela mudança de assunto, parou por alguns instantes e confessou: "Bom, não gosto nem um pouquinho disso. Mas tive uma boa vida e vou me virar nessa confusão da melhor maneira que puder. Não estou pronta para terminar minha vida ligada a uma máquina infernal". O Dr. O'Brien respondeu: "Então, sua independência é muito importante para você, e qualquer tratamento que eu recomende deverá levar isso em consideração?". Mary acenou que sim com a cabeça. "Sem dúvida, Dr. O'Brien."

Concordar com aquelas metas gerais de manejo era o primeiro passo do planejamento do tratamento. Mary poderá aceitar ou não a diálise no futuro, mas terá que ser em seus próprios termos. Se ela entender que é uma forma de lhe dar uma qualidade de vida melhor, aceitará a inconveniência e o sofrimento da diálise prolongada. No futuro, quando essa medida se tornar necessária, o médico e Mary precisarão avaliar as vantagens e desvantagens em relação à independência e à qualidade e duração da vida.

PREVENÇÃO E PROMOÇÃO DA SAÚDE

Prevenção de doenças

Diferentemente da promoção da saúde, a prevenção de doenças tem por objetivo reduzir o risco de contrair uma doença. Uma população cada vez mais velha, em que 83% têm doenças crônicas, e a prevalência crescente de doenças crônicas em todas as faixas etárias aumentaram o reconhecimento da importância desse aspecto da assistência à saúde. Como processo, a prevenção de doenças reduz a possibilidade de a doença ou transtorno atingir um indivíduo (Stachtchenko e Jenicek, 1990), ou, alternativamente, de a multimorbidade e os episódios agudos afetarem aqueles que já têm doenças crônicas. As estratégias de prevenção de doenças, dessa forma, foram categorizadas nas seguintes modalidades: evitar risco (prevenção primária); reduzir riscos (prevenção secundária); identificar a doença precocemente; e reduzir complicações (prevenção terciária). As três últimas serão discutidas novamente no Capítulo 13. Evitar riscos tem por objetivo garantir que pessoas com baixo risco de ter um problema de saúde permaneçam assim, descobrindo formas de evitar a doença. A redução de riscos trata das características de risco moderado ou alto entre indivíduos ou segmentos da população, envolvendo a busca de meios de cura ou controle da prevalência da doença. A identificação precoce tem como meta aumentar a conscientização sobre os sinais precoces dos problemas de saúde e examinar preventivamente as pessoas sob risco para que o início do problema seja detectado cedo. A redução de riscos e de complicações se dá após a doença ter-se instalado, e seu objetivo é amenizar os efeitos da doença.

Os cuidados de saúde podem melhorar a saúde, evitar ou reduzir riscos, dependendo do momento de oportunidade de intervenção e do potencial da pessoa para a doença naquele momento. Mais importante ainda, os cuidados preventivos e os esforços de promoção da saúde dependem do estado de saúde da pessoa e de seu comprometimento com a busca da saúde.

Potencial para a prevenção de doenças

Em conformidade com a preocupação com o potencial humano para adoecer, muito da literatura sobre prevenção trata de iniciativas de triagem adequadas (Canadian

Task Force on Preventive Health Care, 1994; US Preventive Services Task Force, 2012) e descreve a infraestrutura necessária para que sejam colocadas em prática (Battista e Lawrence, 1988). Entretanto, cuidados preventivos, como imunizações, também são muito significativos. Colocar a prevenção em prática exige, antes de tudo, que o médico faça a recomendação explícita de realização de testes preventivos e vacinação e, em segundo lugar, que preste atenção às crenças e atitudes da pessoa. Em muitos estudos, a recomendação médica de realização de testes preventivos ou vacinação foi o preditor mais importante para que a pessoa completasse a ação de prevenção de doença (Lyn-Cook et al., 2007; Chi e Neuzil, 2004; Kohlhammer et al., 2007; Tong et al., 2008). Além disso, a atenção às crenças e as experiências anteriores com vacinações são essenciais. Os tipos de crenças importantes de serem levantados incluem a de que a vacina protege (Lyn-Cook et al., 2007; Chi e Neuzil, 2004); de que a vacina pode causar resfriados; e a atitude negativa em relação à vacinação contra a gripe (Chi e Neuzil, 2004).

Logo, tanto na prevenção de doenças quanto na promoção da saúde, a recomendação explícita do médico é indispensável. Depois disso, o entendimento da definição de saúde para a pessoa, suas crenças e atitudes e suas experiências ajudarão o médico a melhorar os comportamentos de promoção de saúde e prevenção de doenças (Pullen et al., 2001).

O método clínico para incorporar a prevenção e a promoção de saúde no terceiro componente: elaborando um plano conjunto de manejo dos problemas

Mokdad e colaboradores (2004) analisaram as causas de morte nos Estados Unidos no ano 2000 e calcularam a contribuição de comportamentos que podem evitar essas mortes. Concluíram que cerca de metade de todas as mortes podia ser atribuída a um número limitado de comportamentos e exposições altamente evitáveis, especialmente o tabagismo (18,1% de todas as mortes), dietas inadequadas e inatividade física (16,6%) e consumo de álcool (3,5%). Esses achados ilustram o potencial surpreendente, mas não efetivo, das estratégias de promoção de saúde e prevenção de doenças.

Cada contato entre pessoas e médicos é uma oportunidade para se considerar a promoção da saúde e a prevenção. Nos quatro componentes do método clínico centrado na pessoa, a exploração dos valores e crenças que promovem a saúde é considerada parte do primeiro componente, descrito no Capítulo 3 deste livro. As atividades educacionais, os exames preventivos e a prevenção secundária e terciária são discutidos como parte do terceiro componente, Elaborando um Plano Conjunto de Manejo dos Problemas. Cada contato pode incluir orientações sobre os benefícios de uma dieta saudável e dos exercícios físicos. Pode, também, incluir a triagem de riscos à saúde, como hipertensão ou estilo de vida sedentário, e a detecção precoce de doenças, como câncer de mama e diabetes. Além disso, deve incluir a prevenção terciária, a fim de reduzir o impacto da doença no funcionamento, longevidade e qualidade de vida da pessoa. Há numerosas diretrizes, por vezes contraditórias, que podem causar confusão para as pessoas ou até mesmo para seus provedores de cuidados médicos. Apesar de o tempo ser curto e as condições médicas mais graves terem prioridade nas consultas médicas típicas, é importante pensar sobre como reduzir o risco de novos problemas e como evitar que as condições das pessoas piorem. Simples intervenções, como assegurar-se de que a pessoa está com as vacinas em dia, tomam pouco tempo. Assegurar-se de que as necessidades nutricionais da pessoa são atendidas antes de uma cirurgia pode melhorar a cicatrização e a recuperação. Como muitas pessoas têm condições médicas que não podem ser curadas, a meta primária do tratamento é minimizar o impacto da doença na vida daquela pessoa. Em especial, a meta é reduzir os sintomas e os déficits funcionais que interferem em sua capacidade de buscar a realização de suas aspirações, metas e propósitos. Como apenas a pessoa sabe quais são essas aspirações, metas e propósitos, é essencial incluí-la em qualquer discussão e tomada de decisão sobre promoção da saúde e prevenção (Cassell, 2013).

O caso ilustrativo de Rex Kelly foi apresentado no Capítulo 3. Ele tinha doença arterial coronariana e recentemente havia tido um infarto do miocárdio e se submetido à cirurgia de revascularização do miocárdio. O Dr. Wason identificou sintomas de depressão, que esclareceu explorando a tristeza que Rex sentia em relação às suas perdas e limitações e seu medo de ter outro infarto do miocárdio. Juntos, concordaram que ajudaria incluir a esposa de Rex nas discussões futuras. Além disso, o Dr. Wason diagnosticou obesidade e colesterol elevado. O médico também gentilmente explorou as percepções de Rex em relação à saúde como fundamento básico para seu plano de promoção e prevenção de saúde. O Dr. Wason havia explorado o sentimento que Rex tinha de não ser mais "um homem saudável", a importância das atividades familiares no inverno para ele e sua procura por orientação e algo que o tranquilizasse quanto à retomada de sua atividade sexual.

Depois de explorar as percepções de Rex e os fatores de risco, o trabalho de elaborar um plano conjunto de manejo podia continuar. O médico criou um plano completo de promoção de saúde e prevenção de doenças, que apresentaria para Rex aos poucos ao longo das futuras consultas mensais. O plano incluía os pontos descritos a seguir.

- Mudança de estilo de vida: O Dr. Wason continuaria a monitorar e discutir com Rex sua dieta e programa de exercícios.
- Prevenção secundária: O Dr. Wason manteria a prescrição e monitoraria o uso de medicações, tais como ácido acetilsalicílico, inibidores da enzima conversora da angiotensina e betabloqueadores.
- Prevenção primária: O Dr. Wason apresentaria e discutiria três planos de imunização (vacinas anuais contra a gripe, vacina contra pneumonia e contra herpes-zóster) e recomendaria exames preventivos de câncer colorretal.

O Dr. Wason reconheceu a complexidade de incluir a prevenção em saúde nos contatos enquanto Rex se recuperava da cirurgia de revascularização do miocárdio.

A Figura 6.1 apresenta a organização do plano de promoção de saúde e prevenção de doenças descrito anteriormente de acordo com o modelo estrutural de elaboração de um plano conjunto de manejo dos problemas, usando Rex como exemplo. Nela, demonstra-se como a prevenção pode ser incorporada harmoniosamente aos cuidados da pessoa com condições crônicas.

Apesar de o plano do Dr. Wason ter por base as diretrizes correntes, é apenas uma possibilidade até ser discutido e confirmado com Rex e deverá incluir a consideração de intervenções alternativas e adicionais sugeridas por ele. A aplicação da abordagem centrada na pessoa permite que médicos, como o Dr. Wason, encontrem os métodos de promoção de saúde e cuidados preventivos que mais apropriadamente se adaptam ao mundo de cada pessoa: suas crenças, valores, preferências, prioridades, aspirações e recursos. O conhecimento do médico a respeito desse sis-

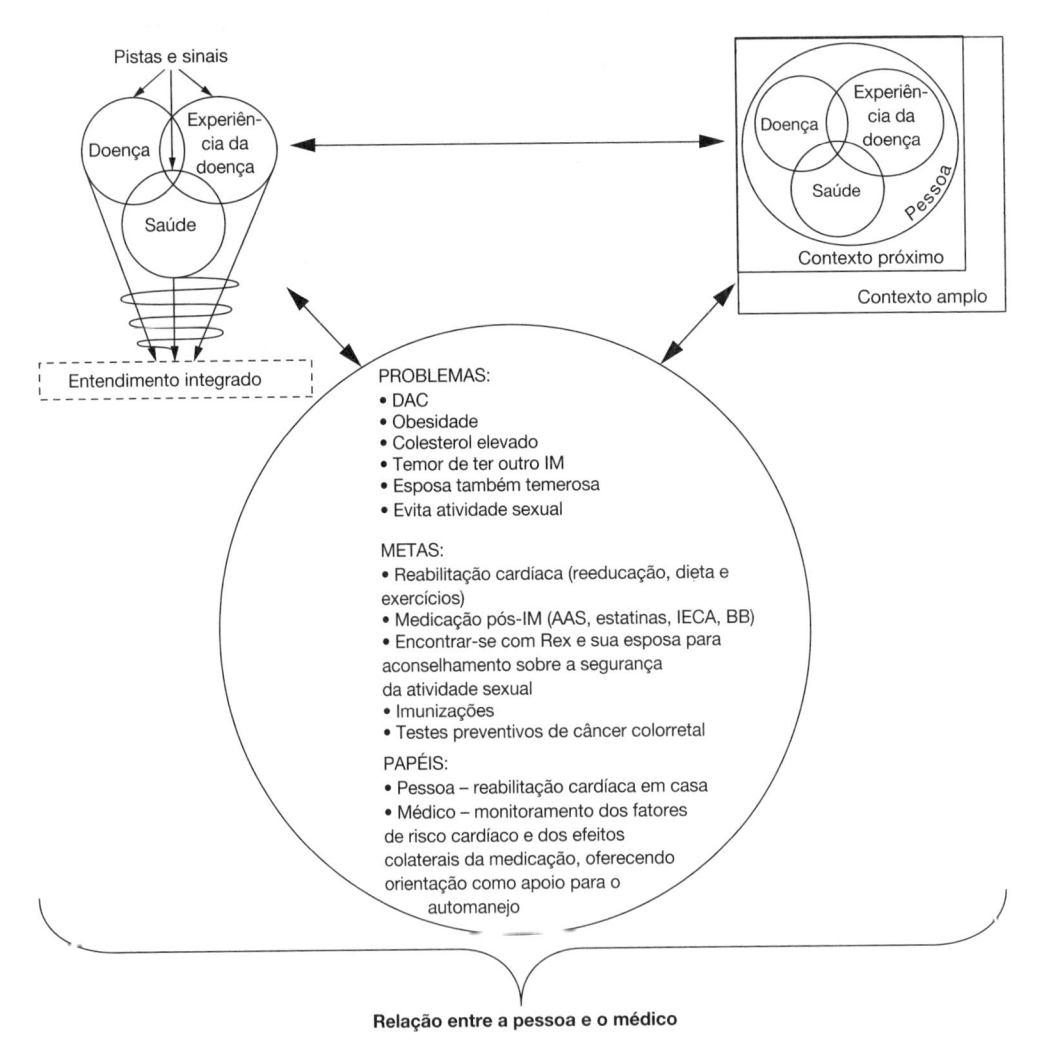

FIGURA 6.1 Elaborando um plano conjunto de manejo dos problemas, incluindo atividades de prevenção e promoção da saúde.

AAS, ácido acetilsalicílico; BB, betabloqueador; DAC, doença arterial coronariana; IECA, inibidor da enzima conversora da angiotensina; IM, infarto do miocárdio.

tema ajuda na escolha da estratégia de promoção de saúde ou prevenção de doenças mais indicada.

Flach e colaboradores (2004), em um estudo em que compararam a prestação de serviços de prevenção nas clínicas ambulatoriais da Veteran's Administration, nos Estados Unidos, viram que um número maior de serviços de prevenção era prestado nas clínicas em que as pessoas tinham mais oportunidades de discutir questões que eram importantes para elas e onde havia maior continuidade de cuidado. Pode levar muitos encontros entre a pessoa e o médico até que seja entendido o que realmente é importante para ela e seus desejos em relação aos procedimentos de promoção de saúde e prevenção. Assim como na abordagem centrada no aprendiz na educação médica, o primeiro passo deve ser a avaliação de necessidades, o que deverá ter por base parcial as condições médicas da pessoa, seus comportamentos de saúde e os riscos de saúde de acordo com sua idade e gênero. As três perguntas seguintes são úteis para inferir a perspectiva da pessoa em relação a comportamentos de saúde:

1. Todos, às vezes, fazemos coisas que não são boas para nós mesmos. Pode ser algo como deixar de colocar o cinto de segurança ou beber mais do que pensamos ser adequado. Que comportamentos você tem que talvez o coloquem em situação de risco?
2. A maioria de nós se esquece de tomar sua medicação ou seguir a dieta ou programa de exercícios de vez em quando. Que dificuldades você tem tido no controle ou tratamento de sua/seu _____?
3. O que tem feito ultimamente que, na sua opinião, pode estar contribuindo para sua saúde? (Institute for Healthcare Communication, 2010, p. 36-7)

As respostas a essas perguntas permitem que o médico entenda a consciência que a pessoa tem dos comportamentos que podem afetar sua saúde. Entretanto, a conscientização não é suficiente. Para mudar comportamentos, as pessoas precisam querer mudar, saber como mudar e ter os recursos ambientais e o apoio social necessários para a mudança. Normalmente, as pessoas passam por vários estágios ao fazer mudanças: pré-contemplação – ainda não estão pensando sobre a mudança ou ainda não decidiram mudar; contemplação – estão pensando sobre a mudança, mas ainda não estão mudando por causa de forte ambivalência; preparação – já decidiram mudar e estão se movimentando para isso; ação – estão no estágio inicial do novo comportamento, mas vulneráveis a recaídas; manutenção – sentem-se mais à vontade com a mudança, mas ainda precisam se esforçar para manter a mudança; e identificação – a pessoa se vê mudada (Prochaska e DiClemente, 1984; Prochaska, 2008). A identificação do estágio em que a pessoa está é um passo útil para elaborar um plano conjunto de manejo dos problemas. As pessoas pensam sobre mudanças e as vivenciam diferentemente em cada estágio e, por isso, precisam de ajuda diferenciada de seus provedores de cuidados de saúde. Por exemplo, no estágio de *pré-contemplação*, o médico deve perguntar se aceita que se fale sobre algumas das razões de preocupação sobre seu comportamento, de forma a aconselhar a pessoa sobre os riscos relacionados. No estágio *contemplativo*, o médico ajuda a pessoa a considerar as vantagens e desvantagens de mudar seu comportamento. Apenas quando a pessoa chega ao estágio de *preparação*, ou mais adiante, vale a pena gastar tempo discutindo estratégias que possam tornar a mudança mais fácil. Fornecer detalhes de uma dieta saudável para uma pessoa no estágio de pré-contemplação seria uma perda de tempo para todos.

As entrevistas motivacionais são outra abordagem poderosa de colaboração com as pessoas nas suas mudanças de comportamentos. Um dos aspectos dessa abordagem é a descoberta dos valores da pessoa, muito próximo do primeiro componente do método clínico centrado na pessoa. Os seguintes exemplos de perguntas abertas podem ser usados:

- Diga-me o que tem maior significado para você na vida. O que é mais importante para você?
- O que você espera ser diferente em sua vida daqui a alguns anos?
- Que regras você acredita seguir em sua vida? Você tenta viver de acordo com que valores?
- Suponhamos que eu lhe peça para descrever as metas que orientam sua vida, os valores que procura seguir. Quais seriam os cinco valores mais importantes, talvez usando, no início, apenas uma palavra para definir cada um. Quais seriam?
- Se você tivesse que fazer uma "declaração de missão" de sua vida, descrevendo suas metas ou propósitos, o que escreveria?
- Se eu perguntasse aos seus amigos mais próximos quais os valores que você segue e o que é mais importante na sua vida, o que acha que diriam? (Miller e Rollnick, 2013, p. 75-6)

Esse tipo de perguntas geralmente abre possibilidades para a pessoa e o médico explorarem as questões em profundidade. Os sintomas da doença ou os comportamentos não saudáveis que impedem a realização de importantes metas de vida são alvos evidentes da promoção de saúde. Entretanto, o médico deve evitar dominar a discussão; é importante que as sugestões venham da pessoa. Gordon e Edwards (1997) enumeraram várias formas de criar barreiras que os médicos involuntariamente usam quando discutem essas questões com as pessoas: alertar, precaver ou ameaçar; dar conselhos, fazer sugestões ou apresentar soluções; persuadir pela lógica, argumentar ou reprovar; interpretar ou analisar. Trazemos sugestões adicionais para usar em entrevistas motivacionais mais adiante neste capítulo, na seção "Estratégias para auxiliar na elaboração de um plano conjunto de manejo dos problemas".

A triagem para identificar fatores de risco e a doença em estágio precoce é outro desafio enfrentado pelos provedores de cuidados de saúde. Geralmente, os médicos exigem que as evidências do benefício e da segurança de estratégias de prevenção sejam mais claras do que as de protocolos de tratamento para doenças existentes. Via de regra, as pessoas estão mais dispostas a aceitar o risco de efeitos colaterais do tratamento de uma condição que está lhe causando os sintomas do que os riscos de um procedimento que pode apenas prevenir prejuízos no futuro.

Ao educar os pacientes em relação à sua saúde e aos seus comportamentos de saúde, é importante que os médicos evitem dar conselhos não solicitados; em vez disso, devem escutar atentamente as ideias que vêm das pessoas sobre como podem melhorar sua saúde e explorar com elas como poderiam levar essas ideias adiante. Os médicos precisam perguntar sobre barreiras, como poderiam superá-las e quais os possíveis recursos que poderiam ajudar. Se a pessoa não consegue achar respostas, os médicos podem perguntar se gostaria de ouvir alguns exemplos do que outras pessoas fizeram em situações semelhantes. Essa abordagem é consistente com o método centrado no aprendiz, descrito no Capítulo 9, e com a abordagem centrada no aprendiz descrita por Rogers (1982) e tantos outros (Falvo, 2011; Doyle, 2011; Weimer, 2013). As estratégias de educação em saúde comumente usadas, cuja maioria enfatiza a transmissão de informação e a modificação de comportamentos, são apenas uma pequena parte do processo de promoção da saúde. Para o verdadeiro crescimento pessoal e a mudança, e para melhorar a motivação, uma abordagem centrada na pessoa é essencial, incluindo a exploração das percepções sobre saúde que as pessoas têm, isto é, o significado que saúde tem para elas e suas aspirações na vida, como descrito no Capítulo 3. Fundamental para elaborar um plano conjunto de manejo dos problemas em termos de comportamentos de prevenção é saber em que nível o indivíduo se sente responsável por sua própria saúde e em controle dela. Crenças sobre os riscos à saúde e o grau de controle que a pessoa tem desses riscos afetarão as ações de cada pessoa, tanto quanto a tendência individual de adotar uma posição proativa ou reativa na busca da saúde. Aujoulat e colaboradores (2007) entrevistaram 40 pessoas com condições crônicas de saúde para explorar sua vivência do sentimento de impotência. Viram que a insegurança identitária e a perturbação da identidade eram dois dos principais fatores da sensação de impotência em todos os participantes. Sugeriram que o empoderamento bem-sucedido

> ocorre quando as pessoas reconciliam-se com seus sentimentos de segurança e identidade que sentem ameaçados, não apenas com o manejo de seus tratamentos. Um dos objetivos primários de uma relação de empoderamento seria, dessa forma, não dar escolhas imediatas e oportunidades de participação e autodeterminação, mas, sim, tranquilizar a pessoa e prover oportunidades de autoexploração. (2007, p. 783)

O mundo das pessoas é entendido como uma situação dinâmica que varia para cada um em diferentes momentos e para cada questão de cuidados de saúde. O objetivo do médico é encontrar o melhor ajuste para o mundo daquela pessoa. Por vezes, em algumas situações, a pessoa exige o uso de uma estratégia de melhora da saúde. Em outras situações, por outras razões, exige estratégias de prevenção.

Caso ilustrativo
Sra. Bell: "Doutor, meu marido e eu pensamos em vacinar o Jason, mas, depois de ler alguns livros, não temos certeza de que essa seja a coisa certa a fazer."
Médica: "Me fale sobre suas preocupações a esse respeito."

Os Bell, pais responsáveis de Jason, um bebê de 6 meses, eram novos nessa clínica de medicina de família e comunidade. A médica se surpreendeu ao saber que a criança não havia recebido nenhuma vacina. O Sr. e a Sra. Bell, um casal inteligente e com boa educação, haviam dedicado tempo para se informar a respeito dos cuidados com lactentes e bebês. Haviam investido em um assento de bebês de boa qualidade para seu carro e estavam muito interessados no planejamento do futuro do filho, mas relutavam em vaciná-lo. Estavam a par de relatos sensacionalistas nos meios de comunicação sobre supostos efeitos adversos das vacinas, que resultariam em danos neurológicos permanentes. Essas histórias deixaram-nos em dúvida sobre os benefícios e riscos da vacinação. Já a médica da família via a vacinação como um investimento básico na saúde futura de Jason.

Pode ser difícil para um profissional entender um ponto de vista oposto diante dos claros benefícios trazidos pelos programas de vacinação. Há muitas razões para o público leigo avaliar os riscos médicos de forma diferente dos "especialistas". Pesquisas no campo de tomadas de decisão concluíram que as percepções de risco que as pessoas têm não são determinadas por processos racionais, mas que um peso grande é dado aos riscos se a questão é percebida como involuntária, assustadora, imediata, aparentemente incontrolável, põe crianças em risco ou não é familiar (Whyte e Burton, 1982). As mídias de massa e, mais recentemente, a internet têm tido papel significativo na formulação da percepção do público quanto à vacinação e, em alguns países, têm sido instrumentais no declínio das taxas de vacinação, resultando no reaparecimento de doenças infecciosas anteriormente sob controle (Cherry, 1984; Jacobson et al., 2007; Kata, 2012). O Modelo de Crenças em Saúde inclui muitas variáveis que preveem se as pessoas agirão ou não na prevenção ou identificação de doenças. As barreiras percebidas foram os preditores mais importantes dos comportamentos; outros preditores foram os benefícios e a suscetibilidade percebidos. A gravidade percebida foi o preditor menos significativo (Champion e Skinner, 2008). Os pais que não vacinavam pensavam que seus filhos tinham baixa suscetibilidade às doenças, que a doença não era muito grave e que a eficácia e a segurança das vacinas eram baixas (Smith et al., 2004). A razão mais comum para a não vacinação, expressada por 69% dos pais, era a preocupação de que a vacina pudesse ser prejudicial (Salmon et al., 2005). A probabilidade de o médico ter confiança na segurança das vacinas era menor entre aqueles que atendiam crianças não vacinadas (Salmon et al., 2008).

A família Bell tinha sérias restrições sobre permitir a vacinação de seu filho. A médica de família e comunidade escutou com atenção as preocupações e as respondeu de forma respeitosa. Conseguiu colocar o pequeno risco de efeitos colaterais das vacinas em perspectiva ao compará-lo com os riscos de eventos do dia a dia. Após pensarem cuidadosamente sobre esses pontos, os Bell, por fim, decidiram que Jason seria imunizado, o que aconteceu sem que ele tivesse nenhum efeito colateral. Nesse caso, a médica de família e comunidade foi capaz de encontrar um plano conjunto de manejo dos problemas com os pais e chegar a um acordo mutuamente satisfatório. Isso ocorreu por meio do reconhecimento de que é possível ter opiniões legítimas diferentes daquelas dos "especialistas" e, então, escutar com atenção as preocupações levantadas por essas opiniões e tratá-las de maneira aberta e franca.

As estratégias que os médicos usam variam de pessoa para pessoa e de momento a momento com a mesma pessoa, dependendo das circunstâncias, do estágio de vida da pessoa e da presença ou ausência de comportamentos de risco à saúde. Decidir qual estratégia é a mais apropriada significa, no fim das contas, estabelecer uma base comum. É claro que nenhuma estratégia pode ser posta em prática sem o consentimento informado da pessoa (Lee, 1993; Marshall, 1996; Brindle e Fahey, 2002; Marteau, 2002). Obter o consentimento é um desafio especial nas áreas de promoção de saúde e prevenção de doenças. Os benefícios ou riscos de um procedimento preventivo são geralmente estabelecidos no âmbito da sociedade, e não do indivíduo; por isso, não é possível prever as consequências para uma pessoa em particular (Hanckel, 1984). A tendência tem sido de pesar os benefícios e o dano potencial de um procedimento preventivo (p. ex., imunizações) para a sociedade em vez de para o indivíduo (Rose, 1981). Entretanto, o médico tem a responsabilidade moral e ética de apresentar os riscos e os custos psicológicos dos programas de prevenção propostos para a pessoa (Marteau, 1990; Brett et al., 2005; Collins et al., 2011). Além disso, deve ser esclarecido que os problemas são difíceis de prever com antecedência e que pouco se sabe sobre os fatores prognósticos da saúde (Schoenbach et al., 1983; Murray et al., 2003). Mesmo quando os problemas e fatores prognósticos são corretamente previstos, os tratamentos conhecidos só funcionam para uma parte das pessoas, e não se consegue definir qual é essa parte. Dessa forma, os médicos não podem dizer às pessoas qual seu nível de certeza de que um tratamento preventivo produzirá os efeitos desejados (Hanckel, 1984; Edwards, 2009). Paling (2003, 2006) deu conselhos para os provedores de cuidados de saúde sobre como ajudar as pessoas a entenderem os riscos. Por exemplo: use frequências (p. ex., "1 em cada 5 pessoas", ou "12 em cada 100 pessoas") em vez de porcentagens. Use números absolutos sempre que possível e evite riscos relativos. Compartilhe incertezas quando for genuinamente indefinido o que deve ser feito. Schwartz e colaboradores (2009) defendem o uso de tabelas para explicar os riscos para as pessoas e mostram evidências de que estas as consideram úteis para a tomada de decisões sensatas.

Claramente, a promoção de saúde e a prevenção de doença exigem atenção redobrada aos dilemas éticos na saúde pública e ao potencial de danos (Strasser et al., 1987; Guttman e Salmon, 2004). Por exemplo, Downing (2011) e Hadler (2008) argumentam que estamos cada vez mais medicalizando a saúde e criando a impressão de que há uma resposta médica para todos os problemas da vida. O resultado é o uso excessivo da tecnologia, com seu potencial para danos. No fim das contas, as pessoas têm o direito de escolher e, ao escolher, compartilham a responsabilidade pelos resultados. Esse é, também, um parâmetro importante tanto da saúde quanto da promoção de saúde e da prevenção de doenças.

Nos dois exemplos citados, o médico e a pessoa atendida precisaram trabalhar juntos para elaborar um plano de tratamento que fosse aceitável para ambos. Isso exigiu que as metas e prioridades de cada um fossem consideradas e talvez reexaminadas. Por fim, quando há desacordo, pode ser necessário que o médico avalie as razões mais profundas do posicionamento da pessoa, como demonstrado pelos exemplos descritos.

DEFININDO OS PAPÉIS DA PESSOA E DO MÉDICO

Inerente à articulação dos papéis a serem assumidos pela pessoa atendida e pelo médico está a definição de uma responsabilidade mútua pelas ações que se seguirão.

Isso pode ser feito de maneira bem simples, como no seguinte exemplo: "Quero vê-lo novamente em um mês para observar como esse novo remédio está baixando sua pressão". Implícitos nessa frase estão o uso, pela pessoa, da nova medicação conforme prescrito pelo médico e o desejo do médico de acompanhá-la no futuro. Certas situações, todavia, podem ser bem mais complexas e, por isso, exigir uma definição explícita das funções a serem assumidas por ambos. Como no caso de Hanna, a mulher que tinha câncer de mama, apresentado no Capítulo 3, a elaboração de um plano conjunto de manejo foi um processo em construção, com os papéis de Hanna e do médico alterando-se constantemente e mudando em resposta às necessidades de Hanna.

Às vezes, há uma profunda discordância sobre a origem do problema ou sobre as metas e prioridades para o tratamento. Quando esse tipo de impasse acontece, é importante olhar para a relação entre a pessoa e o médico e para suas percepções do papel um do outro. (A natureza e as características da relação serão tratadas em detalhes no Capítulo 7; aqui nos concentramos no problema da definição de papéis.) Os médicos, talvez quando a pessoa tem câncer, podem se ver como o agente que quer fazer a remissão acontecer e talvez esperem que a pessoa atendida assuma o papel de recipiente passivo do tratamento. As pessoas, entretanto, podem estar à procura de um profissional que expresse preocupação e interesse com seu bem-estar e que esteja preparado para tratá-las da maneira menos invasiva possível, vendo-as como indivíduos autônomos com o direito de ter voz na escolha entre várias formas de tratamento. Para os médicos, esse dilema não é tão sério quando os tratamentos são igualmente efetivos; a apreensão surge quando a pessoa escolhe um tratamento que eles consideram menos eficiente ou até mesmo prejudicial.

A evolução da relação entre a pessoa e o médico, descrita nos Capítulos 4 e 7, permite que o profissional veja a mesma pessoa com problemas distintos em diferentes situações ao longo de vários anos e também a enxergue através dos olhos de outros membros da família. O compromisso do médico é "estar presente" junto à pessoa durante toda a sua experiência da doença. As pessoas precisam saber que podem contar com seus médicos quando precisarem. Essa relação constante dá cor a tudo que acontece entre eles. Se há dificuldades na relação ou expectativas divergentes quanto às funções, ambos terão problemas para trabalhar juntos efetivamente. As seguintes situações são exemplos disso:

- A pessoa está buscando uma autoridade que lhe diga o que é errado e o que deve fazer; o médico, por sua vez, quer uma relação mais igualitária, na qual ele e a pessoa compartilhem a tomada de decisões.
- A pessoa anseia por uma relação profunda e significativa com uma figura paterna que compensará tudo que seus próprios pais nunca lhe deram; o médico quer ser um cientista biomédico que pode aplicar as descobertas da medicina moderna aos problemas da pessoa atendida.
- O médico adota uma abordagem holística para a medicina e quer conhecer quem atende como pessoa; a pessoa procura apenas a assistência técnica do médico.

Elaborar um plano conjunto considerando a participação da pessoa no processo de tomada de decisão não implica necessariamente que ela assumirá um papel ativo. O nível de participação da pessoa pode flutuar dependendo de sua capacidade emocional e física. Dessa forma, os médicos devem ser flexíveis e responder às mudanças potenciais no envolvimento das pessoas sob seus cuidados. Algumas podem estar doentes demais ou muito sobrecarregadas pelo fardo de sua experiência da doença para participar ativamente em seu tratamento. Outras podem achar que tomar decisões sobre as opções de tratamento é muito complexo e confuso; por isso, deixam a tarefa para o médico. Quando as pessoas recebem cuidados de vários profissionais da saúde, assumem diferentes papéis e relações com cada um. Os papéis dentro da equipe de cuidados de saúde e entre seus membros também podem influenciar o tratamento da pessoa, como discutido em detalhes no Capítulo 13.

Às vezes, a falta de clareza sobre os papéis da pessoa e do médico ou sobre quem deve assumi-los pode resultar em ambiguidade e incerteza. O caso a seguir serve como ilustração dessa situação.

Caso ilustrativo

Ralph Kruppa, um médico de família de 59 anos, sofreu um infarto do miocárdio. Isso o abalou seriamente, deixando-o preocupado e com dúvidas quanto à sua saúde e bem-estar futuros. No momento da alta do hospital, seu cardiologista sugeriu que o próprio Dr. Kruppa cuidasse de sua prescrição de varfarina, porque, como médico, sabia usar a medicação. O Dr. Kruppa, a pessoa, sentindo-se vulnerável, o que não era de seu costume, não questionou a sugestão do cardiologista. Subsequentemente, solicitou um número maior de testes de coagulopatia (razão normalizada internacional, RNI) para si mesmo do que jamais havia solicitado para qualquer das pessoas que atendia. Quatro semanas depois de sua alta, o Dr. Kruppa tinha uma consulta com seu médico de família, que sugeriu que passaria a controlar a RNI do Dr. Kruppa para determinar se estava muito alta ou muito baixa e para, de acordo com os resultados, acertar a dose de varfarina. Não havia necessidade de que ele se envolvesse. Alguém do consultório lhe telefonaria caso a dose precisasse ser alterada.

O Dr. Kruppa pensou consigo: "Claro, os resultados do laboratório vão para vocês, mas eu vou arranjar um jeito de receber cópias para continuar informado sobre os resultados! Conheço o sistema e como as informações podem se perder pelo caminho". Em voz alta, ele respondeu calmamente: "Claro, o que você achar melhor".

Nenhum dos médicos do Dr. Kruppa havia lhe perguntado qual era sua perspectiva e que papel ele queria assumir no manejo da varfarina. Além disso, nem o médico de família e comunidade, nem o cardiologista consultaram um ao outro; dessa forma, cada um tinha ideias muito diferentes sobre o manejo do medicamento. Teria sido preferível e melhor que as várias opções lhe fossem apresentadas antes da decisão de que papel ou papéis o cardiologista, o médico de família e ele poderiam assumir. O próximo passo importante teria sido perguntar: "Que opção você prefere e que papel gostaria de ter?".

O PROCESSO DE ELABORAÇÃO DE UM PLANO CONJUNTO DE MANEJO DOS PROBLEMAS

No processo de elaboração de um plano conjunto de manejo dos problemas, é responsabilidade do médico usar seu conhecimento para definir o diagnóstico. Isso pode ser claro e direto, como em "Você tem uma infecção de garganta", ou muito mais complexo e incerto, como em "Há várias possibilidades para o que seus sintomas sugerem e muitas opções para os próximos passos, como solicitarmos mais exames ou aguardarmos para ver como sua condição evolui. Você tem alguma preferência nesse caso?". Às vezes, a história da pessoa se inicia de forma simples e evolui para algo inesperado. Por exemplo, vejamos o caso de um homem de 35 anos, de aparência saudável, que se apresenta com um histórico recente de um único episódio de palpitações que durou 15 minutos, associado a um sentimento de ansiedade. O histórico e o exame físico não revelaram anormalidades, mas o homem estava muito preocupado e havia interrompido seu programa de exercícios diários com medo de que pudesse prejudicar seu coração. Fez buscas na internet e concluiu que precisava de eletrocardiograma, teste ergométrico, monitoração eletrocardiográfica com Holter e vários exames de sangue. Como a taquicardia ocorreu logo após o recebimento de "más notícias", o médico decidiu que um único episódio provavelmente não era grave, e, se o eletrocardiograma fosse normal, nada mais seria necessário. Após o médico explicar suas conclusões, o homem ficou um pouco aliviado, mas ainda assim solicitou exames adicionais. Ao reconhecer que a pessoa precisava ser mais tranquilizada, o médico concordou em solicitar um teste ergométrico, mas explicou o risco de um resultado falso-positivo. Relutava em solicitar outros exames que considerava desnecessários, mas concordou em discutir essa possibilidade novamente após o teste ergométrico. O médico explorou um pouco mais o histórico de "más notícias" e descobriu que o melhor amigo do homem havia recentemente morrido em um acidente de carro. Os dois haviam trabalhado juntos em diversas ocasiões e até mesmo corrido uma maratona juntos alguns meses antes. Agora fazia sentido por que o homem precisava de todos os exames adicionais. Até ficar convencido de que seu coração estava bem, viveria com medo de que, como seu amigo, estivesse vulnerável. Apesar de exames adicionais talvez não serem necessários em uma perspectiva estritamente biomédica, eram importantes para que o homem pudesse seguir em frente com sua vida. Nas consultas de acompanhamento, o médico o convidou a falar mais sobre seu amigo e a reação à sua perda. O que inicialmente era uma palpitação potencialmente benigna que exigia apenas que o médico o tranquilizasse revelara-se uma experiência que modificou sua vida e exigia do médico o apoio para a aceitação de uma perda importante.

Ao explorar as histórias das pessoas (o significado de saúde para elas, suas aspirações na vida, seus sintomas, sentimentos e ideias, como a experiência da doença interfere em suas atividades e suas esperanças de tratamento), os médicos são capazes de discernir o diagnóstico provável e o impacto da experiência da doença. O plano terapêutico deve abordar todo o histórico, e não apenas a doença, e a experiência da doença deve ser consistente com as crenças e aspirações da pessoa. Enquanto explica o que entende do problema da pessoa, é importante que o médico esteja aberto às suas perguntas e preste atenção às pistas verbais e não verbais que mostram se a pessoa está confusa, irritada ou ansiosa com o que está sendo dito. É importante dar à pessoa a oportunidade de fazer perguntas e dar sugestões. Isso deve ser mais do que apenas esclarecer os planos do médico; deve ser uma oferta genuína de reconsideração e revisão da abordagem do tratamento se ele não for congruente com os valores e preferências da pessoa. Algumas vezes, quando o médico pergunta "O que você acha?", algumas pessoas respondem "Eu não sei – você é o médico!". Os médicos precisam responder com um comentário do tipo: "Sim, e vou lhe dar informações e a minha opinião, mas suas ideias e desejos são importantes para definirmos nosso plano juntos". Essa é a base de um verdadeiro compartilhamento de ideias.

A pessoa e o médico podem, então, tomar parte em uma discussão conjunta sobre seu entendimento compartilhado do problema e sobre a melhor forma de tratá-lo. Ao concluir sua conversa sobre as opções e metas do tratamento, é responsabilidade do médico verificar explicitamente o entendimento e a concordância da pessoa. Durante essa conclusão, o médico e a pessoa também devem deixar explícitos seus papéis para alcançar as metas de tratamento que foram decididas. Isso pode ser simples – como a concordância sobre como os planos de acompanhamento serão definidos – ou complexo – como a discussão sobre como uma pessoa com câncer na fase paliativa precisa que o médico assuma um papel de provedor de cuidados paliativos, e não mais curativos.

Se houver desentendimentos, os médicos devem evitar se envolver em brigas por poder. Em vez disso, devem escutar as preocupações ou opiniões da pessoa, e não a ignorar por considerá-la teimosa ou difícil. Quando há conflitos, a Tabela 6.1 poderá ser uma ferramenta útil. Como a pessoa e o médico veem o(s) problema(s), as metas de tratamento e seus papéis? Por que há divergências entre eles, e há possibilidade de resolver suas diferenças? A tabela também ajuda o médico a avaliar se estão faltando informações importantes, como a experiência da doença da pessoa ou tópicos específicos relevantes ao seu contexto único.

TABELA 6.1[1] Elaborando um plano conjunto de manejo dos problemas[2]

Questão	Pessoa	Médico
Problemas		
Metas		
Papéis		

[1] N. de R.T.: Diante da realidade brasileira e em determinadas situações, a Tabela 6.1 poderá ser ampliada, colocando-se colunas extras para o papel de outros especialistas, facilitando a coordenação do cuidado pelo médico de família e comunidade.

[2] N. de T.: A tradução do inglês poderia também ser "Encontrando uma base comum", mas "Elaborando um plano conjunto de manejo dos problemas" traduz melhor e ressalta as etapas e necessidades envolvidas na aplicação desse componente.

O caso a seguir ilustra os conceitos-chave para que se encontre um plano conjunto de manejo dos problemas: definir os problemas, as metas e os papéis da pessoa atendida e do médico. Também ressalta a importância fundamental de uma relação de confiança entre a pessoa e o médico.

Caso ilustrativo

Quando o Dr. Matise viu Lyle, então com 28 anos, pela primeira vez, o cheiro de álcool e cigarros permeou o consultório. Com pouco mais de 1,80m de altura e pesando cerca de 140 quilos, Lyle era uma presença imponente. Estava com a barba por fazer e vestia uma camiseta e jeans rasgados. Sua fala era recheada de palavrões. A razão declarada por Lyle para sua visita era avaliar seu colesterol.

Revelou o quanto estava insatisfeito com seu peso e estava começando a se preocupar com sua saúde. Disse: "Perguntei para meu último médico por que diabos suo tanto, e o médico me disse 'Lyle, veja isso da seguinte forma: imagine um homem de 70 quilos carregando outro homem de 70 quilos para todo lugar que vai... É por isso que você sua tanto'". Lyle bufou: "Que merda de resposta é essa?".

Sua obesidade havia piorado no último ano, depois de ter perdido seu emprego. Havia completado o ensino fundamental e dizia que "a educação não vale nada, a não ser que você consiga um emprego que pague um bom dinheiro!" Na verdade, Lyle havia ganhado dinheiro, pois havia trabalhado e ascendido de trabalhador braçal para encarregado de uma siderúrgica. Isso até que a siderúrgica foi fechada. "Droga, trabalhei na fábrica desde meus 16 anos", lamentou-se Lyle, "aqueles caras eram como minha família". Incapaz de manter os pagamentos de sua casa após a demissão, Lyle havia se mudado para um *motor home* em péssimo estado, que era de sua mãe. Agora passava a maior parte de seus dias fumando e bebendo com "bons amigos" que compartilhavam uma perspectiva de vida semelhante.

Seu colesterol nunca havia sido medido, mas ele ouvira uma "conversa de colesterol" na televisão. Agora, com sua suposta preocupação com a saúde, Lyle queria saber sobre seu colesterol. Perguntas sobre seu estilo de vida revelaram o seguinte: "Sou um cara de comer carne e batatas, doutor!", explicou Lyle. Também relatou ser fumante de um maço por dia desde sua adolescência e bebia um "fardo de 24" por semana. O abuso de álcool era um padrão consistente em seu pai e seus dois irmãos, mas Lyle não via seu próprio consumo de álcool como um problema.

Ficou imediatamente claro para o Dr. Matise que Lyle estava enfrentando muitas questões sérias. O fechamento da siderúrgica o havia levado a sentir-se amargurado e com raiva, apesar de Lyle negar essas emoções. Entretanto, na perspectiva do Dr. Matise, as perdas de emprego e de sua casa estavam aparentemente relacionadas à sua alimentação, tabagismo e consumo de bebidas. Apesar de seu exterior rude, Lyle parecia assustado. Quando o Dr. Matise perguntou diretamente como ele queria proceder para abordar sua preocupação quanto ao peso e ao colesterol, Lyle aparentemente relutava em fazer quaisquer mudanças em seu estilo de vida atual.

Com base na história de Lyle, o Dr. Matise pôde imaginar como haviam sido fracas as interações daquela pessoa que atendia com outros profissionais da saúde no passado. Múltiplas questões de saúde exigiam atenção, mas só poderiam ser enfrentadas quando Lyle estivesse pronto e somente após uma relação mais firme e de confiança ter sido estabelecida. Naquele momento, a elaboração de um plano conjunto de manejo dos problemas consistiria em concentrar-se diretamente no colesterol de Lyle, inclusive descobrindo o que ele sabia sobre colesterol e que passos estava pronto a dar para lidar com essa questão.

O Dr. Matise tinha esperanças de que durante avaliações futuras do colesterol poderia desenvolver mais a relação com aquela pessoa. A formação de uma relação forte entre a pessoa atendida e o médico aumentaria a chance de se elaborar um plano conjunto de manejo das muitas dificuldades ainda enfrentadas por Lyle.

ESTRATÉGIAS PARA AUXILIAR A ELABORAR UM PLANO CONJUNTO DE MANEJO DOS PROBLEMAS

O desenvolvimento de abordagens específicas para entrevistas, tais como a entrevista motivacional e a tomada de decisão informada, traz estratégias úteis para ajudar as pessoas e os médicos no processo de elaborar um plano conjunto de manejo dos problemas. A entrevista motivacional reflete o mesmo espírito de colaboração que nós encorajamos.

> Não é algo feito por um especialista para um receptor passivo, um professor para um aluno, um mestre para um discípulo. Na verdade, não é feito "para" ou "em" alguém, de forma alguma. A EM (entrevista motivacional) é feita "pela" pessoa e "com" ela. É uma colaboração ativa entre especialistas. As pessoas são inquestionavelmente especialistas a respeito de si mesmas. Ninguém esteve com elas por mais tempo ou as conhece melhor do que elas a si mesmas. Na EM, o entrevistador é um companheiro que geralmente fica com menos da metade das falas. O método de EM envolve a exploração mais do que a exortação, o interesse e o apoio mais do que a persuasão ou a argumentação. O entrevistador busca criar uma atmosfera interpessoal positiva que conduza à mudança, mas que não seja coercitiva. (Miller e Rollnick, 2013, p. 15)

A entrevista motivacional surgiu na década de 1980, com o foco nos comportamentos aditivos, como alcoolismo e tabagismo, e é hoje largamente usada em muitos cenários de ajuda a pessoas que querem fazer diversos tipos de mudanças comportamentais (Söderlund et al., 2011). Por exemplo, uma pessoa pode querer ser um não fumante, mas não ser capaz ou não estar disposta a tolerar a batalha para largar o cigarro. Ficam, muitas vezes, paralisadas por sua ambivalência quanto a deixar o cigarro: por um lado, reconhecem os benefícios de abandonar o fumo, mas, por outro, apreciam fumar e sentem que os sintomas da abstenção são intoleráveis. A entrevista motivacional desafia o "reflexo de endireitar as coisas", a tentativa quase automática dos médicos de consertar o que está errado dizendo para as pessoas o que fazer. Alguns médicos se empenharão em assustar as pessoas para que mudem ao citar estatísticas assustadoras sobre os efeitos maléficos do tabagismo; outros podem tentar fazê-las se sentir culpadas por não largarem o cigarro. Apesar de bem-intencionadas, essas abordagens geralmente fracassam. "A EM é uma forma de organizar a conversa de forma que as pessoas se autoconvençam a mudar, com base em seus próprios valores e interesses" (Miller e Rollnick, 2013, p. 4).

A intervenção do médico geralmente se dá pelo fornecimento de informações sobre tabagismo, dicas sobre como parar e prescrição de ajuda farmacológica, como adesivos de nicotina, bastões de nicotina e bupropiona. Isso geralmente ajuda, se estiver de acordo com as ideias sobre largar o cigarro que a pessoa tem, mas ela talvez tenha outras ideias sobre o que funciona melhor. Médicos que obtêm resultados começam estabelecendo uma boa relação com a pessoa por meio de métodos de entrevista, como o questionamento aberto, a escuta reflexiva e a empatia. Em sequência, encorajam a pessoa a conversar sobre o comportamento que quer mudar, o que já tentou e o que usou com sucesso para mudar outros comportamentos no passado. Tomarão todas as falas sobre mudança (considerações de ideias sobre a necessidade ou desejo de mudar, razões para mudar ou como poderão mudar) e ajudarão a pessoa a explorar e dar consistência às suas ideias, identificando como ela poderá enfrentar quaisquer barreiras e como poderá incorporar qualquer recurso útil de seu ambiente. A chave do sucesso é que as ideias venham da pessoa, e não do médico.

Outra técnica de entrevistas útil é perguntar sobre a confiança e a convicção da pessoa (Keller e White, 1997). Por exemplo, se a pessoa expressa o desejo de melhorar sua condição física, pergunte sobre sua convicção: "Qual a importância para você de ter uma melhor condição física?". Escalas podem ser incorporadas às perguntas: "Em uma escala de 0 a 10, como classificaria a importância disso para você?". Se a pessoa classifica como 5, o médico pode dar sequência da seguinte forma: "O que precisaria para você responder 7 ou 8?". Isso ajuda a esclarecer os valores e a motivação da pessoa e pode até gerar conversas sobre mudança. Da mesma forma, o médico pode perguntar sobre a confiança da pessoa para fazer as mudanças desejadas. Essa técnica também ajuda o médico a decidir onde concentrar seus esforços. Se a pessoa estiver fortemente motivada, mas não tiver muita confiança, então a entrevista deverá se concentrar na descoberta de estratégias efetivas para mudança; em contrapartida, se a pessoa estiver confiante de que pode mudar se quiser, mas não tem convicção, então o foco deve ser na exploração do que melhoraria sua motivação.

Vários autores advogam o uso de técnicas de compartilhamento da tomada de decisão nos cuidados à pessoa (Towle e Godolphin, 1999; Charles et al., 1999; Elwyn et al., 2000; Elwyn e Charles, 2001; Edwards e Elwyn, 2009; Légaré et al., 2010). Por exemplo, o Modelo de Tomada de Decisão Compartilhada e Informada (Elwyn et al., 1999; Godolphin et al., 2001; Weston, 2001; Godolphin, 2009) descreve uma abordagem para envolver as pessoas em seus próprios cuidados na medida em que quiserem ser envolvidas. Usando essa abordagem, os médicos determinam quanta informação as pessoas desejam ter e como preferem saber mais sobre sua condição (p. ex., conversa com o profissional que lhe presta cuidados de saúde ou orientações sobre saúde, ferramentas para tomada de decisões, panfletos, internet, vídeos ou grupos de apoio, dependendo do que estiver disponível) e suas preferências quanto a que papel assumir na tomada de decisões (p. ex., falando com outros familiares, contando com os conselhos do médico, contando consigo mesma, à vontade com o fato de correr riscos). Discutir como a pessoa prefere lidar com o conflito de tomada de decisão – o que faz quando confrontada com ideias opostas e com a incerteza – pode ajudá-la a resolver tais dilemas. É importante entender que, nessa abordagem, o médico não é apenas um servidor fazendo tudo que lhe é solicitado, mas um parceiro que traz seu conhecimento médico e evidências para a discussão do manejo da doença. Towle e Godolphin (1999) argumentam que ser explícito a respeito dessas questões melhora as oportunidades da pessoa de estabelecer uma parceria efetiva com o médico à medida que avaliam as escolhas juntos e chegam a uma decisão mútua que melhor responda às preferências dela e seja congruente com as melhores evidências disponíveis e com o conhecimento clínico.

> Em uma decisão verdadeiramente compartilhada, os médicos e as pessoas se influenciam mutuamente, cada um potencialmente chegando a um ponto diferente daquele em que iniciaram o processo, com entendimentos diferentes daqueles que cada um teria alcançado sozinho. Não é uma questão de quem tem e quem não tem o poder. É uma questão de influência mútua. (Hanson, 2008, p. 1.368)

Essas estratégias descritas podem ser muito úteis para que se encontre um plano conjunto de manejo dos problemas, mas devem ser sempre aplicadas no contexto da prática centrada na pessoa. Como dito anteriormente, as pessoas podem não se sentir bem o suficiente ou ter a confiança necessária para serem participantes ativas nas decisões sobre seu tratamento. Podem escolher abrir mão de suas responsabilidades e passá-las para o médico. Isso é assistência centrada na pessoa, na medida em que respeita as necessidades e as preferências do doente em circunstâncias específicas. Entretanto, a situação pode mudar, e isso exige que os médicos estejam prontos a responder e sejam flexíveis para envolver a pessoa no processo de elaboração de um plano conjunto de manejo dos problemas.

CONSIDERAÇÕES FINAIS

A elaboração de um plano conjunto de manejo dos problemas exige que as pessoas e os médicos cheguem a um entendimento e concordância mútuos sobre a natureza dos problemas e sobre as metas e prioridades do tratamento, bem como sobre o papel de cada um. Por vezes, as pessoas e os médicos têm visões divergentes em cada uma dessas questões. O processo de encontrar uma solução satisfatória não é uma questão de barganha ou negociação, mas, sim, de se encaminhar para um encontro de pensamentos e de elaborar um planejamento. Em algumas situações, isso significa concordar em discordar, mas sempre significa respeitar um ao outro.

Como sugerido por Boudreau e colaboradores (2007), a única meta dominante dos cuidados médicos é "o bem-estar das pessoas e, mais especificamente, a melhora do seu funcionamento para permitir que busquem a realização de seus propósitos" (2007, p. 1.196). Dessa forma, é essencial envolver as pessoas no planejamento de seu tratamento e na determinação das prioridades dos cuidados, pois apenas a pessoa assistida é consciente de como sua doença bloqueia a realização do que é mais importante para ela. Colocar essas considerações no centro do cuidado de saúde transforma o método clínico ao exortar os médicos a reconhecerem que são chamados para fazer mais do que acabar com a doença; são chamados a se unir às pessoas na abordagem do impacto total da doença nas vidas delas.

Logo, o processo de elaboração de um plano conjunto de manejo dos problemas entre a pessoa assistida e o médico é um componente integral e interativo do método clínico centrado na pessoa. Elaborar o plano conjunto de manejo dos problemas é o eixo central ou o local de convergência, onde todos os componentes do método se unem. Para elaborar um plano conjunto de manejo dos problemas, o clínico deve levar em consideração todos os aspectos do método clínico centrado na pessoa: conhecer a saúde, a doença e a experiência da doença da pessoa; valorizar a pessoa e seu contexto de vida; e construir constantemente a relação entre o médico e a pessoa. McLeod (1998, p. 678), de forma convincente, argumenta que:

> Quando escutamos, aceitamos e validamos a história da experiência da doença, quando interpretamos a experiência da doença em termos de sua fisiopatologia sintomática, quando explicamos os planos de tratamento e o prognóstico e, acima de tudo, quando definimos o papel da própria pessoa no processo de cura, então a confiança, a compaixão e a ligação humana entre a pessoa e o médico se tornam algo possível.

"Preferiria me Arriscar!": Caso Ilustrativo do Terceiro Componente

Jamie Wickett, Judith Belle Brown e W. Wayne Weston

A Dra. Santos voltou ao seu consultório pensando sobre seu dilema atual, logo após encerrar sua consulta com Edward, de 63 anos, a última pessoa que havia atendido naquele dia. Estava, sem dúvida, entre a cruz e a espada, e não sabia como proceder. A Dra. Santos sentou-se à sua escrivaninha, refletindo sobre os últimos vários anos de cuidados prestados àquela pessoa. Estava ciente de que Ed muitas vezes se sentia sobrecarregado por seus múltiplos problemas médicos, que incluíam doença vascular periférica, diabetes melito e doença arterial coronariana, para citar apenas alguns. Além disso, sua lista de medicações enchia uma página inteira. Sua "melhor idade" havia sido atormentada por vários desafios médicos, que culminaram em uma amputação repentina e inesperada da perna esquerda no nível da coxa. Ed nunca conseguiu se adaptar à prótese, estava preso a uma cadeira de rodas e sofria constantemente com dor do membro fantasma.

Ed era um policial aposentado que vivia em um apartamento com Cathy, sua devotada esposa há muitos anos. Com dificuldade, Ed havia acomodado sua vida depois que sua perna esquerda foi amputada no nível da coxa. Essa amputação mudou significativamente a vida diária tanto de Ed quanto de Cathy em muitos aspectos. Cathy, além de única cuidadora de Ed, era também a pessoa que sustentava a família. A Dra. Santos, por vezes, perguntava-se como Cathy dava conta de todas as suas responsabilidades. Sabia que Ed dependia de Cathy para ajudá-lo em seus deslocamentos. Era um homem corpulento, e a única razão pela qual podia se deslocar era o fato de ainda poder usar sua perna direita.

Ed passava a maioria de seus dias em casa, onde esperava ansiosamente pelo almoço semanal com alguns de seus amigos aposentados da polícia. Também apreciava as visitas diárias de vários provedores de cuidados médicos que iam à sua casa. Suas outras interações sociais eram restritas às consultas com os muitos médicos envolvidos em seus cuidados. Além dessas interações, permanecia socialmente isolado.

Ed sempre comparecia a cada consulta mensal com a Dra. Santos trazendo uma lista impressa, detalhando os itens sobre os quais ele e Cathy gostariam de conversar. A Dra. Santos entendia que a lista de Ed era parte de sua necessidade de controlar as coisas que podia fazer em sua vida, já que tanto daquilo pelo que tinha passado nos últimos anos estava fora de seu controle. Pelo menos durante suas consultas, ele podia decidir que preocupações gostaria de abordar e em que ordem. Logo, quando Ed e Cathy chegaram ao consultório inesperadamente e sem trazer uma lista formal de assuntos, a Dra. Santos sabia que algo deveria estar errado.

Há duas semanas, Ed havia comparecido ao consultório por causa de um pequeno caroço avermelhado logo abaixo de seu joelho direito, exsudando quantidades profusas de um líquido amarelo misturado com pus e sangue. A Dra. Santos lembrava que naquele dia se preocupou com a possibilidade de a artroplastia total do joelho direito que Ed havia feito ter infectado e formado uma fístula, drenando para a superfície da pele. Consequentemente, ela havia encaminhado Ed para seu cirurgião ortopédico, que prontamente atendeu Ed e confirmou que a artroplastia do joelho direito estava infectada.

Agora, em sua consulta de acompanhamento com a Dra. Santos, Ed recontou os detalhes da consulta com o especialista. Ele estava arrasado com a notícia de que sua artroplastia total do joelho direito estava infectada. Havia passado por múltiplos reveses nos últimos anos e agora via essa situação como mais um fardo. O fato de que algo ruim estava acontecendo em sua perna "boa" só aumentava seu nível de preocupação, e sentia que sua outra perna havia agora o deixado na mão. Desde a amputação da perna esquerda, Ed havia sido muito cuidadoso em relação a quaisquer sintomas ou alterações em sua perna direita. A perspectiva de uma possível perda da perna que lhe restava o enchia de medo e ansiedade. "Doutora, será o fim da minha vida se eu perder minha perna. Cathy não poderá mais me ajudar com os deslocamentos, e eu terei que passar a viver em uma casa geriátrica!"

Apesar de o cirurgião recomendar enfaticamente que uma revisão em dois tempos fosse feita imediatamente, Ed não estava pronto para lidar com um procedimento tão drástico. Mais cirurgias naquele momento pareciam ser "demais" para Ed, e ele preferia uma abordagem não cirúrgica. A complexidade da decisão que Ed teria que tomar sobre o tratamento deixava-o confuso, e ele tinha dificuldades para pôr essa ideia em sua cabeça. Isso ficou claro quando disse: "Preferiria me arriscar e morrer do que passar pela cirurgia e arriscar perder tudo o que ainda me resta. Pode não parecer muito para a senhora, doutora, mas é tudo que eu tenho." Apesar da ameaça de graves complicações se não fizesse a cirurgia, Ed estava irredutível em não poder encarar uma cirurgia novamente.

Assim que Ed e Cathy voltaram para casa, a Dra. Santos dedicou alguns momentos para refletir sobre essa consulta preocupante. Podia ver o benefício do plano de tratamento do cirurgião, que certamente fazia sentido de um ponto de vista curativo: retirar o que está infectado, tratar com antibióticos intravenosos e colocar uma nova prótese assim que a infecção estivesse resolvida. Mas Ed discordava. A Dra. Santos se perguntava se o medo paralisante que Ed tinha de perder sua perna estava fazendo ele não conseguir examinar plenamente os benefícios e riscos das duas opções de tratamento. Entendeu que perder sua outra perna estava fora de questão para ele, tanto que ele considerava valer a pena o risco de desenvolver complicações que poderiam ameaçar sua vida. Perguntou-se como poderia ajudá-lo a fazer uma escolha mais bem informada. A Dra. Santos notou que Cathy, que geralmente participava ativamente nas consultas de Ed no consultório, havia ficado silenciosa dessa vez. Cathy absteve-se de dar sua opinião sobre as duas opções de tratamento. Apesar disso, a Dra. Santos suspeitava que Cathy concordava com a opinião do cirurgião, mas não queria contrariar a decisão de seu marido. No passado, Cathy havia dito à Dra. Santos que tentava, sempre que possível, incentivar a independência de Ed, e não queria dizer nada que comprometesse as poucas escolhas que ele tinha.

A Dra. Santos agora sabia como proceder e ligaria para Cathy e Ed na manhã seguinte. Como tanto Cathy quanto Ed estavam profundamente afetados pela decisão de tratamento, os dois precisavam ser incluídos. A meta da Dra. Santos era ajudar Ed e Cathy a entender que a melhor chance de salvar a perna de Ed envolvia cirurgia e que juntos todos se esforçariam para que Ed pudesse continuar em casa, não importando o desfecho. A Dra. Santos sabia que precisava liberar Ed de seu medo e que Cathy seria sua aliada. Esse era um caminho possível para elaborar um plano conjunto de manejo do problema.

7 O quarto componente: intensificando a relação entre a pessoa e o médico

Moira Stewart, Judith Belle Brown e Thomas R. Freeman

INTRODUÇÃO*

Perguntamo-nos por que os componentes da relação entre a pessoa e o médico não são mais amplamente adotados (Stewart, 2005). Talvez os valores sociais correntes, de modo geral, não ofereçam apoio nem fomentem as relações. Nossa sociedade ocidental, em vez disso, valoriza o individualismo em detrimento da comunidade; valoriza a ciência mais do que a arte; valoriza a análise acima da síntese; e valoriza as soluções tecnológicas mais do que a sabedoria. Em tal contexto, nossa capacidade para a espiritualidade e o amor fica diminuída. Na medicina, essas influências sociais causam um desequilíbrio tão alarmante que nós e nossos alunos quase nunca encontramos alternativas para o individualismo, a ciência, a análise e a tecnologia, e quase nunca reconhecemos o equilíbrio que deve ser buscado. Willis (2002) argumenta que "o maior desafio enfrentado pela medicina contemporânea é que ela possa reter... ou recuperar sua humanidade, sua *caritas*, sem perder sua base essencial na ciência... encontrar um meio termo".

Apesar dessas influências sociais, a relação entre a pessoa e o médico "tem sido foco de atenção desde o início da medicina ocidental" (Cassell, 2013, p. 16).

Uma citação de Sir William Osler no início do século XX ilustra esse foco:

> Insistiria com vocês... que prestem mais atenção para cada pessoa individualmente do que para as características especiais da doença... Lidando, como fazemos, com a pobre e sofredora humanidade, vemos o homem sem máscaras, exposto em toda sua fragilidade e fraqueza, e vocês devem manter o coração aberto e maleável para que não menosprezem essas criaturas, seus semelhantes. A melhor maneira é manter um espelho em seu coração, e, quanto mais você observar suas próprias fraquezas, mais cuidadoso será com seus semelhantes. (Cushing, 1925, p. 489-90)

Como os médicos põem em prática os conceitos descritos por Osler?

As tarefas diárias da medicina são realizadas por meio da interação entre a pessoa e o médico durante uma consulta, "a unidade essencial da prática médica" (Spence, 1960). Dessa forma, a linguagem da medicina é "uma linguagem de eventos mais do que uma linguagem de processo em curso (e corrente)" (Cassell, 2013, p. 20). Entretanto, "fluindo como um rio, por debaixo dessas consultas individuais está a relação em curso, manifestando dimensões mais duradouras do que as quali-

---

* Parte do material deste capítulo é adaptada do artigo de Stewart, "Reflections on the Doctor-Patient Relationship: from Evidence and Experience" (2005).

dades de qualquer consulta individual – dimensões como confiança, empatia, sentimento, poder e propósito" (Stewart, 2004, p. 388). Loxterkamp (2008) também usou o rio como metáfora para as relações entre a pessoa e o médico.

> Pode-se dizer que eu fiz a pessoa flutuar quando estava no fundo, ajudei-a a atravessar tempos conturbados, a enxergar além da curva do rio, o que ela, em um momento de escuridão, não conseguia ver. Juntos deixamos que o rio nos levasse, sabendo que era mais forte e rápido do que nosso esforço solitário de nadar até a margem. (2008, p. 3)

A literatura sobre medicina, enfermagem e psicoterapia traz referências para processos cuja meta é uma relação robusta entre a pessoa e o médico: uma aliança de trabalho, uma aliança terapêutica. A relação exige "habilidades não só variadas, mas também altamente técnicas, psicologicamente profundas e pessoalmente empáticas" (Cassell, 2013, p. 19). "O agente primário do tratamento é o médico" (Cassell, 2013, p. 83).

COMPAIXÃO, CUIDADO, EMPATIA E CONFIANÇA

> A médica, ao chegar atrasada e já antecipando suas (da médica) próximas três ações, poderia fugir da ambiguidade dos olhos (da pessoa sendo atendida) que a evitavam e de suas mãos nervosas e apenas escrever uma prescrição e dirigir-se imediatamente para o próximo consultório, onde um teste rápido para estreptococo havia dado positivo. Ou poderia arriscar seu ato de equilibrismo usando 5 minutos fora de seu roteiro, o que poderia abrir uma caixa de Pandora.
>
> Naquele momento de indecisão, por que aquela pessoa arriscaria se expor, ou por que a médica abriria mão da segurança de sua posição de superioridade? As escolhas de pessoas e médicos frequentemente refletem um aprendizado mútuo no desenvolvimento da relação: a confiança de que naquele local o ser verdadeiro de cada um pode aparecer; a garantia de que seus medos galopantes serão acalmados pelo toque e pelas palavras da médica, bem como pelo ambiente familiar e o companheirismo que dá fim ao exílio da experiência da doença e oferece a promessa de ser levado em segurança até alguma margem reconhecível; algum sinal de que há abrigo ali, bem como a boa vontade que pode restaurar a saúde. E atenção ao que é mais importante: Por que vivemos? Pelo que nos sacrificamos? Em que momento há algo mais importante a cuidar do que o tempo que nos separa?
>
> O investimento nesses momentos, cujas consequências são como ondas que se expandem em arcos cada vez mais amplos, é tão importante quanto qualquer ato heroico para salvar vidas. Esses são os momentos que fazem valer a pena salvar vidas. Revelam o valor de viver algo, um valor intrínseco que não pode jamais receber um preço ou ser comercializado, nem ser comprovado, a não ser por sua afirmação em um aperto de mão ou um sinal de agradecimento. (Loxterkamp, 2008, p. 3)

Entretanto, nem todos os médicos "se inclinam na direção das relações".

> Brian McDonald, um rapaz com pouco mais de 20 anos, já havia ido duas vezes ao médico de família e recebido um diagnóstico de mononucleose. Três semanas depois, estava fraco demais para sair da cama, e o médico foi vê-lo em casa, onde vivia com

seus pais. Mesmo antes de examinar Brian, o médico disse: "Se eu tivesse um quarto assim, ia querer ficar aqui o tempo todo também!".

Anne Montgomery, uma jovem grávida, estava no oitavo mês quando desenvolveu sinais de toxemia gravídica. Ao entrar no quarto da jovem, o médico comentou: "Então, você já foi para a cama, é?".

A falta de respeito, compaixão, empatia ou apoio vista nesses dois exemplos pode ter consequências negativas para o autorrespeito das pessoas e para seus recursos internos, exatamente quando elas mais precisam deles. Nosso egocentrismo como profissionais, reconhecido ou não, pode interferir na atenção à saúde de muitas formas. Além disso, a arrogância entre os médicos é, infelizmente, comum, talvez como uma combinação inconsciente entre a vulnerabilidade da pessoa, que precisa de um cuidador todo-poderoso, e a arrogância invisível do médico. A ênfase atual em tecnologia e eficiência na prática médica oferece um terreno fértil para o crescimento desse problema: "O distanciamento entre o médico e a pessoa cria um tipo de 'arrogância sistêmica', na qual o doente não é mais visto como um ser humano, mas apenas como uma tarefa a ser realizada de forma efetiva em termos de custo" (Berger, 2002, p. 146). Ao falar da tendência dos médicos a se distanciarem, McWhinney (2012) disse:

> A tentação é evitar a pessoa com desculpas muito boas, como dedicar toda a sua atenção ao exame físico ou fingir para nós mesmos que não temos tempo para visitá-las. Mas a pessoa geralmente não é enganada por esses meios e atitudes, percebendo perfeitamente bem que tememos confrontá-la. Podemos até ser tentados a abandonar aquela pessoa sem dar explicação. Ainda assim, é essencial que continuemos a estar presente para essas pessoas que sofrem e que buscam assistência.
>
> Se falarmos do sofrimento, não seremos tentados a nos distanciarmos da experiência. Encarar o sofrimento da pessoa dessa forma, não por detrás de uma barreira, nem como um especialista pondo em prática uma técnica, mas como de pessoa para pessoa, é, talvez, nossa mais difícil tarefa. Mas há recompensas, como quando testemunhamos a alegria da recuperação, ou quando a pessoa emerge da desesperança. Não estar preso a uma doença, órgão, sistema ou tecnologia específica torna mais fácil, para nós, médicos de família, deixar nossas abstrações e nos abrirmos para nossos pacientes. (2012, p. 88)

Entretanto, os médicos se enganam ao pensar que o cuidado compassivo é mais difícil ou trabalhoso. Pelo contrário, por vezes nossa dificuldade é não conseguirmos entender que aquilo que a pessoa quer é muito simples: o reconhecimento de seu sofrimento, ou talvez apenas nossa presença em um momento de necessidade, "detendo-nos, por um momento, em sua dor, em seu sofrimento, não apenas deixando que vá embora" (Scott, 2008, p. 318).

Por gerações, os estudantes de medicina foram ensinados a "não se envolver". No método clínico convencional, o médico é um observador distante que prescreve o tratamento. Permanecer longe do envolvimento pode proteger os médicos de coisas muito perturbadoras, especialmente quando encaram a profundidade do sofrimento de uma pessoa. Entretanto, isso também tem um preço pessoal. Para evitar o envolvimento, os médicos têm que construir conchas protetoras que suprimem seus sentimentos. Essa falta de abertura cria dificuldades de relacionamentos, não apenas com as pessoas, mas também com os colegas. Sugerir que é possível manter-se distanciado também é uma falácia. Não há como não ser afetado de alguma forma pelo encontro com o sofrimento, mesmo quando o resultado é a evitação e a negação.

Este livro defende o envolvimento emocional maior do médico com a pessoa doente do que na medicina convencional, mas recentemente surgiu a noção de que muito envolvimento emocional pode causar demandas não saudáveis para o profissional da saúde, o que pode levar à fadiga por compaixão (Albendroth e Flannery, 2006). No entanto, o elemento emocional, assim como a identificação, o reconhecimento e a ação contra o sofrimento, é considerado parte da definição de compaixão (Uygur et al., 2012; Blane e Mercer, 2011).

De forma alternativa, a empatia pode ser vista como "um pré-requisito necessário para a compaixão" (Blane e Mercer, 2011, p. 19) e, apesar de basear-se em uma história de sentimento, foi recentemente definida cognitiva e comportamentalmente como o entendimento da situação da pessoa, a comunicação desse entendimento e a ação naquela situação de uma forma que ajude a pessoa (Mercer e Reynolds, 2002; Rudebeck, 2002).

Enid Balint e colaboradores (1993) destacam que, para os médicos, é importante mover-se constantemente entre a observação objetiva e a identificação empática, no mesmo tipo de movimento entre um ponto e outro que vimos no Capítulo 3 e que reproduzimos aqui na Figura 7.1 (Virshup et al., 1999).

Entretanto, o que muito frequentemente é esquecido, nesse tipo de raciocínio dicotômico, é a necessidade de integrar os elementos. Cassell (2013) nos lembra da citação seminal de Feinstein (1967), que disse que o trabalho de um médico exige a "oscilação" recomendada por Balint, mas também, depois disso, "não apenas a conjunção, mas uma síntese real entre arte e ciência, fundindo as partes em um todo" (Cassell, 2013, p. 81; Feinstein, 1967).

A história a seguir, recontada por Mc Whinney (1997a, p. 6), ilustra esse vínculo multifacetado:

> Nunca esqueci uma breve experiência que tive quando era estudante de medicina. Quando estava em casa (durante as férias da faculdade), costumava fazer visitas a pacientes com o cirurgião do hospital local. Um dia, ele foi chamado para ver um velho mendigo que apresentava dor abdominal. Aquela experiência me marcou de forma profunda e duradoura. A pessoa era exatamente como se esperaria: sua face, avermelhada e manchada; uma barba de vários dias no rosto. Durante aqueles poucos minutos, esse mendigo parecia ser a pessoa mais importante do mundo para o médico. Toda a sua atenção estava concentrada naquele senhor, a quem ele tratava com o máximo respeito, um respeito percebido pela sua forma de falar, escutar e examinar. A palavra que talvez melhor descreva essa situação seja "presença", pois, naqueles poucos minutos, o médico era uma presença real na vida daquela pessoa.

Selwyn (2008, p. 79) refletiu eloquentemente sobre uma carreira em que a presença é quase sagrada:

> Cada vez que sento com uma pessoa a quem presto cuidados é como se tudo nas nossas duas vidas tivesse nos levado até aquele exato momento, que pode ser a opor-

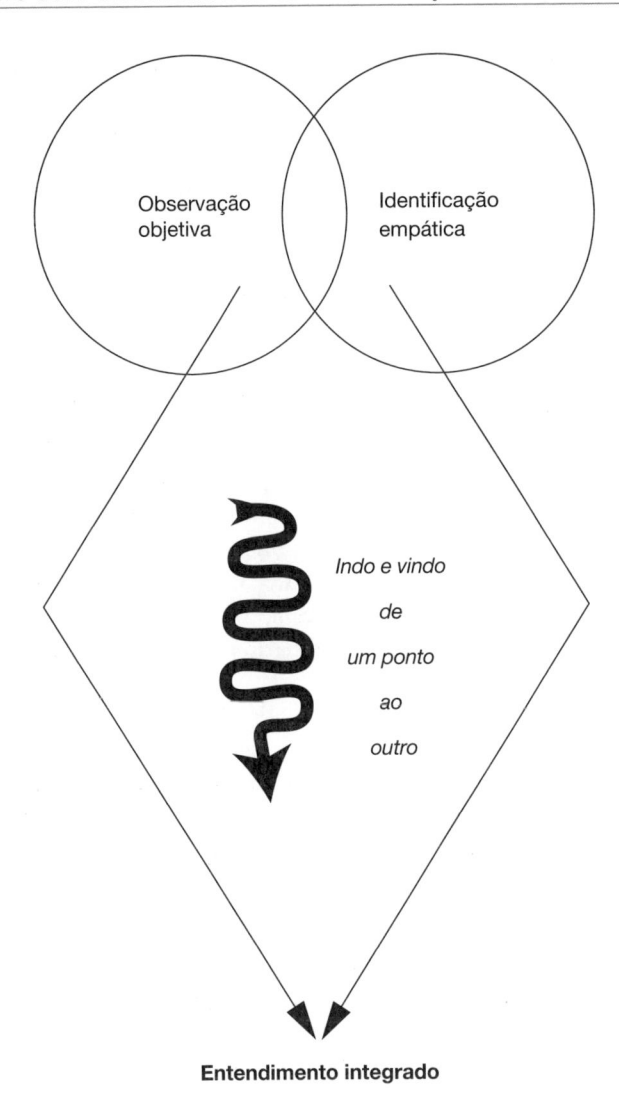

```
         ┌─────────────┐  ┌─────────────┐
         │ Observação  │  │Identificação│
         │  objetiva   │  │  empática   │
         └─────────────┘  └─────────────┘

                    Indo e vindo
                         de
                    um ponto
                         ao
                       outro

                 Entendimento integrado
```

FIGURA 7.1 Estabelecendo uma ligação com a pessoa.

tunidade para algo sem muita importância, ou, outras vezes, algo beirando o sagrado. Às vezes nos vinculamos apenas brevemente, ou talvez não nos entendamos, e seguimos superficialmente ao longo de nossa rotina diária. Mas, outras vezes, quando certa pergunta, frase ou gesto abre uma porta, podemos antever um espaço totalmente novo que está repentinamente aberto à luz e ao entendimento. Como uma troca de olhares entre estranhos na multidão, às vezes tudo se alinha; o que é exógeno é afastado, e podemos examinar profundamente a alma da pessoa. Aleatórias, mas precisas, uma série de interações, de momentos fugazes que ocasionalmente beiram a atemporalidade. Esses momentos não podem ser forçados ou criados; o melhor que se pode fazer é aprender a reconhecê-los, com humildade, e não deixar que nós mesmos ou nossos julgamentos atrapalhem o processo: aprender a estar presente, atento e aberto para a história que espera para ser contada.

Talvez o cerne da relação atenciosa, de acordo com o ponto de vista da pessoa, seja a confiança. Mulheres com câncer de mama têm dificuldades de entender a grande quantidade de informações que precisam assimilar antes de tomar decisões sobre o tratamento, especialmente por causa de seu compreensível estado de ansiedade e medo. Essas pessoas dizem que não conseguem entender todos os fatos e números relacionados às opções de tratamento, a não ser que trabalhem com um médico de confiança (McWilliam et al., 1997). Leva tempo para que a confiança se desenvolva em uma relação de trabalho baseada no respeito. Por isso, as relações de confiança exigem a constância das pessoas (Mercer, 2012). As fontes de confiança na prática médica incluem uma sociedade justa, integridade moral, continuidade do cuidado, compartilhamento do poder, compaixão, autenticidade e competência (Fugelli, 2001). "Confiança é a crença de um indivíduo de que pode acreditar na sinceridade, na benevolência e na autenticidade de outrem. Em geral, implica uma transferência de poder, a uma pessoa ou a um sistema, para que aja em seu nome da melhor forma possível" (2001, p. 575).

O PODER NA RELAÇÃO DO MÉDICO COM A PESSOA

Caso ilustrativo

Janet Sutherland, uma profissional da assistência à saúde com quase 40 anos, recentemente quebrou o braço em um acidente de carro. Seu mundo se despedaçou da mesma forma que seus ossos. Por dez semanas, ela ficou incapacitada de tomar conta dos dois filhos em idade pré-escolar, dirigir e trabalhar. Depois disso, sua autoconfiança estava se deteriorando, porque ela se sentia responsável não só pelo acidente, mas também pelo fato de seus ossos não estarem curando no ritmo esperado. Além disso, sua segurança e confiança no médico de família também se enfraqueciam: as decisões que haviam tomado juntos quanto ao tipo de cirurgião ao qual seria encaminhada, ao tipo de anestesia e ao tipo de acompanhamento que receberia não aconteceram da forma combinada. As informações sobre a cirurgia também haviam sido conflituosas. Janet expressou estes temores: "Por que nada aconteceu como deveria ser? Por que não estou me recuperando? Estão escondendo algo de mim? Por que não consigo melhorar? Eu preciso melhorar!".

A questão central de falta de controle em sua recuperação e seus cuidados de saúde criou um senso de impotência. Janet estava brava consigo mesma, mas duplamente brava com os médicos, inclusive com seu médico de família. A confiança cada vez menor e a crescente impotência se juntaram em uma crise. Semanas de trabalho se passaram até que essa pessoa conseguisse entender suas próprias questões. Foi necessária uma nova disposição por parte de todos os médicos para escutar e resolver os problemas em conjunto com Janet, antes que tanto a cura dela quanto a de seus ossos pudesse se tornar evidente.

Muito se tem dito sobre poder e controle na relação entre o médico e a pessoa na literatura dos últimos 30 anos, culminando em um aumento substancial do interesse na tomada de decisões compartilhada (Elwyn et al., 2012; Stiggelbout et al., 2012). Não há dúvida de que a relação que é a base para o cuidado centrado na pessoa exige o compartilhamento do poder e do controle entre o médico e a pessoa, em comparação com a relação convencional entre estes. As abordagens de compartilhamento da tomada de decisão são semelhantes, mas não idênticas, ao terceiro componente, Elaborando um Plano Conjunto de Manejo dos Problemas, descrito no Capítulo 6. A qualidade de uma relação em que um plano conjunto de manejo é elaborado inclui a disposição do médico e da pessoa de se tornarem parceiros nos cuidados médicos. Seus encontros são verdadeiras reuniões entre especialistas (Tuckett et al., 1985). Cada parceria é única e pode incluir permutas e combinações com vários graus de controle ao longo das muitas dimensões e pode também se alterar ao longo do tempo. Um exemplo disso é o adolescente, que precisa de informações e orientação do médico, mas mantém algum controle sobre o cuidado, vendo-se como o especialista de sua própria vida porque anseia ser tratado como um adulto. A capacidade por parte do médico de permanecer aberto e alerta para essas necessidades de controle que se alteram é um aspecto essencial da parceria.

Scott e colaboradores (2008) observaram que os médicos eram capazes de descrever essas alterações com eloquência. Um médico verificou a existência de "um entendimento sobre quando e como pressionar as pessoas a agirem com base nas avaliações de suas necessidades e do vigor das relações". Outro declarou que, "às vezes, você é o treinador e, outras, o chefe; e algumas vezes você é o irmão, e outras, o médico" (Scott et al., 2008, p. 318).

A aliança terapêutica resultante é relacionada de forma complexa à cura de pessoas que sofrem com a perda de seu propósito principal, isto é, o senso de controle sobre si mesmas e sobre seus mundos, ou a perda de controle sobre sua vida. Discutiremos mais adiante, neste capítulo, o vínculo entre a cura e as dimensões-chave de bem-estar, saúde e plenitude que alinham essa discussão com o papel que têm os médicos na promoção da saúde. Essa associação entre as dimensões de confiança na aliança terapêutica, o tomar e dar o controle, e a recuperação de um propósito central na vida é mais bem ilustrada no estudo qualitativo longitudinal descrito a seguir. Bartz (1999) caracterizou a evolução das relações de nove aborígenes com diabetes com um médico ao longo do tempo, usando termos como "foco na doença", "mal-entendidos", "falta de confiança", "indiferença" e "desesperança".

> Para controlar o ambiente, o médico adotou várias estratégias que limitavam as interações, inclusive o uso de um formulário de protocolo para diabetes e uma forma "medicalizada" de conhecer as pessoas. Paradoxalmente, essas estratégias produziram graus variáveis de falta de confiança, niilismo cínico, distância interpessoal e perda de controle nas relações com aquelas pessoas. (Bartz, 1993)

Esse exemplo mostra as implicações negativas das tentativas continuadas de exercer o controle médico.

Uma alternativa em situações de mal-entendidos ou falta de confiança pode ser o compartilhamento do poder, com o afastamento da conversa médica e o uso da curiosidade sobre as crenças e o significado da situação para a pessoa (Charon, 2006).

> Ao estimular que as pessoas contem suas histórias de vida ao longo do tempo, os médicos compartilham com elas o processo pelo qual reconstroem a si mesmas por meio da experiência de seu sofrimento. Ao compartilhar isso, os médicos também se abrem para a mudança, vivenciando sua própria vulnerabilidade e impotência... [Esse reconhecimento] pode ser uma das coisas mais poderosas que os médicos fazem para facilitar a cura das pessoas... a força trazida pela conscientização da fraqueza compartilhada. (Goodyear-Smith e Buetow, 2001, p. 457)

Caso ilustrativo
A Sra. Patrick, uma idosa com artrite e síndrome do intestino irritável, havia tido câncer de mama seis anos antes. Seu médico de família, que tinha por volta de 30 anos, a atendera no último ano. Os dois acharam uma maneira de acomodar as necessidades aparentemente contraditórias da Sra. Patrick. Por um lado, a idade avançada e os problemas físicos deixavam-na tão insegura que precisava pedir explicitamente ao médico que lhe passasse confiança. Ele fazia isso após o questionamento apropriado, o exame físico e a avaliação da natureza dos sintomas. Por outro lado, a Sra. Patrick precisava manter o controle sobre alguns aspectos de sua vida e saúde, o que se manifestava no fato de ela controlar a escolha e a ordem dos tópicos tratados durante as consultas. Era uma dessas pessoas que trazem uma lista escrita de suas queixas. Apesar de o médico de família interpretar respeitosamente seu comportamento, outros profissionais poderiam se sentir ofendidos por sua atitude um tanto "mandona" e poderiam ser incapazes de ver isso como um mecanismo importante da pessoa para lidar com seus problemas.

CONTINUIDADE E CONSTÂNCIA

A continuidade refere-se ao cuidado prestado ao longo do tempo em um contexto de uma relação de longo prazo entre a pessoa e o médico. A continuidade de pessoas é necessária para uma relação de cura (Blane e Mercer, 2011). Herbert (2013, p. 63) descreveu o poder das relações contínuas da seguinte forma:

> Muitas vezes é o privilégio de uma relação ao longo do tempo que nos permite escutar a história completa da pessoa que busca cuidado, a história não contada. Já escrevi sobre uma pessoa que me contou sua história de abuso na infância apenas depois de ter sido atendida por mim por muitos anos. Quando lhe perguntei por que não havia me contado a história antes, já que eu havia perguntado muitas vezes, ela explicou que antes não podia revelar a história, nem mesmo quando eu perguntava de forma atenciosa, porque não sabia se podia confiar em mim. E, mais tarde, disse ela, tinha medo de que, se me dissesse, eu ficasse desapontado e enojado e, talvez, me afastasse dela; por isso reteve a informação por mais tempo.

Já se demonstrou que a continuidade nas relações traz muitos benefícios (Freeman, 2012). Entretanto, em todas as áreas da medicina e na maioria dos países ocidentais, as decisões sobre políticas médicas resultaram em claras rupturas na continuidade do cuidado.

Os obstáculos não são criados apenas pelo sistema; os próprios médicos, consciente ou inconscientemente, fecham portas ou, na pior das hipóteses, abandonam seus doentes. De qualquer forma, continua a ser responsabilidade do profissional ser constante em seu compromisso com o bem-estar da pessoa. O compromisso exigido não é facilmente atingido, pois o médico pode ter sentimentos de fracasso e ter que encarar a raiva que sente daquela pessoa ou outras formas de expressar a falta de confiança. Cassel (1991, p. 78) descreve a constância da seguinte maneira:

> A constância em relação à pessoa é necessária. A atenção constante e a presença mantida não são difíceis quando as coisas vão bem. É necessário ter autodisciplina para manter a constância quando o caso começa a azedar, quando erros ou fracassos ocorrem, quando um diagnóstico errado foi feito, quando a personalidade da pessoa ou seu comportamento é difícil ou mesmo repulsivo, e quando a morte iminente traz o perigo da tristeza e da perda, porque a proximidade emocional se estabeleceu. Quando a constância falta ou falha, com frequência as pessoas perdem aquela parte de si mesmas recentemente encontrada – o médico – que havia prometido estabilidade em um mundo incerto do desconforto que cresce em sua relação.

CURA E ESPERANÇA

O aspecto mais importante da cura do sofrimento de uma pessoa é "o entendimento do sofrimento" (Cassell, 2013). Quem cura deve fazer a ponte entre o mundo de quem sofre e o mundo do bem-estar. Para começar a fazer isso, o médico tem que entender que "todo sofrimento é único e individual" (dar atenção aos detalhes de cada pessoa); "o sofrimento envolve o conflito consigo mesmo" (entender que a pessoa simultaneamente teme a rejeição de sua família e anseia por aceitação); "o sofrimento é marcado pela perda de um propósito central" (dar atenção à pessoa como era antes da experiência da doença de forma que a esperança não seja toda perdida no "redirecionamento de propósito" na direção apenas das necessidades médicas, como o alívio da dor); "todo sofrimento é solitário" (entender que a experiência da doença é "a privação social e o isolamento, mesmo quando cercada de outras pessoas"). O médico pode perguntar: "O que há nisso tudo que você acha especialmente perturbador?", "Faça suas perguntas, fique em silêncio e espere as respostas – e seja paciente" (citações de Cassel, 2013, p. 225-6).

Stein (2007, p. 163) escreveu sobre a

> distância do abismo que se abre entre a pessoa doente e a saudável. O que as pessoas confiam em mim, ou em qualquer médico, é a capacidade de entender que, no momento em que adoecem, se apartam, se tornam diferentes e se separam das pessoas saudáveis, que suas relações mudam e mudarão outras vezes, que a vida é cruel.

Ele incita os médicos a acolher a revelação.

> A revelação de terror é uma admissão de que a ruptura e a incoerência agora dominam e é uma revelação feita a alguém relativamente estranho, seu médico, e em relação a quem lhe resta apenas ter esperança de que acolha tal honestidade. Mas tal revelação é feita na presunção de que seu médico pode e irá entender o que lhe confidencia em todas as suas nuanças, contexto e relevância. (2007, p. 77)

Destaca a importância da revelação:

> Os médicos dão estabilidade ao mundo para as pessoas que atendem... estabelecem a legitimidade de suas queixas. Oferecemos o contato humano e a preocupação com a pessoa. O melhor que podemos fazer como médicos é nos tornarmos um reflexo para a dor das pessoas que atendemos. A função do médico é tornar a dor possível de ser compartilhada. A impossibilidade de compartilhar... a dor é... um fator que aumenta o horror essencial da dor. (2007, p. 53)

A perspectiva de uma pessoa pode incentivar uma atitude corajosa do médico. Ela, a pessoa, deseja que os médicos acolham as revelações perturbadoras. "Nunca ouvi uma pessoa em sua experiência da doença ser elogiada por ter expressado medo ou tristeza ou por estar obviamente triste" (Arthur Frank, citado em Stein, 2007, p. 139). Talvez nossa sociedade em geral devesse aceitar melhor as expressões de tristeza. Alguém já lhe disse alguma vez "Amo você por suas lágrimas"?

Stein (2007, p. 93) descreve outro momento que exigiu coragem, tanto da pessoa quanto do médico.

> "O que acontece se eu sobreviver, mas meu cérebro não?" Respondi com chances e porcentagens tão pequenas que eram impossíveis de invocar ou calcular. Retornamos àquilo várias vezes. Podia ver sua mente se curvar e se flexionar, se impor e se encolher de medo. Mas ao fazer perguntas, as pessoas se sentem menos impotentes, e, ao respondê-las, o médico tenta aliviar seu pavor. Sei que não há nenhum remédio drástico para o pavor, mas o que as pessoas querem e precisam desesperadamente é, como relatou Reynolds Price, "o intercâmbio franco da preocupação condigna". Tento nunca virar as costas para a conversa. Dou olhares de leve encorajamento. Ofereço palavras, nada muito convincente, mas que são pelo menos amuletos de esperança.

Quando oferecidas de forma emocionalmente vinculada, a atenção e a conversa são vivenciadas pela pessoa como consolo e conforto; isso torna o sofrimento mais suportável e marca a transição para um nível de maior esperança (Scott et al., 2008; Frank, 2004). "Se é verdade que as relações terapêuticas têm algo incomensuravelmente mágico, essa mágica é a da esperança... A esperança se assenta na presença do outro e na forma de tranquilizar sobre o fato de que, sim, nós entendemos" (Loxterkamp, 2008, p. 2.575).

Em uma relação contínua entre a pessoa atendida e o médico, o processo de cura é descrito como seguindo certos caminhos. Para um grupo de pessoas que sofreram de alcoolismo ou tentativas de suicídio, mas sobreviveram, os passos para suas relações de cura foram escuta, confiança, vontade de mudar, aquisição de habilidades para a vida e controle (Seifert, 1992). Para grupos de pessoas mais velhas com doenças crônicas, o processo, de forma semelhante à promoção da saúde, inclui a confiança, o vínculo, o cuidado, o conhecimento mútuo e a atenção mútua (McWilliam et al., 1997). Vê-se um benefício sinérgico tanto para a pessoa quanto para o médico nesses relatos sobre cura.

AUTOCONHECIMENTO E SABEDORIA PRÁTICA

Não seria surpresa ver que os médicos que trabalham em nossa sociedade instrumental (e em um sistema de cuidado à saúde muito mais propenso a regras e controle de responsabilidades do que há uma década) sentem-se um tanto entrincheirados, talvez nadando contra a corrente predominante. Cassell (2013), bem como Kinsella e Pitman (2012), expressaram seu alarme e prontamente sugeriram soluções altamente relevantes para este livro. A pergunta passa a ser: "Até que ponto a capacidade de se liberar de... uma mente hiperativa contribui para que os profissionais da saúde possam reformular o problema da prática e discernir a ação sensata na prática?" (Kinsella, 2012, p. 43).

Cassell (2013) descreveu um dilema fundamental para o clínico: atender uma pessoa de quem não se "gosta". Tenta reformular sua posição mental do "eu não gosto" para a "introspecção", ou do "o que será que essa pessoa tem que me faz sentir assim?" (2013, p. 110). Para responder tal questão, ou mesmo para fazer tal pergunta, é preciso ter tempo para refletir. Da mesma forma, "isso exige prestar atenção em suas próprias palavras, idiossincrasias e apresentação para a pessoa", e, para isso, é preciso ter "a habilidade de uma mente tranquila" (2013, p. 111).

Dilema e reflexão semelhantes foram apresentados por Miksanek (2008), cujo artigo descreveu uma série de pessoas "difíceis": eram difíceis no sentido de que não lhe permitiam praticar a medicina da maneira aprovada por um sistema de assistência à saúde governado por regras. Frank (2012), ao revisar o fato e elogiar aquele médico (Miksanek), observou que, apesar de desanimado, o médico foi corajoso ao demonstrar constância e comprometimento contínuo junto àquelas pessoas. Além disso, o médico também achou tempo para refletir sobre a dissonância resultante do fato de que sua prática estava em desacordo com as expectativas do sistema corrente.

A despeito de tais anomalias, como pode um profissional reagir? Apresentamos dois temas em resposta a essa pergunta: atenção consciente e sabedoria prática.

O estudo sobre cura de Scott e colaboradores (2008) revelou que

> A atenção plena, uma consciência contínua do encontro em múltiplos níveis...

> Será esta uma história de vergonha, e será que precisam que você os escute? Será uma história de medo, e eles precisam que você esteja lá ao lado deles? Será uma história de culpa... ou de autorrecriminação, e precisam ouvir que a culpa não é deles? Quer dizer, qual é a história? E qual o papel que eles precisam que você assuma? (2008, p. 319)

Para escutar a história, o clínico é aconselhado a permanecer quieto enquanto, ao mesmo tempo, presta atenção, mantendo um foco estável e clareza (percepção imparcial) (Back et al., 2009). Recomenda-se que essa "atitude receptiva se abstenha de... refletir analiticamente em favor de um processo mais contemplativo, em que a mente age mais como um receptor, recebendo ideias, imagens e sentimentos e se deixando tocar por eles" (Kinsella, 2012, p. 41).

Seja qual for a fonte, a autoconsciência e o autoconhecimento são tão imperativos na prática atual quanto eram há décadas. Howard Stein (1985a) observou que "só se pode realmente conhecer uma pessoa doente se estivermos dispostos a reconhecermos a nós mesmos naquela pessoa". McWhinney (1989b, p. 82) tinha uma mensagem semelhante: "Não dá para querer conhecer outros até que conheçamos a nós mesmos. Não dá para crescer e mudar como médicos antes de termos removido nossas defesas e encarado nossas fraquezas".

TRANSFERÊNCIA E CONTRATRANSFERÊNCIA

Todas as relações humanas e, em especial, as relações terapêuticas são influenciadas pelos fenômenos de transferência e contratransferência. Dessa forma, qualquer discussão sobre a relação entre pessoa e médico que exclua esses importantes processos psicológicos seria incompleta. Não é nossa intenção proporcionar ao leitor um exame detalhado da transferência e da contratransferência, mas, sim, descrevê-las brevemente. Sentimos que isso é essencial para definir os parâmetros em que muitas das dimensões da relação entre pessoa e médico (compaixão, poder, constância, cura e autoconsciência) frequentemente ocorrem.

A transferência é um fenômeno ubíquo, generalizado em nossas vidas diárias e que acontece fora de nossa percepção consciente (Schaeffer, 2007; Murdin, 2010; Berman e Bezkor, 2010). É um processo no qual a pessoa inconscientemente projeta, em indivíduos de sua vida atual, pensamentos, comportamentos e reações emocionais que se originam em outros relacionamentos significativos desde sua infância (Schaeffer, 2007; Murdin, 2010). Em outras palavras, as experiências passadas que um indivíduo mantém em seu inconsciente se projetam "em uma nova experiência, agindo como um tipo de filtro colorido que altera a aparência dela" (Murdin, 2010, p. 9). Esse processo pode incluir sentimentos de amor, ódio, ambivalência e dependência. Quanto maior o apego atual, como em uma relação significativa entre pessoa e médico, mais provável será a ocorrência de transferência. Frequentemente vista como um fenômeno negativo, a transferência pode, na verdade, ajudar a criar a conexão entre a pessoa e o médico. Em geral, os médicos ficam intimidados pelo conceito do processo, cuja origem está na teoria psicanalítica, pois o veem como algo misterioso, que deve ser evitado. Goldberg (2000, p. 116) observou que "Muitos médicos intuitivamente e de forma bem-sucedida usam as manifestações de transferência positiva sem necessariamente se darem conta; manifestações de transferência negativas e hostis por parte da pessoa podem, entretanto, ser mais problemáticas". Porém, o conhecimento da reação de transferência da pessoa, positiva ou negativa, ajuda o médico a entender como ela vivencia seu mundo e como os relacionamentos do passado influenciam seu comportamento atual.

A transferência pode ocorrer durante qualquer estágio da relação, ativada por um ou vários eventos. Por exemplo, quando pessoas com doenças graves ficam incapacitadas ou quando estão confusas pelas ramificações implícitas em um diagnóstico específico, podem responder ao seu médico de forma não típica. É possível que voltem a uma posição de dependência e necessidade, que é, antes de tudo, um reflexo de relacionamentos do passado que não foram resolvidos, e não de sua relação atual com o médico. Durante esse momento de crise, as pessoas podem buscar o cuidado e o conforto que não existiam em seu passado. Também podem se tornar distantes e reservadas, o que indica uma volta a uma posição estoica adotada em seus anos tenros, quando eram forçadas a assumir uma posição de pseudoindependência e autossuficiência. Tome-se, por exemplo, a história apresentada no Capítulo 4, em que os primeiros anos da pessoa haviam sido assolados por desapontamentos e abandono. Sua reação de transferência seria de hostilidade e distanciamento em relação à médica, de forma a evitar a rejeição outra vez? Ao contrário, seria positiva a transferência de Isabel, em resposta à confiança, empatia e atenção que vivenciava na relação com sua médica? Na verdade, suas reações de transferência poderiam variar dependendo do grau de vulnerabilidade e do senso de segurança na relação terapêutica.

Uma resposta inadvertida de um médico às necessidades ou aos pedidos da pessoa é capaz de evocar raiva ou hostilidade sem justificativa. Novamente, é necessário entender a gênese das respostas das pessoas, que podem ter sua origem nos anos em que se sentiam incompreendidas e negligenciadas. A exploração da transferência fornece explicações e previsões. Além disso, o entendimento das reações de transferência melhora a capacidade do médico de dar atenção e pode proporcionar uma experiência de ajuste das emoções.

Como a transferência, a contratransferência é um processo inconsciente que ocorre quando o médico responde à pessoa de uma forma semelhante a que usou em relacionamentos significativos do passado (Schaeffer, 2007; Murdin, 2010; Hayes et al., 2011; Jiménez e Thorkelson, 2012). Os profissionais médicos precisam estar atentos ao que desencadeia certa reação, ou seja, às questões pessoais não resolvidas, ao estresse ou aos conflitos de valores. É aqui que a autoconsciência tem especial importância, junto com a capacidade de auto-observação durante a consulta.

Às vezes, a contratransferência é esclarecida no momento do encontro entre o médico e a pessoa e pode melhorar o vínculo de empatia. Em outras ocasiões, é mais elusiva, alojada no inconsciente do médico, mas, no fim, revelada, como descrito por Oldham (2012):

> Todos nós temos momentos na memória que parecem nunca se apagar: cenas de nossas vidas profissionais que são facilmente lembradas e associadas a emoções fortes, tanto agradáveis quanto dolorosas... A mulher que lembro, em especial, tinha insuficiência cardíaca congestiva. Mesmo quando sentada, sua respiração era difícil, e apresentava severo edema dos membros inferiores. Olhava para nós com uma expressão de súplica desesperada, falando muito pouco, pois falar a deixava sem ar. Disseram-lhe que as condições pareciam iguais e que a equipe a examinaria novamente no dia seguinte. Após deixar o quarto, disseram-nos, resumidamente, que ela estava morrendo e nada mais poderia ser feito. Essa foi uma das minhas primeiras lições verdadeiramente difíceis na medicina, e a imagem dela lutando para viver um pouco mais, ou nos rogando para que terminássemos com seu sofrimento (eu não saberia dizer qual das duas), nunca me abandonou. Nunca me ocorreu, a não ser muito mais tarde, que a intensidade de minha reação àquela pessoa estava relacionada ao fato de que meu pai estava, na época, morrendo lentamente de câncer.

As manifestações internas de contratransferência se refletem nas respostas emocionais do profissional, como raiva, tristeza, tédio, ansiedade, medo, excitação, inveja e alegria (Schaeffer, 2007; Murdin, 2010; Hayes et al., 2011), ao passo que manifestações externas ou comportamentais de contratransferência incluem ações como não escutar com atenção, fazer interpretações muito cedo, julgar erroneamente o nível de sentimento da pessoa, dar conselhos muito ativamente, identificar-se abertamente com o problema da pessoa obtendo prazer vicário de sua história, engajar-se em lutas de poder com a pessoa, atrasar-se ou demorar-se demais, ou tratar da mesma coisa repetidas vezes (Schaeffer, 2007; Murdin, 2010).

As origens e a significância da contratransferência dos profissionais da saúde são tão variadas e complexas quanto são as pessoas que atendem. Como observado, todos lutamos contra questões de nosso passado que não foram resolvidas. Por exemplo, o médico que se vê repetidamente aconselhando mulheres com depressão pode estar tentando resgatar da tristeza aquela pessoa de forma semelhante àquela como respondeu à angústia crônica de sua mãe. A incapacidade permanente de escutar as histórias dolorosas de uma pessoa sobre seus relacionamentos fracassados pode estar relacionada com situações semelhantes na vida do próprio médico. Os comportamentos exigentes ou obstinados de uma pessoa podem, por sua vez, ativar comportamentos, como se atrasar, evitar ou envolver-se em brigas de poder.

Quase 30 anos atrás, Stein (1985b, p. xii) observou "quão raramente a questão da contratransferência do médico é abordada na escola de medicina, na residência ou na educação continuada". Infelizmente, isso ainda é o caso hoje, como recentemente relatado por Jiménez e Thorkelson (2012), e talvez seja reforçado pela crença persistente de que algumas reações de contratransferência são "vergonhosas e não profissionais" (Schaeffer, 2007, p. 74). Enquanto a contratransferência era percebida, historicamente, como um fenômeno negativo que precisava ser "controlado" e, na melhor hipótese, erradicado, as conceituações mais recentes da contratransferência indicam como o entendimento satisfatório pelos médicos de suas reações de contratransferência pode ajudá-los tanto a entender as pessoas que buscam seu cuidado quanto a melhorar suas relações terapêuticas (Hayes et al., 2011; Schaeffer, 2007). Schaeffer (2007, p. 28) afirmou que: "A contratransferência abre as portas de uma 'fatia da vida': a vida da pessoa que nos busca, a própria vida do terapeuta e a vida que a pessoa e o terapeuta compartilham no processo terapêutico".

A ferramenta primária para usar a transferência e a contratransferência para ajudar a aprofundar a relação entre o médico e a pessoa é a autoconsciência. O autoconhecimento é um requisito para que o médico reconheça com precisão tanto a transferência quanto a contratransferência. A autoavaliação e o trabalho com outros podem ajudar o médico a obter entendimentos valiosos, que, por fim, fortalecerão a relação com as pessoas que buscam seu cuidado e também aumentarão seu próprio conforto e satisfação na prestação de cuidado médico (Goldberg, 2000).

Caso ilustrativo

"Por que essa mulher é tão frustrante?" A Dra. Fournier disparou em voz alta. Sozinha em seu carro, sentiu-se envergonhada, mas, ao mesmo tempo, aliviada com seu desabafo. Depois de sair de sua visita domiciliar à Sra. Cirenski, sentia-se exasperada e sem entender claramente qual a melhor forma de seguir adiante no tratamento daquela senhora de 85 anos. Pelos pedidos insistentes do filho da Sra. Cirenski, a quem também atendia, havia aceitado incluir essa senhora idosa em sua clínica há apenas um pouco mais de um ano.

Desde o início, a situação havia sido desafiadora. A Sra. Cirenski tinha várias condições crônicas, incluindo insuficiência cardíaca congestiva, doença pulmonar obstrutiva crônica, diabetes e artrite. Nos últimos meses, havia sida hospitalizada várias vezes e estava agora mais uma vez em casa. Levou um tempo para desemaranhar os complexos problemas médicos da Sra. Cirenski, e, durante a maior parte do tempo, a Dra. Fournier se sentia como se estivesse andando aos tropeços de uma crise de saúde para a próxima. E, quando a Dra. Fournier pensava que a saúde daquela pessoa havia se estabilizado, e os regimes apropriados de tratamento estavam estabelecidos, tudo desmoronou novamente. A Sra. Cirenski havia sido diagnosticada com recorrência de seu câncer de mama e estava com muitas metástases.

À medida que a Sra. Cirenski piorava rapidamente, as consultas no consultório evoluíam para visitas domiciliares. Entretanto, as consultas em casa também costumavam ser caóticas, e era difícil conduzi-las. Seu pequeno bangalô frequentemente lotava de vizinhos e amigos que iam visitá-la e levar-lhe pratos e mais pratos de suas comidas nativas. Muitas vezes, um ou mais de seus 11 netos ficavam em sua cabeceira, escovando seus cabelos ou debruçados sobre álbuns de fotos que traziam um testemunho da vida e da família da Sra. Cirenski. Por um lado, a Dra. Fournier apreciava profundamente essa efusão de apoio derramada sobre aquela pessoa que atendia, mas, por outro, tentar ser a "médica" nessa confusão total a perturbava.

A Dra. Fournier estava perplexa com sua resposta emocional a essa mulher tão terna e bem-amada. Nenhuma outra pessoa que atendia em sua prática lhe suscitava tal aflição. Enquanto entrava no estacionamento do consultório, tomou a decisão de conversar sobre suas preocupações e confusão quanto àquela pessoa com um colega. Mais tarde naquele dia, depois de tratar tosses e resfriados, febres e eczemas, entorses e cefaleias, a Dra. Fournier compartilhou suas dificuldades com um de seus colegas.

Assim que a Dra. Fournier começou a recontar sua história de cuidados com a Sra. Cirenski, seus olhos se encheram de lágrimas e seu coração começou a doer. Inicialmente desconcertada por essa resposta emocional incomum, a Dra. Fournier se deu conta de quanto a vida da Sra. Cirenski tinha paralelos com a de sua própria avó.

Assim como aquela pessoa, a avó da Dra. Fournier havia emigrado de sua terra natal, casado, criado uma grande família barulhenta e calorosa e se tornado uma líder de sua comunidade, superando muitas barreiras linguísticas e culturais. Sua avó também havia sofrido com vários problemas de saúde, como a Sra. Cirenski. Entretanto, a revelação surpreendente, à medida que a história da Dra. Fournier se despejava, foi a de que ela estava no exterior à época da doença final de sua avó, que, por fim, levou-a à morte. A Dra. Fournier não voltou para casa para o funeral de sua avó, uma decisão de que sempre se arrependeu.

As lágrimas e soluços contidos da Dra. Fournier fizeram-na entender os desafios emocionais que enfrentava ao prestar cuidados para aquela mulher que tanto se parecia com sua amada avó. Aquela percepção permitiu que a Dra. Fournier avaliasse com mais profundidade como poderia verdadeiramente cuidar daquela pessoa e ficar com ela até o fim, em meio a todo aquele caos alegre.

CONSIDERAÇÕES FINAIS

Os componentes interativos do método clínico centrado na pessoa tomam forma dentro das relações que se desenvolvem. A relação serve à função de integração e se realiza pela parceria sustentada com uma pessoa, incluindo compaixão, cuidado, empatia, confiança, compartilhamento de poder, continuidade, constância, cura e esperança.

As duas narrativas a seguir descrevem a evolução da relação entre a pessoa e o médico e, ao mesmo tempo que são marcadamente diferentes, compartilham elementos em comum: confiança, constância, cuidado e cura. O primeiro caso ilustra o aprendizado sobre cura de uma jovem médica por intermédio de uma experiência vivida em primeira mão.

Quando pela Primeira Vez Nós nos Entendemos: Caso Ilustrativo do Quarto Componente

Clarissa Burke

Durante o meu primeiro mês de treinamento em serviço, estava de plantão durante a noite no serviço de medicina interna. Fui chamada à emergência para avaliar uma senhora de 70 anos com fortes dores nas costas e um histórico de declínio geral nas semanas que antecederam a hospitalização. Lembro-me de ter ouvido as palavras "em declínio" e ter me perguntado o que significaria aquilo. Ela estava com declínio cognitivo? Físico? Estava morrendo naquele momento na emergência? Será que eu poderia lidar com tal situação?

Para meu alívio, ao chegar ao lado de sua cama, encontrei uma senhora adorável, cuja atitude agradável e rosto sorridente me deixaram à vontade imediatamente. Ah, que felicidade! Nenhum rosto atormentado, nenhum grito de dor, nada daquelas situações terríveis de lidar, para as quais eu temia ter que esticar aos limites minhas sensibilidades ainda tenras. Enquanto eu me ocupava com a coleta de informações sobre aquela senhora – sua idade, medicações, histórico médico –, descobri que havia passado por tratamento quimioterápico para câncer de mama dois anos antes. "Poderia ser uma recorrência do câncer?", perguntou. A médica do serviço de emergência havia sugerido que a dor nas costas poderia ser devida à doença metastática, mas os exames de imagem adicionais ainda não haviam sido feitos. Tentei tranquilizá-la, e, aos meus olhos, ela parecia estar tão bem que aquela possibilidade parecia improvável. Sim, ela tinha dor nas costas e estava perdendo peso, mas com certeza essas coisas poderiam ter outras causas, não?

Infelizmente, essas outras causas não existiam... Os dois dias seguintes mostraram que o câncer de mama havia voltado e se espalhado para a coluna, causando uma fratura por compressão dolorosa. Ela ficaria no hospital sob os cuidados da equipe de medicina interna e receberia radioterapia para reduzir a atividade da doença. Apesar dessas notícias, sua perspectiva se mantinha positiva. Desenvolvemos uma relação boa e otimista, e eu aguardava com interesse o momento de encontrá-la a cada dia. Com "olás" animados, nos cumprimentávamos, e ela me atualizava a respeito de quão bem havia se alimentado. Conheci sua filha, que a visitava praticamente todos os dias, e fiquei sabendo de seus dois netos, que eram seu maior orgulho. Na semana seguinte, tornei-me seu contato primário com a equipe de medicina interna e lhes relatava, com alegria, sobre a melhora do seu controle da dor e de seu ganho de peso. É assim que a prática de medicina deve ser, pensava eu; ela tem uma doença grave, e estamos lhe ajudando a melhorar e ir para casa.

Uma semana depois, seu progresso pareceu parar. A cada dia, sua dor aumentava um pouco mais, e discutia-se a possibilidade de tentar um ciclo de quimioterapia. E, quando seu apetite diminuiu, nenhum de nós parecia querer admitir que isso estava acontecendo novamente. Comecei a sentir certo pavor quando me aproximava de seu quarto. O que será que veria ao chegar lá? Será que ela ainda estava indo na direção certa? Ou será que eu seria forçada a admitir que sua energia estava diminuindo cada vez mais? Que a camisola que sua filha havia trazido de casa agora "engolia" seu corpo já pequeno? E o que eu poderia oferecer se os remédios que havíamos prescrito e os tratamentos que estava recebendo não estavam funcionando?

Apesar dos sinais de que o momento para aquela discussão se aproximava, quando o clínico do corpo médico propôs que devíamos considerar uma consulta com o departamento de cuidados paliativos, senti como se fosse um soco físico. Não, pensei, não pode ser. Ela está bem demais para estar morrendo, não? Mas quando a equipe se reuniu à volta de sua cama para conversar com a família, e eu vi as mudanças que haviam acontecido com ela, e a bandeja de comida intocada ao lado da cama, e quando meus olhos encontraram os dela... Soube, naquele momento, que teríamos, as duas, de ser mais honestas uma com a outra. Eu teria que aceitar que não a "curaria". E, pelo lado dela, acho que se sentiu aliviada por não ter mais que fingir que tudo estava andando bem.

Nossa última semana juntas foi de emoções misturadas. Se, por um lado, nossas conversas não tinham mais a mesma garra do início, por outro, essa falta era compensada pela habilidade dela em expressar sua dor e a minha chance de ajudá-la nesses momentos. À medida que suas forças diminuíam, dei-me conta de que as minhas eram muito maiores do que eu havia imaginado. Não podia lhe oferecer uma cura, mas podia estar junto dela e segurar sua mão quando expressava seus medos do fim. Podia responder suas perguntas quando ela não conseguia lembrar o que o oncologista havia planejado para ela. Pude ajudá-la a tomar a decisão de parar de receber as bandejas de refeições, e conseguimos até mesmo rir juntas quando ela admitiu que havia escondido comida para que parecesse que ainda estava comendo bem.

Nunca esquecerei uma de nossas últimas conversas. "Você tem um homem em sua vida?", ela perguntou. Quando respondi que sim, ela se acomodou na cama e pareceu refletir por um tempo. "Eu tive um bom homem", disse, "e, cada dia desde que ele se foi, eu tenho sentido falta dele. Então, fique bem junto com seu homem, e ame-o e seja feliz".

Palavras tão simples. Ditas com todo o peso de uma vida inteira de experiências. Experiências de amor, de alegria, de tristeza e, por fim, de paz. A minha garganta se apertou, e vi um brilho de lágrimas em resposta nos olhos dela também. Tudo que eu podia fazer era garantir que eu nunca esqueceria suas palavras. Como dizer-lhe o quanto ela havia significado para mim? Como dizer-lhe que ela era a primeira pessoa com quem eu havia percorrido a estrada de aceitação da morte? Como agradecer-lhe o privilégio de compartilhar o fim de sua vida?

Vinte e quatro horas depois, ela deixou de responder a qualquer intervenção externa, e sua respiração ficou mais curta. Era o último dia daquele estágio de meu internato, e minha última parada na enfermaria foi ao lado de sua cama.

Obrigada, pensei. Obrigada por compartilhar sua força quando eu precisava dela e por receber a minha quando eu a ofereci.

O Sinal de Sofrimento Indefinido: Caso Ilustrativo do Quarto Componente

Gina Higgins

O sol que filtrava pelas persianas fechadas atingia o cabelo castanho perfeitamente penteado, dando-lhe um brilho enganador e emprestando à sua blusa branca recém-lavada um calor que devia ser reprimido. As linhas finas e tensas ao redor de sua boca, a expressão mantida inescrutável e as maçãs do rosto como se fossem papiro esticado (apesar da idade de 35 anos que aparecia em seu protocolo) sugeriam que sua vida havia sido difícil. Há uma maldição supostamente chinesa que diz: "Que vivas em tempos interessantes". Um olhar atento e escrutinador às suas feições marcadas sugeriu que ela havia vivenciado mais tempos interessantes do que a maioria das pessoas.

"Como está hoje?", perguntei automaticamente, ao mesmo tempo que assimilava a espiral de tensões bem controladas da senhora à minha frente. Nunca a havia encontrado antes daquela consulta, mas já sabia algo a respeito dela. Sabia que ela não estava "bem, obrigada".

"Dançamos" ao longo da conversa para obter seu histórico médico: negativo. Medicamentos: nenhum. Histórico de cirurgias: nada. Histórico social: bem... O histórico social era um muro de reticências. As informações que obtive sobre essa senhora foram por intermédio das respostas que ela não deu e dos monossílabos acompanhados de um aceno de cabeça ou de um arremedo de sorriso quase imperceptível.

Mulher, 35 anos. História médica sem particularidades. Sem histórico de cirurgias. Desconhece história familiar de doenças. Sem alergias. Não toma medicações. Casada; marido é engenheiro. Dona de casa, mãe de duas crianças, de 5 e 8 anos. Fumante – cerca de uma carteira por dia –, sem uso de álcool. Caminhadas diárias de 1 a 2 horas. Isso foi o que conseguimos na primeira consulta. Fizemos a combinação costumeira de retorno em duas semanas para citologia oncótica e um exame físico geral.

Há um sinal que coloco em minhas fichas como uma indicação só para mim. Indica pacientes que penso estarem passando por algum tipo de sofrimento indefinido, geralmente, mas nem sempre, psiquiátrico, mas que ainda não sei o que é. Outro médico que visse não notaria o sinal. No caso dela, isso se justificava.

Emily não retornou por alguns meses. Quando veio, não foi para fazer o Papanicolau. Na verdade, não era por nada específico que eu pudesse identificar. Pediu para medir sua pressão, mas não tinha nenhum motivo para tal pedido. Perguntei se havia algo mais a preocupando. Não havia. Vi o sinal na ficha; naquele momento ela receberia novamente o sinal, de qualquer forma.

Na terceira consulta, apresentou-se como antes, perfeitamente arrumada e bem vestida, com unhas e cabelos polidos, pintados, coloridos. Bolsa Prada. Sapatos Steve Madden. Expressão contida e controlada, não vazia, mas cada reação cuidadosamente compartilhada como julgava oportuno, na intensidade oportuna. Queria alguns exames, pois andava se sentindo cansada. A revisão dos sistemas não revelou praticamente nada, exceto que ela se sentia tonta ao levantar-se para ficar de pé. Pressionei. Ela falou.

O granito pode resistir em elementos naturais por muito tempo, mas mesmo o granito se desgasta se submetido a um ataque de forças de constância suficiente. Muitas vezes, o granito é erguido apenas para proteger o arenito.

Emily estava se erodindo como arenito.

Sua história foi contada ao longo de várias consultas e pontuada por seus gestos, sua postura e, muito ocasionalmente, suas lágrimas.

Emily tem um transtorno alimentar. Aguentando no olho do furacão que era sua vida, alimentado por suas tendências, inatas e aprendidas, ao perfeccionismo e à obsessão, incapaz de controlar qualquer outra coisa, ela controlava a si mesma. No fim, como um alcoolista ou adito, perdeu a capacidade de controlar seu controle. Em vez de desfrutar a admiração de seus amigos por seu porte *mignon*, havia os afastado para poder se exercitar ou ler livros de receitas. Em vez de passar tempo com seu marido, inventava desculpas para dar uma caminhada ou ficar deitada sozinha, com os olhos fixos no teto, quando as ondas de autodesprezo estouravam sobre ela incessantemente. Ela sabia que estava magra demais, mas também não suficientemente magra. Não confiava em ninguém; muitas pessoas no seu passado haviam tomado a confiança que ela oferecia, como se fosse um frágil pássaro, e a destruído e pisoteado. Tinha uma capacidade imensa de amar, mas estava tão doente que só conseguia sentir o amor que havia sempre tido por seus filhos como um eco distante, doloroso e cheio de culpa, de uma emoção outrora familiar.

Em cada momento de seu dia, Emily sofria. Sofria sozinha mesmo quando estava com sua família e quando estava com seus amigos, que agora viam apenas a carapaça que ela lhes permita observar, com toda sua essência firmemente guardada lá dentro. Levou semanas para que começasse a acreditar que tinha algo que não era sua culpa, que era tratável; que merecia ser tratada; que o suicídio não era sua única saída. Aquele dia foi uma das poucas ocasiões em que a vi chorar. Por vezes, as lágrimas podem ser estranhamente reconfortantes. Se pudermos lamentar a vida, pelo menos a estamos abraçando.

Agora, já contando meses de nossa relação, a condição médica de Emily é estável, e ela ganhou um pouco de peso. Isso não foi fácil para ela, e dizer que não houve contratempos seria uma grande mentira. Algumas vezes, ela me disse que não estava tendo nenhum contratempo. Pulsando como marés entre as melhoras e os tropeços, de alguma forma encontrara a energia e o entusiasmo para sua luta de volta às fileiras da humanidade, com todas as emoções caóticas e complicadas que isso traz. Agora consegue me falar de seus sentimentos de perda. Lembro como era difícil para ela admitir como sentia falta de seu transtorno alimentar. Até dizer isso em voz alta, ela havia se sentido enojada de si mesma por se sentir assim. Toda vez que me contava sobre os segredos que mantinha como pequenos instrumentos de tortura de si mesma, libertava-se um pouco mais.

Uma coisa que Emily disse certa vez realmente ficou comigo. Não acho que tenha sido algo em que ela realmente acreditasse quando disse, apenas uma daquelas frases esperadas que alguém deixa sair na ocasião certa. Disse: "Acho que tudo acontece por alguma razão". Não tenho certeza disso, mas é inquestionável que tudo que acontece para nós ao longo da vida, não importa quão triste a experiência, tem o potencial de trazer algo bom. Emily agora aproveita o tempo que pode passar com seus filhos e está gostando dessas oportunidades novamente, em vez de temê-las e se odiar por ser egoísta e desatenciosa (que era sua percepção). Está pensando em deixar seu marido, mas acho que ainda vai levar um tempo até que isso se torne realidade, se é que acontecerá afinal. Pelo menos Emily está encarando seus problemas agora.

Pressionei. Ela falou. Contou-me a versão mais íntima do inferno que ela havia vislumbrado, e, juntas fomos capazes de trazê-la de volta para o mundo dos vivos. Vai levar um bom tempo até que fique realmente bem.

"Entendo pelo que você está passando. Fale-me a respeito."
E ela falou.

PARTE 3

Aprendendo e ensinando o método clínico centrado na pessoa

Introdução

Judith Belle Brown e W. Wayne Weston

Nesta parte do livro, examinaremos como aprender e como ensinar o método clínico centrado na pessoa, muitas vezes exemplificando com casos ilustrativos relevantes. O Capítulo 8 explora os conceitos teóricos que subjazem a dimensão humana do aprendizado, com uma visão específica voltada para o método clínico centrado na pessoa. O Capítulo 9 avalia o processo paralelo entre ser centrado na pessoa e centrado no aprendiz, com a correspondência de cada um dos quatro componentes. O Capítulo 10 discute alguns dos desafios enfrentados tanto por educandos quanto por professores. Essa discussão leva a outros dois capítulos, que descrevem alguns elementos básicos e essenciais para o ensino do método clínico centrado na pessoa: o Capítulo 11, com sugestões práticas, e o Capítulo 12, que apresenta um relato de caso centrado na pessoa.

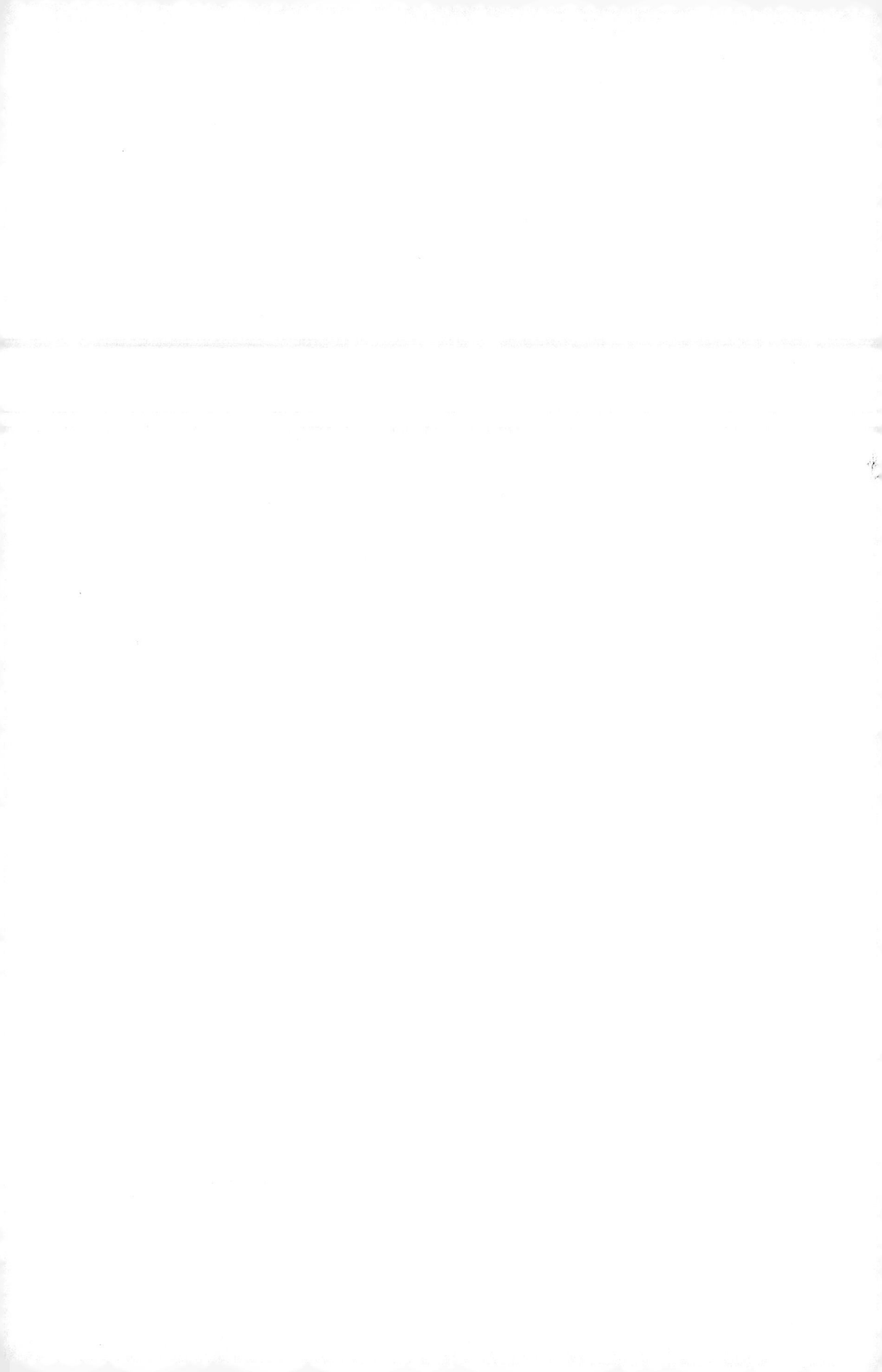

8 Tornando-se médico: a experiência humana da educação médica

W. Wayne Weston e Judith Belle Brown

A famosa obra de Luke Fildes,* *The Doctor* ("O médico"), mostra um médico ao lado da cama de uma criança gravemente doente, com seus pais enlouquecidos de preocupação nas sombras escuras ao fundo do quadro. Ela retrata a imagem folclórica do médico do interior, que luta contra a doença sozinho, sem nenhuma ferramenta além do que pode levar em sua maleta (Barilan, 2007; Moore, 2008; Verghese, 2008). É uma imagem popular de atenção e compaixão que fala sobre nosso anseio de encontrar aquele que cura: o médico que ficará ao nosso lado mesmo quando não houver mais cura. Em seu artigo sobre as lições que a pintura pode ensinar aos médicos hoje, Jane Moore (2008, p. 213) afirma que: "Acima de tudo, a pintura atemporal de Fildes, *O médico*, faz os médicos atuais lembrarem-se da importância crucial da relação entre a pessoa e o médico e do valor da abordagem centrada na pessoa".

Entretanto, há outra forma de ver essa pintura: através dos olhos de um jovem médico. O que ele vê? Um médico sem laboratório ou tomografia para confirmar o diagnóstico, sem remédios para curar, impotente para mudar o curso natural da doença e sem ninguém a quem encaminhar a pessoa. É uma possibilidade aterradora para muitos médicos recém-formados que evitam se mudar para pequenas cidades onde temem encontrar situações como essa.

Isso é irônico, pois, mesmo em grandes centros médicos, frequentemente esses profissionais são confrontados com os limites da medicina (Hewa e Hetherington, 1995; Hadler, 2008; Markle e McCrea, 2008). Ingelfinger (1980), antigo editor do *New England Journal of Medicine*, afirma que, em 90% das vezes, quando uma pessoa consulta um médico, sua condição ou é autolimitante, ou não há tratamento que possa mudar seu curso natural. Há 30 anos, Engel (1977) chamou atenção para as limitações do modelo biomédico, que, mesmo assim, permanece como o modelo dominante de doença hoje (Fava e Sonino, 2008). Muitas vezes, a coisa mais importante que um médico tem para oferecer às pessoas é ele mesmo: seu tempo, sua compreensão e seu apoio (Stewart, 2005; Watts, 2009).

Em um estudo com 272 pessoas que se apresentaram para seus médicos de família com dores de cabeça na cidade de London, no Canadá, o Grupo de Estudos da Dor de Cabeça da Universidade de Western Ontário ("The Headache Study Group", 1986) buscou identificar quais eram os preditores de um resultado favorável em um ano. Os melhores resultados foram os daquelas pessoas que sentiam ter

---

* Sir Luke Fildes, *O médico*, óleo sobre tela, 1891. A pintura pode ser vista na internet, em http://en.wikipedia.org/wiki/Luke_Fildes (acessado em 16 de janeiro de 2013).

recebido oportunidades suficientes de contar ao médico tudo que queriam sobre suas dores de cabeça na primeira consulta. Outro preditor de resultado positivo foi o fato de o médico demonstrar que havia gostado da pessoa. Helman (2006), que trabalhou como clínico geral por 27 anos antes de se tornar um antropólogo médico, descreveu sua experiência com o que chamou de "xamã suburbano". Destacou que o que a pessoa quer é

> alívio para seu sofrimento, alívio para a ansiedade, uma relação com base na compaixão e no cuidado, alguma explicação sobre o que está errado e por que, e um senso de ordem ou sentido imposto ao caos aparente de seu sofrimento pessoal para ajudá-la a dar sentido e a lidar com esse sofrimento. (2006, p. 9)

Glasser e Pelto (1980) descreveram o dilema dos educadores na área da medicina que acreditam que a efetividade de um médico está frequentemente relacionada às suas qualidades pessoais:

> É, de certa forma, trágico: os médicos modernos são um tipo de xamã sem a preparação adequada. É como ser judeu de família há três gerações nos Estados Unidos e não saber ler ou cantar em hebraico. É como se nós, médicos, não soubéssemos as preces e os cânticos. (1980, p. 24)

Como podem os médicos aprender essas "preces e cânticos"? O que a teoria educacional oferece para orientar os educadores responsáveis pela preparação dos modernos xamãs? O método clínico centrado na pessoa descreve uma forma diferente de ser médico; em consequência, a educação para o método exige uma forma diferente de ensino. Neste capítulo, descrevemos uma estrutura que aborda esse desafio; uma estrutura que permite a construção a partir da distinção entre conceitos tradicionais de ensino e várias formas de entender a experiência humana de tornar-se médico.

DUAS METÁFORAS CONTRASTANTES USADAS NO ENSINO

O ensino é muito complexo para ser explicado por um único modelo. A educação médica, como a própria medicina, engloba várias teorias e metáforas, muitas vezes em contraste umas com as outras. Metáforas

> nos permitem compreender um aspecto de um conceito em relação a outro conceito. [...] a forma como pensamos, o que vivenciamos e o que fazemos todos os dias são, de forma marcante, uma questão de metáforas. Mas o nosso sistema conceitual não é algo de que normalmente temos consciência. (Lakoff e Johnson, 1980, p. 3)

Dessa forma, as metáforas sobre as quais nosso entendimento de educação se assenta terão um efeito profundo na forma como entendemos o ensino e a aprendizagem, bem como os respectivos papéis de professor e aprendiz (Botha, 2009; Sfard, 2008). Tiberius (1986) apresentou duas metáforas comumente usadas para descrever o ensino.

- A **metáfora da transmissão** domina todos os níveis da educação, tendo suas raízes na tradição behaviorista. Nessa metáfora, ensinar é dizer, e aprender é

escutar. A ênfase está no eficiente *fluxo de informação dos mestres* aos educandos. Exemplos dessa metáfora na fala do dia a dia são:
- é difícil *passar essa ideia* para ele
- os seus motivos *chegaram* até nós
- ensinar é a *entrega* de um corpo de conhecimentos específicos
- Os educandos são "receptáculos a serem preenchidos pelo professor" (Freire, 2006, p. 72) na escola vista como linha de montagem. É claro que, com tantas matérias complexas a serem aprendidas, em uma disciplina na qual a ignorância pode causar prejuízo às pessoas, sempre restará um papel para o ensino didático. De fato, um estudo que comparou a aprendizagem ativa com a passiva no uso efetivo de exames diagnósticos mostrou não haver diferença significativa no conhecimento e nas atitudes imediatamente após e depois de um mês da sessão de ensino. Além disso, os residentes que participaram da sessão didática viram maior valor educacional na sessão (Haidet et al., 2004).
- Em comparação, a **metáfora do diálogo ou da conversa** tem suas raízes no método socrático e na tradição humanista. Nessa metáfora, os educandos e os professores são "investigadores que ajudam um ao outro na busca compartilhada pela verdade... estão engajados em um projeto comum no qual a responsabilidade pela aquisição do conhecimento é conjunta" (Hendley, 1978, p. 144). Quando os educandos e os professores são "cocriadores" do conhecimento, há maiores possibilidades de reconhecerem e investigarem seus pressupostos, alargar e aprofundar o escopo de sua aprendizagem, desenvolver capacidades de síntese e integração e chegar a transformações (Brookfield e Preskill, 2005). Palmer descreveu a natureza fundamentalmente pessoal do ensino: "As técnicas que aprendi não desaparecem, mas também não são suficientes. Quando em frente aos meus alunos, apenas um recurso está imediatamente ao meu dispor: minha identidade, minha individualidade, meu senso desse 'eu' que ensina, sem o qual eu não teria o sentido do 'vós' que aprende" (Palmer, 2007, p. 10).

A metáfora do diálogo entende que se tornar médico é mais do que simplesmente aprender um conjunto de conhecimentos, habilidades e atitudes; o treinamento não ensina apenas conhecimentos, mas algo que muda a pessoa. Nesse sentido, a educação médica tem a ver tanto com a aquisição de valores e o desenvolvimento do caráter quanto com a aprendizagem dos conteúdos da disciplina (Brent, 1981; Dall'Alba, 2009; Monrouxe, 2010; Bleakley et al., 2011; Scanlon, 2011; McKee e Eraut, 2011). Infelizmente, apesar de essas questões terem sido reconhecidas já há gerações, a educação médica é frequentemente inimiga do desenvolvimento pessoal saudável (Peterkin, 2008; Paro et al., 2010).

O exemplo a seguir ilustra os desafios inerentes à aplicação da metáfora do diálogo. Um de nós (WW), há muitos anos, aprendeu a duras custas sobre a importância de fatores pessoais no ensino e na aprendizagem:

> Um dos meus alunos de pós-graduação tinha uma ideia muito diferente sobre o que queria aprender em relação ao que eu queria ensinar. Preocupava-se com ser capaz de lidar efetivamente com emergências, enquanto eu queria que ele aprendesse mais sobre como entrevistar a pessoa e sobre a relação dela com o médico. Frequentemente

debatíamos o papel adequado dos médicos de família, e cada um de nós se apegava teimosamente ao seu próprio ponto de vista. Na época em que estava afastado fazendo um treinamento em hospital, mandou-me um livro para ler – *A revolta de Atlas*, de Ayn Rand; disse-me que esse livro havia significado muito para ele na adolescência. Pensou que talvez me ajudasse a entendê-lo melhor. Comecei a ler, mas achei-o tão diferente de minha própria visão de mundo que não consegui terminá-lo. Mais tarde, o mesmo aluno insistiu para que eu visse o filme *Carruagens de fogo*. Explicou que se identificava fortemente com o personagem principal no momento em que o Príncipe de Gales era chamado para persuadi-lo a "dobrar" seus fortes princípios cristãos e participar de uma corrida em um domingo. Disse-me que eu era como o Príncipe de Gales para ele. Achei que ele estava exagerando e tive dificuldades em associar seus conflitos com as questões morais do filme. Ele então compartilhou comigo como havia lutado para reafirmar sua identidade em relação ao pai autoritário. Apesar de nossas tentativas de entender um ao outro, continuamos discordando sobre o que ele deveria aprender. Por fim, o aluno se formou e estabeleceu uma clínica particular bem-sucedida no interior. Poucos anos depois, encontrei-o em um jantar. Imediatamente começamos a conversar, falando por mais de 1 hora sobre suas vivências durante o curso de pós-graduação. Disse-me que eu estava certo: ele lidava com emergências tranquilamente, mas ainda tinha dificuldades em atender pessoas com problemas emocionais. Por sua conta, estava aos poucos aprendendo a ajudá-las. Foi um encontro emocionado e muito especial para nós dois. Aprendemos muito um com o outro sobre teimosia e a necessidade de estar no comando. Talvez eu tivesse razão quanto ao que ele precisava aprender, mas errei quanto à minha abordagem. Por meio de nossas discordâncias, fomos desafiados a reexaminar os papéis do médico e as metas da pós-graduação. Entretanto, o mais importante foi que nossos encontros nos mostraram uma forma diferente de professor e aprendiz se relacionarem: tivemos que ir além do modelo autoritário que gera resistência para um modelo de diálogo que respeita e incorpora as contribuições de cada pessoa.

Essa mudança, essa forma diferente de relacionamento, serve de ilustração para uma abordagem centrada no educando, que é um paralelo conceitual com o método centrado na pessoa. As duas abordagens buscam a parceria entre os protagonistas, pessoa e médico ou aprendiz e professor, caracterizada pelo respeito mútuo que leva à elaboração de um plano conjunto de abordagem dos problemas.

ENTENDENDO AS DIMENSÕES HUMANAS DA APRENDIZAGEM

No processo de se tornarem médicos, os educandos devem desenvolver habilidades em três áreas: (1) adquirir conhecimento médico e competência técnica para lidar com a doença, (2) "tornar-se" um profissional e (3) aprender a curar.

1. Adquirindo conhecimento médico e competência técnica para lidar com a doença

Essa é a preocupação central das escolas médicas, especialmente nos anos pré-clínicos. Os educandos sofrem uma imersão nas ciências biológicas e rapidamente aprendem o sistema de valores do campo da saúde: a tarefa primária da medicina é reconhecer e tratar a doença. Consequentemente, todo o resto – das habilidades de comunicação aos fatores psicológicos, sociais e ambientais – poderá parecer periférico. Como resultado, enquanto os educandos progridem na escola médica, sua capacidade de se comunicar efetivamente e de demonstrar empatia pelas pessoas que buscam atenção médica se deteriora. Esse declínio foi observado por décadas e é um problema que continua até hoje (Barbee e Feldman, 1970; Helfer, 1970; Cohen, 1985; Preven et al., 1986; Hojat et al., 2004, 2009; Woloschuk et al., 2004; Bellini e Shea, 2005; Tsimtsiou et al., 2007; Haidet, 2010; Bombeke et al., 2010; Neumann et al., 2011).

2. "Tornando-se" um profissional

Isso se inicia no primeiro dia da escola de medicina; na verdade, pode até iniciar no momento em que um aprendiz escolhe a medicina como carreira. Entretanto, é por meio das experiências com as pessoas que buscam cuidados, especialmente durante seu internato clínico, quando os educandos trabalham como parte de uma equipe médica e são responsáveis pelo cuidado às pessoas, que começam a se sentir como médicos (Brennan et al., 2010). A metamorfose é dramática:

> os educandos são aceitos em uma profissão na qual têm acesso aos altos e baixos da vida e da condição humana. Os médicos se apresentam como as melhores e as piores pessoas, as mais fortes e as mais vulneráveis. Os médicos frequentemente veem coisas que a maioria da população encontrará apenas em raros momentos. Os médicos lidam com situações que outros podem geralmente evitar. (Scanlon, 2011, p. 182)

3. Aprendendo a curar

Pouca atenção é dada à capacidade de curar na educação médica, exceto a de curar feridas (Weston, 1988; Novack et al., 1999). Consequentemente, nem todos os médicos se tornam capazes de curar. Aqueles que o fazem, aprendem por meio da reflexão sobre suas experiências com as pessoas que buscam assistência médica ou de seus próprios encontros pessoais com a experiência da doença. Descobrem as limitações de um modelo biomédico restrito e reconhecem que as pessoas que buscam cuidados precisam mais do que tratamentos baseados em evidências (Benjamin, 1984; Wade e Halligan, 2004; Egnew, 2005). "Ser um agente de cura é ajudar as pessoas a encontrarem seu próprio caminho ao longo do calvário de sua experiência da doença até encontrarem uma nova integridade" (McWhinney e Freeman, 2009, p. 104). Cassell (1982) nos desafia a reconhecer a distinção entre o desconforto físico e o sofrimento: "O sofrimento é vivido pelas pessoas, não meramente por seus corpos, e tem sua origem nos desafios que ameaçam a integridade da pessoa como uma entidade social e psicológica complexa" (1982, p. 639). Destaca que o tratamento pode ser tecnicamente correto, mas não conseguir aliviar o sofrimento daquela pessoa:

> É um dos erros mais básicos da era moderna da medicina crer que as pessoas curadas de suas doenças – ou seja, o câncer removido, a artéria coronária desobstruída, a infecção curada, a pessoa caminhando de novo, falando outra vez ou de volta em casa – estão também curadas de sua experiência com a doença e saudáveis novamente. Por meio da relação, o médico pode, quando consciente da necessidade, aceitar a responsabilidade moral, o entendimento do problema e o domínio das habilidades de

cura do doente; tornar íntegro aquele que foi curado, trazer a pessoa com uma doença crônica de volta para o centro de atenção, aliviar seu sofrimento e diminuir o peso de sua enfermidade. (Cassell, 2004, p. 65)

É importante notar que aprender a ser um agente de cura é um processo que continua após a educação formal estar encerrada. As sementes podem ser plantadas durante o período de treinamento, mas só crescem e se desenvolvem à medida que o médico vivencia o poder da relação curativa na prática. Ao introduzir o conceito de cura, os professores precisam estar atentos às expectativas que criam em seus educandos. Esses jovens médicos costumam achar suficientemente desafiadoras as tarefas de diagnosticar e tratar a dimensão biológica dos problemas de quem atendem. Fazê-los se tornar instrumentos terapêuticos da cura pode sobrecarregá-los. Eles precisam de encorajamento frequente, apoio, modelos efetivos e oportunidades para discutir seus sentimentos e conflitos interiores para adotar a posição de um agente de cura. Ways e colaboradores (2000, p. 13-14) descrevem os desafios pessoais apresentados pelos anos de aprendizagem clínica na escola de medicina:

> Muitas vivências do período de treinamento podem ser repugnantes, tristes ou dolorosas. Podem produzir memórias e sentimentos difíceis, fazer ressurgir questões pessoais não resolvidas, trazer à lembrança uma pessoa amada que está morta ou tudo isso ao mesmo tempo. Esses impactos podem ser conscientes ou inconscientes. *De todos os aspectos da educação durante o período de treinamento em serviço, o que os educandos menos esperam é a magnitude de seu impacto psicológico e espiritual* (destaque do original). Vemos estudantes inicialmente abertos e comunicativos com as pessoas se fecharem e se tornarem solitários ou deprimidos durante um período difícil de treinamento. Em contrapartida, nos raros casos de treinamento em serviço em que recebem apoio e atenção adequados, os educandos podem se tornar mais autoconfiantes e abertos.

Em um estudo sobre a capacidade de curar, Churchill e Schenck (2008) entrevistaram 50 médicos identificados por seus colegas como "agentes de cura". "Oito habilidades se mostraram centrais nas transcrições dessas entrevistas: dar conta das pequenas coisas; não se apressar; ser aberto e escutar; achar algo de que goste, que adore; remover barreiras; deixar a pessoa explicar; compartilhar autoridade; e ser comprometido" (2008, p. 720).

Para ajudar seus alunos a passar por essas três fases de desenvolvimento, os professores precisam de uma fundamentação conceitual que guie o entendimento das dimensões humanas da educação médica. Observações trazidas de várias fontes nos fornecem entendimentos valiosos.

- **Narrativas pessoais**: são histórias sobre a *jornada ao longo da escola de medicina e a residência médica*. Um número surpreendente de educandos já descreveu suas experiências pessoais e batalhas ao longo de sua formação médica, incluindo um ex-professor de medicina (Eichna, 1980), um psicólogo educacional (Eisner, 1985), um antropologista (Konner, 1987) e outros (LeBaron, 1981; Klass, 1987, 1992; Little e Midtling, 1989; Klitzman, 1989; Reilly, 1987; Takakua et al., 2004; Young, 2004; Neilson, 2006; Jauhar, 2008; Ofri, 2003, 2005, 2010; Clarke e Nisker, 2007; Lam, 2006; Gutkind, 2010). E há muito mais. Poirier (2009) examinou 40 desses livros, publicados nos Estados Unidos entre 1965 e 2005. Além disso, vários livros de autoajuda trazem entendimentos úteis sobre as lutas dos médicos em formação (Coombs, 1998; Kelman e Straker, 2000; Myers, 2000; Ways et al., 2000; Sotile e Sotile, 2002; Peterkin, 2008).

- **Teoria do desenvolvimento**: pesquisas feitas por psicólogos, sociólogos e educadores médicos sobre a aprendizagem e o desenvolvimento do adulto fornecem estruturas valiosas para o entendimento do desenvolvimento pessoal e profissional dos médicos (Coombs et al., 1986; Weston e Lipkin Jr., 1989; Carroll et al., 1995; Knowles et al., 1998; Pangaro, 1999; Mezirow et al., 2000; Forsythe, 2005; Levine et al., 2006; Cranton, 2006; Merriam e Caffarella, 2007; Kumagai, 2010).
- **Mentoria**: vários autores (Freeman, 1998; Murray, 2001; Buddeberg-Fischer e Herta, 2006; Humphrey, 2010; Daloz, 2012) descrevem a relação entre o aprendiz e o professor como uma relação de mentoria. Esse conceito leva a várias sugestões práticas para melhorar o ensino individualizado.
- **Profissionalismo e formação profissional**: o interesse no profissionalismo, refletido na crescente publicação de artigos em revistas especializadas e livros, cresceu rapidamente na última década (Wear e Bickel, 2000; Coulehan e Williams, 2001; Inui, 2003; Gordon, 2003; Kasman, 2004; Wear e Aultman, 2006; Stern, 2006; Kenny e Shelton, 2006; Stern e Papadakis, 2006; Cruess et al., 2009). Cooke e colaboradores (2010) defendem que a formação profissional seja a meta fundamental da educação médica e preferem o termo "formação profissional" ao termo "profissionalismo"

> para enfatizar a natureza multifacetada e de desenvolvimento desse conceito... O médico que imaginamos tem, sobretudo, um senso de comprometimento e responsabilidade com pessoas, colegas, instituições, sociedade e consigo mesmos, e uma aspiração inabalável para fazer melhor e realizar mais. Esse comprometimento e essa responsabilidade envolvem a busca habitual por melhorias em todos os domínios, por menores que possam parecer, e a disposição para investir no esforço para definir estratégias e concretizar tais melhorias. (2010, p. 41)

No restante deste capítulo, aprofundaremos a discussão sobre cada uma dessas quatro áreas.

1. APRENDIZAGEM NARRATIVA: UMA JORNADA DE TRANSFORMAÇÃO

Uma tarefa central do desenvolvimento é encontrar sentido em nossas vidas e em nosso trabalho. Uma forma de fazê-lo é contando histórias.

> A aprendizagem narrativa... nos oferece uma nova forma de pensar sobre como a aprendizagem ocorre... Quando estamos aprendendo algo, o que estamos essencialmente fazendo é tentar dar sentido àquilo, discernir sua lógica interna e entender como se relaciona com o que já sabemos. Fazemos isso pela criação de uma narrativa sobre o que estamos aprendendo; em outras palavras, trabalhamos para formar uma

história, para dar unidade aos elementos daquilo que ainda não entendemos completamente. Trabalhamos para alcançar a coerência. (Clark e Rossiter, 2008, p. 66)

A história da busca heroica é comum a centenas de mitos e lendas em diversas culturas e épocas:

> O herói se aventura e vai de um mundo ordinário para uma região de maravilhas sobrenaturais; forças fabulosas são encontradas nessa região, e uma vitória decisiva é alcançada; o herói volta dessa aventura misteriosa com o poder de outorgar dádivas aos seus semelhantes. (Campbell, apud Daloz, 2012, p. 26)

Por meio da "busca heroica" da escola médica, o aluno conquista muitas "forças fabulosas" e se torna um médico, sofrendo transformações.

Klass (1987, p. 18) descreveu sua experiência na Harvard Medical School nos seguintes termos:

> A pressão geral da escola médica o empurra para a frente em direção ao profissionalismo, para que comece a se sentir em casa dentro do hospital, na sala de cirurgia, para fazer do jargão médico sua língua materna; tudo isso é parte de se tornar eficiente, conhecedor, competente. Você quer deixar para trás aquele estudante de medicina "verde", apavorado, que se postou timidamente onde se desenrolava a ação, com medo de acabar revelando sua ignorância sem fim, apavorado com a chance de matar uma pessoa. Você quer se identificar com as pessoas à sua frente, aquelas que sabem o que estão fazendo... Um dos tristes efeitos do meu treinamento clínico foi eu ter me tornado, acredito, uma pessoa mais impaciente e desagradável. O tempo era precioso, o sono era insuficiente, e, preocupado com minhas avaliações, eu tinha que tratar todos os tipos de imbecis com profundo respeito.

Cohen (1985) descreveu sua experiência como estudante já maduro na escola de medicina, depois de seu doutorado como psicólogo educacional e atuando como Diretor de Pesquisa em Educação para o Departamento de Medicina. Um dia, no seu curso de diagnóstico físico, deram-lhe 1 hora para fazer a anamnese e o exame físico de uma pessoa e descrever por escrito seus achados. Suas reflexões sobre essa experiência ilustram a forma como o currículo estava em desacordo com suas metas de aprendizagem:

> Fiquei atônito com o meu comportamento com aquela pessoa. Treinamentos intensivos em comunicação interpessoal não mudariam a forma como me comportei. Dado o limite de tempo, deixei de lado a conversa mais informal e mal consegui manter alguma noção de afabilidade. Omiti minhas perguntas habituais de medicina preventiva, como sobre o uso de cinto de segurança, e minhas perguntas sobre doenças crônicas, tais como problemas em seguir esquemas terapêuticos. O foco de meu raciocínio foi nos sinais e nos sintomas físicos daquela pessoa e suas razões fisiológicas. (1985, p. 332)

Outro estudante de medicina, Melvin Konner (1987), havia sido professor de antropologia antes de cursar medicina. Descreveu suas experiências no treinamento em serviço da seguinte forma:

> E é claro que, por fim, mas não menos importante, minha tendência agora é ver as pessoas como doentes. Dei-me conta disso em especial com as mulheres. Frequente-

> mente se pergunta se os homens estudantes de medicina ficam "dessexualizados" por causa de todas essas mulheres se despindo, todos os exames de mama, todas as invasões manuais dos espaços mais íntimos. Descobri que esse era, na verdade, um efeito trivial. O que achei mais impressionante foi a tendência generalizada de os médicos verem mulheres como pessoas a serem atendidas. Esse desapego clínico não veio da ginecologia, mas de todas as experiências com medicina. Durante meu treinamento médico em serviço, eu notava, no ônibus, as veias da mão de uma mulher, como poderiam ser facilmente puncionadas para a colocação de um acesso; isso tudo antes de notar que ela era, por acaso, bonita. (1987, p. 366)

Esses três exemplos ilustram como a jornada ao longo da escola de medicina pode dessensibilizar os educandos para o sofrimento humano, tornando-os mais impacientes e distantes. A experiência de treinamento de pós-graduação pode ser ainda mais brutal, fazendo o jovem médico sentir-se como se tivesse sido violentado. Há evidência de que educandos que se sentem maltratados por seus professores têm maior probabilidade de maltratar as pessoas que buscam atenção médica (Silver e Glicken, 1990; Baldwin et al., 1991). Tal ambiente é prejudicial para que a aprendizagem seja centrada na pessoa.

Em uma história contundente e tocante sobre sua residência em medicina interna no Hospital Bellevue, em Nova York, o hospital público mais antigo dos Estados Unidos, Danielle Ofri (2003) descreve como sua experiência como residente deu forma ao seu desenvolvimento como médica e como agente de cura. Depois de atender Mercedes, uma jovem com cefaleia, Ofri ficou horrorizada ao saber que, três dias após examiná-la no ambulatório, Mercedes estava na UTI, com morte cerebral devido a algo que nunca foi explicado. Apesar de não estar de plantão e não ser a médica assistente, ela se sentiu compelida a visitar aquela pessoa na UTI, chegando pouco depois de a família ter sido informada sobre não haver esperança para a condição de Mercedes, sendo, então, consolados pelo capelão.

> Ele (o capelão) me olhou do outro lado da cama onde estava com uma das irmãs e deve ter visto uma lágrima surgindo nos meus olhos. Fez a volta até onde eu estava e silenciosamente estendeu seu braço, colocando-o no meu ombro. O peso suave acomodou-se nos meus ombros. Foi absorvido na tensão das minhas costas, distendendo os músculos que estavam me apertando e sufocando. Meu estetoscópio se desenrolou do meu pescoço e caiu no chão no momento em que me inclinei e apoiei a cabeça em sua túnica negra e comecei a chorar. Seus braços me abraçaram... Eu desabei mais ainda em seu peito, soluçando e soluçando. A família estupefata compartilhou silenciosamente o momento enquanto eu chorava incontrolavelmente nos braços de um padre desconhecido. Uma das irmãs saiu do lado da cama de Mercedes e veio em minha direção. Acariciou minhas costas e correu os dedos pelo meu cabelo. Eu chorava por Mercedes. Chorava por sua família e seus dois filhos pequenos... Chorava pela morte de minha crença de que o intelecto vence tudo. (Ofri, 2003, p. 233)

Ofri continua a descrição de como essa experiência a mudou:

> E, ao mesmo tempo que eu estava intelectualmente frustrada, senti-me estranhamente completa emocionalmente. Aquela noite na UTI com Mercedes foi de uma dor excruciante, mas também talvez minha mais autêntica experiência como médica. Aquilo era

algo triste. E eu chorei. Lógica simples, mas tão raramente respeitada no mundo turbinado da medicina acadêmica. De pé lá na UTI, com os braços do capelão em volta de meus ombros, cercada pela família de Mercedes, me senti como uma pessoa. Não como uma médica, ou cientista, ou emissária do mundo da lógica racional, mas apenas uma pessoa... Ainda não sabia por que eu havia inicialmente entrado no campo da medicina dez anos antes, mas, naquele momento, eu sabia por que queria permanecer nele. (2003, p. 236)

2. TEORIA DO DESENVOLVIMENTO

A teoria do desenvolvimento fornece uma forma de entender a aprendizagem não como a simples acumulação de conhecimento, mas como uma experiência de transformação. Klass (1987), Konner (1987) e Ofri (2003) descreveram suas próprias experiências de mudança, de não mais serem capazes de ver o mundo "através de olhos pré-clínicos". Foster (2011, p. 171) nos lembra que

> Tornar-se um profissional da área médica é um processo complexo e multifacetado. Também é uma transformação irreversível, que não pode ser desfeita. Ao tornar-se médico, a forma como nos sentimos sobre nós mesmos e a forma como interagimos com o mundo se modificam para sempre pela influência de assumirmos a identidade de "médico".

Perry (1970, 1981) apresenta uma teoria de desenvolvimento intelectual e ético em adultos que é útil para entendermos essas mudanças de pensamento e de percepção (Moore, 1994). De acordo com esse autor (1981), os educandos evoluem de um pensamento simplista e "preto e branco" para um nível em que reconhecem e podem aceitar diferentes pontos de vista. No primeiro estágio, eles veem o conhecimento como dualístico: há apenas uma resposta certa, determinada pelas autoridades. A dependência excessiva de aulas expositivas e provas de múltipla escolha pode reforçar o estágio dualístico. Nesse estágio, os educandos podem se ressentir de professores que usam o trabalho em pequenos grupos e as abordagens centradas no aprendiz, porque esses recursos parecem tomar muito tempo para levá-los à resposta certa; preferem simplesmente que lhes digam qual a resposta. Em seguida, os educandos reconhecem diferentes perspectivas de questões, mas ainda lhes faltam as habilidades para avaliá-las. Nesse estágio, podem concluir que todo mundo tem direito à sua própria opinião e que todas as respostas são igualmente válidas. Podem se tornar cínicos e niilistas, achando que ninguém sabe nada com certeza. Depois, desenvolvem a capacidade de comparar pontos de vista diferentes criticamente, mas podem ficar paralisados na indecisão por verem os méritos de cada opinião. Por fim, um estágio de comprometimento é atingido, no qual os educandos são capazes de tolerar a ambiguidade e a incerteza e estão dispostos a agir de acordo com seus valores e crenças, mesmo quando reconhecem haver alternativas plausíveis. Eles se dão conta de que devem correr o risco de tomar suas próprias decisões. Até que atinjam tal estágio, terão dificuldades em assumir a responsabilidade por sua própria aprendizagem.

> Perry descreveu três possibilidades de progressão do dualismo para o comprometimento no relativismo. Uma delas era a "temporização", em que o desenvolvimento

dos educandos parecia ser retardado por uma hesitação explícita em seguir para o próximo passo. Outra possibilidade era a "fuga", pela qual os educandos evitavam a responsabilidade de comprometimento e buscavam refúgio no relativismo. E a última era o "recuo" a uma orientação dualística para encontrar segurança e evitar ter que enfrentar um ambiente excessivamente desafiador. (Friedman et al., 1987, p. 93)

Os professores podem ajudar seus alunos a progredirem abordando as necessidades especiais de cada estágio. Alunos no estágio dualístico se beneficiam da exposição a pontos de vista alternativos para ajudá-los a se dar conta da complexidade dos conceitos que estão aprendendo. Os educandos no estágio de relativismo se beneficiam da aprendizagem de habilidades de avaliação crítica, de forma que possam analisar o peso das evidências para cada diferente opinião. Os professores precisam apoiar e encorajar o desenvolvimento dos educandos, evitar julgar suas atitudes e exemplificar a habilidade "tanto de ser convicto quanto investigativo" (Perry, 1981, p. 96), ou seja, ter a disposição de assumir um firme compromisso, a despeito de incertezas e opiniões opostas, e, ao mesmo tempo, de permanecer aberto a novas informações.

A abordagem de Perry (1981), em acordo com a teoria construtivista, enfatiza a importância de os educandos darem sentido às suas próprias vivências. À medida que eles crescem e se desenvolvem, descobrem formas novas e complexas de pensar e de ver as coisas. Perry (1981) argumenta que isso frequentemente exige uma "perda da inocência", que pode ser dolorosa e difícil.

> Pode ser uma grande alegria descobrir uma forma nova e complexa de pensar e de ver as coisas. No entanto, ontem você pensava de forma simples, e sua esperança e aspirações estavam integradas àquelas formas. Agora que essas formas foram deixadas para trás, a esperança deve ser abandonada também? (1981, p. 108)

O autor alerta que leva tempo para os estudantes aceitarem sua nova compreensão, "para que suas entranhas acompanhem tais saltos da mente" (Perry, 1970, p. 108). É preciso tempo para viver o luto da perda de formas mais simples de pensar. Isso pode explicar por que o desenvolvimento é gradual, com retrocessos ocasionais para ideias mais antigas e familiares, e não um progresso constante.

3. MENTORIA*

A mentoria é um componente importante, talvez essencial, da educação médica. Em um estudo qualitativo de alunos de medicina, Kalén e colaboradores (2012) descreveram as experiências de alunos com a mentoria:

> Ter um mentor dava-lhes um senso de segurança e constituía uma "zona livre" ao longo do programa da graduação. Dava-lhes esperança quanto ao futuro e aumentava sua motivação. Os educandos eram apresentados a uma nova comunidade e começavam a se identificar como médicos. Defendemos que a mentoria individualizada pode criar condições para que os estudantes de medicina comecem a desenvolver algumas áreas de suas competências profissionais que são elusivas nos programas de educação

---

* N. de R. T.: Mentoria é o equivalente a tutoria ou preceptoria, dependendo do período da formação e da organização do local de aprendizagem.

médica, como a capacidade de reflexão, a competência emocional e o sentimento de pertencimento a uma comunidade. (2012, p. 389)

Mentores são guias para os educandos durante as jornadas de suas vidas. São confiáveis porque já trilharam essa jornada. De acordo com Levinson (1978), os mentores são especialmente importantes no começo da carreira ou em momentos decisivos na vida profissional. São pessoas que já alcançaram as metas que os estudantes almejam alcançar. Um mentor normalmente é um membro mais velho e mais experiente na profissão que põe o aluno "embaixo de sua asa". O papel da universidade, como um substituto para os pais, está refletido no hábito de chamá-la de *alma mater* e de usar o termo *in loco parentis*, que significa "no lugar dos pais".

No início, o estudante muitas vezes vê o mentor como uma autoridade poderosa, uma figura paterna com capacidades quase mágicas. Isso também é uma fonte potencial de problemas para a relação, especialmente para alunos que têm um histórico de problemas com figuras de autoridade. É no contexto dessa relação que os alunos crescem para assumir sua identidade profissional. Nos primeiros estágios de seu desenvolvimento intelectual e pessoal, eles olham para o mentor como alguém que tudo sabe e esperam receber dele as respostas certas para suas perguntas. Não estão prontos para ver os pontos vulneráveis daquele mentor. A discrepância entre o que foi ensinado aos educandos nos anos pré-clínicos e o que veem seus professores fazerem é uma das explicações para o aumento do cinismo durante os anos de internato médico (Coulehan e Williams, 2001; Billings et al., 2011). Esse fenômeno comum levou um autor a descrever o currículo como dividido em duas partes: os anos pré-clínicos e os anos clínicos (Simpson, 1972, p. 64). À medida que aprendem e se desenvolvem, reconhecem que autoridades não estão sempre certas e que seu mentor também é humano. Por fim, com um crescente sentido de sua própria identidade profissional, os aprendizes passam a reconhecer o mentor como um colega. Em um estudo recente sobre estudantes de medicina e residentes, Brown e colaboradores (2012b) concluíram que a relação de mentoria é de natureza evolucionária e fluida. Os participantes relataram que buscavam mentores diferentes no caso de diferentes necessidades pessoais e profissionais e em diferentes estágios de sua formação.

Daloz (2012) fornece um valioso esquema para entender as tarefas do mentor. Mentores bem-sucedidos equilibram apoio e desafio e, ao mesmo tempo, fornecem uma visão a ser seguida (*ver* Fig. 8.1).

Apoio

"Estar com" os alunos. O mentor precisa deixá-los saber que são compreendidos e que alguém se preocupa com eles. Tal apoio é a base da confiança necessária para ter a coragem de seguir em frente. O mentor é a prova tangível de que a jornada pode ser trilhada. Ele precisa escutar empaticamente: como é o mundo dos educandos; o que lhes dá sentido; como veem a si mesmos; de que forma decidem quando há ideias conflitantes; o que esperam de seus professores? Note as semelhanças entre essas questões centradas no educando e as perguntas que sugerimos que os médicos façam às pessoas para avaliar suas experiências de estar doentes (*ver* Cap. 3).

CAPÍTULO 8 TORNANDO-SE MÉDICO: A EXPERIÊNCIA HUMANA DA EDUCAÇÃO MÉDICA

		Apoio	
		Baixo	Alto
Desafio	Alto	*Retraimento*	*Crescimento*
	Baixo	*Estase*	*Confirmação*

FIGURA 8.1 Esquema das tarefas dos mentores (Daloz, 2012, p. 208).

Dedicar tempo aos estudantes indica que as ideias deles têm importância e que eles são importantes como pessoas. A empatia preparatória é útil. Antes de o aluno chegar, lembre-se de como era ser estudante e ter de iniciar um novo treinamento. Prepare-se para responder a indicações indiretas de que precisam de algo. É comum os estudantes serem inicialmente cautelosos, e eles podem não ser diretos ao falar com figuras de autoridade. Expresse expectativas positivas. Sempre que possível, promova a autoestima e a confiança dos educandos.

Desafio

Os mentores jogam bocados de informação perturbadora no caminho de seus estudantes, pequenos fatos e observações, entendimentos e percepções, teorias e interpretações; gotas caindo na estrada para a verdade, que levantam questões sobre a visão de mundo de seus alunos e os convidam a avaliar alternativas para acabar com a dissonância, acolher suas estruturas, *repensar*. (destaque do original) (Daloz, 2012, p. 217)

Daloz justifica essa abordagem usando o trabalho de Festinger (1957) sobre dissonância cognitiva, uma lacuna entre a percepção e as expectativas de uma pessoa, que cria uma necessidade interna de harmonizar o conflito aparente e que, por isso, motiva novas aprendizagens.

A escola de medicina pode ensinar uma estreita abordagem prática focada no modelo médico convencional: "ache o problema e o conserte". Quando funciona, essa abordagem é espetacular. Entretanto, geralmente falha, o que leva à frustração e, por vezes, a se culpar a vítima por ser "difícil". Em tais situações, o mentor pode desafiar o aluno a reconsiderar as premissas que subjazem sua prática médica. O confronto direto do aprendiz pode soar como censura e provocar atitudes defensivas; como alternativa, devem-se considerar outras estratégias.

- Compartilhar uma história sobre suas próprias lutas para encontrar uma abordagem mais efetiva para tais pessoas.

- Discutir com eles leituras seminais sobre prática clínica – por exemplo, McWhinney e Freeman (2009) ou Cassell (2004).
- Motivá-los a colocarem no papel suas reflexões sobre interações difíceis e regularmente discutirem suas ideias.
- Oferecer oportunidade para tentar abordagens diferentes, assumindo o papel de uma pessoa com quem o aprendiz tem dificuldades.

Ao definir tarefas, o mentor faz o educando ver um mundo que, de outra forma, poderia não notar. Fazer perguntas contundentes, apontando contradições ou oferecendo pontos de vista alternativos, pode fazer o aluno superar o estágio de dualismo; encorajá-lo a tomar uma posição sobre uma questão difícil ou a criticar um especialista pode ajudá-lo a desenvolver seu comprometimento. A aprendizagem profissional envolve a construção de novas estruturas de significado, e os alunos precisam da oportunidade para testar seus entendimentos e esclarecer contradições. Escutar as ideias dos colegas é geralmente útil. O mentor deve salientar as dicotomias e apresentar diferentes pontos de vista e desafiar os alunos não apenas a compreender as diferenças, mas também a avaliar profundamente pontos de vista opostos, estimulando o desenvolvimento pessoal.

Visão

O mentor deve inspirar os educandos a ver um novo significado em seu trabalho e a manter a luta apesar da confusão e do desencorajamento. Uma visão sustenta os educandos nas suas tentativas de obter uma imagem mais completa, mais abrangente, do mundo. Uma forma de oferecer uma visão é ser um exemplo para o aluno. Parker Palmer (2007, p. 2-3) apresentou uma visão da importância da força interior e da coragem para ensinar:

> O ensino, bem como qualquer outra atividade verdadeiramente humana, emerge do interior da pessoa, para o bem ou para o mal. Quando eu ensino, projeto a condição da minha alma nos meus educandos, na minha matéria e em nossa forma de estar juntos. As complicações que vivencio na sala de aula não costumam ser nem mais, nem menos que os emaranhados de minha vida interior. Visto por esse ângulo, o ensino coloca um espelho para a minha alma. Se eu estiver disposto a olhar aquele espelho e não fugir do que vejo, tenho uma chance de obter autoconhecimento, e conhecer a mim mesmo é tão crucial para ensinar quanto conhecer meus educandos e a minha matéria.

É preciso estabelecer uma base para o entendimento das tarefas de desenvolvimento que o estudante terá de enfrentar. Oferecer uma visão do papel do médico que vá além da enumeração de habilidades a serem aprendidas e que reconheça as qualidades pessoais e espirituais inerentes de tornar-se um agente de cura. Sugerir uma nova linguagem. De acordo com Fowler (1981), a função primordial de um mentor é "alimentar com novas metáforas". Elas nos dão novas formas de pensar sobre o mundo. O bom professor ajuda os educandos não apenas a resolver problemas, mas também a vê-los sob uma nova luz. Pensar diferente exige que aprendamos um novo vocabulário e, especialmente, que desenvolvamos novas metáforas.

Os médicos podem se sentir presos na metáfora militar dominante na medicina, que sugere que estamos sempre "lutando" contra a doença e que devemos adotar uma abordagem agressiva e intervencionista. Ver os médicos como "testemunhas" das experiências da doença das pessoas, que as ajudam a dar algum sentido ao seu sofrimento, deixa o profissional livre para ser mais imaginativo em sua abordagem do processo de cura. Por exemplo, a obra *A Fortunate Man* (Berger e Mohr, 1967) descreve John Sassall, um médico do interior que trabalha em uma comunidade inglesa distante e pobre:

> Ele faz mais do que tratar as pessoas quando vivenciam a doença; ele é a testemunha objetiva de suas vidas... Mantém seus registros de forma que, de tempos em tempos, elas mesmas possam consultá-los. A forma mais frequente de iniciar um diálogo com ele, se não for uma conversa profissional, é o uso das palavras "você lembra quando...?". Ele as representa, torna-se sua memória objetiva (em oposição à subjetiva), porque representa sua possibilidade perdida de entendimento e de relação com o mundo exterior e também porque representa um pouco do que sabem, mas não podem incluir em suas considerações. (1967, p. 109)

> A aceitação pelo médico do que a pessoa lhe conta e a exatidão de sua avaliação ao sugerir como as diferentes partes de sua vida podem se encaixar convencem a pessoa de que ela, o médico e outros homens são comparáveis, porque tudo o que ela venha a dizer sobre si, ou seus medos, ou suas fantasias, parece ser tão familiar para o médico quanto para ela mesma. Ela deixa de ser uma exceção. Ela pode ser reconhecida. (1967, p. 76)

4. A FORMAÇÃO PROFISSIONAL

A educação médica pega emprestado o conceito de formação profissional da educação do clero.

> Uma característica distintiva da educação profissional é a ênfase de formar no aprendiz disposições, hábitos, conhecimentos e habilidades coerentes com a identidade profissional e a prática, o comprometimento e a integridade. As pedagogias que os educadores do clero usam para esse propósito – a formação – originam-se nas intenções mais profundas do serviço profissional: para médicos e enfermeiros, a cura; para advogados, ordem social e justiça; para professores, aprendizagem; e, para o clero, dedicação aos mistérios da existência humana. (Foster et al., 2006, p. 100)

Coulehan e Williams (2001) descreveram como o currículo pode levar alguns educandos a abandonar o idealismo que os trouxe para a medicina. Ilustram sua tese, ou seja, de que "a cultura do treinamento clínico é frequentemente hostil à virtude profissional" (2001, p. 602), com a citação retirada de uma breve narrativa escrita por uma aluna especialmente talentosa e socialmente consciente que estava tão desgastada pelo currículo que optou pela paz como estratégia de sobrevivência, adiando seu idealismo até uma data futura indefinida.

> Quando cheguei à escola de medicina, estava ansiosa por me envolver... como estudante de medicina, tinha certeza de que teríamos alguma influência e certamente um

> comprometimento com o bem-estar de outras pessoas... Entretanto, a escola médica é um desgaste absoluto. Por dois anos, os professores dão palestras e desfilam para cima e para baixo descrevendo seus próprios lugares de destaque específico como se fossem a coisa mais importante para um aluno aprender. E, depois, durante os anos clínicos, a vida é brutal. As pessoas são rudes, as horas de trabalho são longas, e sempre há uma prova no fim de cada estágio... Depois de algum tempo, concluí que a coisa mais importante que eu poderia fazer para as pessoas que buscavam cuidado médico, para as outras pessoas, para o futuro da medicina, tanto quanto para mim mesma, era assegurar para mim um pouco de tempo de paz... E, em vez de tentar mudar tudo que eu considerava errado no hospital ou na comunidade em geral, eu apenas tentava concluir a faculdade na esperança de que eu chegaria a coisas mais relevantes e melhores quando tivesse mais controle sobre minha conjuntura. No entanto, acredito que os hábitos formados nesse momento raramente serão superados no futuro. Logo, me arrependo de não ter me manifestado a respeito de mais questões. Mas eu estava, em geral, cansada demais. (2001, p. 599)

Alguns educandos preferem estreitar suas responsabilidades e apenas desenvolver a competência técnica, como a melhor maneira de servir às pessoas que buscam cuidado. Outros adotam um "profissionalismo não reflexivo" ao tratar as pessoas como objetos de serviços técnicos.

Dall'Alba (2009) nos alerta para ter cuidado com o modelo de educação dominante que "geralmente parece assumir que o propósito da educação superior é primeiramente o desenvolvimento de conhecimento e habilidades" (2009, p. 64). Sugere, em vez disso, que a educação deve iniciar com um conceito de cuidado "destacando a dimensão ontológica da educação e seu papel de contribuição para as pessoas que os alunos se tornarão" (2009, p. 64). Discorreu sobre o papel central do cuidado no currículo:

> ao reduzir a prática da medicina, o trabalho social ou a engenharia a meras "habilidades" ou "competências", ignora-se o engajamento, o comprometimento e o risco envolvidos... Por exemplo, para se engajar na prática profissional com competência, a saúde das pessoas deve ser importante para os profissionais médicos, os assistentes sociais devem se preocupar com o bem-estar dos seus clientes, e deve ser importante para os engenheiros que a ponte que constroem aguente o peso dos veículos que a cruzam... O foco em habilidades ou competências estreitamente definidas ignora e menospreza a dimensão ontológica da prática profissional e da aprendizagem para se tornar um profissional. Logo, prejudica as relações entre o que sabemos, como agimos e o que somos. (2009, p. 65)

Críticos do movimento do profissionalismo moderno condenam a ânsia por um conceito nostálgico de médicos dispostos a sacrificar tudo em benefício de seus pacientes e defendem que se dê mais atenção ao ambiente acadêmico em que os educandos são formados (Wear e Kuczewski, 2004; Hafferty e Levinson, 2008; Hafferty, 2009). Cooke e colaboradores (2010, p. 60) afirmaram que a formação do profissional é "o propósito que deve guiar a educação médica e impulsionar o processo de aprendizagem". Defendem um conceito mais amplo de profissionalismo: os médicos não devem apenas tratar das necessidades de pessoas individualmente, mas devem, obrigatoriamente, contribuir para o conhecimento para melhor entender e manejar problemas de saúde e participar da comunidade profissional por meio da defesa de intervenções nos sistemas. Listaram três premissas que devem guiar a educação clínica. Cada premissa enfatiza a importância do alinhamento entre os objetivos do currículo, os métodos de ensino e a avaliação.

- *Primeira premissa: a aprendizagem é progressiva e tem base no desenvolvimento.* A aprendizagem é a construção constante a partir do que foi aprendido anteriormente. "O conhecimento é dinâmico: constantemente remodelado, recombinado, expandido e elaborado em formas que criam novos entendimentos ou melhoram o desempenho nos cuidados dispensados a pessoas individualmente e a populações de pessoas que buscam cuidado médico" (Cooke et al., 2010, p. 66). O currículo precisa ser adaptado às mudanças de necessidades dos educandos: o ambiente clínico deve proporcionar oportunidades de aprendizagem que correspondam ao que eles precisarão enfrentar no futuro. Os preceptores devem equilibrar a necessidade de segurança das pessoas com as necessidades de os alunos e residentes "tomarem decisões gradualmente mais arriscadas e realizarem procedimentos mais exigentes" (2010, p. 67) à medida que progridem ao longo de seu treinamento. Os educandos, aos poucos, devem assumir a responsabilidade de determinar quando precisam de ajuda e como obterão apoio especializado adicional para lidar com problemas clínicos. Essas competências são essenciais para a prática independente. As experiências de tratar pessoas com doenças que colocam a vida em risco ou com doenças crônicas debilitantes, de realizar partos e de acompanhar pessoas em estado terminal têm uma influência de transformação profunda em suas vidas. Não serão as mesmas pessoas quando se formarem.
- *Segunda premissa: a aprendizagem é participativa.* O desenvolvimento da competência clínica ocorre pela participação como membro de uma equipe clínica. Inicialmente, os educandos serão responsáveis pelos aspectos rotineiros da assistência médica às pessoas, enquanto observam como os membros mais experientes da equipe lidam com os aspectos de alto risco do cuidado médico. Essas habilidades se aperfeiçoarão ao observarem os especialistas como modelos a serem seguidos e ao receberem orientação e avaliação sobre seu desempenho à medida que assumirem mais responsabilidades pelo cuidado às pessoas em uma equipe profissional interdisciplinar.
- *Terceira premissa: a aprendizagem é situada e distribuída.* Os educandos precisam adquirir experiência em uma variedade de ambientes clínicos, nos quais poderão vivenciar a importância do conhecimento especializado de outros profissionais da saúde e aprender como canalizar a riqueza de recursos nos diferentes ambientes clínicos. A educação médica enfatiza, por vezes exageradamente, o papel central da mestria individual, deixando de lado o valor de outros profissionais da saúde e o papel da equipe. É importante entender o conhecimento como "algo que é compartilhado ou distribuído entre colegas ou membros da equipe e que está incluído nas ações de rotina e na tecnologia" (2010, p. 70). Os conceitos de comunidades de prática (Wenger, 1998)

oferecem uma abordagem valiosa para o entendimento do conhecimento médico especializado como um processo colaborativo.

ORIENTAÇÕES PARA OS PROFESSORES

- Conheça seus educandos, não apenas como alunos ou residentes, mas como pessoas. Descubra o que é importante para eles: suas famílias, amigos próximos, interesses fora da medicina. Eles têm alguma obrigação ou compromisso importante (p. ex., um pai doente)? O que gostam de fazer quando não estão trabalhando? Quais são seus planos futuros? Compartilhe aspectos de sua própria vida. "Dentro do ambiente de aprendizagem, deve-se dar importância ao desenvolvimento de relações positivas entre o professor e o aluno, já que elas têm efeitos incomensuráveis nos resultados acadêmicos e no comportamento dos educandos" (Liberante, 2012, p. 9).
- Como mentor, desafie seus alunos a ir mais longe, ao mesmo tempo que dá a eles o apoio de que precisam para a aprendizagem transformativa. Ajude-os a esclarecer suas visões do tipo de médico que lutam para se tornar.
- Lembre que os alunos por vezes se sentem sobrecarregados pelo currículo biomédico e podem abandonar, como estratégia para sobreviver à escola de medicina, as questões de comunicação. Ajude-os a desenvolver suas habilidades e o nível de conforto com o método clínico de forma que não tenham que estar tão preocupados com suas competências biomédicas a ponto de não terem tempo nem energia para uma abordagem mais abrangente centrada na pessoa. Crie um ambiente de aprendizagem no qual os alunos possam expor suas áreas de ignorância, seus erros e suas batalhas pessoais sem medo de julgamentos.
- Ensine pelo exemplo. O poder dos modelos de conduta é destacado na seguinte citação, atribuída a Albert Einstein: "Dar exemplo não é o principal meio de influenciar pessoas, mas o único". De acordo com a teoria da aprendizagem social (Bandura, 1977; Claridge e Lewis, 2005), frequentemente aprendemos mais pela observação do que pela instrução verbal. De fato, muitas habilidades adquiridas na educação médica são complexas demais para serem descritas em palavras; tais habilidades tácitas, como o raciocínio clínico, precisam ser demonstradas por um professor ou colega qualificado. Além disso, o compromisso com o cuidado centrado na pessoa, exemplificado por um professor respeitado, motivará poderosamente os educandos a fazerem o mesmo.
- Ajude os educandos a aprender como dar atenção ao que a pessoa quer conversar e reconhecer que escutar pode ser mais terapêutico do que qualquer intervenção biomédica.
- Ajude-os a desenvolver estratégias de sobrevivência para que não fiquem sobrecarregados. Por exemplo, os médicos precisam de colegas com quem possam discutir encontros difíceis ou emocionalmente exaustivos com algumas das pessoas que atendem.

- Ajude os alunos a refletir sobre suas experiências e a descobrir como aprender a partir delas. Isso oferece ferramentas para a aprendizagem ao longo de toda a vida.
- Use as comparações entre a relação de professor e aluno para demonstrar aspectos da relação entre o médico e as pessoas. A preocupação e a atenção prestadas à qualidade humana do educando devem ser as mesmas que esperamos que ele preste às pessoas. Cavanaugh (2002, p. 992) resumiu as pesquisas sobre a importância de se criar um ambiente de cuidado para a educação médica e concluiu que "O exemplo de conduta, a mentoria e o aconselhamento podem efetivamente incorporar princípios e práticas que refletem empatia, de forma a facilitar a transmissão de atitudes e comportamentos empáticos para os que buscam serem médicos".
- Lembre como a preparação para ser médico pode ser estressante e preste atenção às batalhas pessoais de seus educandos tanto quanto às suas outras necessidades de aprendizagem. A aprendizagem de como ser médico envolve uma mudança de identidade profunda, o que pode ser difícil para alguns educandos. Fique alerta aos sinais de uso de estratégias de enfrentamento doentias ou de clara doença mental e esteja preparado para intervir. Os professores, assim como os alunos, tendem a negar a gravidade desses problemas e podem achar que o estudante está "apenas tendo um dia ruim". Não deixe para mais tarde; avalie o problema imediatamente e de forma sensível e esteja preparado para designar responsabilidades de trabalho modificadas ou uma licença de saúde e a ajuda profissional necessária.

CONSIDERAÇÕES FINAIS

A aprendizagem para ser um médico centrado na pessoa desafia os jovens profissionais a desenvolver suas habilidades e, acima de tudo, a si mesmos. Por vezes, a tarefa pode parecer gigantesca e despertar sentimentos de vulnerabilidade e terror quando os educandos estão lutando com as crescentes arestas de suas habilidades. Seus professores devem ser sensíveis às suas dificuldades e abordar suas necessidades e preocupações. Devem ser modelos, por meio de seu comportamento com os estudantes, da qualidade de interação que esperam que eles desenvolvam com as pessoas.

Juntamos várias linhas do pensamento educacional para tecer a metáfora da educação como diálogo. A educação médica é uma jornada guiada por um mentor sábio que é sensível às questões envolvidas no desenvolvimento humano e no desafio único de se tornar um médico. Ao mesmo tempo, os professores precisam obrigatoriamente ser capazes de usar as várias estratégias de ensino caracterizadas pela metáfora da transmissão: por exemplo, ser capazes de ensinar a forma específica de entrevistar e fazer a anamnese (Sfard, 2008). A combinação desse repertório de métodos de ensino para formar um todo homogêneo proporcionará o ambiente necessário para desenvolver a dimensão humana da educação médica. É apenas em tal cenário que o método clínico centrado na pessoa poderá ser aprendido a fundo.

Um Mensageiro: Caso Ilustrativo de Como Tornar-se Médico

Barry Lavallee e Judith Belle Brown

O silêncio do sofrimento íntimo de Doris ainda me assombra. Atinge um lugar que eu pensava estar escondido, e estou chocado com o ressurgimento ocasional dele dentro de mim quando encontro outras pessoas como Doris. Intuitivamente, sempre soube que trabalhar com pessoas do meu próprio povo era correto. Entendia muitas coisas que outros poderiam achar repulsivas. Não tinha medo de escabiose, narizes ranhentos, idosos sem higiene, e não ficava chocado em saber que os filhos da Sra. Wolf estavam todos em abrigos. Enxergar além da aparência física e entender a origem do caos social exige paciência, compaixão e empatia.

Como estudante do terceiro ano de medicina, tornei-me amigo de um médico que atendia na nossa igreja aborígene local. Cliff era diferente de meus supervisores habituais; entendia os aborígenes e tinha fé em sua força espiritual. Aceitei sua oferta de realizar atividades clínicas e estudar na unidade clínica na periferia onde trabalhava. No fim das contas, essa era a área onde eu havia passado a maior parte da minha infância. Essa população se definia pelos parâmetros epidemiológicos clássicos; a maioria era aborígene, economicamente desfavorecida, sem educação, e, muitas vezes, estavam apenas sobrevivendo.

Em Cliff, eu havia finalmente encontrado um professor com quem podia explorar meus medos, preocupações, ansiedades e vitórias. Eu não precisava mais fingir não ser um deles. Podia ser eu mesmo, apesar de não saber bem o que isso significava. Eu me lavava e tomava banho todos os dias, sabia quem meus pais eram e tinha laços com a comunidade. Tinha um passado, um presente e um futuro. Atendia uma variedade de pessoas, muitas das quais, descobri mais tarde, eram meus parentes. Eu e Cliff olhávamos para as feridas físicas que marcavam as vidas violentas e buscávamos sentido, verdade e dignidade naqueles que tratávamos.

O uso de inalantes para induzir um "coma emocional" era comum nessa comunidade da periferia. Atendi muitas pessoas cuja realidade era permanentemente afetada por esses elixires orgânicos. Sem problemas, pensava. Na nossa infância, eu e meus irmãos havíamos visto muitos dos nossos amigos passarem a cheirar para fugir de seus mundos dolorosos. "Sem dúvida, consigo lidar com essas pessoas", pensava, tranquilizando a mim mesmo. Uma tarde, fui chamado à sala de atendimento para ver uma pessoa com várias úlceras nas pernas e braços. Entrei na sala e lá estava Doris, uma jovem aborígene envolvida no cheiro tão conhecido, doce e cáustico, do inalante.

Aproximei-me dela como haviam me ensinado na escola de medicina. "Olá, meu nome é Barry e sou estudante de medicina. Como vai?". Não recebi resposta. Talvez ainda estivesse dopada, ou talvez não tivesse me escutado, pensei. Seus olhos permaneceram fixos no piso, trancados em um mundo que apenas ela conhecia. Cheguei mais perto e repeti o que havia dito antes. Novamente, não houve resposta. Olhei para a enfermeira, e ela apenas elevou as sobrancelhas e deu de ombros, como quem diz "eu não sei". Senti-me incomodado. "Onde você mora?... onde está sua família?... quando você notou as feridas pela primeira vez?... você consultou alguma outra pessoa para ver esse problema?" Ela não respondeu nenhuma das perguntas. Saí da sala para falar com a enfermeira. "Ela vem aqui ocasionalmente, e tudo o que sabemos é que mora nas ruas e que anda ali pela Rua Principal", respondeu.

Rapidamente a examinei, pedi alguns exames e me dei conta de que me sentia tão perdido quanto ela aparentava estar. Sua aceitação do exame físico que realizei, entendo hoje, espelhava sua "posição na vida". Talvez ela achasse que era apenas outra "índia suja". Com que frequência havia apanhado da vida? Ela respirava, movia suas pernas e braços, e sei que a enfermeira conseguiu medir sua pressão arterial, mas estava faltando algo. Pensei comigo mesmo: o que aconteceu com você? Que conjunto de circunstâncias faz você expressar sua dor com tal crueldade? Meu coração disparou, e o medo começou a tomar conta de mim.

Cliff entrou na sala. Comecei a lhe contar a história de Doris e, então, repentinamente, parei, pois lágrimas ardentes escorriam pelo meu rosto. Engoli com dificuldade e, como que para confirmar a realidade da situação, dirigi meu olhar novamente sobre ela. Uma forma física que lembrava uma mulher jovem estava sentada naquela cama de exames, mas esse ser humano era desprovido de emoção, ânimo... Entretanto, a realidade mais dolorosa era testemunhar a falta de esperança em seus olhos.

"Não entendo", disse para meu supervisor. Cliff me olhou e, vendo o quanto eu me sentia impotente na presença de tal sofrimento e indignidade, disse calmamente: "Às vezes, tudo que você pode fazer é rezar e pedir que consigas entender".

Hoje, reconheço o que se passou durante aquele momento importante da minha vida. Doris me ajudou a reconhecer os próprios demônios com que eu havia convivido por um longo tempo. Minha jornada havia começado. Eu conheci a dor que se sente quando se passa toda a vida desejando que a cor de sua pele fosse diferente. A confusão que se sente ao escutar a língua ancestral e melódica de seus amados avós e então ouvir esses mesmos parentes chamá-la de a língua dos "selvagens". Lembro de que minha pele era esfregada com tanta força que sangrava. Como se, de alguma forma, a limpeza diária me retirasse daquela categoria vergonhosa de "índios sujos". A mágoa que eu e meus irmãos sentíamos quando nos diziam para ficar longe "daqueles índios"... as palavras transmitidas com repulsa e ódio por minha mãe enquanto catava lêndeas em nossos cabelos. Meus pais, na verdade, nunca realmente entenderam a atração que tínhamos por crianças da nossa raça naquele mundo branco de nossa infância. Acima de tudo, eu sabia a confusão que isso havia criado em minha alma à medida que eu tentava equilibrar o amor que sentia por minha família com o ódio que tínhamos por quem éramos. Doris se dirigiu a mim naquele momento, da mesma forma que ainda a ouço hoje, e o poder de sua mensagem irá reverberar no meu espírito para sempre.

Em seu silêncio e por meio de seu sofrimento, Doris, encontrei a esperança. Fiquei com uma visão... e, naquela visão, vejo nossos ancestrais. O chamado desses ancestrais me leva em direção ao futuro. O muro de silêncio é quebrado, e a dignidade feita de verdade, fé e respeito tomou seu lugar. Estou livre... e me mantenho firme. Doris, em sinal de minha gratidão, vou queimar erva-doce em sua homenagem e levar você sempre em meu coração.

9 Educação médica centrada no educando

W. Wayne Weston e Judith Belle Brown

> Fico meio envergonhado de dizer que eu costumava querer levar o crédito por todos os ensinamentos inteligentes na minha sala de aula. Eu trabalhava duro para aprender todos aqueles fatos... Secretamente, queria que meus alunos me olhassem com veneração. Hoje, acredito que o efeito oposto deve ocorrer: que o oráculo, o local e a posse do conhecimento devem estar em cada aluno, e nossa meta principal como professores tem que ser ajudar nossos educandos a descobrirem as respostas mais importantes e duradouras para os problemas da vida dentro de si mesmos. Só então eles poderão verdadeiramente ter o conhecimento que somos pagos para ensiná-los. (Flachmann, 1994, p. 2)

Neste capítulo, descrevemos uma abordagem de educação médica centrada no educando, um modelo conceitual para o ensino que é paralelo ao método clínico centrado na pessoa. Da mesma forma que as relações entre as pessoas que buscam cuidado e os médicos se alteraram, também mudaram as relações entre aprendizes e professores. Esses paralelos fornecem a base para o entendimento das mudanças nos papéis de ambos na educação médica. Essa base também serve como ferramenta: as experiências que os educandos têm nas relações com seus professores os ajudam a entender suas relações com as pessoas. Por exemplo, quando os professores interagem com os educandos e os veem como adultos autônomos que têm um papel-chave em decisões importantes sobre sua educação, ilustram o tipo de relações que esperam que os aprendizes desenvolvam com as pessoas que buscam cuidado. De forma análoga ao método clínico centrado na pessoa, o método centrado no educando tem quatro componentes interativos (*ver* Quadro 9.1 e Fig. 9.1).

1. Avaliando necessidades: explorando as lacunas e metas
2. Entendendo o educando como uma pessoa inteira
3. Elaborando um plano conjunto de manejo para a aprendizagem
4. Intensificando a relação entre educando e professor

Essa abordagem de ensino é consistente com vários conceitos contemporâneos de aprendizagem. Os princípios de aprendizagem de adultos, inicialmente descritos por Lindeman (1926), popularizados por Knowles e colaboradores (2011) e desenvolvidos por vários autores (Merriam et al., 2007; Galbraith, 2004; Stagnaro-Green, 2004; Merriam, 2008), enfatizam uma perspectiva individualizada e experimental.

> **QUADRO 9.1 O método de formação centrado no educando: os quatro componentes interativos do processo de ensino e aprendizagem**
>
> 1. Avaliando necessidades: explorando as lacunas e metas:
>   - *lacunas* – exigências para a conclusão do treinamento
>   - *metas* – interesses especiais e áreas de desconforto
> 2. Entendendo o educando como uma pessoa inteira:
>   - *o educando* – origem e formação pessoal, situação atual e questões de desenvolvimento
>   - *o contexto* – oportunidades e barreiras do ambiente de aprendizagem
> 3. Elaborando um plano conjunto de manejo para a aprendizagem:
>   - prioridades
>   - métodos de ensino e aprendizagem
>   - papéis do professor e do educando
> 4. Intensificando a relação entre educando e professor:
>   - empatia, respeito, congruência
>   - compartilhamento de poder
>   - autoconsciência
>   - transferência e contratransferência

- Com o passar do tempo, os educandos se tornam mais autodirigidos e envolvem-se mais ativamente com sua própria aprendizagem.
- A aprendizagem se constrói a partir das experiências anteriores dos educandos.
- A prontidão para aprender está intimamente relacionada às tarefas de desenvolvimento inerentes aos papéis sociais e profissionais do educando.
- Os aprendizes adultos estão mais preocupados em aprender para aplicação imediata do que para o uso futuro.
- A motivação interna é mais importante do que a recompensa externa.
- Os adultos querem saber por que precisam aprender algo (Merriam et al., 2007, p. 84).

A teoria de aprendizagem de adultos, apesar de criticada por falta de suporte empírico (Norman, 1999) e por dirigir seu foco exageradamente para o indivíduo e, ao mesmo tempo, subestimar o ambiente sociocultural (Bleakley, 2006), lembra-nos de que devemos dar mais atenção às vivências e às aspirações dos educandos. Outras teorias de aprendizagem, como a teoria sociocognitiva, a aprendizagem transformativa, a aprendizagem autodirigida e a aprendizagem por experiências, abordam as complexidades da aprendizagem na medicina e o papel central do educando:

> o educando é parte de um ambiente complexo e em mudança e interage ativamente com ele. O currículo não pode continuar sendo visto como algo transmitido para os educandos ou como algo que age sobre eles, estejam eles na graduação ou na pós-graduação ou sejam eles médicos já formados; no currículo, existe um importante elemento de agência humana. Além disso, na prática, o educando em medicina é estimulado a aprender por intermédio das interações no ambiente de prática. (Kaufman et al., 2000, p. 34)

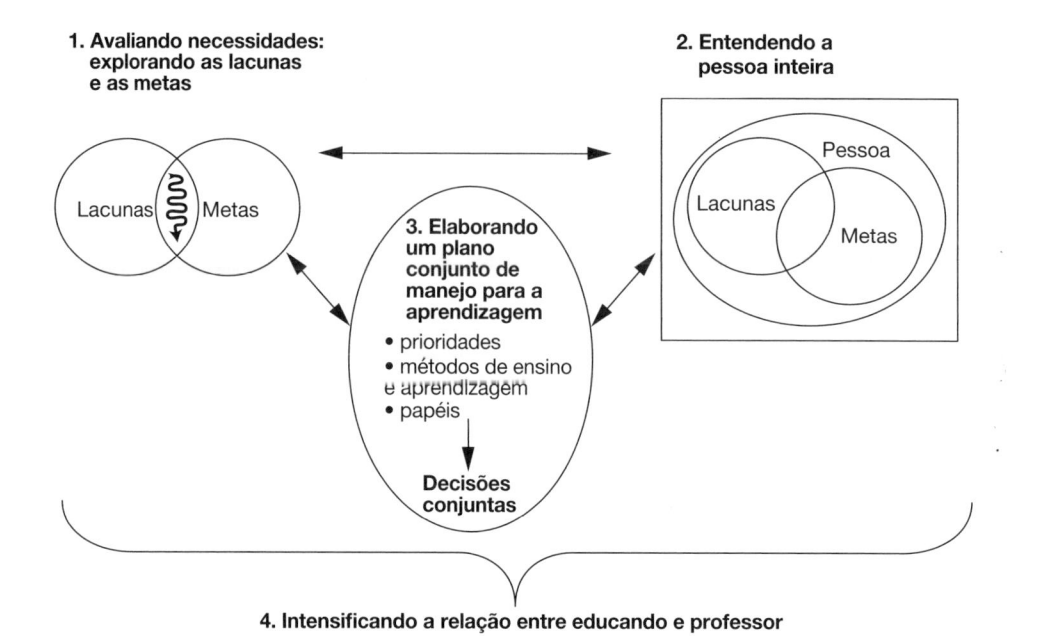

FIGURA 9.1 O método de formação médica centrado no educando: quatro componentes interativos.

Essa "agência humana" é descrita com clareza na teoria construtivista de aprendizagem (Tobias e Duffy, 2009), que destaca o papel central do aprendiz na aprendizagem. Tudo o que os seres humanos aprendem é fortemente influenciado pelo que já sabem, e esse conhecimento prévio molda como constroem os novos conhecimentos. Consequentemente, a primeira tarefa de qualquer professor é descobrir o que seus alunos já sabem. Um erro comum no entendimento do construtivismo e da aprendizagem autodirigida é ver o papel do professor como reduzido ao de um facilitador que dá encorajamento e orientação indireta, mas não oferece nenhuma instrução direta. Bransford e colaboradores (1999, p. 10) apresentam uma visão mais equilibrada do professor construtivista:

> [Os educandos] chegam à educação formal com uma gama de conhecimentos, habilidades, crenças e conceitos prévios que influenciam significativamente o que percebem no ambiente e como organizam e interpretam aquilo que percebem. Isso, por sua vez, afeta suas habilidades de lembrar, raciocinar, resolver problemas e adquirir novos conhecimentos... Uma extensão lógica da visão de que o novo conhecimento deve ser construído a partir do conhecimento existente é que os professores precisam prestar atenção aos entendimentos parciais, às falsas crenças e às interpretações ingênuas dos conceitos que os educandos trazem a respeito de certo assunto. Os professores, nesse momento, precisam construir a partir dessas ideias, de forma que ajudem cada educando a alcançar um entendimento mais maduro. Se as ideias e crenças iniciais do educando são ignoradas, os entendimentos que desenvolvem podem ser muito diferentes daquilo que o professor pretendia.

1. AVALIANDO NECESSIDADES: EXPLORANDO AS LACUNAS E AS METAS

O primeiro passo em qualquer planejamento de experiência de ensino ou aprendizagem é a avaliação de necessidades: uma análise do que os educandos precisam ou querem saber em comparação com o que já sabem (Kern et al., 2009). Na abordagem centrada no educando, professores e alunos colaboram na definição dos objetivos de aprendizagem. Esses objetivos têm por base a avaliação de dois conjuntos potencialmente divergentes de metas de aprendizagem. De um lado, há lacunas nas habilidades do educando de acordo com o currículo "oficial", ou seja, os requisitos básicos de competência; de outro lado, estão as metas e aspirações do educando, ou seja, seus interesses especiais, os pontos fracos percebidos e o conceito de suas necessidades de aprendizagem para a prática futura. A educação efetiva exige que os educandos e professores encontrem uma base comum em relação aos dois conjuntos de objetivos de forma a aumentar a sobreposição dos dois círculos da Figura 9.1. Os professores precisam respeitar as escolhas dos educandos, mas também devem ter em mente que as aspirações deles podem não corresponder ao que devem aprender para alcançar a competência. As pesquisas sugerem que os alunos frequentemente não são rigorosos em sua autoavaliação (Eva e Regehr, 2008; Davis et al., 2006) e podem não estar conscientes das lacunas em seus conhecimentos ou habilidades; por isso, os professores podem ter que orientá-los a fim de que considerem escolhas diferentes ou adicionais. Isso é particularmente importante em um campo de estudos como a medicina, em que é vital que os educandos alcancem a competência.

Weimer (2003, 2013) apresenta uma abordagem valiosa para o ensino centrado no educando, na qual delineia os desafios e valores dessa abordagem, as razões comuns para a resistência por parte dos educandos e dos professores e cinco estratégias práticas para sua implementação.

1. O papel do professor muda de autoridade para orientador, mostrando aos educandos como fazer coisas, em vez de fazê-las por eles. Isso aumenta as chances de sua nova aprendizagem ser associada ao que já sabem e fazer sentido para eles.
2. O equilíbrio de poder entre professores e educandos deve ser maior: decisões sobre os conteúdos do curso, os métodos de ensino e a avaliação devem ser compartilhadas com os educandos, mas não totalmente transferidas para eles. Pesquisas mostram que o empoderamento dos educandos melhora a motivação e a aprendizagem (Schunk e Zimmerman, 2008). Entretanto, a transferência de poder deve ser feita gradualmente, à medida que os educandos aprendem a tomar boas decisões e a assumir a responsabilidade por suas escolhas.
3. Em relação ao conteúdo, menos é mais (Knight e Wood, 2005)! A tentativa de cobrir tudo que precisam saber sobrecarrega os educandos e impede sua aprendizagem. Professores eficientes ajudam os educandos a adquirir a base de conhecimento fundamental necessária e, mais importante, orientam-nos para que desenvolvam as estratégias de aprendizagem para dominarem o material complexo de forma independente.
4. Os professores criam ambientes de aprendizagem que encorajem os educandos a assumir mais responsabilidade por sua própria aprendizagem. Em um

estudo de revisão sobre o apoio à autonomia na educação médica, Williams e Deci (1998, p. 303) observaram: "As pesquisas sugerem que, quando os educadores oferecem mais apoio para a autonomia dos educandos, os alunos não apenas apresentam uma orientação mais humanística em relação às pessoas que buscam cuidado, mas também mostram maior entendimento conceitual e melhor ajuste psicológico".

5. A avaliação do educando deve ser justa, imparcial e robusta, com ênfase na informação sobre seu desempenho, de forma a apoiar a aprendizagem. O envolvimento dos educandos na determinação dos métodos de avaliação e de autoavaliação, bem como a avaliação por pares, melhora a aprendizagem e pode melhorar a autoavaliação. Esse sistema de avaliação deve fornecer informações aos educandos sobre seus pontos fortes e lacunas e orientar seus planos de aprendizagem atuais para garantir que sejam competentes quando concluírem a graduação.

No passado, a perspectiva de que o ensino tem por base a transmissão, a partir de teorias behavioristas de aprendizagem, dominou a educação médica. Como há muito que aprender, e como a culpa pelo erro médico é com frequência colocada primariamente (e erroneamente) na ignorância, os professores da escola de medicina podem se sentir compelidos a usar essa abordagem didática. A recente adoção, no mundo todo, de um modelo centrado em competências na educação médica reforça nossa preocupação em relação a conteúdo e padrões. Abraham Flexner, em seu primeiro livro, *The American College* (1908), bem como em seu famoso relatório sobre a educação médica (1910), criticou a dependência excessiva do uso de palestras. Por sua vez, o professor que domina o conteúdo e é um apresentador habilidoso oferece orientação valiosa para o aluno de medicina, especialmente quando lhe apresenta um tópico novo e complexo (Pratt et al., 1998). Entretanto, algumas vezes, os professores tentam insistentemente ensinar conceitos que os educandos não estão prontos para aprender:

> Em geral, nossas políticas e práticas institucionais não aguçam a sede de saber de nossos alunos. Ao contrário, dizemos aos educandos que estão com sede, que deveriam estar sorvendo. Eles não se convencem disso, e então (quase sempre por preocupação com esses educandos) insistimos nesse assunto. Usamos regras, exigências e punições para tentar manter suas bocas na fonte de água. A maioria acaba bebendo, mas muitos nunca entendem por que a água é tão importante. Uns poucos se afogam nesse processo. (Weimer, 2002, p. 103)

A abordagem centrada no educando compartilha muitas características com a aprendizagem autodirigida (Tough, 1979; Cheren, 1983; Grow, 1991; Spencer e Jordan, 1999; Norman, 2004; Merriam, 2007; Poole, 2012). Um dos primeiros defensores da aprendizagem autodirigida, Malcolm Knowles (1975, p. 18), definiu-a da seguinte forma:

> Em seu sentido mais amplo, a "aprendizagem autodirigida" descreve um processo no qual os indivíduos tomam a iniciativa, com ou sem a ajuda de outros, de diagnosticar suas necessidades de aprendizagem, formulando metas de aprendizagem, identificando recursos humanos e materiais para a aprendizagem, escolhendo e implementando estratégias de aprendizagem apropriadas e avaliando os resultados da aprendizagem.

Cheren (1983) concorda com Knowles que os educandos, na aprendizagem autodirigida, frequentemente pedem ajuda; além disso, aponta que o autodirecionamento na aprendizagem não é um fenômeno do tipo "tudo ou nada", mas, de fato, um *continuum* com graus variáveis de autonomia do educando. Greveson e Spencer (2005) nos alertam a ter cautela em relação ao zelo excessivo na promoção da aprendizagem autodirigida, um conceito com base mais na retórica do que em evidências. O planejamento de uma experiência de aprendizagem envolve a resposta a uma série de perguntas: quais são as lacunas no meu conhecimento e minhas habilidades; quais são as prioridades para minha aprendizagem; como essa aprendizagem deve ser feita; como e por quem a aprendizagem deve ser avaliada (Doyle, 2011)? Educandos que são totalmente autodirecionados responderam a todas essas perguntas individualmente. Entretanto, essa tarefa é, muitas vezes, muito assustadora, em especial para aqueles que não têm familiaridade com o conteúdo. "Tanto trabalho é exigido para manter o controle completo sobre todos os aspectos de um projeto de aprendizagem que não é prático, nem vale o esforço, tentar exercer todo esse controle todo o tempo" (Cheren, 1983, p. 27). Para esses educandos, as questões terão que ser respondidas com a ajuda de seus professores. Há várias razões para começar pela determinação das preocupações mais arraigadas nos educandos sobre o que é mais importante em sua educação. Isso aumenta a motivação (Svinicki, 1999; Svinicki e McKeachie, 2011) e a responsabilidade pessoal pela aprendizagem. Além disso, fornece aos educandos a oportunidade de prática em autoavaliação, uma habilidade essencial para a aprendizagem continuada pelo resto da vida. Porém, eles podem não estar conscientes de todos os requisitos para a prática competente e não enxergar certos detalhes de suas próprias habilidades. Abordar esses assuntos é a responsabilidade maior de seus professores, que devem ter um conceito claro dos conhecimentos e habilidades necessários para a prática competente e a capacidade para avaliar os educandos em cada um desses pontos. Ainda, os professores devem ser capazes de articular essas necessidades de aprendizagem de uma maneira construtiva, prática e que faça sentido para os educandos.

Grow (1991) apresenta um útil modelo escalonado de aprendizagem autodirigida que faz a correspondência do papel do professor com o estágio de independência do educando. No primeiro estágio, o educando é "dependente" e precisa de uma autoridade ou de um orientador. As aulas expositivas podem ser apropriadas para esse estágio, principalmente para assuntos novos e complexos ou quando o tempo é limitado. No segundo estágio, ele é "interessado" e se beneficia de discussões dirigidas e do estabelecimento de metas. No terceiro estágio, está "envolvido" e se sai bem com um facilitador que encoraja sua participação como colega. O educando no quarto estágio é "autodirecionado" e se sai melhor com o trabalho individual ou com o estudo autodirecionado em grupo, enquanto o professor atua como um consultor.

Os mestres ajudam os educandos a entender o que é importante para a prática médica, não por meio de ameaças de provas difíceis, mas dando-lhes oportunidades de vivenciar a necessidade de saber. As pesquisas sobre motivação são claras: exceto no caso de algumas habilidades para realizar procedimentos rudimentares, as recompensas extrínsecas não são incentivos à aprendizagem. Na verdade, as recompensas externas muito mais provavelmente diminuem a motivação e o desempenho (Pink, 2011). As vivências motivadoras podem acontecer de muitas formas: histórias das lutas dos próprios professores para aprender; dramatizações com simulação de consultas; seminários com ex-alunos para discutir a evolução de seus próprios entendimentos de sua matéria; discussões com pessoas sobre qualidades que mais admiram nos médicos. Ajudar os educandos a refletir sobre suas experiências com pessoas que buscam assistência médica (o que foi bom e o que poderia ter sido mais eficaz) os encoraja a pensar sobre outras habilidades precisam ter e como podem melhorar.

Caso ilustrativo
O Dr. Jacques Boisvert, no primeiro ano de residência em medicina de família no serviço de medicina de família comunitária, havia sido observado com frequência ao longo do mês anterior durante as consultas. Jacques havia demonstrado, consistentemente, uma abordagem cuidadosa no exame das pessoas; as apresentações de casos e os registros feitos por ele eram uma representação precisa do que havia feito; avaliava corretamente sua necessidade de receber ajuda; e não hesitava em buscá-la quando apropriado. Joseph Yong, um senhor de 68 anos que Jacques atendia, retornou para acompanhamento de seu diabetes tipo 2 e para avaliar um novo problema de dor no ombro direito. A Dra. Denzin estava satisfeita, em geral, com as habilidades clínicas relevantes que Jacques usaria para a avaliação e o manejo do diabetes e o havia observado em atendimento de outras pessoas cujo diabetes não estava bem controlado. Sentia-se, porém, menos à vontade quanto às habilidades dele em relação a problemas musculosqueléticos. Na orientação antes da consulta, a Dra. Denzin comentou com Jacques: "Confio em suas habilidades para lidar com o diabetes de Joseph e ajudá-lo a restabelecer o controle sobre ele. Vou deixar que você me diga se precisa de ajuda para o manejo do diabetes. Agora, lembro que há algumas semanas você mencionou que gostaria de aprender mais sobre problemas musculosqueléticos. Gostaria que me juntasse a você e Joseph quando estiverem prontos para avaliar esse problema?". Com sua avaliação das habilidades para o manejo do diabetes, a Dra. Denzin encorajou Jacques e o tranquilizou, sabendo que ele poderia aprender mais sobre a avaliação da dor no ombro.

Em uma pesquisa com alunos do terceiro ano de uma escola de medicina, Hajek e colaboradores (2000) avaliaram suas preocupações em comum sobre a comunicação com as pessoas que buscavam cuidado e organizaram uma lista de 16 questões em ordem de importância na perspectiva dos educandos:

- A pessoa começa a chorar ou fica brava.
- A pessoa tem dor ou sofrimento emocional.
- O educando não entende a pessoa.
- A pessoa diz algo, mas quer que isso seja mantido em sigilo.
- O educando não sabe a resposta a uma pergunta da pessoa.

- O educando dá a impressão de estar nervoso ou de ser incompetente.
- O educando não sabe o que perguntar a seguir.
- O educando fica muito preocupado com o que perguntar e, por isso, não entende o que a pessoa está dizendo.
- O educando passa por ridículo ou é humilhado ao fazer a apresentação do caso de uma pessoa que está atendendo.
- A pessoa não quer falar ou não quer ser examinada por um estudante.
- O educando se sente envergonhado por ter que fazer certas perguntas ou por causa de alguma resposta da pessoa.
- A pessoa fica divagando, sem que o educando consiga interrompê-la.
- O educando não tem certeza se deve apertar a mão de uma pessoa e pergunta-se em que situações é aceitável tocá-la.
- A pessoa faz perguntas pessoais.
- O educando fica em dúvida sobre como se apresentar.
- O educando não tem certeza sobre como se vestir; não sabe, por exemplo, se deve usar um jaleco branco (2000, p. 657).

É irônico que os manuais para estudantes frequentemente apresentem conselhos sobre como se vestir, uma questão no fim da lista das preocupações dos educandos, mas não tratem de questões mais importantes, como a angústia de ficar sem saber o que perguntar a seguir. A lista elaborada por Hajek e colaboradores (2000) pode ajudar os professores a prestar mais atenção às necessidades de aprendizagem dos alunos.

No método clínico centrado na pessoa, é importante que o médico reconheça os problemas preexistentes da pessoa de forma que as questões atuais sejam tratadas no contexto de todos os problemas dela. Da mesma forma, os professores precisam conhecer as experiências de aprendizagem anteriores dos educandos. O aluno não é uma tábula rasa. O conhecimento prévio dos pontos fortes e fracos dos educandos e de seus interesses especiais acelera o processo de aprendizagem e aumenta a intensidade potencial e a complexidade do conhecimento, das habilidades e das atitudes que podem ser dominadas. O currículo pode ser visto como uma espiral: o mesmo conteúdo é encontrado em diferentes ocasiões, mas cada vez é assimilado em maior profundidade. Por vezes, essa repetição é mal entendida, e os educandos reclamam sobre o que parecem ser repetições desnecessárias. Eles precisam entender o propósito de se exigir o conhecimento de alguns tópicos e podem precisar ser desafiados por seus professores para que aprofundem suas investigações.

2. ENTENDENDO O EDUCANDO COMO UMA PESSOA INTEIRA

No Capítulo 8, discutimos questões sobre o desenvolvimento da pessoa para tornar-se médico; neste capítulo, concentraremo-nos em algumas dificuldades que os educandos enfrentam durante sua formação: estresse, esgotamento e doença mental. A seguir, abordaremos algumas características do ambiente de aprendizagem que podem impedir ou promover a aprendizagem e o desenvolvimento: o currículo oculto e o abuso contra o estudante de medicina. Esse esquema poderá auxiliar na análise das dificuldades de um educando que está tendo problemas ou enfrentando fracassos.

O educando: origem e formação pessoal, situação atual e questões de desenvolvimento

De forma semelhante às duas importantes dimensões do entendimento da pessoa como um todo (o ciclo de vida das pessoas e seus contextos), há duas dimensões para se entender o educando como uma pessoa inteira. Os professores precisam ter conhecimento das origens e da formação dos educandos, suas histórias de vida, seu desenvolvimento pessoal e cognitivo e seu ambiente de aprendizagem.

Os médicos simplificam exageradamente os problemas complexos das pessoas quando se concentram apenas na fisiopatologia da doença; da mesma forma, os professores simplificam demais as necessidades educacionais de seus alunos quando se concentram nas suas deficiências de aprendizagem. Os professores falam em fazer um "diagnóstico da aprendizagem" em termos das lacunas no conhecimento, habilidades e atitudes dos educandos em relação aos objetivos do programa. Isso pode ser muito útil dentro de certas condições, mas pode não fornecer um conhecimento preciso sobre o que o educando, como pessoa, realmente precisa (Lacasse et al., 2012a). Vários fatores fazem os educandos serem diferentes: suas experiências de vida, os cursos feitos, os estilos de aprendizagem preferidos, a prontidão para correr riscos, a autoconfiança e a resistência a mudanças (Curry, 2002). Sir William Osler (1932, p. 423) discorreu sobre como as diferenças individuais entre os médicos determinam a forma como vivenciam a prática médica:

> Para cada um de vocês, a prática da medicina será predominantemente aquilo que você a tornar: para uns, uma inquietação, uma preocupação, uma irritação perpétua; para outros, uma alegria diária e uma vida da maior felicidade e proficuidade que uma tarefa pode trazer para uma pessoa.

Ao lidar com as muitas tensões da educação médica, o ritmo é importante. Quando os educandos se sentem sobrecarregados pela intensidade emocional de uma experiência de aprendizagem, talvez precisem de um intervalo. Depois disso, restaurados, retornam ao ambiente de aprendizagem, prontos para prosseguir com a próxima tarefa. Por exemplo, ajudar pessoas que estão morrendo a aceitar essa condição costuma ser exaustivo psicologicamente, e os alunos podem precisar de um descanso emocional. Isso só acontece com o apoio e a permissão de seus professores. Noonan descreve o valor de sessões semanais de apoio aos residentes:

> Durante a reunião semanal de apoio à sua equipe, liderada pelo psiquiatra facilitador, os residentes compartilhavam suas frustrações, discutiam ansiedades sobre seus papéis e propunham soluções para seus problemas em comum. Podiam falar sobre a tragédia da morte; o comportamento por vezes irracional das pessoas que buscam cuidado; e as exigências conflitantes de família, amigos, pessoas que atendem, colegas e professores. Algumas vezes por ano, a conferência clínica de aprendizagem no meio do dia era devotada ao compartilhamento de "incidentes críticos". Os professores e a equipe local descreviam os eventos durante sua educação médica e sua pós-graduação que haviam

deixado recordações indeléveis e por vezes dolorosas. Essas conferências motivavam os internos a reconhecerem a dor, parte inerente da prática da medicina, e os tranquilizavam ao garantir que não estavam sozinhos no enfrentamento de questões incômodas. (Noonan, citado por Coombs, 1998, p. 180)

Caso ilustrativo
Há poucos meses, quando foi aceita no programa de Medicina de Família como graduada internacional, a Dra. Sunir Patel expressou sua profunda gratidão e seu sentimento de privilégio. Havia passado por um processo longo e difícil para chegar a esse ponto desde que havia emigrado, 5 anos antes, de seu país, devastado pela guerra. Nas últimas semanas, sua preceptora, a Dra. Steinhouse, muitas vezes observou que Sunir estava pensativa, frequentemente perdida em seus pensamentos. Um pouco confusa com a mudança de conduta de sua aluna, a Dra. Steinhouse decidiu investigar gentilmente como ela estava lidando com as coisas. Sunir primeiramente ficou surpresa com o questionamento de sua preceptora e em dúvida sobre como responder. Depois de pensar um pouco, revelou seus sentimentos de confusão. Explicou: "A prática da medicina aqui é tão diferente do meu país. Lá, os médicos dizem para as pessoas que elas têm que fazer isso ou aquilo, e as pessoas obedecem. Aqui, devemos falar com as pessoas e descobrir o que querem e o que precisam; ou seja, ser centrada na pessoa! Isso tudo é tão novo para mim, e é muito confuso". A Dra. Steinhouse sondou um pouco mais: "Há outras coisas diferentes?". Sunir rapidamente respondeu: "Ah, sim! Na minha terra, você nunca falaria diretamente com um consultor ou residente sênior; você nem mesmo os olharia nos olhos". Sunir, com um suspiro, disse: "Mas aqui todo mundo é amigável e prestativo, o que é ótimo, mas é tão diferente. Às vezes fica difícil saber como se portar".

Ao entender os desafios que Sunir estava enfrentando para fazer a transição de um sistema médico muito hierárquico para outro que era tanto centrado na pessoa quanto no educando, a Dra. Steinhouse a estava orientando para atravessar esse período de ajuste e mudanças.

Mesmo educandos da mesma escola e da mesma turma têm habilidades e necessidades de aprendizagem muito diferentes. É crucial identificá-las para evitar colocá-los em situações em que se sintam como peixes fora d'água. Também é essencial descobrir seus pontos fortes para não desperdiçar um tempo valioso praticando habilidades já dominadas enquanto se ignora as deficiências. Os educandos diferem em seus estágios de desenvolvimento pessoal, cognitivo e profissional, como descrito no Capítulo 8.

A população de estudantes tem mudado muito nas diversas escolas de medicina devido à entrada de mais mulheres e à maior diversidade étnica. Essas mudanças têm o potencial de alterar o foco e as prioridades do currículo. Alguns autores, como Gilligan e Pollack, discutiram o impacto da "feminização" da medicina. Por exemplo, Gilligan e Pollack (1988, p. 262) observaram que:

> as mulheres estudando medicina, com elevada sensibilidade para o distanciamento e o isolamento, muitas vezes revelam os pontos da formação e da prática médica nos quais os laços humanos se tornaram perigosamente fracos... As médicas podem ajudar a preencher a brecha que existe na medicina entre o cuidado à pessoa e o sucesso científico. Por essa razão, o encorajamento das vozes femininas e a validação das percepções das mulheres podem contribuir para melhorar a educação médica. O humanismo na medicina depende da união do heroísmo da cura com a vulnerabilidade no cuidado. Por isso, refazer a imagem do médico para incluir a mulher se constitui em poderosa força para mudanças.

Levinson e Lurie (2004) descreveram como um número crescente de mulheres na medicina alterará quatro domínios dessa área: (1) a relação entre a pessoa atendida e o médico, (2) o local de prestação de cuidado, (3) a entrega do cuidado na sociedade e (4) a própria profissão médica. As mulheres têm mais probabilidade de trabalhar nas especialidades da atenção primária, que pagam pouco, e têm sido descritas como as "donas de casa" da profissão. Uma metanálise realizada por Roter e colaboradores (2002, p. 756) mostrou que as médicas na atenção primária "se envolvem em mais interações que podem ser classificadas como centradas na pessoa e fazem visitas médicas mais longas do que seus colegas homens". Sandhu e colaboradores (2009) revisaram estudos sobre o impacto de díades por gênero na comunicação da pessoa atendida com o médico e constataram que há "menos tensão em relação a poder e *status* em pares do mesmo sexo" e que isso facilita "a obtenção de dados e a participação da pessoa nas decisões sobre o tratamento... nos casos em que ocorrem mais conversas centradas na pessoa e em que o ambiente é de tranquilidade e igualdade" (2009, p. 353). Curiosamente, os homens tinham maior probabilidade de discutir questões emocionais com médicas, talvez devido ao estereótipo de que as mulheres são mais emocionais e, dessa forma, têm mais experiência para tratar das emoções dos outros. Reconheceram que a base de evidências sobre os efeitos do gênero é pequena, que há muitos fatores confundidores e que abordagens mais rigorosas são necessárias. Kilminster e colaboradores (2007a) recomendaram cuidado na interpretação do impacto da feminização na medicina. Estudos em países diferentes mostraram resultados conflitantes, tendo alguns concluído que "as diferenças são mínimas, na melhor das hipóteses, e de pouco valor explanatório" (2007a, p. 41).

Outra questão importante é o efeito do estresse, do abuso de substâncias e de doenças mentais no desempenho dos estudantes. Em um estudo com residentes em programas de medicina interna, Shanafelt e colaboradores (2002) relataram que 76% dos participantes preenchiam os critérios para esgotamento de acordo com os resultados de uma avaliação autoadministrada sobre esgotamento físico (Maslach Burnout Inventory). Outros estudos encontraram resultados semelhantes. Residentes com esgotamento tinham maior probabilidade de relatar pelo menos um tipo de cuidado abaixo do ideal pelo menos uma vez por mês. Por exemplo, 40% dos residentes com esgotamento, comparados com menos de 5% de residentes sem esgotamento, relataram que haviam "prestado pouca atenção ao impacto social ou pessoal que tinha uma experiência da doença sobre a vida da pessoa" em uma semana ou um mês (Shanafelt et al., 2002, p. 363). Em um estudo semelhante em sete escolas de medicina dos Estados Unidos, o esgotamento estava associado ao relato de falta de profissionalismo no comportamento, como "colar" em uma prova ou registrar o resultado de um exame físico como normal quando o exame não foi realizado (Dyrbye et al., 2010). Em um estudo sobre médicos de família em ambiente urbano, usando um questionário sobre esgotamento profissional, o Maslach Burnout Inventory, e entrevistas aprofundadas, Lee e colaboradores (2008) observaram que 42,5% dos participantes tinham altos níveis de estresse, e quase a metade havia atingido altos escores de exaustão e despersonalização. As dificuldades mais frequentemente citadas foram o trabalho burocrático, as longas esperas para acessar especialistas, o sentimento de ser menosprezado, as pessoas difíceis e as questões médico-legais. Poucos programas de formação preparam os residentes para o manejo efetivo de estressores tão comuns na prática médica. Entretanto, em um tom mais animador, Shanafelt (2009, p. 1.339) descreve vários estudos que mostram como "a promoção de sentido no trabalho aumenta a satisfação do médico e reduz seu esgotamento". Um desses estudos, que incluía um currículo intensivo de 52 horas tratando sobre atenção e consciência (*mindfulness*), encontrou melhoras grandes e permanentes no esgotamento, nas perturbações de humor e nas atitudes associadas ao cuidado centrado na pessoa (Krasner et al., 2009). Cassell (2013) descreveu sua experiência pessoal de descoberta de que o ato de se aproximar de pessoas que estavam morrendo reduzia a dor associada à perda pela morte deles.

> Acredito que a resposta é que meus sintomas do passado e o sofrimento tão comum a outros médicos, e provavelmente também o "esgotamento", não vêm de ser próximo demais da pessoa, mas sim de *não ter sido suficientemente próximo*... enquanto em outras situações, e em comum com outros médicos, para evitar a mágoa, eu me mantinha sempre afastado, apesar de não ter consciência de que estava fazendo isso. A dor da perda, me dei conta, não era uma dor da perda, era uma *dor ou recriminação* por não ter feito o melhor para a pessoa, como exigido pelo ideal da condição de médico. (2013, p. 187)

Vários estudos sobre uso de substâncias por estudantes de medicina encontraram níveis preocupantes de abuso. Em um estudo com uma amostra de conveniência de 16 escolas de medicina nos Estados Unidos, conduzido por Frank e colaboradores (2008), 78% dos estudantes de medicina relataram ter consumido bebidas alcoólicas no último mês, e 34% haviam bebido excessivamente, e essas proporções se alteraram muito pouco ao longo do tempo. Dos que bebiam em excesso, 99% relataram pelo menos um episódio de consumo excessivo no mês anterior, e 36% relataram três episódios ou mais. A probabilidade de beber excessivamente foi mais de duas vezes maior entre os homens do que entre as mulheres. A percepção dos estudantes sobre a importância do aconselhamento quanto ao consumo de álcool caiu de 76% para 59%, e apenas um quarto dos alunos do último ano avaliou o comportamento de consumo de álcool das pessoas que atendiam.

Em uma pesquisa em nove escolas de medicina nos Estados Unidos, Roberts e colaboradores (2001) viram que um quarto dos educandos tinha sintomas de doença mental e que 7 a 18% apresentavam abuso de drogas. Noventa por cento relataram precisar de cuidado para várias condições de saúde, inclusive 47% tinham pelo menos uma questão de saúde mental ou de problemas relacionados a drogas. Apesar de os alunos reconhecerem que a educação na faculdade de medicina contribui para o estresse, relutam em buscar ajuda. "A atitude de evitar comportamentos de busca de ajuda apropriada começa cedo e está ligada às normas percebidas, que ditam que a vivência de um problema de saúde mental pode ser vista como uma forma de fraqueza que tem implicações para a evolução subsequente da carreira" (Chew-Graham et al., 2003, p. 873). Em um estudo sobre residentes em medicina de família, Hawk e Scott (1986, p. 82) relataram que a tentativa de tentar equilibrar a vida profissional e a vida pessoal é "o estresse mais destacado entre todos". Puddester e Edward (2008, p. 207) delinearam a importância de um programa formal de bem-estar e de estratégias de enfrentamento na escola médica:

> Enquanto nenhum programa formal demonstrou ser claramente superior, a maioria dos estudos relata múltiplos efeitos positivos desses programas, especialmente daqueles que envolvem os educandos em seu planejamento e organização. É preciso haver uma ênfase maior no cuidado com o outro dentro da profissão, incluindo instruções sobre como ficar atento para identificar colegas sob estresse e como prestar cuidado aos médicos quando se tornam a pessoa a ser atendida. Os educandos precisam ser ensinados formalmente sobre bem-estar e sobre estratégias de enfrentamento. Os currículos, tanto formais quanto informais, precisam ser consistentes na ênfase no bem-estar, incluindo o desencorajamento sistemático e a não tolerância da prática de tratar mal os educandos. Por fim, os esforços para abordar as necessidades dos médicos com deficiências e proteger aqueles que buscam ajuda de profissionais, bem como protegê-los do estigma social, são necessários para garantir o engajamento dos educandos expostos a riscos.

Os professores não devem, em geral, assumir o papel de terapeutas de seus alunos, mas precisam saber quando eles estão lutando contra questões pessoais que podem interferir na aprendizagem, ajudá-los a reconhecer o problema e encaminhá-los para o cuidado profissional adequado.

O contexto: oportunidades e barreiras do ambiente de aprendizagem

Além do entendimento dos conflitos cognitivos, evolutivos e pessoais dos estudantes, a abordagem que considera o educando como um todo exige que o professor compreenda o contexto de aprendizagem desse educando:

> Além do currículo documentado, os educandos e professores se dão conta do "ambiente educacional" ou "clima" da instituição. O ambiente de ensino e aprendizagem é muito competitivo? É autoritário? A atmosfera em sala de aula e nas atividades de campo é tranquila ou é estressante em vários aspectos, talvez até intimidadora? Essas são questões-chave na determinação da natureza da experiência de aprendizagem. (Roff e McAleer, 2001, p. 33)

O ambiente de educação médica influencia fortemente o que pode ser ou será aprendido. Nos dois primeiros anos da escola de medicina, a estrutura do curso, o conteúdo e as avaliações direcionam o aprendizado dos educandos. Nos anos finais, os tipos de casos, a qualidade do ensino e os ambientes de prática, como hospitais, ambulatório, setor primário, secundário ou terciário, serão as principais influências. Três aspectos do contexto clínico influenciarão a qualidade da experiência dos educandos: os ambientes físico, emocional e intelectual.

1. *Ambiente físico*: no ensino ambulatorial, deve haver espaço suficiente para os educandos atenderem as pessoas sozinhos, sem diminuir o ritmo de todo o serviço, e espaço para discussões reservadas e para avaliações do desempenho conduzidas entre professor e educando. O volume de pessoas a atender e a composição de casos devem ser adequados para se atingir os objetivos educacionais.
2. *Clima emocional*: os educandos devem se sentir seguros. Apesar de inevitavelmente haver ansiedade, inerente à natureza do trabalho, e de ser preciso que se sintam desafiados para que haja uma melhor aprendizagem, os educandos não devem ser colocados em situações em que a segurança das pessoas esteja em risco. Seus professores devem ser excelentes modelos de cuidado centrado na pessoa, treinados para as melhores práticas do ensino clínico, e todos os participantes da equipe multidisciplinar devem ser incluídos. Os participantes da equipe devem interagir efetivamente e demonstrar a capacidade de comunicar-se respeitosamente. Os professores devem ser acessíveis, acolher as dúvidas dos educandos e oferecer avaliação frequente sobre seu desempenho, de forma a melhorar a aprendizagem. Deve haver continuidade suficiente na relação entre professor e aprendiz para nutrir o respeito mútuo e a confiança, bem como oportunidades suficientes para que sejam entendidas as necessidades de aprendizagem específicas de cada educando.
3. *Clima intelectual*: deve haver tempo para a reflexão e a discussão do cuidado de cada pessoa. O acesso rápido a recursos de aprendizagem, como a internet, é essencial. Todos os membros da equipe devem ser modelos, uns para os outros, de curiosidade intelectual e aprendizagem contínua. Deve ser aceitável dizer "não sei" e usar isso como ponto de partida para avançar na sua aprendizagem. A clínica geral foi pioneira no Reino Unido no uso de Auditoria de Evento Significativo como forma de uma equipe revisar, analisar e refletir sobre incidentes que foram "significativos" para eles, geralmente algo que deu errado no cuidado às pessoas (Bowie e Pringle, 2008). Essa é uma abordagem para aprendizagem a partir de um evento, realizada por meio de uma discussão estruturada pelos membros de toda a equipe de assistência à saúde que estava envolvida no evento. Como essas discussões podem ser sensíveis e ameaçadoras, para usar essa abordagem com sucesso, é importante que haja uma dinâmica forte de equipe e uma boa liderança (Bowie et al., 2008).

É importante lembrar que a educação médica não é apenas a aprendizagem de um conjunto de conhecimentos, habilidades e atitudes; também significa transformar leigos em médicos, uma transformação que altera profundamente a vida, como descrito no Capítulo 8. O currículo define o conhecimento que os estudantes devem assimilar, mas não descreve as íntimas interações pessoais que resultam dessa importante mudança. Para entender como isso ocorre, precisamos examinar a escola médica como uma instituição cultural.

Por que os estudantes se concentram nos aspectos biomédicos e tendem a desconsiderar qualquer outra coisa? Onde eles aprendem que habilidades para entrevistar, humanidades médicas e ciências do comportamento são menos importantes do que as disciplinas tradicionais? Mesmo em currículos cuja missão é centrada na pessoa, os alunos não levam essas matérias tão a sério quanto as grandes disciplinas biológicas. Uma das chaves para se entender essa charada é o ambiente de aprendizagem de uma escola médica. Uma das principais características do ambiente de aprendizagem é o currículo oculto, que reflete as crenças e valores que podem ser o suporte do currículo oficial, mas podem também estar em conflito com ele. O currículo oculto é tão influente porque é ensinado por meio de exemplos (Bandura, 1986). Esse currículo é contagioso: os educandos "pegam" as lições desse currículo tácito pela imersão no sistema, especialmente por intermédio de suas relações com educandos mais adiantados e com seus preceptores. Como é parte da cultura implícita na escola médica, não é objeto de reflexão crítica, mas simplesmente adotado sem questionamentos (Hafferty, 1998; Margolis, 2001; Inui, 2003). O mesmo fenômeno é verificado em todas as escolas profissionais. Em um texto elaborado a partir da perspectiva da enfermagem, Bevis e Watson (2000, p. 75-6) descreveram o currículo oculto nos seguintes termos:

> É um currículo no qual não estamos cientes das mensagens transmitidas pela maneira como ensinamos, as prioridades que estabelecemos, o tipo de método que usamos e como interagimos com os educandos. É o currículo da socialização sutil, do ensino que faz a iniciação dos alunos nas formas de pensar e de sentir como enfermeiros. É o currículo que, de forma velada, comunica quais são as prioridades, relações e valores. Colore as percepções, a independência, a iniciativa, a atenção ao outro, o sentimento de coleguismo e os costumes e crenças populares do que é ser um enfermeiro. É ensinado por coisas sutis, não percebidas conscientemente, que estão por todo o ambiente educacional: o horário das aulas, quanto tempo é dedicado para uma matéria em relação a outra, quantos testes avaliativos são marcados sobre um tópico, se um trabalho de conclusão é exigido ou não, quem fala com quem e de que maneira, como o professor responde aos educandos que abertamente discordam de sua opinião, como os educandos recebem estímulos ou não para trabalharem juntos e como os professores interagem com os alunos. Tudo isso transmite mensagens de valor para os estudantes, o que dá forma ao seu aprendizado em um currículo.

Algumas das lições ensinadas pelo currículo oculto:

- A biologia supera todo o resto: a medicina é, essencialmente, biologia aplicada.
- As questões comportamentais se resumem ao "senso comum": não é necessário entender as ciências que explicam os comportamentos.
- As ciências humanas são "legais de conhecer", mas podem ser ignoradas se for necessário tempo para aprender matérias importantes (e sempre se precisa de tempo para matérias mais importantes).

- Os sentimentos são perigosos e devem ser evitados na prática médica: podem levar ao envolvimento exagerado com as pessoas e interferir no raciocínio clínico.
- Quanto mais horas uma matéria tiver no currículo, mais importante ela será.
- O conhecimento factual é mais importante que as atitudes.
- Ser capaz de recitar os fatos mais recentes é mais valorizado do que um entendimento aprofundado dos conceitos.
- O cuidado de casos agudos é mais importante do que o cuidado preventivo ou de doenças crônicas.

Coulehan (2006, p. 116) descreveu a necessidade de modelos para contrabalancear as influências negativas do currículo oculto:

> A primeira exigência para uma mudança profunda... é aumentar drasticamente o número de médicos que sirvam de modelos em cada estágio da formação médica. Por médicos que sirvam de modelos, entendo membros do corpo docente de tempo integral que exemplifiquem a virtude profissional em suas interações com as pessoas, funcionários e educandos; que mantenham uma perspectiva amplamente humanística; e que sejam devotados ao ensino e dispostos a abrir mão de uma alta renda econômica para se dedicar a ensinar... Sua presença pode dissipar e diminuir o conflito entre os valores tácitos e explícitos, especialmente no hospital e na clínica. O ambiente de ensino deve conter poucas mensagens ocultas que digam "afaste-se" e, ao mesmo tempo, mensagens claras que digam "envolva-se". O que os internos precisam é de tempo e humanitarismo.

Um dos problemas mais perturbadores e difíceis de tratar na formação médica é o abuso que sofrem os estudantes e residentes. Desde a publicação do artigo de Silver (1982) sobre o abuso de estudantes de medicina, essa "chaga na consciência da profissão" permanece (Rees e Monrouxe, 2011, p. 1.374). Em um estudo, 72% dos estudantes de medicina relataram pelo menos um caso de abuso, sendo que o caso mais comum foi o de um professor, residente ou outro membro da equipe gritar com o estudante, fato relatado por 54% deles (Kumar e Basu, 2000, p. 448). Já em uma pesquisa com estudantes de 16 escolas de medicina nacionalmente representativas dos Estados Unidos, 42% dos graduandos haviam passado por assédio, e 84%, por menosprezo durante os anos na escola de medicina. "Apesar de poucos estudantes terem caracterizado o assédio ou menosprezo como grave, a saúde mental abalada e a baixa satisfação com a carreira estavam significativamente correlacionadas com aquelas experiências" (Frank et al., 2006). Apesar de um esforço de 13 anos para eliminar o abuso de alunos de medicina na Escola de Medicina David Geffen, da UCLA, mais da metade dos educandos ainda vivencia alguma forma de maus-tratos durante seu treinamento em serviço, cometidos especialmente pelos residentes e professores. Certo declínio foi observado, especialmente nos abusos verbais e de poder, durante os dois primeiros anos do estudo, mas não houve nenhum outro declínio depois disso. Os autores sugerem que o currículo oculto, que opera por meio dos profissionais que servem de modelos, contribui para a persistência de comportamentos abusivos. "Nesse contexto, o modelo de 'observar, fazer, ensinar' pode levar à imitação, pelos residentes, dos comportamentos inadequados em seu próprio ensino, perpetuando a visão amplamente difundida de que os maus-tratos de estudantes são um 'rito de passagem'" (Fried et al., 2012, p. 1.197). Lamentavelmente, o abuso dos educandos continua também na pós-graduação. Em uma pesquisa com graduados em Medicina de Família de dois programas de pós-graduação no Canadá, 44,7% relataram ter passado por intimidação, assédio e/ou discriminação durante seus dois anos do programa de residência, geralmente por meio de comentários verbais (94,3%) e punições (27,6%) (Crutcher et al., 2011).

O incidente descrito a seguir, baseado em uma história real, ilustra o tipo de assédio que continua muito comum, apesar dos numerosos estudos condenando tal comportamento por professores. No seu primeiro dia de treinamento em serviço, a estudante de medicina chegou à enfermaria para a orientação de seu primeiro rodízio. Enquanto tentava se apresentar, foi inicialmente ignorada pelo médico do corpo clínico, que estava interrogando o residente da equipe. Por fim, ele se voltou para ela e exclamou, sarcasticamente: "Ah, você é a 'estagiariazinha'!". Voltando-se para o residente, comentou: "Você vai ver que as estagiariazinhas são todas inúteis".

Mesmo que o comentário do professor pudesse ser interpretado como uma tentativa frustrada de ser engraçado, a maioria dos estagiários entenderia esse comentário como humilhante. Por estar em uma posição hierarquicamente inferior em uma nova equipe clínica, apenas iniciando seu estágio, o estagiário acaba sentindo várias emoções desagradáveis: confusão, medo, raiva e talvez até vergonha. Se o educando se sentir assediado por causa do comentário do professor, sua situação se complica ainda mais, pois não pode recorrer por medo de retaliação.

Desde o caso amplamente divulgado de Libby Zion, uma moça de 18 anos que morreu em 1984 de síndrome de serotonina mal diagnosticada por residentes exaustos pelos plantões de 18 horas, têm sido feitas tentativas de reduzir as horas de trabalho dos residentes. O caso trouxe ampla atenção para as questões de segurança das pessoas atendidas e dos efeitos adversos que os longos plantões sem horas de sono têm nos residentes (Woodrow et al., 2006). Na metade do século XX, os residentes e os estagiários nos Estados Unidos ficavam de plantão por 36 horas a cada duas noites, totalizando mais de 100 horas por semana. Em 2011, o Conselho de Credenciamento da Educação em Pós-Graduação em Medicina, nos Estados Unidos, restringiu os plantões a 16 horas e não mais do que 80 horas por semana (Rosenbaum e Lamas, 2012). Na Europa, as restrições quanto ao número de horas de trabalho são ainda mais rígidas (Moonesinghe et al., 2011). Estudos sobre o impacto dessas mudanças ainda são limitados e mostram resultados contraditórios (Institute of Medicine, 2009; Jamal et al., 2011).

3. ELABORANDO UM PLANO CONJUNTO

O propósito central do método clínico centrado na pessoa é a elaboração de um plano conjunto de manejo dos problemas: chegar a um acordo com a pessoa sobre a natureza de seus problemas de saúde, as metas do tratamento e um plano que descreva os papéis e as responsabilidades da pessoa e do médico. De forma semelhante, o propósito central do método centrado no educando é elaborar um plano conjunto: chegar a um entendimento comum sobre as prioridades da aprendizagem, elaborar um planejamento conjunto de como essas metas serão atingidas e esclarecer os papéis e as responsabilidades do professor e do educando. Os outros componentes de cada modelo têm benefícios inerentes; por exemplo, à medida que os médicos ou professores escutam atentamente ou compartilham comentários empáticos, aprofundam seu entendimento do outro, o que pode trazer até mesmo benefícios terapêuticos ou educacionais. Entretanto, esses outros componentes estão principalmente a serviço de se chegar a uma decisão compartilhada sobre o que deve ser feito para melhorar o senso de bem-estar da pessoa ou o crescimento e o desenvolvimento do educando como médico.

Estabelecer prioridades

As dificuldades surgem quando há um conflito entre o que o educando quer aprender e o que o professor quer ensinar. Quando o currículo oficial reflete as realidades da prática em vez de ser uma barreira que os alunos devem superar para "provar" suas qualidades, tal conflito é menos provável. Além disso, os alunos podem ficar frustrados quando há tantas competências exigidas e não sobra tempo para abordar tópicos de interesse particular ou definidos pela autoavaliação. Uma abordagem centrada no educando não passa a responsabilidade pelo currículo para ele, mas respeita sua inteligência, senso comum e boas intenções e o envolve nas decisões sobre o que aprender, quando aprender, com que profundidade se concentrar em cada tópico e como avaliar sua aprendizagem. Por exemplo, o valor do entendimento da situação familiar das pessoas pode se tornar relevante para os educandos quando confrontam pessoas cujas dinâmicas familiares são centrais para o manejo de sua condição.

> *Caso ilustrativo*
> Raymond Zegers, residente de primeiro ano em medicina de família, era um participante infrequente nos seminários de ciências do comportamento. Ele argumentava que "a maior parte desse assunto é senso comum, e eu preciso de mais tempo para aprender sobre insuficiência cardíaca e DPOC (doença pulmonar obstrutiva crônica)". Foi quando ele encontrou Pat. Pat era uma mulher mal-humorada de 75 anos que tinha câncer de pulmão metastático e que questionava todos os profissionais que lhe prestavam cuidado de saúde. Parecia antecipar a rejeição e estava determinada a repelir todos antes que a rejeitassem. Raymond não conseguia entender por que ela insistia em ser tão difícil. Apesar das grosserias de Pat, ele gostava de sua determinação implacável e de seu estoicismo. Quando estavam conversando sobre os planos de alta, ficou sabendo que a família de Pat vendera tudo que ela possuía e encerrara o contrato de aluguel de seu apartamento. Haviam, inclusive, vendido suas roupas e joias. Raymond ficou furioso e se perguntava como podiam ter agido de forma tão cruel. Avaliou um pouco mais a dinâmica da família e descobriu que essa não era a primeira vez que agiam dessa forma. Entendeu por que Pat mantinha as pessoas longe dela: seria muito perigoso correr o risco de confiar em alguém depois de uma vida inteira de traições. Os seminários sobre dinâmica familiar passaram a

ser mais interessantes para Roger, pois ele se deu conta de que um melhor entendimento do funcionamento de uma família poderia ajudá-lo a prestar um melhor cuidado às pessoas.

Nesse caso, a batalha do educando para ajudar aquela pessoa levou a seu próprio reconhecimento de uma necessidade de aprender mais sobre a dinâmica das famílias. Muitas vezes, quando as pessoas não estão evoluindo bem, os educandos culpam a si mesmos, mesmo quando o cuidado que prestaram foi adequado. Como resultado, as prioridades do educando podem ser inexatas. Nessas situações, o professor pode precisar ajudá-lo a refletir sobre por que está se sentindo culpado e como isso está afetando o manejo daquela pessoa. O educando pode precisar se concentrar em aprender mais sobre seus sentimentos em vez de olhar apenas para tópicos biomédicos que pensa ter deixado passar. O caso a seguir ilustra como o professor ajudou o residente a superar a culpa que estava bloqueando sua consciência das necessidades primárias da pessoa.

Caso ilustrativo
Stewart Zabian, um residente de segundo ano em prática de medicina de família, após ver seu paciente se recuperar de um infarto do miocárdio no hospital, queria direcionar sua aprendizagem para o manejo farmacológico dos fatores de risco cardíaco. Ele havia examinado a pessoa no consultório uma semana antes do infarto e se perguntava se deixara passar algum sinal de alerta mais sutil. Stewart estava determinado a dar-lhe o melhor cuidado possível e falhou ao não reconhecer o momento importante que a pessoa estava vivenciando. A reação inicial de seu supervisor, o Dr. Leblanc, foi abordar a importância de entender a experiência da doença daquela pessoa e o valor da boa comunicação na melhora da adesão ao tratamento e na recuperação. Porém, sabendo que isso talvez não correspondesse às necessidades de aprendizagem do residente, o Dr. Leblanc decidiu explorar a experiência do residente em relação àquela pessoa. Descobriu que Stewart se sentia de certa forma culpado por não ter avaliado todos os fatores de risco antes do infarto e estava agora determinado a compensar essa falha. O Dr. Leblanc pediu que Stewart lhe contasse mais sobre o encontro no consultório – olhando para trás, achava que havia mesmo deixado de fora algo importante? Juntos, revisaram o prontuário. O residente havia medido a pressão arterial da pessoa e pedido um exame de colesterol, além de perguntar a respeito de sua dieta, exercícios e tabagismo. A pessoa disse estar se sentindo mais cansada do que o normal, mas não tinha dor no peito nem falta de fôlego. Estava trabalhando mais horas do que o normal, e sua mãe, já idosa, estava exigindo mais cuidados, mas planejava tirar férias em breve. O residente afirmou que as férias seriam uma boa ideia e pediu que voltasse em 3 meses para o acompanhamento. O Dr. Leblanc disse que concordava com sua avaliação e plano e o cumprimentou por sua revisão abrangente.

O Dr. Leblanc comentou: "Mesmo quando fazemos tudo certo, podemos nos sentir perturbados quando as coisas ficam ruins para quem cuidamos. Os sentimentos podem nos levar a reagir exageradamente, pedindo exames em excesso ou não prestando atenção às outras necessidades da pessoa. Você está se sentindo mal devido à situação difícil pela qual essa pessoa passa. Como será que ela está se sentindo com a situação atual?". Ao apoiar Stewart, o Dr. Leblanc exemplificou o tipo de preocupação que ele esperava que seu residente tivesse em relação àquela pessoa. Isso encorajou Stewart a reconhecer que sua preocupação com as questões biomédicas estava relacionada a vagos sentimentos de culpa e a se dar conta de que seria benéfico para aquela pessoa discutir sua reação pessoal à sua grave doença.

Métodos de ensino e aprendizagem

Muitos estudos que definem as características do ensino clínico de excelência defendem o uso de uma abordagem centrada no educando (Heidenreich et al., 2000; Bain, 2004; Kilminster et al., 2007b; Yeates et al., 2008; Sutkin et al., 2008; Farnan et al., 2010; Skeff e Stratos, 2010). Esses estudos, conduzidos a partir do ponto de vista dos educandos, dos professores ou de ambos, concordam que os preceptores devem demonstrar os seguintes aspectos:

- *Competência clínica*, inclusive com demonstração de boas habilidades, procedimentos e capacidades de cuidado à pessoa. Devem ter uma orientação humanística, ressaltando os aspectos sociais e psicológicos do cuidado às pessoas. Eles têm uma excelente base de conhecimentos e são capazes de apresentar informações de forma clara e bem organizada. Estão preparados para compartilhar com os educandos seus conflitos e sucessos com as pessoas que atendem e para servir de modelo de aprendizagem continuada.
- *Entusiasmo para ensinar.* Claramente apreciam estar com os alunos e se mostram acessíveis a eles.
- *Habilidades de supervisão.* São sensíveis às necessidades da pessoa e do educando simultaneamente e envolvem os estudantes ativamente no cuidado às pessoas e em sua própria aprendizagem. Os educandos valorizam muito receber crescentes responsabilidades de cuidado às pessoas à medida que suas habilidades progridem (Alguire et al., 2008). Fornecem orientações claras e adequadas e com frequência avaliam de forma construtiva. A avaliação construtiva é a descrição que o professor faz dos comportamentos tanto efetivos quanto ineficazes dos educandos, que lhes mostra como melhorar seus comportamentos ineficazes (*ver* as linhas gerais da avaliação construtiva no Capítulo 11). Enfatizam a solução de problemas por meio de desafios aos estudantes para discutirem seus processos de pensamento e fornecem a eles oportunidade de praticar as habilidades e os procedimentos. São abertos a críticas e usam-nas para melhorar a aprendizagem mútua.
- *Habilidades interpessoais efetivas.* São sensíveis às preocupações dos educandos, como seus sentimentos de inadequação, e demonstram um interesse genuíno neles, de forma amigável. Sempre que possível, contribuem para a autoestima

deles. Em um texto excelente sobre a formação clínica colaborativa, Westberg e Jason (1993) descrevem as qualidades de relações que promovem a ajuda entre professor e educandos. Especialmente efetivas são as relações colaborativas que promovem a independência:

> os educandos são vistos como contribuintes valiosos para a parceria entre ensino e aprendizagem e são motivados a se envolver tão ativamente quanto possível em sua própria aprendizagem: gerando metas de aprendizagem, desenvolvendo estratégias para atingir suas metas, avaliando e monitorando seu progresso. Os professores colaborativos não forçam os educandos a imediatamente funcionarem de forma autodirecionada se não estiverem prontos para esse papel. Ao contrário, partem do ponto em que se encontram os educandos e os ajudam a se tornar cada vez mais independentes. (1993, p. 92-3)

Papéis do professor e do educando

O esquema feito por McKeachie (1978) para os papéis do professor nos ajuda a entender suas muitas e variadas responsabilidades. Por um lado, o professor funciona como facilitador, ego ideal e pessoa; apoia e encoraja os educandos pela força de sua própria personalidade. Os educandos incorporam aspectos de seus professores em sua identidade profissional em construção e frequentemente estabelecem relações pessoais muito próximas com eles. Por outro lado, os professores são especialistas, autoridades formais e agentes de socialização; são guardiões das tradições da profissão e se colocam como os agentes que decidem se um educando está ou não à altura de ser admitido na profissão. Nesse sentido, não interessa o que mais possam representar na mente de seus educandos; os professores são poderosos e, às vezes, figuras intimidadoras de autoridade. Logo, eles têm muitas funções e desenvolvem relações multidimensionais com seus educandos. Desafios semelhantes já foram descritos na enfermagem. Os instrutores clínicos são:

> mentores que servem de modelo, aconselham e orientam os educandos; são diretores que assumem o comando e direcionam as ações dos educandos. Também são monitores que avaliam e dão notas; são intermediários que servem de ligação entre os profissionais e os educandos e entre a academia e a prática. (Barry, 2006, p. 1)

Harden e Crosby (2000) descreveram 12 papéis para o professor. Há seis papéis principais: (1) provedor de informações, (2) modelo profissional a assumir, (3) facilitador, (4) avaliador, (5) planejador e (6) desenvolvedor de recursos. Além disso, cada um desses seis papéis representa dois papéis, resultando em um total de 12. Por exemplo, o provedor de informação é tanto um palestrante e um médico quanto um professor de prática; o facilitador é tanto um facilitador da aprendizagem quanto mentor; o avaliador é tanto um avaliador do educando quanto do currículo. Os autores reconhecem que poucos professores conseguem desempenhar todos os papéis. Na verdade, alguns papéis podem apresentar conflitos com outros. Cavalcanti e Detsky (2011) explicam que quem prepara não pode ser juiz. O papel duplo torna difícil para os educandos procurarem ajuda para áreas em que se sentem fracos por medo de receber uma avaliação negativa. Como resultado, o supervisor pode ter que adivinhar as necessidades de aprendizagem daquele educando. Além disso, os avaliadores, que também são quem prepara, têm um interesse pessoal no sucesso de seus educandos, o que torna ainda mais improvável que eles notem suas deficiências.

4. MELHORANDO A RELAÇÃO ENTRE EDUCANDO E PROFESSOR

A natureza relacional do bom ensino foi captada por Palmer (2007, p. 74-5):

> Fundamentalmente, aprendi que meu talento como professor é a habilidade de "dançar" com meus educandos, de compartilhar com eles a criação de um contexto no qual todos nós possamos ensinar e aprender, e que esse talento funciona desde que eu me mantenha aberto e confiante e com esperanças sobre quem são meus educandos.

Em uma revisão abrangente de estudos sobre o papel da relação entre professor e educandos na formação médica, Tiberius e colaboradores (2002, p. 463) concluíram que "as relações entre professor e educandos têm um impacto enorme na qualidade do ensino e da aprendizagem. De acordo com algumas estimativas, a relação entre professor e educandos responde por aproximadamente metade da variação da efetividade do ensino". Em uma lista de influências no desempenho do educando, Hattie (2012) colocou as relações entre professor e educandos perto do topo, com um tamanho do efeito[**] de 0,72 com base em mais de 900 metanálises. Outras intervenções com um tamanho do efeito semelhante foram as discussões em sala de aula (0,82), a clareza do professor (0,75) e a avaliação de desempenho (0,75). Bons professores têm um desejo de ajudar seus educandos a aprender que transcende os desafios que o ensino cria. O ensino pode afetar as relações privadas que um médico estabelece com cada pessoa. Os faz ir mais devagar. Expõe suas fraquezas e áreas de ignorância. Dessa forma, exige uma atitude positiva, bem como empatia, em relação aos educandos, mesmo quando seu comportamento frustra ou desagrada ao professor. É essencial que os preceptores façam o que pregam: deve haver congruência entre o método clínico centrado na pessoa e o processo de ensiná-lo. Por exemplo, da mesma forma que o cuidado centrado na pessoa deve sempre ser feito como parte de uma relação curativa, o ensino também deve ocorrer em um contexto de atenção e cuidado com o educando como médico em desenvolvimento, e não apenas com a base de conhecimento. Esse comprometimento transcende problemas de aprendizagem individuais ou habilidades específicas a serem aprendidas. Estende-se à pessoa dos educandos e os desafia a darem o máximo de si. Tal aprendizagem pode exigir que os alunos vivenciem situações dolorosas de autoconhecimento ou que realizem difíceis mudanças pessoais.

---

[*] Tamanho do efeito = Média (pós-teste) – média (pré-teste) / Dispersão (desvio padrão). Tamanho do efeito é um procedimento-padrão para medir a efetividade de uma intervenção educacional. Um tamanho do efeito maior do que 0,4 é considerado vantajoso.

Caso ilustrativo
Desde sua juventude, Brigit Jansen queria ser psiquiatra infantil. Adorava cuidar de crianças pequenas e havia trabalhado como assistente em uma instituição psiquiátrica para crianças durante a adolescência. Brigit também lutara contra a bulimia no fim de sua adolescência e início da idade adulta; logo, estava familiarizada com o processo de psicoterapia. Após completar um Bacharelado em Educação quando tinha 22 anos, decidiu se candidatar para estudar medicina. Fora uma batalha dificílima dominar a ciência básica que não aprendera na graduação e, ao mesmo tempo, manter a bulimia controlada. Mas havia conseguido e agora estava iniciando sua residência em psiquiatria infantil. Brigit estava animada e ansiosa. Sentia-se entusiasmada para trabalhar com crianças pequenas, mas tinha dúvidas sobre como se relacionar com as adolescentes, principalmente aquelas com distúrbios alimentares como o dela. Ainda assim, com o passar do tempo, qualificou-se e passou a confiar em seu trabalho com adolescentes. Foi somente quando iniciou seu rodízio na unidade de internamento de adolescentes e lhe designaram duas pessoas gravemente doentes com anorexia nervosa que ela começou a questionar sua capacidade de trabalhar com essa população. Os problemas daquelas pessoas eram muito próximos dos seus, e ela lutava para separar o que eram problemas delas e o que eram seus próprios fantasmas.

O Dr. Tillman havia sido seu supervisor e mentor desde que Brigit começou o programa de residência. Apesar de não ter revelado seu problema de bulimia para ele antes, a médica se deu conta de que era hora de compartilhar essa informação. Seus próprios problemas pessoais estavam começando a afetar sua capacidade de dar cuidado àquelas pessoas.

O que permitiu que Brigit expusesse seus sentimentos sobre aquela situação foi a confiança e o respeito que vivenciara na relação entre educando e professor, no caso o Dr. Tillman. Sabia, por suas experiências anteriores, que ele não julgaria seu comportamento passado nem questionaria sua situação atual. Ele escutaria e estaria à disposição para ajudá-la. O Dr. Tillman lhe convidaria a "se perguntar" o que poderia estar causando sua dificuldade atual e como ela superaria esse problema. Respeitaria os limites da relação entre educando e professor. Não se tornaria seu terapeuta, mas permaneceria como seu professor, sabendo, o tempo todo, em que momento o encaminhamento para aconselhamento profissional adicional seria importante para Brigit, tanto pessoal quanto profissionalmente.

Os educandos muitas vezes se defendem contra o autoconhecimento e podem acabar em conflito com seus professores sobre a necessidade de mudar. Nesse estágio do desenvolvimento da identidade profissional, geralmente têm sentimentos ambivalentes a respeito dos professores: por um lado, querem uma relação de dependência em que suas obrigações sejam claramente determinadas e limitadas; por outro, ressentem-se da imposição de controle e anseiam por ter responsabilidade e independência. Seus sentimentos podem variar de um extremo ao outro dependendo da complexidade e do volume de atendimentos, de seu cansaço e de seus sentimentos de autoeficácia. Não surpreende o fato de que emoções intensas possam se desenvolver na relação entre educando e professor, replicando sentimentos semelhantes experimentados com outras figuras fortes de autoridade do passado do aluno. Trabalhar essa transferência pode melhorar o autoconhecimento do educando e evitar que reações semelhantes ocorram no futuro. Exige o desenvolvimento de uma relação próxima e baseada na confiança para que o aprendizado intensamente pessoal e o crescimento possam ocorrer. A continuidade de sua relação é a base para estabelecer a confiança e para desenvolver o conhecimento profundo necessário para ajudar os educandos a se desenvolverem como agentes de cura. Essas importantes questões pessoais e contextuais, tão cruciais na determinação do que será aprendido e de como o professor poderá ajudar, podem não ser facilmente transmitidas de um professor para outro. A supervisão de psicoterapeutas tem muitas semelhanças com o ensino clínico, especialmente no aspecto da importância da relação entre professor e educando. Alonso (1985, p. 47-8) resume esse aspecto da seguinte forma:

> o desenvolvimento do médico, de novato a especialista, é principalmente um processo emocional e de amadurecimento, muito semelhante ao desenvolvimento de uma criança, da infância até a idade adulta... Assume-se que uma relação de transferência se estabelecerá entre o terapeuta e o supervisor, e que essa transferência se tornará o veículo primário para influenciar o crescimento clínico do educando... Há um esforço conjunto para unir e reforçar as defesas mais saudáveis do educando supervisionado, seja reduzindo a ambiguidade, seja ajudando-o a tolerar a confusão inevitável do trabalho clínico... Quando ocorrem dificuldades... essa regressão é vista como um rito de passagem saudável e esperado... Na verdade, o médico que nunca passa por regressão no curso de seu treinamento está, provavelmente, evitando os níveis mais difíceis de aprendizagem que ocorrem na fusão inconsciente entre pessoa atendida e terapeuta, e pode estar mantendo uma distância grande demais entre si mesmo e a pessoa.

Há diversos comportamentos do professor que contribuem para a criação de um impasse com seus educandos: as necessidades de ser admirado, de salvar, de se manter no controle, de competição, de ser amado e de trabalhar conflitos anteriormente não resolvidos nas vivências com o próprio supervisor; a contaminação do estresse na vida pessoal ou profissional; a tensão com a administração da instituição (Alonso, 1985, p. 83-104). Isso destaca a importância de uma relação saudável e aberta entre os professores e os educandos, caracterizada pela empatia, autenticidade e consideração (Rogers, 1951). Tiberius (1993-94, p. 3) descreveu o papel central das relações no ensino e na aprendizagem:

> A relação entre professores e educandos pode ser vista como um conjunto de filtros, triagens interpretativas ou expectativas que determinam a efetividade da interação entre professor e educando. Os professores efetivos formam relações de confiança, abertas e seguras, que envolvem um controle mínimo, são cooperativas e conduzidas de forma recíproca e interativa. Compartilham o controle com os educandos e encorajam as interações que são determinadas pelos acordos mútuos... Nessas relações, os educandos estão dispostos a mostrar sua falta de entendimento, em vez de escondê-la de seus professores, e são mais atentos, fazem mais perguntas e estão mais ativamente envolvidos. Dessa forma, quanto melhor a relação, melhor a interação; quanto melhor a interação, melhor a aprendizagem.

CONSIDERAÇÕES FINAIS

Neste capítulo, descrevemos os quatro componentes do método de educação centrada no educando, ilustrando os muitos paralelos com o método clínico centrado na pessoa. Os pontos-chave deste capítulo estão apresentados a seguir.

- É importante incorporar, em todo o planejamento educacional, as ideias e aspirações dos educandos quanto ao que querem aprender. A incorporação do conhecimento sobre os pontos fortes, fraquezas e interesses especiais dos educandos melhora a motivação, acelera o processo de aprendizagem e aumenta a profundidade e complexidade potenciais das competências que podem ser aprendidas.
- Há duas dimensões para entender o estudante como uma pessoa em sua integralidade: sua história de vida e seu desenvolvimento pessoal e cognitivo e o ambiente de aprendizagem. Tornar-se médico é um processo que altera a própria vida e não se resume apenas a um acúmulo de competências. O estresse, o esgotamento e o assédio podem interferir na aprendizagem. O currículo oculto pode ter um impacto maior na aprendizagem do que o currículo oficial e, às vezes, ensina o contrário do que deveria ensinar.
- Há três elementos-chave para que se estabeleça uma base em comum na abordagem centrada no educando: (1) estabelecimento de prioridades, (2) escolha de métodos apropriados de ensino e aprendizagem e (3) definição dos papéis de ambos, educando e professor. Quando professores e educandos colaboram para identificar as metas e selecionar experiências de aprendizagem, os educandos têm mais chances de ser bem-sucedidos.
- A forma como os professores se relacionam com seus educandos influenciará a forma como cada educando interagirá com as pessoas, e isso é primordial para seu desenvolvimento como agente de cura efetivo. A relação entre professores e educandos é o fator mais influente na criação de um ambiente efetivo para a aprendizagem e o desenvolvimento.

Estar Presente: Caso Ilustrativo sobre como Ser Centrado no Educando

Christine Rivet e Judith Belle Brown

Era segunda-feira, uma bela manhã de setembro, quando Grace, a enfermeira de nossa equipe, ligou para minha casa. Disse-me que meu residente, Sam, e sua esposa, Helena, tinham acabado de ter uma menina. Mas eu não conseguia entender: sua voz estava apagada, irreal. "Chris, ela é linda. Eu estive agora há pouco no hospital com eles." Seria o choque que fazia sua voz soar daquela forma? Seu tom de horror simplesmente não combinava com o que ela estava dizendo. Será que havia algo que não entendi na conversa? Será que o que ela estava dizendo era que o bebê estava morto?

"Acho que você deveria ir ao hospital." *Não, não posso. Não consigo fazer isso. Não me peça isso. Sou apenas a preceptora de Sam. Nem o conheço tão bem assim.* Ele era um residente de primeiro ano vindo de uma pequena comunidade do norte. Novo na cidade. Sem família aqui. "Você sabe que eles não têm nenhuma família nem amigos próximos na cidade. Seus pais ainda não chegaram." Sam havia sido engenheiro antes de entrar na medicina. Um cara legal, poucos anos mais jovem do que eu. *O que posso fazer? Certamente não posso substituir seus pais ou familiares.*

Eu havia encontrado Helena apenas umas duas vezes em eventos para as famílias do pessoal da medicina, e ela era muito magra, tímida e delicada. Ela e Sam estavam tentando ter filhos há vários anos. Finalmente Helena ficou grávida, e estava tudo correndo bem. Sam estava muito animado: mesmo quando estava de folga, passava no centro de medicina de família e descrevia a evolução da gravidez. Na semana passada, disse-me que ela estava com 37 semanas. "Chris?"

"O que aconteceu? Pensei que a gravidez estivesse indo tão bem."

"Não sei. Helena deixou de sentir movimentos, e fizeram uma ecografia na sexta, que mostrou que o bebê havia morrido." *Eles sabiam já há 2 dias?! Como conseguiram passar por isso?*

O hospital ficava a apenas 5 minutos a pé. Quando subi para o andar da maternidade, caminhei por um longo corredor até a recepção, onde uma enfermeira estava sentada. Um ambiente desconhecido, pois não trabalho com obstetrícia. "Sou a Dra. Rivet, e me disseram que Sam e Helena Howell estão aqui e que seu bebê morreu." *Não faço parte disso aqui. Não permita minha entrada para vê-los. Não deveria ser permitido. Sou apenas sua preceptora. Não sou familiar nem amiga. E o que posso fazer para ajudar em tal tragédia?* "Sim, vou levar a senhora. É neste mesmo corredor." Meu coração disparou. O que poderia dizer ou fazer? Tenho três filhos pequenos. Não consigo imaginar nada mais horrível do que perder um de meus filhos. *Não tenho nenhuma solução para eles, nenhuma palavra de conforto.*

Helena estava deitada na cama; seu rosto parecia frágil e vazio. Havia uma enfermeira perto dela, e Sam estava de pé no canto. Ele estava segurando o bebê em seus braços, enrolado, como todos os recém-nascidos, em um pacotinho de cobertores. Ele se aproximou de mim chorando. "Você gostaria de pegá-la?" *Não, eu não conseguiria. Os cobertores se parecem com todos os outros cobertores envolvendo todos os outros recém-nascidos que já vi, mas este bebê está morto! Não posso segurar este bebê.* Mas fiz que sim com a cabeça. E lá estava ela nos meus braços. Leve como uma pena. Um bebê lindo. O rosto perfeito. Seus olhos estavam fechados. Estava enrolada em tantos cobertores que eu não podia sentir o frio de seu corpo. *As enfermeiras devem fazer isso de forma intencional.* A pele dela deveria estar cianótica, mas, na minha memória, aquele bebê era tão rosado quanto todos os outros recém-nascidos. *Queria poder fazer algo para ajudá-lo, mas estou arrasada por sua tragédia.* E então comecei a chorar enquanto olhava para o bebê deles.

A expressão "apenas estar presente" junto às pessoas que cuidamos evoca, para mim, esse evento trágico ocorrido nos meus primeiros dias como preceptora. A minha situação como preceptora não é só minha. Todos os preceptores, de alguma forma, se envolvem em eventos muito pessoais da vida de seus residentes: a morte súbita de um dos pais, a depressão grave, o fim de um casamento. Essas experiências demonstram os desafios que enfrentamos quando vamos além da relação convencional entre professor e educando. Entretanto, se buscamos ensinar nossos educandos a estender a relação com as pessoas para além da estreita abordagem biomédica, devemos ser modelos desse comportamento.

10 Desafios na aprendizagem e no ensino do método clínico centrado na pessoa

W. Wayne Weston e Judith Belle Brown

No capítulo anterior, descrevemos o método de educação centrada no educando e esboçamos uma base para os professores colocarem em prática essa abordagem de ensino. Neste capítulo, apresentaremos alguns dos desafios mais enfrentados por aqueles que se esforçam para aprender, ensinar e praticar o método clínico centrado na pessoa. No Capítulo 11, traremos sugestões de ensino práticas e concretas para ajudar os professores em todos os níveis educacionais.

O ensino e a aprendizagem do método clínico centrado na pessoa são atividades exigentes por muitas razões. Primeiro, descreveremos as questões relacionadas com a natureza da prática clínica e da comunicação entre a pessoa e o médico; depois, discutiremos os desafios específicos de ser um professor do método clínico centrado na pessoa.

A COMPLEXIDADE NÃO RECONHECIDA DA COMUNICAÇÃO ENTRE A PESSOA E O MÉDICO

Os educandos e os médicos conversam uns com os outros durante toda sua vida, e isso lhes parece natural e fácil. Consequentemente, alguns educandos acham que não precisam de nenhuma instrução sobre comunicação. E, uma vez que aprenderam o básico, a maioria, especialmente aqueles na pós-graduação, sente que instruções adicionais sobre comunicação são uma perda de tempo. Não se deram conta da complexidade que há na comunicação entre a pessoa e o médico.

> A comunicação é um pouco como o sexo. É uma função normal, a maioria de nós acha que somos bons nisso, e alguns realmente o são, mas muitos não. A comunicação clínica de qualidade é uma habilidade aprendida. Falar com as pessoas, seus familiares e colegas exige uma mistura estudada de curiosidade seletiva, intensidade silenciosa e a capacidade de dar-se conta do que *não* está sendo dito. (Taylor, 2010, p. 53)

As habilidades de comunicação são geralmente ensinadas nos primeiros dois anos da faculdade de medicina, muitas vezes como parte de uma disciplina de habilidades clínicas, na qual os educandos também aprendem as habilidades para fazer a anamnese e os exames físicos. Em anos mais recentes, as disciplinas sobre comunicação têm incluído atividades práticas com simulações de cuidado a pessoas. Logo, até o momento em que chegam ao internato, a maioria dos educandos já adquiriu as habilidades básicas para interagir com pessoas de verdade. Entretanto, o ambiente clínico é mais complexo e imprevisível do que um laboratório de comunicação bem organizado e estruturado; os educandos devem não apenas se concentrar em aplicar boas técnicas de comunicação, como perguntas abertas, escuta ativa e empatia, mas devem obter uma história clínica abrangente, realizar um exame físico acurado, pensar sobre o diagnóstico diferencial e, junto com a pessoa, desenvolver um plano inicial de manejo. E pessoas reais ficam doentes – às vezes, muito doentes! Suas experiências da doença podem dificultar o fornecimento de respostas claras às muitas perguntas do educando e podem diminuir sua capacidade de se envolver na discussão das escolhas do tratamento. Não é surpresa que as lições aprendidas no laboratório de comunicação não se transfiram de forma fácil para o ambiente clínico.

Kurtz e colaboradores (2003, 2005) indicaram que há três grandes categorias de habilidades de comunicação: conteúdo, processo e habilidades de percepção. Os educandos precisam aprender a integrar essas habilidades quando interagem com as pessoas.

- As habilidades de conteúdo são *aquilo que os profissionais da saúde comunicam* – incluem a anamnese, a revisão dos sistemas e a realização de exames físicos. Incluem também a exploração da experiência da doença da pessoa e a elaboração de um plano conjunto de manejo dos problemas.
- As habilidades de processo são a *maneira como eles fazem isso* – como constroem sua relação com as pessoas e como proporcionam a estrutura para a entrevista. Isso inclui a forma como fazem perguntas (se perguntas abertas ou fechadas), bem como a comunicação não verbal, e como identificam as pistas oferecidas pelas pessoas. Por fim, abordam as estratégias que usam para lidar com o fluxo da conversa e para deixar clara a organização da entrevista.
- As habilidades de percepção são *o que estão pensando e sentindo* – os aspectos interpessoais da interação. Incluem as habilidades de raciocínio clínico, os pensamentos e os sentimentos sobre e pela pessoa, bem como os valores, crenças e preconceitos do educando em relação à pessoa e sua percepção consciente de distrações. Essa categoria foi ampliada pelo Grupo de Trabalho Canadense para a Comunicação (*Canadian Communication Working Group*) para incluir as qualidades interpessoais do médico (autenticidade, compromisso, integridade, confiança e credibilidade), fundamentais para a interação efetiva com as pessoas (Canadian Communication Working Group, 2013).

De acordo com a teoria da carga cognitiva, o desempenho se degrada quando o educando está sobrecarregado (Paas et al., 2003, 2004). A teoria da carga cognitiva pressupõe que a memória de trabalho é limitada: os seres humanos conseguem dar atenção para apenas um número limitado de conceitos por vez (Miller, 1956). O especialista aprendeu a "juntar em blocos" os conceitos para liberar espaço em sua memória de trabalho, mas os novatos ainda lutam para saber o que pode ser juntado. Por exemplo, um novato tem bastante dificuldade para prestar atenção a todos os elementos da revisão e sistemas até que, depois de repetidas oportunidades de prática, possa realizá-lo sem precisar consultar uma lista de conferência. Cada elemento das três categorias amplas das habilidades de comunicação é gradualmente aprendido, separadamente, pela repetição. Entretanto, no ambiente acelerado e confuso da prática clínica, mesmo um médico experiente pode acabar ficando sobrecarregado pelos múltiplos fatores que devem ser considerados simultaneamente. Imagine uma consulta em que a pessoa diz para seu médico: "Estou muito preocupada com essa dor no peito que tenho sentido". E, nesse momento, coloca seu pulso em seu peito, e o médico nota lágrimas em seus olhos. Ao mesmo tempo, escuta alguém bater na porta do consultório. Como o médico decide se deve primeiro tratar da dor no peito: "O que você sente exatamente, quanto tempo dura, o que faz melhorar ou piorar? Você está com dor agora?". Ou talvez fosse melhor investigar os aspectos psicológicos daquela pessoa: "Você parece preocupada; poderia me falar a respeito disso?". E o que fazer sobre a distração da batida na porta? Como pode o médico lidar com aquilo sem deixar passar esse momento especial da consulta? Para completar, ele se dá conta de que já está 20 minutos atrasado e de que prometeu assistir ao jogo de futebol de seu filho depois da escola.

O treinamento da comunicação se concentra em um componente por vez e oferece oportunidades para praticar e receber avaliação sobre o desempenho. Dessa forma, os educandos podem aprender as habilidades para fazer a anamnese e o processo de entrevista. Em alguns programas, são exploradas suas reações às pessoas e ao fato de serem médicos. Smith e colaboradores (1999) estudaram a importância de desenvolver a consciência do educando quanto a emoções e crenças que possam interferir em sua atuação – por exemplo, acreditar que as emoções são prejudiciais e devem ser evitadas nas entrevistas médicas, ou sentir que qualquer interrupção é rude, e que os médicos devem manter o controle da entrevista em todos os momentos, ou acreditar que os médicos devem cuidadosamente manter distância das pessoas. Essas crenças podem fazer os médicos não investigarem questões difíceis ou dolorosas, o que torna mais difícil para as pessoas expressarem suas opiniões, e, como resultado, os médicos desenvolvem uma interação fria com as pessoas. Novack e colaboradores (1997) descreveram várias estratégias para "calibrar" os médicos pelo aperfeiçoamento da consciência pessoal: "percepção de como as experiências de vida e a formação emocional afetam as interações do médico com as pessoas, familiares e outros profissionais" (1997, p. 502). Essas estratégias incluem as discussões em grupo já agendadas ou mesmo de improviso, os grupos Balint, as discussões de grupo de família de origem, a literatura sobre grupos de discussão médicos, grupos de conscientização pessoal e currículos de ciência comportamental e habilidades interpessoais. Halpern (2007, p. 698) descreveu como os médicos podem aprender a ser empáticos com as pessoas, mesmo quando em conflito, por meio de "uma prática contínua de curiosidade comprometida. As atividades que podem ajudar nesse processo incluem a meditação, o compartilhamento de histórias com os colegas, a escrita de textos sobre ser médico, a leitura de livros e a assistência de filmes que expressem complexidade emocional". Com frequência, as qualidades pessoais, descritas no item sobre habilidades de percepção, são ensinadas nas disciplinas sobre profissionalismo. O raciocínio clínico, quando ensinado, é geralmente abordado em uma disciplina separada ou deixado para o internato ou a residência médica. Raramente há tempo ou se dá atenção para a integração de todos os três conjuntos de habilidades. Como resultado, os educandos adotam uma estratégia de sobrevivência para evitar ficar sobrecarregados pela complexidade do encontro entre o médico e a pessoa; se concentram na realização de uma boa anamnese e em definir um diagnóstico confiável e um plano de manejo apropriado. É durante seu treinamento clínico que esses educandos e residentes precisam de mais orientação para aprender a integrar as três categorias de habilidades de comunicação. É irônico que tão pouco seja oferecido para os educandos após os dois primeiros anos da escola de medicina, quando mais precisam de assistência.

Essa lacuna tem atualmente sido reconhecida, e o treinamento tem continuado em algumas escolas para além dos anos que antecedem o internato. Deveugele e colaboradores (2005) descreveram um programa de comunicação na Bélgica que se estende por todos os anos do currículo de graduação usando demonstrações em vídeo, descrições de casos, discussões em pequenos grupos e dramatizações com colegas e com simulações de cuidado de pessoas. Os educandos com dificuldades são identificados no início do programa, e lhes são oferecidas oportunidades de reforço e recuperação. Os elementos-chave ensinados são baseados nos Guias Calgary-Cambridge (Silverman et al., 2004). Kalet e colaboradores (2004) descreveram a Iniciativa Macy, um projeto colaborativo de três escolas médicas nos Estados Unidos para ensinar as habilidades de comunicação para os estagiários clínicos. Cada escola adaptava seu currículo de acordo com seus próprios recursos e necessidades. Todas usavam simulações de cuidado de pessoas para a prática das habilidades. Na Universidade Case Western Reserve, cada rodízio do internato se concentrava em um tópico de comunicação específico. Por exemplo, a cirurgia se concentrava na tomada de decisões compartilhada e informada; a clínica médica e a medicina de família, na triagem para adições e dor crônica; e a obstetrícia e a ginecologia, na violência doméstica. Um estudo controlado, que usou um Exame Estruturado de Habilidades Clínicas, de 10 estações, aplicado antes e depois da intervenção, mostrou uma melhora significativa nas habilidades de comunicação nas três escolas. Janicik e colaboradores (2007) desenvolveram um currículo de habilidades de comunicação para o internato em medicina interna como parte da Iniciativa Macy da Escola de Medicina da Universidade de Nova York, que consistia de quatro rodízios estruturados de enfermarias, de 2 horas cada. Cada sessão se concentrava em uma questão desafiadora de comunicação (problemas relacionados ao consumo de álcool, diferenças culturais, pessoas difíceis e pessoas com doenças terminais) e incluía uma discussão dos tópicos seguida de uma entrevista com uma pessoa e uma conclusão com um relato sobre o que aconteceu. Os educandos apreciaram o formato de atividade nas enfermarias porque os ensinava habilidades práticas de cuidado para as pessoas que atendiam durante seu internato. Van Weel-Baumgarten e colaboradores (2013), em Nijmegen, na Holanda, desenvolveram um programa para integrar as habilidades de comunicação e de condução das consultas. Diferentemente de outras escolas, o currículo da graduação em Nijmegen deixa o ensino das habilidades de comunicação para o período perto da conclusão dos anos pré-clínicos e dá continuidade ao seu treinamento durante todos os três anos de atividades clínicas. A lógica educacional disso é:

1. apresentar as habilidades de comunicação não como uma habilidade separada, mas integrada ao conteúdo médico
2. proporcionar preparação pouco antes do início de cada estágio do internato médico, de forma que os educandos possam praticar imediatamente o que aprenderam durante a preparação ("aprendizagem *just in time*")
3. reforçar e aperfeiçoar as habilidades de comunicação durante todo o treinamento clínico. (2013, p. 178)

Cada bloco clínico no currículo incluía de 1 a 4 semanas de preparação para os tipos de pessoas que os educandos provavelmente observariam e para quem prestariam cuidado naquele rodízio e se encerrava em uma sessão de uma semana de aulas em que os educandos refletiam sobre as questões levantadas durante aquele bloco. Os educandos tinham oportunidades de praticar as habilidades de comunicação e consulta com simulações de cuidado que tinham por foco as condições clínicas relevantes para cada disciplina em que se baseava aquele bloco. No bloco sobre cirurgia, os educandos aprendiam habilidades de sutura em uma simulação de uma ferida "sangrando" em uma peruca que a pessoa que simulava ser atendida estava usando enquanto tranquilizavam uma pessoa que simulava estar ansiosa e explicavam o que estavam fazendo. Noventa e oito por cento dos educandos concordaram que "É importante que a comunicação seja ensinada de forma integrada ao conteúdo médico" (2013, p. 180).

Wouda e van de Wiel (2013, p. 51) expressaram dúvidas sobre se "a competência em comunicação profissional pode ser totalmente desenvolvida durante o treinamento médico". Há muitas razões para isso, que incluem a falta de tempo no currículo para trabalhar a comunicação e a complexidade das habilidades a serem aprendidas. Referem o trabalho seminal de Ericsson (Ericsson, 2008; Ericsson et al., 1993) sobre o desenvolvimento da competência e sugerem que é apenas após anos de prática que os médicos dominam todo o conjunto de habilidades de comunicação. Na prática intencional, diferentemente da forma como a maioria das pessoas exerce a prática, os educandos devem evitar aprender por memorização ou acomodar-se a uma rotina confortável, mas definir novas metas para si mesmos, de forma a tornar mais complexo o desenvolvimento de suas habilidades. Devem forçar a si mesmos a refletir sobre seu desempenho e esforçar-se continuamente para melhorar. As condições de aprendizagem para a prática intencional são:

(a) objetivos claros e abrangentes sobre quais habilidades devem ser aprendidas e como ensiná-las em consultas simuladas; (b) tarefas de aprendizagem estimulantes de curta duração, com oportunidade imediata para avaliação do desempenho, reflexão e correções; (c) oportunidades amplas para repetição e refinamento gradual do desempenho; (d) possibilidades para os educandos ensaiarem frequentemente as habilidades que já dominam em diferentes tipos de consultas e adquirirem novas habilidades em consultas desafiadoras, de complexidade crescente; e (e) transferência das habilidades aprendidas para as consultas e a prática clínica na vida real. (Wouda e van de Wiel, 2012, p. 61)

Entretanto, se os educandos não conseguirem reconhecer a importância de aprender mais sobre as habilidades de comunicação, muito provavelmente não farão os esforços necessários.

A NATUREZA DA PRÁTICA CLÍNICA

A prática clínica com frequência parece já suficientemente árdua quando limitada ao diagnóstico e ao tratamento da doença; sugerir que os médicos devem também considerar as perspectivas das pessoas quanto à sua experiência da doença e ao contexto social no qual levam suas vidas pode parecer uma grande sobrecarga. Isso é particularmente verdadeiro para médicos jovens que estão ainda trabalhando duramente para aprender seu ofício. Várias características da prática causam dificuldades para a aprendizagem. Hipócrates, há 2 mil anos, comentou isso em seu aforismo: "A vida é breve, e a arte é longa; a oportunidade, fugidia; a experiência, enganadora; e o juízo, difícil" (Adams, 1985, p. 697). As muitas horas de trabalho, a falta de sono e a natureza pessoalmente exaustiva do cuidado a pessoas, muitas vezes, deixam os educandos e os médicos exaustos e emocionalmente esgotados. Os médicos, nesse estado, podem ter pouca energia para investir na aprendizagem de como ser centrado na pessoa. Cremos que, ao longo do tempo, o cuidado centrado na pessoa é mais gratificante tanto para os médicos quanto para as pessoas que buscam cuidado. Mas, quando os médicos estão sob pressão, são tentados a se concentrar apenas na queixa que a pessoa apresenta e a terminar a consulta o mais rápido possível, sem tratar de outras preocupações que a pessoa talvez tenha. Quando os médicos parecem apressados, as pessoas podem ser coniventes com essa abordagem e não falar sobre suas preocupações. Isso pode reforçar as crenças de alguns médicos de que a maioria das pessoas está interessada em soluções rápidas (Brown et al., 2002).

Na prática cotidiana, há pressões de horários inquestionáveis, mas, por vezes, os médicos se envolvem em "muitas tarefas de trabalho" para evitar as demandas emocionais dessa prática. Sem um comprometimento com o crescimento pessoal contínuo e a autoconsciência, os médicos podem não confrontar as razões de seu evitamento. O caso a seguir ilustra essa situação.

Caso ilustrativo
Michael Wong, um residente de primeiro ano em medicina interna, descreveu seu desconforto com a recente morte de alguém que atendia. Sentiu que a experiência foi dolorosa porque, ao passar tempo com a pessoa, criara uma relação com ela. Diferentemente de outras pessoas, que haviam permanecido como estranhas para ele, essa morte o havia tocado profundamente. Michael chegava a quase desejar não ter-se apegado e se mostrava ambivalente quanto a permitir se tornar vulnerável outra vez. Essa experiência foi um momento decisivo em sua educação; a oportunidade de discutir seus sentimentos com seus colegas e professores o ajudou a aceitar sua dor como uma parte necessária da aprendizagem e do crescimento. Michael percebeu

que se proteger de outras experiências dolorosas evitando conhecer as pessoas de quem cuidava lhe roubaria um dos aspectos mais valiosos da prática. Também se deu conta de que a relação com aquela pessoa foi o elemento mais útil do seu atendimento.

O DESCONFORTO COM A ELABORAÇÃO DE UM PLANO CONJUNTO DE MANEJO DO APRENDIZADO

Em entrevistas com o foco na doença, os médicos simplificam os problemas das pessoas reduzindo-os a categorias de doenças. O foco é no problema, não na pessoa; os contextos pessoal, social e cultural parecem irrelevantes para a missão central do médico, de diagnosticar e curar. Outra forma de simplificar a entrevista é fazer tanto o médico quanto a pessoa atendida concordarem sobre o fato de que ele é quem manda. Os papéis de ambos são claros e distintos: a tarefa do médico é fazer o diagnóstico e dizer para a pessoa o que fazer para se recuperar, e o papel desta é aceitar e seguir as "ordens do médico". As entrevistas centradas na pessoa podem ser mais complicadas. Os médicos não estão apenas buscando uma doença, mas também ativamente procurando compreender o sofrimento das pessoas que atendem; além disso, esforçam-se para determinar o quanto as pessoas querem se envolver nas decisões sobre o que deverá ser feito e buscam entender suas preferências. Os médicos podem relutar em perguntar às pessoas sobre suas expectativas por medo de que isso possa consumir muito tempo ou de que as pessoas possam pedir algo de que eles discordem; não se sentem à vontade com o confronto ou para dizer não e geralmente não receberam nenhum treinamento sobre como lidar efetivamente com discordâncias. Além disso, a discussão das vantagens e desvantagens de diferentes opções de tratamento é complicada. Tanto os médicos quanto os pacientes têm dificuldades em entender o significado dos números associados às diferentes opções e suas consequências, e, dessa forma, torna-se difícil discutir os riscos e benefícios das diferentes escolhas de tratamento. Gaissmaier e Gigerenzer (2008, p. 412) referiram-se a isso como "analfabetismo estatístico coletivo". Além disso, se os médicos concordam com os desejos da pessoa e o resultado é insatisfatório, preocupam-se com a ameaça de serem processados por erro médico. Os médicos tendem a ver esses desacordos como situações em que se perde ou se ganha, nas quais uma opinião deve prevalecer, em vez de situações em que todos podem potencialmente ganhar, em que as ideias de ambos podem levar a uma solução mais criativa, especialmente nos casos em que a resposta-padrão pode não ser a melhor escolha para as circunstâncias particulares e únicas daquela pessoa.

Os médicos e as pessoas parecem ser ambivalentes em relação à tomada de decisão compartilhada. Mesmo em estudos em que os médicos não compartilhavam informações com as pessoas, elas estavam muito satisfeitas com o cuidado que recebiam. Por exemplo, em um estudo com pessoas hospitalizadas, em Israel, apenas 39 a 60% lembravam ter recebido explicações sobre os riscos de um procedimento invasivo, e apenas 8 a 40% lembravam terem tido discussões sobre outras opções. Entretanto, 80% das pessoas classificavam sua satisfação geral com a tomada de decisões como boa ou muito boa (Brezis et al., 2008). Isso poderia ser explicado pela falta de experiência das pessoas com o compartilhamento de tomada de decisões: como nunca compartilharam antes, não sabem o que estão perdendo. Até recentemente, a maioria dos médicos era treinada para não envolver as pessoas na tomada de decisão compartilhada e se sentia desconfortável ao ter que alterar sua prática habitual. Em uma revisão sistemática de intervenções para promover a tomada de decisões compartilhadas na prática clínica de rotina, Légaré e colaboradores (2012) encontraram 21 estudos, mas apenas três descreviam a adoção da tomada de decisão compartilhada pelos profissionais de acordo com os relatos das pessoas que atendiam. As pessoas relataram mudanças apenas quando as intervenções incluíam tanto os médicos quanto elas mesmas; ou seja, médicos aprendendo como compartilhar decisões com as pessoas e oferecendo ferramentas (como apoio para decisões) que as ajudam a organizar suas opções. Há vários modelos de tomada de decisões compartilhadas que valem a pena ser estudados. Towle e Godolphin (1999) mostraram que, apesar de a tomada de decisões compartilhadas envolver tanto as pessoas quanto os médicos, cada um deve contribuir com um conjunto de habilidades para sua interação. Apresentaram uma lista de competências tanto para médicos quanto para as pessoas. Elwyn e colaboradores (2012) descreveram um modelo de tomada de decisões compartilhadas dividido em três passos: (1) conversa sobre escolhas, (2) conversa sobre opções e (3) conversa sobre a decisão. Légaré e colaboradores (2011) descreveram um modelo interprofissional de tomada de decisões compartilhadas desenvolvido consensualmente por um grupo de 11 membros de uma equipe do Canadá, do Reino Unido e dos Estados Unidos, incluindo quatro enfermeiras, três médicos, uma nutricionista, um psicólogo, um antropólogo e um especialista em saúde comunitária.

Além disso, pode ser especialmente difícil para os jovens médicos – ainda lutando para desenvolver sua autoconfiança como profissionais – compartilhar o poder com as pessoas. O caso a seguir exemplifica alguns dos desafios da elaboração de um plano conjunto de manejo dos problemas.

Caso ilustrativo
Melvin Langer, 42 anos, consultou Rebecca Bridge, uma residente de segundo ano em medicina de família, convencido de que havia recebido um diagnóstico errado. Durante sua última consulta na clínica, há duas semanas, reclamou de sintomas semelhantes aos que havia tido dez anos antes, quando teve doença de Graves. Estava convencido de que agora tinha uma recorrência de seu hipertireoidismo. Entretanto, havia sido tratado com iodo radiativo na época de seu diagnóstico de doença de Graves, e seu exame de sangue de TSH mais recente era consistente com hipotireoidismo. Com base no exame, a Dra. Bridge havia diagnosticado hipotireoidismo e prescrito uma dose maior de levotiroxina. Nesta visita de acompanhamento, a Dra. Bridge se surpreendeu com a agitação do Sr. Langer. Ele era normalmente uma pessoa muito agradável e bem-humorada, mas naquele momento parecia zangado e frustrado. Quando perguntou como ele estava se saindo com o aumento da medicação para a tireoide, ele retorquiu: "Nem um pouco bem! Estou sentindo o mesmo que sentia quando tinha

a doença de Graves. Estou convencido de que tenho 'muita tireoide', e não pouca, e por isso não tomei os comprimidos". A Dra. Bridge sentiu que estava ficando irritada e na defensiva. Entendia que havia dado a orientação correta com base em uma avaliação cuidadosa da condição médica e pensou consigo mesma: "O meu tratamento foi adequado; não sei como posso lidar com a raiva dele e sua recusa em tomar a medicação". Sentindo-se perdida, consultou seu preceptor. Reconhecendo a frustração da pessoa que ela estava atendendo, o preceptor a ajudou a entender que a questão mais importante era a convicção dele de que o diagnóstico estava errado. Até que isso fosse abordado, seria inútil tentar fazer o Sr. Langer mudar de ideia sobre o manejo. Retomando sua conversa com o Sr. Langer, a Dra. Bridge reconheceu que não havia investigado completamente o entendimento que ele tinha de seus sintomas. Enquanto a médica escutava cuidadosamente a explicação do Sr. Langer, ele foi ficando notavelmente mais calmo. Durante a discussão sobre o conflito entre os resultados dos exames e seus sintomas, o Sr. Langer mencionou que estava tomando comprimidos para perder peso, que havia comprado pela internet. A Dra. Bridge se perguntou se o sintoma de se sentir "acelerado" poderia estar relacionado a algum ingrediente desconhecido nos comprimidos para perder peso. Juntos, elaboraram um plano de manejo para a próxima semana. Como o Sr. Langer relutava em tomar a dose aumentada de levotiroxina, a Dra. Bridge concordou que ele continuasse com uma dose mais baixa de medicação para a tireoide e que repetiriam o exame de sangue para a determinação do TSH em uma semana. Da mesma forma, o Sr. Langer pararia de tomar os comprimidos para perda de peso. Após estabelecerem uma relação de confiança, podiam agora concordar com o plano de manejo.

NECESSIDADE DE AUTOCONSCIÊNCIA

McWhinney (1996, p. 436) desafiou a medicina a se tornar uma disciplina de autorreflexão:

> Só poderemos cuidar dos sentimentos e emoções de uma pessoa se conhecermos os nossos próprios sentimentos e emoções; no entanto, o autoconhecimento é negligenciado na formação médica, talvez porque o caminho para esse conhecimento seja longo e difícil. As emoções egoístas frequentemente se apresentam disfarçadas de virtudes, além de termos uma grande capacidade de enganar a nós mesmos. Mas há caminhos para esse conhecimento, e a formação médica poderia encontrar um lugar para eles. Poderia a medicina se tornar uma disciplina autorreflexiva? A ideia pode parecer absurda. Mesmo assim, creio que deve, sim, se quisermos ser agentes de cura tanto quanto técnicos competentes... Essa linha de separação se estende ao longo de todo o método clínico que nega o afeto, o qual domina a escola de medicina moderna. Só após ser reformado é que as emoções e relações terão o lugar que merecem na medicina. Por fim, para se tornar autorreflexiva, a medicina terá que passar por uma enorme mudança cultural. Quanto a esse caminho em direção às mudanças, a clínica geral já está um pouco mais adiante. A importância de sermos diferentes está em podermos liderar essas mudanças.

Os médicos que avaliam as indicações dadas pelas pessoas quanto a seus problemas pessoais rapidamente se veem discutindo questões particulares de forma intensa. Quando confrontadas com uma doença grave, as pessoas frequentemente se perguntam sobre o significado disso para elas mesmas e para suas famílias. Uma situação dessas, por exemplo, poderá suscitar questões fundamentais, como: "Por que eu?" ou "O que vai acontecer com meus filhos se eu morrer?". Outras pessoas podem apresentar sintomas que refletem suas preocupações com o casamento ou o emprego. É possível que essas situações desencadeiem perguntas e sentimentos nas mentes dos médicos relacionados aos seus próprios relacionamentos atuais ou a questões não resolvidas em suas famílias. Como resultado, os médicos jovens, com pouca experiência de vida, podem se sentir esmagados por seus sentimentos e, por isso, se distanciar para se autoproteger. Além disso, podem estabelecer, com algumas das pessoas atendidas, relações que inconscientemente reproduzem laços complicados de seu passado; sem entendimento mais claro, o médico tem chances de se enredar nas mesmas dificuldades novamente.

A relação entre pessoa e médico é intensamente pessoal; por isso, tais dificuldades são inevitáveis às vezes. Educandos e médicos precisam de oportunidades para desenvolver sua autoconsciência. Essas questões devem ser abordadas com sensibilidade pelo professor, levando em consideração o nível de aceitação da discussão de sentimentos por seus educandos. Isso frequentemente pode ser feito em um pequeno grupo, como em um grupo Balint (Balint, 2000; Kjeldmand et al., 2004), de forma que os educandos aprendam com os entendimentos uns dos outros; no entanto, às vezes, isso pode se tornar muito ameaçador ou sufocante. Oportunidades para discussões individuais também precisam ser oferecidas aos educandos. Outra abordagem para a autoconsciência é o uso da narrativa, como descrito no Capítulo 8. O autoconhecimento é um aspecto importante do que Epstein (1999) descreve como uma prática consciente. Ele esquematiza cinco formas de autoconhecimento:

> O autoconhecimento intrapessoal ajuda o médico a ser consciente de seus pontos fortes, limitações e fontes de satisfação profissional [...] A autoconsciência interpessoal [...] permite que os médicos se vejam como são vistos pelos outros e os ajuda a estabelecer relações interpessoais satisfatórias com colegas, com pessoas que buscam cuidado e com seus educandos [...] O autoconhecimento da aprendizagem precisa permitir que os médicos reconheçam suas áreas de incompetência inconsciente e desenvolvam meios para alcançar suas metas de aprendizagem. A autoconsciência ética é o conhecimento, a cada momento, dos valores que dão forma aos encontros com médicos. A autoconsciência técnica é necessária para a autocorreção durante os procedimentos, como exames físicos, cirurgias, cirurgias assistidas por computador e comunicações. (1999, p. 836)

Epstein ainda discute as implicações para os professores: "A tarefa do professor é invocar um estado de atenção e consciência no aluno; dessa forma, ele só pode agir como um guia, não como um transmissor de conhecimento" (Epstein, 1999, p. 838). Kern e colaboradores (2001) descrevem a importância de experiências intensas, que evoquem sentimentos fortes, como um estímulo para o crescimento individual, em especial se forem acompanhadas pela introspecção, por uma relação de apoio ou por ambas.

> Experiências intensas ocorrem comumente em medicina, mas lhes faltam as condições ideais para o crescimento pessoal. Para promover o crescimento pessoal do profissional, o ambiente médico poderá explorar os métodos que promovem a introspecção, as relações de apoio e o reconhecimento das experiências intensas, quando elas ocorrem. (2001, p. 97)

Apesar da percepção da importância da autoavaliação durante a formação médica e para a manutenção da competência após a graduação, vários estudos (Kruger e Dunning, 1999; Dunning et al., 2004; Eva et al., 2004, 2012; Davis et al., 2006) indicam que "os seres humanos não são bons em produzir autoavaliações somativas de seu próprio desempenho ou capacidade" (Eva et al., 2008, p. 15). Por exemplo, em um estudo, a autoavaliação de desempenho dos educandos tinha pouca correlação com a avaliação do supervisor quanto às habilidades para realizar exames físicos ou quanto ao conhecimento factual (Gordon, 1991). Em geral, as pessoas se consideram acima da média, no que foi chamado de efeito do Lago Wobegon (Kruger, 1999). Em um estudo com aprendizes de medicina, a relação entre autoavaliação e avaliação dos preceptores diminuía à medida que avançavam ao longo da escola de medicina, e, durante seu último ano, as autoavaliações não apresentavam relação nenhuma com os resultados das bancas (Arnold et al., 1985). Infelizmente, os educandos mais fracos têm maiores probabilidades do que os melhores de sobrevalorizar suas habilidades e, dessa forma, não reconhecer suas necessidades de aprendizagem. Em um estudo com educandos em psicologia, os que estavam entre os 25% com avaliações mais baixas em sua classe achavam que tinham se saído melhor no exame de uma disciplina do que a maioria de seus colegas (Dunning et al., 2003). Eva e Regehr (2008, p. 17) enfatizam que "Reflexões pessoais não dirigidas sobre a prática simplesmente não fornecem informações suficientes para orientar adequadamente as melhorias de desempenho". Boud (1999, p. 122) alerta que "É importante observar... que não está implícito na prática da autoavaliação que esse envolvimento deva ser isolado ou individualista. Geralmente envolve os colegas, faz uso dos professores e outros profissionais e se fundamenta em literatura apropriada". A definição de autoavaliação de Epstein e colaboradores (2008) destaca a importância de os educandos usarem um padrão para comparações com seu próprio desempenho. A autoavaliação é um "processo de interpretação de dados sobre seu próprio desempenho e de comparação desses dados com um padrão explícito ou implícito" (2008, p. 5).

Várias estratégias podem ser utilizadas para melhorar as habilidades de autoavaliação. Assistir a vídeos de suas consultas melhorou a acurácia da avaliação dos educandos quanto ao seu desempenho na realização de consultas (Ward et al., 2003). Em outro estudo, revisar um vídeo junto com os professores aumentou a acurácia da autoavaliação dos residentes em cirurgia quanto às suas habilidades cirúrgicas (Lane e Gottlieb, 2004). A oportunidade de *benchmarking*, ou seja, de revisar o desempenho de outros educandos para comparação com seu próprio desempenho, melhorou a autoavaliação para os educandos que tinham um alto desempenho, mas não para os de baixo desempenho (Martin et al., 1998; Hodges et al., 2001). A autoavaliação dos educandos do quinto ano da escola de medicina sobre suas habilidades de sutura em um ambiente de simulação mostrou uma correlação moderada com os escores dos especialistas que os avaliaram. Não houve melhora de suas autoavaliações após revisarem uma gravação de vídeo de seus desempenhos. Entretanto, após assistirem a uma gravação em vídeo de um desempenho considerado ideal, ou seja, o *benchmarking* para o desempenho, os escores de suas autoavaliações mostraram uma forte correlação com os escores dados pelos especialistas que avaliaram seus desempenhos (r = 0,83; p < 0,0001) (Hawkins et al., 2012).

Sargeant e colaboradores (2010) descreveram como os educandos e médicos obtinham informações para suas autoavaliações nos ambientes clínicos usando fontes internas e externas. Um sentimento instintivo de que não se está saindo bem em uma área específica pode estimular a busca de oportunidades para se aprender mais sobre aquele tópico. Entretanto, sem avaliação de desempenho externa, muitos aprendizes não reconhecerão suas deficiências. Como a avaliação do desempenho por supervisores confiáveis e insuspeitos se destacava por ser inexistente, os educandos procuravam esse retorno dos colegas, muitas vezes em discussões informais relacionadas a como haviam lidado com situações semelhantes. Os autores desse estudo qualitativo relataram "as tensões entre querer saber como se está saindo e o medo de descobrir que não se está saindo tão bem como deveria" (2010, p. 1.218). Uma das qualidades dos portfólios é que eles tornam mais provável que o aprendiz reflita sobre um evento ocorrido no cuidado a uma pessoa em que ele não se saiu bem do que o ignore para evitar o desconforto de reconhecer os próprios erros (Van Tartwijk e Driessen, 2009). Outro importante estudo, conduzido por Mann e colaboradores (2011), investigou como as tensões entre as pessoas poderiam dificultar a autoavaliação – por exemplo, quando há a preocupação com a possibilidade de estragar a relação com um colega ou educando por lhe fazer uma avaliação honesta sobre seu desempenho.

Alguns pesquisadores estabeleceram uma distinção entre a autoavaliação somativa ("adivinhe sua nota") e o automonitoramento: "consciência momento a momento do desempenho durante a tarefa" (McConnell et al., 2012, p. 320). Schön (1987) se referiu a isso como "reflexão em ação". Por exemplo, cirurgiões experientes agem mais devagar e prestam mais atenção às etapas de um procedimento cirúrgico incomum ou mais complicado. Epstein e colaboradores (2008, p. 5) sugeriram que "O automonitoramento é caracterizado pela capacidade de dar atenção, momento a momento, às nossas próprias ações; curiosidade para examinar os efeitos dessas ações; e disposição para usar essas observações para melhorar o comportamento e os padrões de raciocínio no futuro". Sugeriram que essas habilidades podem ser melhoradas pela prática das técnicas de atenção e autoconsciência para cultivar um "ser auto-observador" (2008, p. 5), que ajuda a resistir à tendência de ficar no "piloto automático". Uma forma de melhorar a capacidade de ficar concentrado e atento à pessoa é realizando a prática de prestar atenção à própria respiração enquanto limpa a mente de qualquer outra coisa e, toda vez que a mente vaguear, trazer a atenção de volta à respiração. Os preceptores podem ajudar os educandos a desenvolver sua curiosidade – outra importante característica da atenção e autoconsciência – ao encorajá-los a se fazerem perguntas para reflexão, como, por exemplo:

- Se eu houvesse ignorado dados, quais poderiam ser?
- O que estou supondo que poderia não ser verdade?
- Evitei fazer uma conclusão prematura?
- Há outra forma de eu formular a história desta pessoa e/ou a minha resposta?
- Quais são os aspectos importantes da presente situação que diferem de situações anteriores? Como podem as experiências anteriores afetar minha resposta a esta situação?
- O que um colega em quem confio diria sobre como eu estou fazendo o manejo desta situação ou como estou me sentindo a respeito? (Epstein, 2008, p. 9)

Eva e Regehr (2008, p. 15) sugeriram que se ensine aos educandos o hábito de "buscar a avaliação autodirigida". Os educandos devem aprender a juntar evidências sobre seu conhecimento e desempenho a partir de uma variedade de fontes (reflexões pessoais e leituras, avaliação por pares, questões de revisão, exames clínicos objetivos estruturados e avaliação de seu desempenho pelas pessoas e por seus supervisores) e usar as avaliações de desempenho recebidas de múltiplas fontes para dar base às suas autoavaliações, o que pode, em seguida, ser usado para direcionar sua aprendizagem contínua. Os educandos mais fracos tendem a não levar em consideração a avaliação de desempenho que difere muito de sua autoavaliação e podem se beneficiar do aconselhamento com um colega ou mentor para entender aquela avaliação no contexto, como uma orientação sobre como usá-la para melhorar o desempenho, e não como uma determinação de seu valor como médico (Eva et al., 2012). Os educandos em todos os níveis podem se beneficiar de sessões práticas em que aprendem, por meio de dramatizações, como pedir que seus supervisores os observem e lhes deem retorno sobre seu desempenho. Essa estratégia é provavelmente mais eficaz do que insistir com os professores para que forneçam mais retorno sobre seu desempenho.

O exemplo a seguir descreve uma intervenção de ensino que promoveu o desenvolvimento do autoconhecimento.

Caso ilustrativo
Em uma atividade prática de ensino, Sarah Pinchot, residente de primeiro ano em medicina de família, saiu de uma consulta para falar com seu supervisor. Era a segunda vez que atendia a mesma pessoa devido a cefaleias do tipo tensional. Toni Sanatani, um executivo de 45 anos, não estava melhorando e veio a essa consulta com o objetivo de ser encaminhado para uma tomografia. A residente estava frustrada e irritada com o que descreveu como um "abuso do sistema" pela pessoa. Sua tentativa de convencer o Sr. Sanatani de que o exame era desnecessário havia terminado em uma discussão acalorada. A Dra. Pinchot sentia que seu conhecimento médico fora rejeitado, e sua credibilidade profissional, minada. Ela tinha que vencer essa discussão!

Enquanto a residente descrevia sua frustração e o impasse com aquela pessoa, seu supervisor reconheceu a vulnerabilidade da Dra. Pinchot e sua necessidade de apoio. Entretanto, como já conhecia aquela pessoa, entendia que a solicitação provavelmente tinha origem na morte de seu tio devido a um tumor no cérebro há seis meses. A tarefa do professor era ajudar a residente a expressar seus sentimentos e então a avaliar por que ela havia chegado a uma situação de conflito em que se perde ou se ganha. A Dra. Pinchot precisava entender que tanto ela quanto o Sr. Sanatani haviam contribuído para esse impasse. Assim, o supervisor precisava achar uma forma de converter a briga em algo que trouxesse ganhos para ambos. A residente reconheceu que seu conflito recorrente com figuras de autoridade a fez ver o pedido do Sr. Sanatani – de confirmação de que tudo estava bem – como uma exigência de um exame desnecessário e um desafio à sua competência médica. Em vez de avaliar os medos da pessoa, ela reagiu defendendo a si mesma. A Dra. Pinchot descartou o pedido daquela pessoa, classificando-o como injustificável, e a briga estava estabelecida. Depois de se dar conta do que havia acontecido, a residente conseguiu voltar a conversar com o Sr. Sanatani, reconhecer que haviam chegado a um impasse e perguntar-lhe se poderiam começar de novo. Isso culminou em uma avaliação das preocupações e medos dele quanto às dores de cabeça. Após um exame neurológico cuidadoso e uma conversa sobre por que um tumor no cérebro era muito improvável, o Sr. Sanatani estava pronto para considerar outras causas para seu problema.

Mais tarde, a Dra. Pinchot conversou com seu supervisor sobre opções para avaliar sua dificuldade com figuras de autoridade. O reconhecimento, por parte do supervisor, da vulnerabilidade da médica evitou que ele criticasse seu erro e se envolvesse em uma briga paralela, que reproduziria os problemas com autoridades que a estudante tinha. Em vez disso, sua atitude compreensiva encorajou o desenvolvimento da autoconsciência da residente.

Na maioria das vezes, à medida que os médicos amadurecem e desenvolvem sua sabedoria pessoal e clínica, sentem-se mais à vontade com as incertezas da medicina e as complexidades dos problemas das pessoas que atendem; a autorreflexão contínua permite aprofundar o entendimento da relação entre o médico e a pessoa. Em um artigo inspirador, o gastrenterologista Michael E. McLeod (1998, p. 678) refletiu sobre seus esforços para atingir a autoconsciência:

> Eu trabalhava de modo a impedir que minhas emoções e intuições, por serem subjetivas e não mensuráveis, influenciassem minhas decisões médicas. Tornei-me perito em esconder os sentimentos de vulnerabilidade e desamparo que sentia quando as pessoas morriam e o sentimento de raiva e frustração com pessoas "detestáveis"... Como resultado, tornei-me cada vez mais isolado de minhas próprias emoções e necessidades; compartilhava cada vez menos coisas com meus colegas no trabalho. Desenvolvi um estilo de vida *workaholic*, com a expectativa subconsciente de que outros descobrissem

minhas necessidades e as satisfizessem porque eu estava "fazendo tantas coisas". Não corria o risco de identificar e pedir o que eu precisava. Escondi-me atrás de uma máscara de pseudocompetência e eficiência. Deixei que o poder, o dinheiro e a posição tomassem o lugar da concessão de poder aos outros, do amor e do significado. Entretanto, como eram apenas substitutos das minhas necessidades primárias, o poder, o dinheiro e a posição nunca foram suficientes.

ÊNFASE EXAGERADA NO MODELO MÉDICO CONVENCIONAL

Há várias características da educação médica e da socialização profissional que podem interferir na aprendizagem de uma abordagem clínica efetiva dos problemas familiares apresentados pelas pessoas. O treinamento médico doutrina os educandos a verem os problemas como "avarias" do "corpo-máquina" e a se preocuparem em não deixar de identificar doenças raras, mas mortais. Como resultado, a maioria dos educandos e muitos médicos tentam encontrar uma doença para explicar cada uma das queixas das pessoas. Isso pode levar a exames redundantes, encaminhamentos desnecessários e prescrições excessivas. Além disso, as preocupações das pessoas podem receber pouca atenção porque os médicos concentram todo o seu pensamento e energia para descobrir uma patologia. Isso não surpreende porque a experiência clínica da maioria dos educandos na medicina é quase sempre em grandes hospitais de atendimento terciário onde estão em contato com pessoas com doenças muito graves. Apesar de muito da educação ter-se transferido para locais na comunidade, o envelhecimento da população e a multimorbidade associada a esse envelhecimento reforçam o foco no modelo médico convencional. Apesar da redução mundial do número de horas de plantões (Woodrow et al., 2006; Rosenbaum e Lamas, 2012), os médicos ainda frequentemente são sobrecarregados de trabalho e podem ter pouco tempo para fazer qualquer coisa que não seja atender as necessidades físicas mais graves das pessoas.

É compreensível que os médicos jovens usem a estrutura a que estão mais acostumados, ou seja, o modelo médico convencional. Os médicos, quando estressados ou sobrecarregados pelos problemas de uma pessoa, muitas vezes se voltam para um foco simplista de diagnóstico convencional, mesmo se já tiverem aprendido e usado uma abordagem mais sofisticada e completa.

Uma de nossas alunas, ao descrever seus esforços para usar o método clínico centrado na pessoa, expressou seu medo de que lhe fosse exigido deixar completamente de lado o modelo médico convencional:

> Eu quero lembrar essas coisas (informações dos livros), sabe? Não apenas trabalhei duro para aprender e lembrar isso por um tempo, o que ajudou a me defender do pessoal que definia as avaliações, mas, mesmo sem ter de passar por testes agora, é uma forma de segurança, como um "ursinho de pelúcia" para a hora de dormir. Além disso, às vezes, é uma fonte de orgulho, de entusiasmo, de divertimento, de conversa com colegas, um tesouro. Sim, sei que é um tesouro que as traças logo vão destruir (para inventar uma expressão), mas, enquanto isso, tento viver em um mundo que exige essas coisas!

O modelo médico convencional tem uma longa história de sucesso, é altamente respeitado em nossa cultura e permite que os médicos permaneçam a uma distância confortável das pessoas atendidas e seus problemas. Se os médicos trabalharem da melhor maneira possível (em termos biomédicos) e as pessoas não melhorarem, eles não precisam se sentir culpados. Se a pessoa não "seguiu as ordens" do médico, então a falta de melhora pode ser atribuída a ela. Os educandos e os médicos precisam aprender um método clínico mais apropriado, que incorpore o poder do modelo médico convencional, mas que não esteja limitado por um foco estreito na doença. Tal método clínico não pode ser aprendido de uma só vez. Os estudantes podem ter de aprender cada componente separadamente e também precisarão de oportunidades de prática que integrem suas habilidades clínicas em um todo unificado.

CONCENTRAÇÃO NA ANAMNESE, EM VEZ DE ESCUTAR O PACIENTE

No primeiro ano da escola de medicina, os educandos têm pouca dificuldade em aprender sobre as ideias e expectativas que as pessoas têm a respeito de sua experiência da doença, mas, à medida que progridem ao longo da faculdade, são absorvidos pela tarefa de estabelecer o diagnóstico certo, e suas consultas se tornam menos centradas na pessoa (Barbee e Feldman, 1970; Helfer, 1970; Cohen, 1985; Preven et al., 1986; Hojat et al., 2004, 2009; Woloschuk et al., 2004; Bellini e Shea, 2005; Tsimtsiou et al., 2007; Haidet, 2010; Bombeke et al., 2010; Neumann et al., 2011). Isso pode ser consequência da ênfase em fazer um levantamento completo da história de cada doença e preencher uma revisão de sistemas completa. Muito menos atenção é prestada à avaliação aberta dos sentimentos e ideias das pessoas. Sem prática, a maioria dos jovens médicos se sente pouco à vontade ao perguntar sobre a vida pessoal das pessoas. Muitas vezes se preocupam com a possibilidade de a pessoa se tornar emotiva ou mesmo chorar ou mostrar raiva; temem abrir a "caixa de pandora" e não ter condições de controlar o que sai dela. O treinamento dos médicos tende a torná-los cautelosos quanto a tentar novas abordagens quando se sentem incertos sobre os possíveis resultados; também relutam em experimentar técnicas com as quais não estão familiarizados. A desculpa mais comum para deixar de perguntar à pessoa sobre suas preocupações é a falta de tempo. Entretanto, o uso do tempo é ineficiente no caso de o médico buscar uma doença que não existe ou ignorar uma fonte importante de sofrimento para a pessoa, como seu medo ou preocupação acerca das possíveis causas e implicações de seus sintomas.

Além disso, quando os médicos estão aprendendo o método clínico centrado na pessoa, erroneamente igualam-no a um "interrogatório sintomatológico psicossocial". O exemplo a seguir ilustra esse mal-entendido comum.

> Quando uma pessoa apresentou preocupações sobre sua forte dor de garganta e sobre quanto tempo ficaria afastada da escola, o residente interrompeu sua fala e disse: "Espere, eu preciso saber mais sobre sua situação pessoal. Onde você viveu quando criança? Como foi sua infância? Havia muitos conflitos em sua família?". Essas perguntas seriam muito úteis em um contexto apropriado, mas, nesse caso, pareciam desligadas das preocupações práticas daquela pessoa, que eram receber tratamento efetivo e voltar para a escola assim que possível. O médico precisava ser sensível a quaisquer indicações

sobre como a casa e a situação escolar dessa pessoa se relacionavam à sua doença, mas não estava sendo centrado na pessoa ao impor um interrogatório psicossocial.

INEXPERIÊNCIA DO PROFESSOR

Os professores frequentemente passam por estágios em seu desenvolvimento. No início, são motivados pelo medo: medo de não saber o suficiente sobre o conteúdo e de que isso seja descoberto. Brookfield (2006, p. 80) descreveu como os professores iniciantes às vezes se sentem como se fossem impostores:

> Ser um impostor significa que muitos de nós atravessam a vida de ensino com medo de que, em algum ponto não definido do futuro, vamos passar por um desvendamento público humilhante. Usamos uma máscara externa de controle, mas, por baixo dela, sabemos que somos, na verdade, figuras frágeis, lutando para não parecer totalmente incompetentes para aqueles que estão à nossa volta.

Com a experiência, os professores passam para o próximo estágio: tornam-se mais confiantes e querem, então, mostrar o quanto sabem. Tompkins (1990, p. 654) descreveu esse estágio:

> Tinha finalmente me dado conta de que as coisas que realmente me preocupavam e nas quais me concentrava a maior parte do tempo eram: a) mostrar aos estudantes como eu era inteligente, b) que eu sabia muito e c) que eu era muito bem preparado... Eu estava fazendo um teatro cuja meta real não era ajudar os educandos, mas me apresentar a eles de tal forma que eles tivessem uma boa opinião de mim.

No terceiro estágio, os professores se sentem à vontade com seu conhecimento e habilidades, podendo se concentrar em seus educandos e em suas necessidades em vez de em si mesmos.

É preciso bastante experiência, primeiro como médico e depois como professor clínico, antes que um médico seja capaz de integrar informações recebidas de outros sobre pessoas atendidas para tomar decisões satisfatórias. Para tornar a tarefa ainda mais complexa, os professores devem tentar avaliar não apenas os problemas das pessoas que buscam cuidado, mas também os problemas dos educandos. Para tanto, precisam levar em consideração muitos fatores ao mesmo tempo. Primeiro, há muitas perguntas a serem feitas sobre os educandos: estabeleceram uma relação tranquila com as pessoas, permitindo que falassem sobre tudo o que tinham em mente? Entenderam todas as indicações importantes dadas por aquelas pessoas? Falaram para o professor sobre todas as suas preocupações em relação àquela pessoa, ou, ao contrário, evitaram aqueles assuntos que poderiam evidenciar sua própria ignorância? Quais foram os pontos não percebidos por eles? A não ser que o professor tenha conhecimento prévio dos educandos ou tenha testemunhado sua atuação ao falarem com as pessoas que buscam cuidado, pode ser difícil responder muitas dessas perguntas. É importante estabelecer um clima de aceitação, em que os educandos não sejam punidos por admitirem sua ignorância. Precisam saber que o professor depende da informação que lhe trazem para tomar decisões importantes sobre o manejo da pessoa; logo, devem dizer em que pontos estão confusos ou com dúvidas para que o professor avalie ou reavalie essas áreas.

Em segundo lugar, há perguntas sobre as pessoas que devem ser levadas em consideração. De quais outras informações o médico precisa para fazer um diagnóstico aceitável? Por que a pessoa procurou assistência agora? Quais são os sentimentos, ideias e expectativas daquela pessoa quanto ao problema, e como afetam sua vida? Aqui, também, o conhecimento prévio é valioso. Entretanto, a não ser que tenhamos testemunhado as interações entre a pessoa atendida e o educando, os professores dependem da informação recebida desses educandos. É aqui que a apresentação de caso centrada na pessoa, descrita no Capítulo 12, torna-se uma ferramenta valiosa tanto para o educando quanto para o professor.

Por fim, professores inexperientes podem estar preocupados com sua reputação entre os estudantes e sentir a necessidade de provar seu valor fazendo demonstrações de sua excelência como clínicos. O dilema para médicos que estão ensinando uma abordagem centrada na pessoa é que o sistema de valores da escola de medicina está, muitas vezes, em conflito com essa abordagem. Como resultado, a excelência pode ser definida em termos de domínio técnico e perspicácia diagnóstica, mas raramente em termos da habilidade em relacionar-se com as pessoas.

No ensino clínico, a discussão pode se concentrar no tratamento mais recente para o problema daquela pessoa, não deixando tempo para explorar a experiência que aquela pessoa tem da doença. Para educandos jovens, desesperados por respostas sem ambiguidade no ambiente caótico e confuso da medicina clínica, saber sobre os mais recentes medicamentos para uma doença é muito valioso. Como ainda não aprenderam a lidar com as incertezas, os educandos podem recompensar os professores que lhes dão respostas "preto no branco" e desconsiderar aqueles que os instigam a lidar não só com as doenças da pessoa, mas também com as experiências da doença no contexto dos cenários de vida daquela pessoa. Dessa forma, a necessidade de certeza e simplicidade dos educandos, junto com a necessidade do professor de ser aceito por seus colegas, tem uma influência negativa muito forte nos professores iniciantes.

EXIGÊNCIAS CONFLITANTES PARA OS PROFESSORES

Os professores de tempo integral são exigidos em muitas direções ao mesmo tempo. O mito destrutivo de professores como "ameaças tríplices" (Mundy, 1991; Aronoff, 2009) os coloca em situações impossíveis de sobrecarga de papéis, pois deles se espera que sejam clínicos exemplares, pesquisadores destacados e professores maravilhosos. Em uma pesquisa realizada em uma faculdade de medicina nos Estados Unidos, 42% dos docentes relataram estar "pensando seriamente em deixar a medicina acadêmica nos próximos cinco anos" (Lowenstein et al., 2007, p. 3). Os professores estão, cada vez mais, sentindo que lhes está sendo exigido o máximo, sendo, por isso, forçados a estabelecer prioridades. Muitas vezes, é o tempo para o ensino que é reduzido, pois há menos gratificações institucionais para essas atividades do que para a pesquisa ou o cuidado clínico. Ensinar a abordagem centrada na pessoa pode consumir tempo, considerando que os professores vão querer observar interações entre os estudantes e as pessoas a fim de dar a eles retorno construtivo sobre seu desempenho e avaliar adequadamente as questões pessoais dos educandos invocadas pelas discussões. Dos preceptores de medicina comunitária também se espera que sejam modelos exemplares e que atendam um número suficiente de pessoas para poderem se sustentar economicamente. Com frequência oferecem oportunidades de aprendizado para educandos na graduação ou pós-graduação, e muitos atuam em organizações profissionais que dependem de seu envolvimento. Como resultado, eles também vivenciam o estresse de seu papel.

Para evitar reproduzir o estilo de vida de seus professores e evitar o desgaste de seus papéis, os educandos podem impor limites inapropriados nas responsabilidades que assumirão. Um resultado do estabelecimento de fronteiras rígidas entre suas vidas pessoais e profissionais é perda de oportunidades de aprendizagem e crescimento. Exemplos desses comportamentos na atenção primária incluem o trabalho em ambientes onde a jornada é limitada, as interações são superficiais e todos os problemas complexos são encaminhados, bem como a limitação do número de horas de trabalho ou da gama de serviços oferecidos (p. ex., recusa em fazer visitas domiciliares, visitas hospitalares, cuidado de parto ou cuidado paliativo). Os especialistas podem reduzir suas responsabilidades ao encurtarem as horas no consultório ou limitarem o escopo de sua prática.

Apesar de o manejo efetivo do tempo aliviar algumas dessas exigências conflitantes vivenciadas pelos professores, a resposta não é tão simples. Cada professor precisa descobrir como equilibrar as necessidades das pessoas que atendem e dos educandos, bem como suas próprias necessidades e as de sua família. Logo, é importante que encontrem um equilíbrio para si mesmos para que possam ser modelos efetivos para seus educandos. Entretanto, há um limite quanto ao que cada professor pode fazer para melhorar suas condições de trabalho, pois as faculdades de medicina também têm que fazer mudanças. É preciso haver uma melhor combinação entre o que é demandado dos docentes e as diretrizes de promoção acadêmica. Em especial, as necessidades de ensino devem ser reconhecidas e recompensadas tanto quanto a pesquisa. "Programas de desenvolvimento docente, que enfatizam a mentoria, o planejamento da carreira, a avaliação de desempenho, o estabelecimento de redes de colegas e a criação de vínculos e a aculturação à sua escola e à sua universidade, representam intervenções efetivas que melhoram a satisfação docente, a produtividade, a lealdade institucional e a retenção" (Lowenstein et al., 2007, p. 37).

SUPERPROTEÇÃO PELOS PROFESSORES

Envolver os educandos nas mudanças no cuidado às pessoas é algo que altera a relação entre a pessoa atendida e o médico e cria vários dilemas para os professores. O ensino clínico torna o trabalho do médico mais complicado; o professor, nesse contexto, é responsável não apenas pela qualidade do cuidado à pessoa, mas também pela qualidade da experiência de aprendizagem do aluno. Às vezes, essas duas responsabilidades parecem conflitantes. O mal-estar do médico nessas situações pode interferir na aprendizagem do aluno. Os médicos podem hesitar mais do que as próprias pessoas atendidas em permitir que os educandos aprendam a praticar com eles (Weston, 1989). Por exemplo, podem crer, incorretamente, que as pessoas não querem discutir seus sentimentos sobre a experiência da doença com um estudante. Isso pode ser mais um reflexo do desconforto do médico do que um mal-estar daquela pessoa. A maioria das pessoas está disposta a permitir que os educandos participem de seu cuidado, desde que sejam adequadamente supervisionados e não tentem fazer nada para o que não estejam bem preparados (Thurman et al., 2006; Shann e Wilson, 2006; Marwan, 2012). É essencial que os professores não enfraqueçam a posição do educando na frente das pessoas. Sempre que possível, os professores devem atuar como consultores para o educando e destacar que concordam com sua abordagem. Entretanto, se ele comete um erro, o fato precisa ser discutido honestamente. Uma sugestão é que professor e aluno peçam licença e se retirem da sala de exame para que possam ter uma discussão aberta. Quando ambos retornarem, o estudante discutirá o erro com a pessoa e os novos planos para o tratamento. No caso de alunos da pós-graduação em ambulatórios, talvez a pessoa já tenha ido embora quando o erro for identificado. Nessa situação, é essencial que a pessoa seja contatada o mais rápido possível. Nem todas as pessoas se sentirão à vontade com tal candura em tempos de litígios, mas a franqueza reduz os riscos médico-legais. Essa honestidade tranquiliza a pessoa de que o sistema de monitoramento funciona e de que a prática de ensino oferece a vantagem de fornecer pelo menos duas opiniões sobre seus problemas. Além disso, oferece uma oportunidade importante para os residentes aprenderem as habilidades para comunicar um erro honestamente (O'Connell et al., 2003; Disclosure Working Group, 2011).

PROFESSORES COMO MODELOS

O mais importante método de ensino usado por professores clínicos é servir de modelo para os educandos. Daniel Tosteson (1979), ex-diretor da Faculdade de Medicina da Universidade de Harvard, destacou essa responsabilidade central dos professores: "Devemos reconhecer... que a coisa mais importante, na verdade a única coisa que temos para oferecer aos nossos alunos, somos nós mesmos. Tudo o mais eles podem ler nos livros" (1979, p. 690). Cientes disso ou não, os professores das escolas de medicina funcionam como modelos da profissão para os educandos e para os colegas, como bons exemplos a serem copiados, ou como maus exemplos a serem evitados (Wear et al., 2011). Os professores têm que reconhecer que são modelos em todos os momentos, não apenas quando estão ensinando, mas também em situações sociais (p. ex., ao fazer um comentário pejorativo sobre uma pessoa no elevador). Qualquer coisa que seja ensinada nos anos pré-clínicos na escola médica será aceita ou rejeitada se os educandos virem ou não "médicos de verdade" agindo de acordo. Por exemplo, recomendações para "escutar a pessoa" serão desprezadas se a maioria dos clínicos rotineiramente conduzir entrevistas centradas na doença e "cortar" as tentativas das pessoas de expressarem suas preocupações.

Em um estudo de caso-controle sobre os atributos de modelos profissionais excelentes em medicina interna, conduzido em quatro hospitais universitários em Montreal e Baltimore, Wright e colaboradores (1998) encontraram cinco atributos independentemente associados para a classificação de um excelente modelo: (1) passar mais de 25% de seu tempo ensinando (razão de chances de 5,12); (2) passar 25 ou mais horas por semana dando aulas e visitando pacientes hospitalizados quando trabalhando como médico assistente (razão de chances de 2,48); (3) enfatizar a importância da relação entre o médico e a pessoa nos seus ensinamentos (razão de chances de 2,58); (4) ensinar os aspectos psicossociais da medicina (razão de chances de 2,31); e (5) ter trabalhado como chefe dos residentes (razão de chances de 2,07). Além disso, médicos assistentes excelentes tinham mais probabilidade de se envolver em atividades que constroem relações com residentes, como organizar o jantar de confraternização do fim do mês, compartilhar experiências pessoais, falar sobre suas vidas particulares e se interessar pela vida de colegas da instituição (Wright et al., 1998).

No editorial que acompanha o estudo, Skeff e Mutha (1998, p. 2.016) apontam que: "Professores, mesmo aqueles motivados e com grandes habilidades, não podem atingir essas metas sem o apoio da instituição". Para desenvolver e cultivar professores excelentes, a instituição deve gratificar aqueles que gastam seu tempo com os educandos e residentes, bem como com oficinas e atividades de desenvolvimento de docentes para aperfeiçoar suas habilidades. Cruess e colaboradores descreveram a influência profunda do currículo oculto nos médicos que servem de modelo profissional:

> Por exemplo, uma cultura institucional que promove o excesso de trabalho, deixando tempo insuficiente para que os professores, sobrecarregados, promovam o tipo de prática clínica reflexiva necessária para demonstrar as melhores práticas entre os alunos, é prejudicial a um efetivo papel de modelo profissional. De forma semelhante, a cultura que tolera o cuidado clínico inadequado e as relações interpessoais superficiais inibe o papel de modelos positivos, bem como as decisões administrativas que não mostram apreço e não oferecem apoio, financeiro ou não, para aqueles que estão tentando ser modelos profissionais. (Cruess et al., 2008, p. 719)

Em um estudo seminal com professores clínicos em três escolas médicas em Quebec, Beaudoin e colaboradores (1998) entrevistaram todos os alunos do último ano do treinamento em serviço e os residentes de segundo ano quanto às suas percepções das qualidades de seus professores. Quase metade dos educandos e um terço dos residentes percebiam que a maioria de seus professores não mostrava características humanísticas em seu papel de provedor de cuidados e de professor, como, por exemplo, a valorização dos contatos com as pessoas como uma parte importante do cuidado, a preocupação com o bem-estar geral das pessoas, e não apenas com as queixas que as traziam ali, e o tempo gasto educando as pessoas sobre seus problemas de saúde; 75% dos alunos concordavam que seus professores pareciam não se preocupar com a forma como as pessoas se adaptavam psicologicamente à sua experiência da doença; 78% sentiam que seus professores não tentavam entender as dificuldades dos educandos; e 77% sentiam que seus professores não tentavam ajudar os educandos que estivessem tendo dificuldades. Os residentes eram relativamente menos críticos, o que sugere que estavam provavelmente se socializando na aceitação dessas deficiências no cuidado e no ensino. Os autores comentam:

"Talvez suas percepções mostrem como se torna difícil atingir altos padrões de cuidado humanístico quando os prestadores de assistência à saúde têm que lidar com crescentes tensões, limitações e incertezas. Sob essas circunstâncias, talvez haja limites para o cuidado que pode ser oferecido" (Beaudoin et al., 1998, p. 769).

Wright e Carrese (2002) realizaram entrevistas detalhadas com 29 pessoas consideradas modelos altamente respeitados em dois grandes hospitais universitários e analisaram as transcrições das entrevistas considerando dois temas principais. As habilidades clínicas robustas foram consideradas essenciais, mas insuficientes, para um modelo efetivo. A consistência das boas atitudes era indispensável, e os modelos que verdadeiramente se distinguiam melhoravam seu desempenho em situações difíceis e que exigiam mais do profissional. Buscavam oportunidades para exemplificar habilidades específicas e ensinar aspectos da medicina que tendem a ser negligenciados, como, por exemplo, o profissionalismo. As qualidades pessoais foram mencionadas por todos os profissionais que serviam de bons modelos, especialmente as habilidades interpessoais, uma visão positiva e o compromisso com a excelência e o crescimento. As habilidades de ensino também foram mencionadas por todos, especialmente o estabelecimento de uma boa relação, o desenvolvimento de filosofias e métodos de ensino específicos e o comprometimento com o crescimento dos educandos. Várias barreiras para se tornar um modelo profissional foram mencionadas: ser impaciente e com opiniões exageradamente fortes, ser quieto e estar sobrecarregado.

Os educandos passam por vivências diversas na aprendizagem do método clínico centrado na pessoa, pois as oportunidades de aprender com seus modelos profissionais são variáveis. Em entrevistas em grupos focais com estagiários na Universidade de Western, os educandos descreveram as observações de seus modelos profissionais e o conflito que vivenciavam na transição da teoria para a prática. Um deles declarou o seguinte: "Acho que fomos bem treinados, mas colocar isso em prática é outra história".

Os comentários a seguir salientam a consciência dos educandos de que o método clínico centrado na pessoa é aplicável a todos os médicos, e não apenas aos médicos de família.

> Acho que qualquer especialista pode ser tão centrado na pessoa quanto o médico de família e comunidade. A diferença está apenas na abordagem usada.

Além disso, a pobreza de modelos profissionais nas especialidades médicas foi colocada como uma das preocupações:

> Não temos modelos profissionais nas diferentes especialidades para reforçar isso. Acho que a falta de tempo é apenas uma desculpa. Em um minuto você pode fazer muito mais. Ser centrado na pessoa afeta tudo, desde auxiliá-la a fazer um diagnóstico até ajudá-la com o plano de tratamento e o manejo.

Um dos educandos observou que:

> É difícil ser otimista a respeito de como vamos praticar medicina centrada na pessoa quando não temos modelos profissionais disso.

O próximo comentário ilustra o efeito negativo que um modelo pode ter nos estudantes quando tentam aplicar os conceitos do método centrado na pessoa à prática clínica:

> Se outros médicos riem de você por usar essa abordagem e dizem: "Esqueça essas perguntas", você a deixa de lado. Os residentes vão direcionar muito da sua aprendizagem ao longo dos próximos dois anos e, quando eles dizem: "Você não quer irritar o médico, quer? Ele odeia essas perguntas centradas na pessoa". Por isso, você não vai perguntar à pessoa: "O que você acha de sua experiência da doença?".

Quando o modelo profissional é efetivo, traz uma vivência de aprendizagem poderosa e inesquecível:

> Ainda lembro de um cirurgião ortopedista com quem trabalhei em métodos clínicos. Eu estava usando o SIFE com a pessoa e descobri que ela tinha diabetes e estava preocupada com a cirurgia que iria fazer e as possíveis complicações. Quando eu disse isso para o cirurgião, ele não riu de mim, não achou que isso fosse ridículo. Ele foi ver a pessoa e disse: "Então, você tem algumas preocupações sobre a cirurgia que vai fazer". E eles conversaram sobre isso. Não levou mais do que uns poucos minutos.

Aprender com modelos profissionais é um processo tanto consciente quanto inconsciente (Steinert, 2009). No nível inconsciente, os aprendizes vão "pegar" os valores, atitudes e comportamentos de seus professores pela observação de suas ações e das consequências de seus atos (Bandura, 1986). Podem ficar agradavelmente surpresos (ou talvez horrorizados) quando outros comentam o quanto se tornaram semelhantes aos seus professores. A literatura sobre aprendizes descreve como um iniciante aprende habilidades e conceitos complexos com seu mestre (Gamble, 2001). Essas habilidades frequentemente são tão complexas que não se consegue descrevê-las em palavras. Reber (1993, p. 5) colocou isso como aprendizagem implícita: "a aquisição de conhecimento que se dá em grande parte independentemente das tentativas conscientes de aprendizagem e, também em grande parte, na falta de conhecimento explícito sobre o que foi adquirido". Os educandos podem aprender os detalhes da boa comunicação entre a pessoa e o médico usando, por exemplo, perguntas abertas ou escutando de forma reflexiva, em um ambiente formal com pessoas simulando estar sendo atendidas. Seus professores podem lhes dar descrições e exemplos de como usar essas habilidades para falar com as pessoas e dar-lhes retorno específico e focado sobre seu desempenho. Entretanto, integrar essas habilidades com todas as outras necessárias para o diálogo efetivo com uma pessoa que busca cuidado é uma tarefa muito mais complexa. É aí que o modelo profissional é mais efetivo. Os professores podem conseguir demonstrar as habilidades mesmo que não tenham as palavras para descrever exatamente como colocá-las em prática. Polanyi (1969) comparou isso à forma como somos capazes de reconhecer os rostos de conhecidos sem sermos capazes de descrever como os identificamos. Essa habilidade tácita "só pode ser comunicada pelo exemplo, não por preceito" (Polanyi, 1966, p. 54).

Contudo, apesar de ser difícil, e às vezes impossível, colocar em palavras algumas das habilidades que os educandos e residentes têm que aprender, é importante fazer um esforço para descrevê-las da melhor forma possível. Cruess e colaboradores (2008) destacaram a importância de reservar tempo para o diálogo, a reflexão e o relato de forma a tornar o implícito explícito, para que os educandos reconheçam as lições importantes que estão aprendendo com seus modelos profissionais. Isso aprofundará sua aprendizagem e reduzirá o risco de erros na interpretação de seus professores – por exemplo, observar como seu professor acalma uma pessoa que está com raiva e ansiosa e consegue estabelecer um plano de manejo conjunto pode parecer mágica até que tenham a chance de discutir aquele encontro com seu professor e, juntos, identificar as estratégias específicas usadas. Ao aprofundar a discussão sobre suas observações, os educandos têm probabilidades maiores de aplicar essas habilidades quando confrontados com uma situação semelhante. Egnew e Wilson (2011) trabalharam com grupos focais e entrevistas longas com educandos e professores para examinar as características de modelos profissionais exemplares. Um de seus achados importantes foi a opinião de que os modelos profissionais efetivos precisavam ter "consciência de serem modelos profissionais". "Modelos profissionais que explicitavam o que é implícito ao fazerem a articulação das qualidades da relação que estavam tentando representar e os desafios interpessoais que estavam vivenciando eram grandemente valorizados pelos participantes do estudo" (2011, p. 103).

ENSINANDO E APRENDENDO O TRABALHO EM EQUIPE

Uma característica importante da prática médica contemporânea é o trabalho em equipe (Chakraborti et al., 2008; Reeves et al., 2010), conforme discutido no Capítulo 13. A atenção primária se tornou complexa demais para que um médico trabalhe como um "lobo solitário"; a abordagem dos determinantes amplos da saúde exige habilidades especializadas de profissionais de diversas profissões da saúde. No passado, qualquer grupo diverso de profissionais da saúde trabalhando juntos no cuidado de saúde era considerado uma equipe. Entretanto, sem o aperfeiçoamento das habilidades de trabalho em equipe, esses profissionais são apenas um grupo de pessoas trabalhando uma ao lado da outra, e não uma equipe. Em uma ampla avaliação de necessidades de equipes interdisciplinares nos estados da costa leste do Canadá, os resultados de nove grupos focais, com um total de 61 participantes, foram analisados para identificar temas relevantes. Concluiu-se que "As equipes de atenção à saúde efetivamente colaborativas compartilham metas em comum, entendem os papéis uns dos outros, demonstram respeito uns pelos outros, usam comunicação clara, resolvem conflitos efetivamente e são flexíveis" (Sargeant et al., 2008, p. 229). As equipes de atenção primária efetivas também demonstram compartilhar o que entendem por cuidado primário em saúde, reconhecem que o trabalho em equipe exige esforços e têm o conhecimento prático para compartilhar o cuidado às pessoas. A comunicação foi destacada como o fator mais importante, a condição *sine qua non*, a "cola que mantém unida uma equipe e permite o trabalho colaborativo" (Sargeant et al., 2008, p. 232). O compartilhamento de uma linguagem comum sobre as equipes de atenção primária à saúde e a realização de reuniões formais regulares, bem como as oportunidades de conversas de corredor, foram considerados fundamentais. Os participantes enfatizaram a importância de escutar verdadeiramente um ao outro, mas também de se manifestar em caso de não concordarem com o outro.

Entretanto, a comunicação de equipes é complexa e frequentemente posta em prática de forma inadequada. Muitos relatos de erro médico ao longo de 30 anos identificaram a comunicação falha como uma das causas mais comuns (Abramson et al., 1980; Brennan et al., 1991; Kohn et al., 2000; Greenberg et al., 2007). Em um estudo com entrevistas semiestruturadas e uma amostra aleatória dos residentes em um hospital universitário de 600 leitos nos Estados Unidos, que abordou 70 eventos adversos, Sutcliffe e colaboradores (2004) descreveram como as falhas na comunicação são muito mais complexas do que apenas uma simples troca de informações inadequada. Sugerem que as relações entre as díades são a raiz de muitas das falhas na comunicação. Por exemplo, os residentes tendiam a esconder informação de seus supervisores quando essa informação poderia fazê-los parecer incompetentes e hesitavam em entrar em contato com o médico assistente no meio da noite. Além disso, quando a pessoa era transferida, pouca informação era passada para o residente que ficaria responsável pelo cuidado daquela pessoa. Quando o residente estava convencido de que as ordens dadas pelo assistente exporiam aquela pessoa a um risco desnecessário, relutava em dizer isso com medo de ser criticado. Foram identificadas falhas na comunicação também entre os residentes em medicina interna e os residentes de outras especialidades, bem como entre residentes e enfermeiros. No estudo chamado *O Silêncio Mata* (*Silence Kills*), que envolveu 1.700 enfermeiros, médicos, pessoal de cuidado clínico e administradores (Maxfield et al., 2005; Moss e Maxfield, 2007), viu-se que:

> 50% dos enfermeiros e 80% dos médicos pesquisados testemunharam colegas quebrando regras, cometendo erros, recusando apoio ou sendo seriamente incompetentes... apesar de a ocorrência dessas observações perturbadoras ser comum, menos de 1 em cada 10 profissionais da saúde se manifesta e traz à tona a preocupação com seu colega de trabalho. (2005, p. 53)

Um dos desafios à colaboração interdisciplinar efetiva é o que Whitehead (2007) chamou de "o dilema do médico". Entre as barreiras à colaboração estão os "poderes específicos, o *status*, a socialização profissional e a responsabilidade pela tomada de decisões dos médicos. Isso pode dificultar o trabalho dos médicos com outros profissionais da saúde em arranjos que envolvam o compartilhamento de responsabilidades" (2007, p. 1.010). A formação médica socializa o educando em medicina para que aceite a responsabilidade maior pela tomada de decisão e se veja como o líder da equipe. Seu *status* dominante é reforçado para a dura competição necessária para entrar na escola de medicina e para seu treinamento longo e rigoroso em comparação com outras profissões da área médica. Além disso, o cuidado médico público geralmente cobre o custo dos serviços dos médicos, mas não os serviços de outros profissionais da saúde, e a responsabilidade legal se concentra no papel do médico. Apesar de esse "chauvinismo médico" ser anacrônico e contraprodutivo, os médicos não abrem mão facilmente de seu *status* privilegiado no sistema de atenção à saúde. De forma semelhante, o treinamento de outros profissionais da saúde promove o seu desenvolvimento em ambientes separados:

> Cada profissão luta para definir sua identidade, valores, esfera de atuação e papel no cuidado à pessoa. Isso levou cada profissão da área da saúde a atuar dentro de seu próprio ambiente reservado para garantir que sejam comuns, para seus membros (seus profissionais), as experiências, valores, abordagens para a solução de problemas e a linguagem para se referir às ferramentas profissionais. Não são apenas as vivências educacionais, mas também o processo de socialização que ocorre simultaneamente, durante o período de treinamento, que servem para solidificar a visão de mundo única daqueles profissionais. Ao completar sua formação profissional, cada educando terá aprendido não apenas habilidades e valores de sua profissão, mas também estará habilitado para assumir aquela identidade ocupacional. (Hall, 2005, p. 190)

Uma das formas pelas quais a formação profissional molda o caráter individual dos graduados é por meio da abordagem de ensino específica para aquela área: a "pedagogia própria" de cada profissão (Shulman, 2005a, 2005b). Na Medicina, em especial, realiza-se o ritual do ensino nas visitas às enfermarias, onde o educando, que atende aquelas pessoas, apresenta uma sinopse dos achados clínicos e resume o plano de investigação e manejo com justificativas para suas opiniões, o que é seguido de perguntas, muitas vezes com "pegadinhas" (Detsky, 2009) feitas pelo médico assistente para explorar os problemas da pessoa assistida e o entendimento do educando. Esse interrogatório, por sua vez, pode ser seguido por uma breve sessão de ensino. No Direito, a pedagogia própria é o método de estudo de caso (Miller e Garretson, 2009), como representado no filme *O homem que eu escolhi*, de 1973, no qual o Professor Kingsfield interroga impiedosamente os membros da turma sobre questões do Direito usando uma técnica praticamente socrática para ensiná-los a pensar como um advogado, da mesma forma que o ensino, durante as visitas às enfermarias na Medicina, ensina os educandos a pensarem como um médico.

> As pedagogias próprias são importantes precisamente porque são dominantes. Implicitamente definem o que é conhecimento importante em uma área específica e como se passa a conhecer as coisas. Definem como o conhecimento é analisado, criticado, aceito ou descartado. Definem as funções da competência em um campo de conhecimento, o lócus da autoridade e os privilégios do *status* e da posição (Shulman, 2005a, p. 54).

Apesar de a pedagogia própria de cada profissão ser importante para o conhecimento e o desenvolvimento das habilidades, bem como para a formação da identidade de cada médico, se a formação profissional permanecer restrita a ambientes reservados, separados e estanques, continuará sendo difícil ensinar aos médicos como pensar como membros de uma equipe interdisciplinar. Os educandos precisam de oportunidades para trabalhar em equipes intra e interdisciplinares efetivas, onde possam aprender em conjunto com os outros e a partir deles, bem como sobre si e sobre os outros. Devem aprender a ser membros efetivos de uma equipe e líderes de equipes. Os jovens profissionais da saúde em treinamento têm a oportunidade de complementar sua formação tradicional a partir da aprendizagem com professores em outras disciplinas da área da saúde. O ensino em equipe é um método poderoso para que professores exemplifiquem o ensino e a aprendizagem colaborativos. Outra forma valiosa pela qual os educandos aprendem sobre os papéis e funções de outros profissionais é o compartilhamento de experiências de aprendizagem com educandos de outras disciplinas da área da saúde. Três conjuntos de habilidades específicas são especialmente valiosos para preparar os médicos para o trabalho em equipe: o uso de listas de conferência (*checklists*), a participação em encontros informais e a participação em reuniões da equipe.

Já se demonstrou que as listas de conferência melhoram a segurança das pessoas que buscam cuidado, especialmente em equipes cirúrgicas (Pronovost e Freischlag, 2010; Gawande, 2010). O *Rourke Baby Record* é um bom exemplo de lista de conferência na atenção primária (Rourke et al., 2010). A Medicina se tornou tão complexa que não se pode mais confiar apenas na competência e na memória. Gawande (2010, p. 48) aponta que

> as listas parecem proteger qualquer um, mesmo o inexperiente, contra o erro em muito mais tarefas do que imaginamos. Elas oferecem um tipo de rede cognitiva. São capazes de "pegar" as falhas mentais inerentes em qualquer um de nós: falhas de memória, de atenção e de completude. E efetivamente assim o fazem, trazendo muitas e inesperadas possibilidades.

As listas de conferência e o treinamento em comunicação nas equipes andam juntos; por exemplo, o acrônimo SBAR, para uma lista de verificação da comunicação entre membros de uma equipe, melhora a passagem de casos e o encaminhamento.

- Situação: "Dr. Preston, estou ligando para falar do Sr. Lakewood, que está com problemas respiratórios".
- *Background*: "É um senhor de 54 anos com doença respiratória crônica e cuja saúde está se deteriorando, e que agora piorou gravemente".
- Avaliação: "Não há sons pulmonares no lado direito do peito. Acho que está com pneumotórax".
- Recomendação: "Preciso que o veja imediatamente. Acho que precisa de um dreno torácico" (Leonard et al., 2004, p. 186).

O encontro informal de equipe "é uma forma de comunicação breve e frequente entre os membros de uma equipe de saúde para planejar as tarefas e papéis diários e para revisar quaisquer barreiras, bem como fatores facilitadores, daquele dia de trabalho" (Fogarty e Schultz, 2010, p. 158). Em geral, os encontros são programados para durar poucos minutos no início de cada turno de consultas – 5 minutos de atenção para toda a equipe. Os participantes do encontro podem ser todos que têm contato com a pessoa, como médicos, enfermeiros, assistentes sociais, farmacêuticos, educadores, recepcionistas e aprendizes. Os tópicos discutidos podem incluir, por exemplo:

- Que pessoas são mais apropriadas para o educando ou residente atender? Alguém tem sugestões que possam ajudar o educando a evitar armadilhas, ou tem informações importantes sobre o contexto daquelas pessoas que possam afetar seu cuidado?

- Que pessoas poderiam se beneficiar do cuidado por um farmacêutico para uma revisão da medicação, ou por um educador em saúde para ajudá-las a entender a complexidade de seu plano de tratamento?
- Verificar que pessoas podem precisar de mais tempo e ajuda por causa de sua idade ou deficiência e ver quem pode ajudar.
- Alguém vai precisar de intérprete?
- Se alguém tiver um procedimento marcado, que equipamento será necessário?
- Quem precisa atualizar suas vacinas?
- É preciso buscar algum resultado de exames complementares?
- Alguém da equipe tem alguma nova informação importante sobre qualquer das pessoas que serão atendidas?

Para ser prático, faça todos ficarem em pé e limite o encontro a 5 a 7 minutos (Stewart e Johnson, 2007). Para mais informações sobre encontros de equipe (em inglês), faça uma busca por *huddles* no *site* do Institute for Healthcare Improvement (www.iHI.org).

Reuniões da equipe clínica são mais longas e menos frequentes que os encontros, ocorrendo geralmente uma vez por semana, com duração de 1 hora. Oferecem oportunidade para que todos os membros da equipe possam discutir o cuidado às pessoas, muitas vezes se concentrando naquelas com condições complexas e multimorbidades que exigem o cuidado de vários membros da equipe. É uma oportunidade para gerar ideias e oferecer apoio aos membros da equipe que estão lidando com situações dramáticas, desanimadoras ou frustrantes. As reuniões regulares melhoram a colaboração e a comunicação das equipes, o que, por sua vez, leva a melhores resultados para as pessoas (Molyneux, 2001; Xyrichis e Lowton, 2008; Brown et al., 2009). Os registros de saúde eletrônicos melhoram a comunicação entre a equipe utilizando um sistema de mensagens em comum, que apresenta informações minuto a minuto sobre cada pessoa para os prestadores de serviços de saúde. Por exemplo, uma assistente social que vê que os sintomas de depressão de uma pessoa estão se agravando pode entrar em contato com o médico pelo sistema de mensagens e solicitar uma rápida consulta para tratar da medicação daquela pessoa (Denomme et al., 2011). À medida que os membros aprendem a partir das experiências de cuidado à pessoa e uns com os outros, a equipe interdisciplinar realmente efetiva se torna mais do que apenas a soma de suas partes. O conceito de "aprendizado situado" de Lave e Wenger (Lave e Wenger, 1991; Wenger, 1998) define como os profissionais da saúde aprendem mais a partir de suas relações sociais no contexto de trabalho do que nas salas de aula. Ao descrever seu trabalho como uma tentativa de "resgatar a ideia do aprendiz de ofício", Lave e Wenger (1991, p. 29) explicam que a aprendizagem é situada em contextos específicos, como o ambiente clínico. Sugerem uma forma diferente de pensar sobre a aprendizagem. Em vez de se concentrar no acúmulo de conhecimento nas mentes dos aprendizes, a aprendizagem situada aborda os papéis progressivos e as responsabilidades dos aprendizes dentro de comunidades de prática: "grupos de pessoas que compartilham uma preocupação, um conjunto de problemas ou uma paixão sobre um tópico e que aprofundam seu entendimento e conhecimento dessa área por meio da interação de forma continuada" (Wenger et al., 2002, p. 4). Os iniciantes começam suas jornadas como *novatos* que têm responsabilidades de *participação periférica legitimada*: estão envolvidos no cuidado às pessoas, mas ainda não assumem total responsabilidade pelo manejo. "Em comparação com a aprendizagem por internalização, a aprendizagem como participação crescente nas comunidades de prática diz respeito à pessoa, como um todo, que age no mundo" (Lave e Wenger, 1991, p. 49). Ao longo do tempo, o novato recebe responsabilidades crescentes por problemas mais complexos e, por fim, se torna um "veterano", pronto a transmitir os ensinamentos, tradições e rituais da comunidade de prática para a nova geração de novatos. "Dessa forma, aprender leva a tornar-se uma pessoa diferente em relação às possibilidades permitidas por esses sistemas de relações. Ignorar esse aspecto da aprendizagem é não levar em conta o fato de que a aprendizagem envolve a construção de identidades" (1991, p. 53).

O conceito de "mente compartilhada" (Leung et al., 2012; Epstein, 2013) ou de "cognição distribuída" (Lingard, 2012) pode ajudar a explicar como os membros de uma equipe efetiva compartilham seus pensamentos, sentimentos e intuições para chegar a um entendimento que nenhum membro da equipe individualmente poderia atingir sozinho. Essas equipes compartilham o entendimento dos papéis uns dos outros e as metas centrais do grupo, e, por intermédio de suas interações e esforços para encontrar uma forma de ajudar cada pessoa que atendem, novos e mais profundos entendimentos de sua missão emergem. Os aprendizes em todos os níveis devem ser convidados a participar ativamente dos encontros e reuniões da equipe; os aprendizes veteranos em todos os campos profissionais devem ter oportunidades de participar como líderes nos dois tipos de encontro e receber avaliação sobre de desempenho de seus supervisores e de outros membros da equipe.

Caso ilustrativo

Allison Tsui, uma residente de primeiro ano em medicina interna, estava sempre 1 hora atrasada no fim de seu atendimento clínico ambulatorial. As pessoas e os outros funcionários estavam reclamando, e o chefe da residência, Russ Johar, marcou um encontro com ela para discutir essas crescentes preocupações. A Dra. Tsui atribuiu o problema ao excesso de consultas. Esperavam que ela atendesse pessoas demais no tempo determinado, mas todos tinham problemas médicos complexos, e muitos deles também tinham problemas pessoais que consumiam bastante tempo. Sentia-se sobrecarregada. O Dr. Johar se perguntou como poderia abordar essa dificuldade de sua colega iniciante. Decidiu tratar a Dra. Tsui como uma estudante adulta e lhe perguntar o que achava que poderiam fazer juntos para tratar dessas questões. Ofereceu-se para encontrá-la em uma das atividades clínicas para revisar as marcações e observá-la no atendimento de algumas pessoas. O Dr. Johar descobriu que a Dra. Tsui estava realizando avaliações completas em muitas pessoas e gastando muito tempo com instruções e aconselhamento em vez de encaminhá-las para o enfermeiro responsável pela educação em saúde, o assistente social ou outros membros da equipe. Sua experiência anterior não a preparara para trabalhar colaborativamente com outros profissionais, e, como iniciante, ela não se sentia à vontade para pedir que outros membros da equipe, que pareciam todos tão ocupados, ajudassem-na. O Dr. Johar se deu conta de que não havia dado à Dra. Tsui uma orientação adequada sobre o papel e o funcionamento de uma equipe interdisciplinar na clínica ambulatorial. Desculpou-se por esse lapso e, ao fazê-lo, serviu de modelo de como a comunicação aberta e direta é um aspecto importante do bom trabalho em equipe.

CONSIDERAÇÕES FINAIS

Neste capítulo, descrevemos alguns dos desafios vivenciados por professores e educandos em seus esforços para praticar, aprender e ensinar o método clínico centrado na pessoa. Esses desafios incluem aspectos pessoais, profissionais e organizacionais. Um fator afeta o outro. Logo, as soluções não são simples e devem também abordar, em conjunto, os desafios educacionais. Em especial, é importante se dar conta da complexidade não reconhecida da comunicação entre a pessoa e o profissional da saúde e a influência poderosa dos modelos profissionais na socialização dos educandos nas profissões da área da saúde. Para ser centrada na pessoa, a aprendizagem não pode se dar isoladamente; deve ser respeitada e reforçada em todos os níveis da educação médica.

11 Ensinando o método clínico centrado na pessoa: sugestões práticas

W. Wayne Weston e Judith Belle Brown

> O cenário para a aprendizagem em uma escola de medicina é moldado por muitas coisas, mas o maior artesão é o professor, cujo trabalho se estende a inúmeras pessoas que se beneficiam ou sofrem com seus encontros com os educandos. Essa responsabilidade é muito grande, e a tradição, a inércia e o tédio não devem ditar suas ações: como cientista, tem que se preparar para essa responsabilidade com tanto cuidado quanto o que tem ao se preparar para ser médico ou pesquisador. Os meios estão à mão. Tudo o que deve fazer é usá-los (Miller et al., 1961, p. 296).

Em capítulos anteriores, abordamos diversas questões teóricas e examinamos os princípios gerais para o ensino das habilidades de comunicação. Neste capítulo, iremos nos concentrar na aplicação prática desses princípios para os desafios diários de ensinar a medicina centrada na pessoa em um cenário clínico.

Encaixar educandos em um horário já caótico é um desafio. Alguns pesquisadores já indicaram que a presença de um aprendiz em uma comunidade de prática aumenta a carga de trabalho em 52 minutos por dia e reduz o número de pessoas atendidas em 0,6 por hora (Vinson et al., 1996). Entretanto, isso depende da organização da clínica e do nível e da capacitação do aprendiz. Estudos conduzidos por Walters (Walters et al., 2008; Walters, 2012) e por Tran e colaboradores (2012) demonstraram que os preceptores de clínica geral não tiveram nenhuma redução no número de pessoas atendidas quando tinham um horário paralelo para orientação. Enquanto o preceptor atendia, os educandos do terceiro ano de medicina estavam também atendendo independentemente por 30 minutos antes de o preceptor se juntar a eles por outros 15 minutos. Além disso, as pessoas atendidas também relataram aumento na qualidade da orientação em comparação com as vezes em que os educandos apenas assistiam às consultas do preceptor. Os educandos de pós-graduação podem até aumentar o número de pessoas que a clínica pode atender a cada dia. Em um estudo sobre preceptoria em um programa de residência em medicina de família na comunidade, Lillich e colaboradores (2005) demonstraram que o modelo POwER de 4 pontos para ações para preceptores (que inclui o uso de encontros da equipe para planejar e distribuir as pessoas a serem atendidas, bem como a abordagem do ensino de micro-habilidades, um papel mais ativo para os preceptores na coordenação do fluxo de trabalho e tempo para relato e revisão com a equipe no fim da sessão) melhorava o gerenciamento do tempo e diminuía o tempo que cada pessoa precisava esperar.

Os preceptores inserem os educandos e os residentes em sua comunidade de prática de várias formas. Alguns marcam menos pessoas nos dias em que estão com os educandos – por exemplo, deixam alguns horários sem marcação durante o dia para recuperar o tempo e para o ensino. Outros deixam mais horários para atender casos urgentes. Os casos urgentes são geralmente mais interessantes e apropriados para aprendizes. Compartilhar o ensino com colegas permite que os preceptores recuperem o tempo nos dias em que não têm educandos, ao mesmo tempo que dá a estes uma visão dos diferentes estilos de comunidade de prática. Os educandos com pouca experiência clínica anterior se beneficiam da observação das consultas de seus professores no início, mas devem receber mais responsabilidades. Até mesmo os educandos nos anos pré-clínicos podem ser envolvidos para sozinhos falarem com as pessoas sobre suas preocupações. Na verdade, ao se livrarem das expectativas de estabelecer um diagnóstico, podem explorar as experiências da saúde e da doença das pessoas, dando, dessa forma, uma contribuição significativa para seu cuidado e oferecendo entendimentos sobre o impacto da experiência da doença nas vidas das pessoas atendidas.

Por vezes, os preceptores iniciantes se perguntam se têm algo que valha a pena ensinar para os educandos e residentes: essas pessoas jovens parecem saber tanto e podem estar mais atualizados do que eles. Entretanto, os educandos frequentemente têm dificuldade em aplicar todo aquele "aprendizado de livros" quando tratam pessoas que muitas vezes têm múltiplos problemas médicos, bem como dificuldades sociais e psicológicas. Os estagiários, e mesmo os residentes, podem se sentir perdidos nas incertezas e complexidades da prática. Prezam muitíssimo a possibilidade de aprender as sugestões práticas que seus professores adquiriram nos anos de trabalho nas "trincheiras".

Para os preceptores, pode ser útil lembrar o que é ser um interno ou um residente em constantes rodízios clínicos: por exemplo, assim que se sentem confortáveis avaliando as pessoas em medicina interna, são mandados para a obstetrícia ou para a cirurgia. Estão constantemente tentando organizar o que se espera deles; é como se estivessem começando um novo emprego a cada mês. Ser cumprimentado de forma amigável e ser bem acolhido em uma nova equipe é muito importante para reduzir a ansiedade de começar outra vez em um novo ambiente.

Irby (1992, p. 630) desenvolveu um "modelo de raciocínio e ação instrucionais" com base em entrevistas estruturadas, em exercícios de pensar em voz alta sobre descrições de casos por escrito e em observações, por uma semana, das oportunidades de ensino nas visitas às enfermarias por seis professores renomados de medicina interna. Observou que todos aqueles professores gastavam um tempo considerável planejando antes das visitas e refletindo após as visitas. Adaptamos seu modelo para uso no ambiente de ambulatórios, apesar de os princípios gerais se aplicarem ao ambiente hospitalar também. No restante deste capítulo, discutiremos esse modelo, resumido na Figura 11.1.

CAPÍTULO 11 ENSINANDO O MÉTODO CLÍNICO CENTRADO NA PESSOA: SUGESTÕES...

Antes

Planejamento:
- Preparação do professor
- Orientação
- Preparação do educando

Durante

Ensino:
- Modelo
- Apresentação de caso
- APDs
- 5 micro-habilidades
- SNAPPS

Perguntas

Depois

Avaliação do desempenho:
- Pendleton
- ALOBA

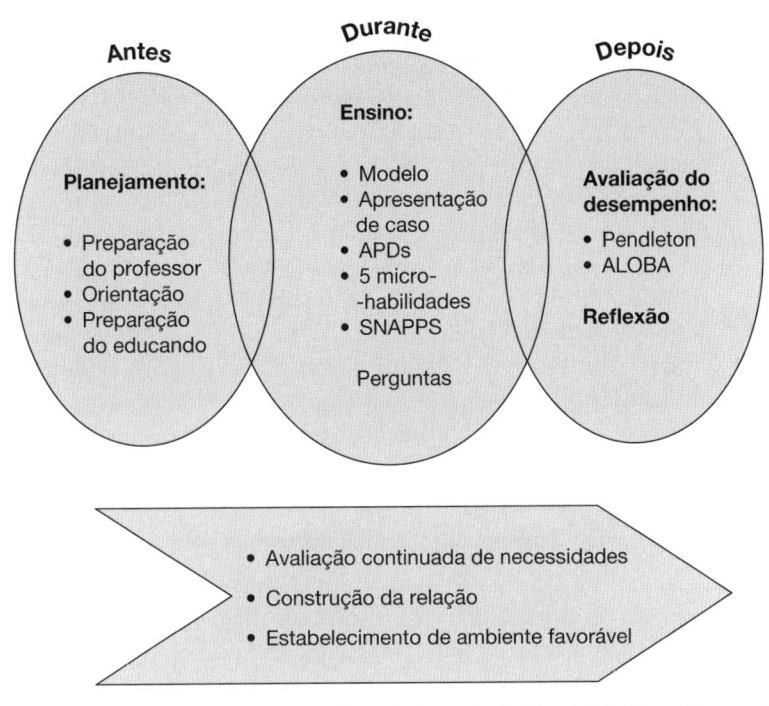

Reflexão

- Avaliação continuada de necessidades
- Construção da relação
- Estabelecimento de ambiente favorável

FIGURA 11.1 Modelo para o ensino clínico (adaptada de Irby, 1992; Irby e Bowen, 2004).

ALOBA, acrônimo, em inglês, para análise orientada pelos objetivos do educando e baseada em resultados; APD, atividade profissional delegável; SNAPPS, acrônimo, em inglês, para sintetizar (*summarize*), limitar (*narrow*), analisar (*analyze*), perguntar (*probe*), planejar (*plan*) e selecionar (*select*).

ANTES

Antes de os estagiários chegarem, é importante descobrir as expectativas da instituição de onde eles vêm, informar o pessoal clínico sobre os papéis e responsabilidades dos estagiários e avisar as pessoas sobre o possível envolvimento deles no seu cuidado. Logo após a chegada dos estagiários, eles devem ser direcionados para a clínica, e suas necessidades de aprendizagem iniciais devem ser determinadas. As pessoas envolvidas devem ser selecionadas com base nas necessidades de aprendizagem dos educandos. Inicialmente, os estagiários devem ser preparados antes de encontrarem cada pessoa para reforçar sua experiência de aprendizagem e a qualidade do cuidado que prestarão.

Aprender sobre as expectativas do programa

É importante conhecer os objetivos ou competências que a instituição de origem dos estagiários espera que eles desenvolvam, bem como os métodos e o formato de avaliação exigidos. Conhecer o plano geral do currículo e como o estágio de trabalho se encaixa nele ajudará os professores a individualizar as experiências educacionais a fim de responderem às necessidades de aprendizagem dos estagiários.

Preparar a prática

O corpo médico precisa saber qual o envolvimento da clínica no treinamento dos novos médicos e o nível de responsabilidade dos estagiários no cuidado, de forma que possam ajudar a preparar as pessoas que atendem para o encontro com o educando ou o residente e possam responder a quaisquer dúvidas sobre esse processo. Uma ação útil pode ser ensinar ao corpo clínico como apresentar um educando para as pessoas que buscam cuidado. É essencial educar a recepcionista sobre o papel dos educandos e sobre como marcar consultas para eles. As pessoas que buscam cuidado também precisam estar informadas de que os estagiários poderão participar do seu cuidado. Pode ser útil colocar um aviso na sala de espera sobre o envolvimento da clínica com a escola de medicina. Colocar o nome do educando ou residente em algum lugar da sala de espera, perto da recepção, ajudará as pessoas a lembrarem seu nome e aumentará as chances de que façam o seguimento com o mesmo educando.

Orientação: compartilhamento mútuo de expectativas

Pode ser útil contatar o educando ou residente antes de sua chegada para passar informações sobre a clínica e a comunidade. Peça que o educando descreva sua origem e formação, especialmente o que já fez até o momento em internato médico ou residência. Quando o educando ou residente chegar pela primeira vez, investigue quais suas experiências clínicas anteriores e seus interesses específicos. O que o educando ou residente espera aprender? Que áreas da medicina acha difíceis ou confusas? Que habilidades quer praticar? Quer aprender, por exemplo, a usar o oftalmoscópio, fazer exames pélvicos, realizar procedimentos? Os estagiários frequentemente relutam em admitir quaisquer pontos fracos até que se sintam mais à vontade com seus professores e confiem que essas informações não serão usadas contra eles em suas avaliações. Uma breve orientação sobre como funciona o consultório ou o hospital e apresentações pessoais ao corpo clínico contribuirão para que se sintam bem-vindos. Ajude-os a conhecer o sistema de avaliação. Certifique-se de que entenderam o que é esperado deles – por exemplo, responsabilidades no cuidado das pessoas, pontualidade, o modo de se vestir. Deixar esses pontos claros desde o início pode prevenir problemas mais adiante. Conte a eles sobre a comunidade e as atrações especiais que poderão aproveitar durante suas folgas. Descubra se irão se ausentar nas férias ou sair para congressos ou outras atividades já aprovadas. Pode ser útil ter uma lista de conferência ou um panfleto que resuma, para o educando ou o residente, os pontos principais da orientação inicial.

Algumas sugestões de orientação em uma clínica movimentada

- O corpo de cuidado médico pode ajudar na orientação – por exemplo, oferecer uma visita às instalações, uma visão geral da comunidade e informações sobre o que vestir.
- Não tente dar conta de tudo no primeiro dia, pois isso pode ficar além do tolerável. A coisa mais importante é fazer o novo aprendiz se sentir bem-vindo e ter uma ideia clara de como se encaixará na equipe clínica.

- Oriente o educando a usar os registros de saúde eletrônicos se for uma prática da clínica. Um manual breve sobre os registros eletrônicos pode ser valioso.
- Se os professores costumam receber estagiários ou residentes regularmente, poderão economizar tempo ao desenvolverem um breve panfleto sobre a clínica e a comunidade, sua abordagem de ensino e supervisão e suas expectativas em relação aos educandos. Dessa forma, os professores poderão dedicar tempo para responder às perguntas depois de os estagiários terem revisado as informações no folheto. Uma boa orientação economizará muito tempo no longo prazo. Um estudo mostrou que os estagiários levam duas semanas para entender como ajustar o foco de seus exames das pessoas, preencher fichas médicas e apresentar casos (Kurth et al., 1997).
- Entregue uma cópia dos objetivos centrais de aprendizagem durante o rodízio e faça o educando destacar suas prioridades e considerar a possibilidade de adicionar alguns poucos objetivos pessoais. Pode levar alguns dias até que o educando tenha uma ideia clara de que oportunidades de aprendizagem estão disponíveis. Após observar o educando por alguns dias, o preceptor terá melhores condições para recomendar qualquer mudança nas prioridades, no caso de o educando não ter-se dado conta de alguma coisa que precise aprender. Depois, distribua a lista para todos que estarão envolvidos no ensino daquele educando. Ao longo do tempo, necessidades de aprendizagem adicionais poderão ser identificadas, e, nesse caso, uma lista revisada deverá ser distribuída.

Seleção de pessoas e preparação dos estagiários

Um encontro da equipe no início da cada sessão clínica geralmente é útil: o médico, a enfermeira e o estagiário se reúnem para ver a lista de pessoas, identificar aquelas que o estagiário atenderá e resumir brevemente o motivo de buscarem cuidado. Se o estagiário tiver tempo, pode rapidamente buscar informações sobre o problema daquela pessoa de forma a estar mais bem preparado. Identificar as pessoas e seus problemas na noite anterior pode dar ao estagiário uma chance melhor de se preparar. Os preceptores também podem querer dedicar algum tempo antes dos cuidados para atualizar o conhecimento das condições com que têm menos familiaridade. Além disso, o encontro é uma oportunidade para esclarecer o papel da enfermeira no cuidado de cada pessoa, bem como ver se será necessário qualquer equipamento adicional para consultas específicas. Muitas vezes, a enfermeira ou outros membros da equipe tiveram contato com as pessoas entre duas consultas, e essa é uma oportunidade para compartilhar informações com a equipe.

Embora a maioria das pessoas consinta em ser atendida por estagiários, há algumas questões que merecem ser consideradas. Primeiro, algumas pessoas podem preferir não consultar um estagiário: podem ter que conversar sobre uma questão pessoal complicada; podem ter sido atendidas por estagiários várias vezes antes e precisam de uma folga das situações de aprendizagem; podem estar com pressa e não ter o tempo extra exigido para serem atendidas por um estagiário. Além disso, a capacidade do educando deve ser levada em consideração. Um estagiário inexperiente, no início de seu internato médico, pode ficar sobrecarregado pelo atendimento a uma pessoa com vários problemas complexos e pode não ser capaz de lidar com pessoas agressivas ou que não cooperam. Pode ser melhor colocar esses estagiários inicialmente em casos mais diretos – por exemplo, pessoas amigáveis que apresentem casos típicos de um ou dois problemas.

A *preparação do educando*, também chamada de *briefing* (Miflin et al., 1997), envolve 1 ou 2 minutos de preparação do estagiário imediatamente antes do encontro com cada pessoa: rapidamente conferindo com o estagiário que intuições ele tem sobre aquela pessoa com base em sua revisão da ficha médica e da razão apresentada para solicitar a consulta. O estagiário deve ser capaz de descrever as características do histórico e do exame físico em que se concentrará, o diagnóstico diferencial que tem em mente ou a abordagem que pensa ser a mais útil, reconhecendo que poderá precisar mudar sua abordagem no momento em que escutar com atenção a história daquela pessoa. O estagiário precisa ter claro quais perguntas terá que ser capaz de responder no fim de sua avaliação daquela pessoa (p. ex., qual é o diagnóstico diferencial ou que exames complementares ou tratamento são indicados?). Expectativas claras precisam ser estabelecidas sobre quanto tempo o estagiário deve gastar para fazer o exame inicial e no que deverá se concentrar. Por exemplo:

- use 10 minutos para levantar quais assuntos a pessoa deseja discutir; ou
- determine quais as prioridades da pessoa e investigue as duas prioridades principais; ou
- obtenha o histórico detalhado dessas duas questões e realize um exame físico direcionado para isso; ou
- estabeleça um diagnóstico diferencial e um plano de investigação e manejo.

Depois de o estagiário ter sido preparado várias vezes, esse processo se torna muito mais rápido. Estagiários já experientes, bem como residentes, logo serão capazes de preparar a si mesmos por meio da revisão da ficha médica antes de encontrar a pessoa. É particularmente útil revisar a lista de problemas da pessoa, sua lista de medicações, as anotações da última consulta e quaisquer resultados de exames laboratoriais recentes.

Avaliação continuada de necessidades

Essa tarefa de ensino é das mais importantes, embora frequentemente negligenciada. De forma simples, significa descobrir o que o estagiário faz bem e no que precisa de mais ajuda. Isso é importante para que o professor possa se concentrar em ensinar o que o educando precisa, em vez de o que gostariam de ensinar, precisando o estagiário ou não. Os professores podem supor quais as necessidades daqueles estagiários com base nos outros do mesmo nível com quem já trabalharam, mas a variabilidade é tão grande que é essencial avaliar cada um individualmente. Os professores podem começar a avaliação de necessidades durante a orientação inicial dos estagiários, usando questionários ou entrevistas. Entretanto, como esses instrumentos são baseados na autoavaliação, podem não identificar os pontos não claramente percebidos pelo próprio estagiário. Dessa forma, a avaliação de necessidades deve ser continuada: os professores continuarão a aprender sobre as necessidades de seus estagiários cada vez que os observarem em contato com as pessoas, durante as apresentações de caso e revisões de protocolos e durante suas discussões com eles. Grant (2002, p. 157) alerta que devemos evitar ser abertamente prescritivos: "Confiar exclusivamente na avaliação de necessidades formal no planejamento educacional pode dar à educação um caráter de processo instrumental estreito, em vez de criativo, profissional. Isso pode acontecer, especialmente em uma profissão na qual as imprevisibilidades e as incertezas são inerentes". A avaliação de necessidades deve abordar não apenas as falhas no conhecimento do educando sobre os requisitos centrais do programa educacional, mas também suas metas pessoais de aprendizagem.

DURANTE

Irby (1992) destacou a complexidade do ensino clínico: o professor tem que determinar se o problema médico de uma pessoa foi apropriadamente diagnosticado e tratado, determinar as necessidades de aprendizagem do educando e oferecer instruções a eles em muitos níveis e nas mais diversas situações, nas quais frequentemente atuarão com privação de sono e em um ambiente caracterizado por interrupções e múltiplas demandas urgentes. Ele cita um exemplo dos pensamentos de um médico assistente durante as visitas às enfermarias com educandos:

> Fico me perguntando: será que o interno tem um bom entendimento do que está acontecendo? Estou avaliando a competência daquela pessoa em relação a um problema específico. Primeiro, você procura identificar, na fala, um nível de confiança, a facilidade no uso das palavras, certa suavidade que causa uma impressão favorável e que constrói confiança. E, depois, o uso adequado do jargão e o conteúdo relacionado. Em quase todos os casos, faço algumas perguntas. E a forma como aquele educando as responde, tanto em termos do que disse quanto de como justificou o que disse, me diz se ele tem um bom conhecimento e entendimento do problema (1992, p. 634).

Nesta seção, vamos abordar várias características da supervisão clínica que são importantes para o aprendizado do educando e para a segurança das pessoas:

- alguns métodos comuns de ensino mais e menos efetivos
- um compêndio de estratégias de ensino
- variações na relação triádica entre professor, educando e pessoa
- decisões sobre o quanto de responsabilidade delegar aos estagiários com base em atividades profissionais que podem ser confiadas a eles
- apresentação de casos e sua discussão
- dois modelos populares de ensino clínico: o Preceptoria em Um Minuto e o método SNAPPS
- elaboração de perguntas que levem a pensar

Métodos comuns de ensino mais e menos efetivos

Há muitos métodos usados para o ensino: alguns são muito efetivos, mas outros podem interferir na aprendizagem do educando (*ver* Tab. 11.1). Grandes professores, ao longo do tempo, usaram parábolas – histórias que trazem uma mensagem – para dar instruções e inspirar seus educandos. "Histórias de guerra" podem ser interessantes e mesmo instrutivas, mas frequentemente são contadas para dar brilho à reputação de quem as conta. Uma distinção crucial está no propósito da narrativa – se para vangloriar-se ou para ensinar. Uma distorção comum do método socrático é querer que o educando "adivinhe o que estou pensando!". Em vez de sondar e fazer perguntas que ajudem os educandos a aprofundar seu próprio entendimento, o professor faz perguntas que os direcionam para a resposta ou dá "dicas" para ajudá-los a adivinhar a resposta "certa". Um dos perigos dessa abordagem é que os alunos param de pensar por si mesmos e passam a tentar adivinhar o que o professor pensa. Alguns professores pensam que ser socrático significa nunca responder aos questionamentos dos educandos. Frequentemente esses professores devolvem todas as perguntas para os educandos: "O que você pensa sobre isso?" ou "Por que não pesquisa isso hoje à noite e me diz amanhã o que aprendeu?". Usadas apropriadamente, essas técnicas são valiosas, mas, às vezes, os educandos ficam tão confusos ou sobrecarregados que precisam de mais ajuda. As respostas que buscam podem não estar nos livros; às vezes, especialmente no ambiente de atendimento ambulatorial, precisam de uma resposta imediata para ajudá-los com uma pessoa que está esperando no consultório. Quando os professores nunca respondem às perguntas dos educandos, eles começam a pensar que o professor não sabe nenhuma das respostas, e a credibilidade e a efetividade do professor se perdem. Em contrapartida, ao responder as perguntas dos educandos com muita frequência, o professor pode promover a dependência e passar a mensagem de que os educandos não são capazes de aprender por si mesmos.

Um dos atos mais destrutivos que um professor pode cometer é humilhar um aluno; os educandos raramente perdoam tal comportamento e não respeitarão quem não mostra respeito por eles. Podem aprender fatos com um professor de quem não gostam, mas não respeitarão seus princípios ou valores. É particularmente perigoso humilhar um aluno na frente de outros; o professor, nesse caso, perde o respeito e a credibilidade de todo o grupo de educandos.

Exercícios de repetição podem ser úteis para memorizar as doses de medicações usadas em emergência, mas interrogar o educando, colocando-o "contra a pa-

TABELA 11.1 Comparação de métodos comuns de ensino clínico

Menos efetivo	Mais efetivo
"Histórias de guerra"	Parábolas e abordagens narrativas
Minipalestras	Diálogos
"Adivinhe o que estou pensando!"	Descoberta orientada
"Humilhar"	Criticar o comportamento, não a pessoa
Nunca responder a perguntas	Ajudar o educando a responder à pergunta ou dar-lhe a resposta quando adequado
Interrogar	Desafiar
Determinar	Orientar

rede", é geralmente inapropriado. Aqueles que defendem essa postura argumentam que ela ajuda a endurecer os educandos e os prepara para se manterem calmos em situações estressantes da prática clínica, nas quais precisam pensar e agir rapidamente. Em sua forma típica, o "interrogatório" envolve o questionamento repetido de um aluno até que ele dê a resposta errada ou desista, confessando que não sabe. O professor, então, passa para outro aluno e continua o processo, até demonstrar que todos são inferiores a ele próprio. Essa abordagem é vista como uma forma de motivar os educandos a se esforçarem mais, mas geralmente acaba em "pegadinhas" (Brancati, 1989; Detsky, 2009) – um jogo de "quem sabe mais" no campo clínico, com o foco frequentemente dirigido para informações triviais ou herméticas. Essa abordagem acaba reforçando o poder dos professores, porque são eles que controlam as perguntas e sabem as respostas. Pode encorajar a competição em vez do trabalho em equipe, ensinando que é "ruim" não saber, o que pode fazer os educandos se sentirem humilhados. É difícil para eles desenvolver relações saudáveis com professores que usam essa abordagem excessivamente. A grande maioria dos estudantes de medicina já é motivada a trabalhar duro. Pressões excessivas por parte do professor não são apenas desnecessárias, mas também contraprodutivas. Um educando exageradamente ansioso não aprende direito. Em um ambiente de apoio, em que os professores demonstram interesse genuíno por aqueles a quem ensinam, os educandos geralmente se desenvolvem e dão o melhor de si. Em tal cenário, os professores podem questionar as conclusões dos estudantes ou mesmo suas suposições básicas sem provocar reações defensivas que os impeçam de aprender. Um questionamento efetivo preserva, e pode até melhorar, a autoestima do educando. Detsky (2009) sugere uma visão positiva para as "pegadinhas", como uma estratégia para aumentar a retenção por meio da atitude provocativa:

> encontrar o equilíbrio adequado entre humilhar o educando que dá a resposta errada e entediar a audiência ao simplesmente dar a resposta é uma habilidade efetiva. A lição é não levar as "pegadinhas" muito a sério e lembrar que, muitas vezes, se pode aprender mais com as respostas incorretas do que com a resposta certa. (Detsky, 2009, p. 1.381)

Outra importante estratégia de ensino é a orientação. O professor, quando atua como treinador, trabalha com o educando para identificar as habilidades que devem ser aprendidas, e, juntos, decidem qual a melhor maneira de aprendê-las. Por exemplo, tome um educando que tem dificuldades na elaboração de um plano conjunto de manejo dos problemas para pessoas com diabetes que parecem não se sentir à vontade para assumirem seu autocuidado. O educando já descobriu que dar muitos conselhos e adular as pessoas é ineficaz e está procurando estratégias mais efetivas. O professor pode se precipitar e orientá-lo para que tente métodos específicos de entrevistas, replicando as estratégias ineficazes que o aluno tentou com as pessoas. De forma alternativa, o professor pode colaborar como se fosse um "treinador". O treinador prestará assistência para que o educando esclareça suas necessidades de aprendizagem e identifique habilidades específicas a serem praticadas, usando dramatizações ou observando a interação do educando com pessoas reais e avaliando construtivamente seu desempenho. Enquanto professores que agem como diretores ditam a agenda de aprendizagem, os treinadores apoiam e encorajam a aprendizagem autodirecionada.

Cada um desses métodos de ensino ilustra a diferença entre abordagens educacionais dirigidas pelo professor e abordagens centradas no educando, como descrito no Capítulo 9. Todos os métodos mais efetivos, vistos na Tabela 11.1, concentram-se nas necessidades do educando mais do que nos interesses do professor e estão enraizados no respeito fundamental ao educando.

Um resumo das estratégias de ensino

Há muitas maneiras de ajudar os educandos a aprenderem o método clínico centrado na pessoa em todos os níveis educacionais. Muitos desses métodos de aprendizagem envolvem a prática seguida da avaliação daquele desempenho. No ambiente estruturado onde se desenvolve o currículo pré-clínico, como nos cursos de habilidades clínicas, é relativamente fácil ensinar as habilidades básicas do cuidado centrado na pessoa. Porém, na balbúrdia da educação na prática clínica, essas habilidades podem facilmente ser ignoradas. A Tabela 11.2 esquematiza vários métodos práticos para incorporar o ensino da medicina centrada na pessoa ao dia a dia da educação clínica.

Papéis da pessoa, do educando e do professor

O ensino no ambiente ambulatorial envolve uma relação triádica complexa entre professor, educando e pessoa. As pessoas geralmente apoiam a participação dos educandos em seu cuidado (Jones et al., 1996; Bentham et al., 1999) desde que percebam que o educando está trabalhando de acordo com seu nível de preparação. Mavis e colaboradores (2006) fizeram um levantamento entre as pessoas sobre os fatores que influenciam sua disponibilidade para aceitar o envolvimento dos educandos em medicina em seu cuidado. Mostram-se mais dispostas se o pedido for feito por seu médico do que se vier de outro membro da equipe. Os atributos do educando (respeitoso, educado, empático, gentil, limpo e arrumado; "escuta o que digo" e com quem é fácil falar) estão fortemente correlacionados com a disponibilidade das pessoas. Além disso, em um estudo, 93% das pessoas tinham a expectativa de que seu consentimento para o envolvimento fosse obtido previamente e que não lhes fosse solicitado na presença do educando, de forma que tivessem a opção de recusar (Chipp et al., 2004).

Professores, educandos e as pessoas atendidas assumem vários papéis, dependendo da situação e das metas educacionais. Tradicionalmente, permite-se apenas um papel passivo para as pessoas na educação médica, como "material de ensino", mas, quando as pessoas são vistas como especialistas, como descrito por Tuckett e colaboradores (1985), podem dar contribuições importantes para a aprendizagem dos educandos. Ao descreverem como as interações com seu médico influenciam suas percepções de saúde, sua experiência da doença e os desfechos clínicos, as pessoas ajudam os educandos a entender como os médicos podem ser centrados na pessoa. Além disso, as pessoas podem ter um papel valioso no ensino das habilidades para o exame clínico. Uma revisão da literatura sobre o papel das pessoas como

TABELA 11.2 Resumo das estratégias de ensino

Métodos	Indicações	Como
Demonstrações das habilidades pelos professores	Ajudar o educando iniciante a entender o que está tentando aprender. Mostrar para um educando mais experiente que ainda há o que aprender.	Preparar o educando para a observação – discutir com ele o que observar na demonstração. Um relato posterior é útil para consolidar a aprendizagem e esclarecer dúvidas.
Dramatizações improvisadas	Proporcionar oportunidade de testar uma nova habilidade em uma situação segura e receber avaliação imediata sobre como melhorá-la antes de usar essa habilidade com uma pessoa real.	Os professores devem conhecer quais habilidades os educandos, nos diferentes níveis, usam pela primeira vez e ter exemplos de dramatizações para a prática (p. ex., dar a notícia de um novo diagnóstico de uma doença crônica grave).
Simulação de entrevistas com pessoas que buscam cuidado	Praticar habilidades mais complexas que são difíceis para os professores dramatizarem (p. ex., uma pessoa com raiva ou deprimida). Reduzir riscos para as pessoas reais.	Primeiro, apresente as regras básicas cuidadosamente. Dê ao educando um limite de tempo caso ele "trave". Ofereça avaliação construtiva sobre o desempenho, permitindo que o "médico aprendiz" seja o primeiro a falar. Algumas pessoas que participam da simulação devem ser preparadas para oferecer avaliação construtiva sobre o desempenho.
Pessoas atendidas que fazem o papel delas mesmas (p. ex., um alcoolista recuperado fazendo o papel de um alcoolista em negação)	Praticar habilidades complexas com uma pessoa real e receber avaliação sobre o desempenho da própria pessoa. Todas essas abordagens de dramatização podem ser usadas para proporcionar experiências com situações importantes, mas incomuns, que, de outra forma, o aluno poderia não vivenciar.	Essas pessoas são cuidadosamente preparadas, da mesma forma que aquelas que simulam pessoas que buscam cuidado, mas estão no papel "delas mesmas" em uma fase anterior de sua doença, quando ainda tinham dificuldade de aceitar seu diagnóstico. Devido às suas experiências pessoais, são capazes de dar mais profundidade ao papel e propiciar entendimentos valiosos sobre o impacto dos métodos de entrevista nas pessoas que têm problemas semelhantes.
Discussões mais longas com as pessoas – podem ser realizadas na casa daquela pessoa	Ajudar os educandos a entender o impacto da experiência da doença na vida das pessoas e de suas famílias e como seu contexto afeta sua experiência.	Reserve 45-60 minutos para que o aluno tenha uma conversa prolongada com uma pessoa (ou grupo de pessoas com o mesmo problema). O foco não deve ser o diagnóstico, mas a experiência única de doença da pessoa. O contato com mais de uma pessoa com a mesma doença destacará o impacto distinto da mesma doença em diferentes pessoas.
O educando apresenta a pessoa dramatizando ser aquela pessoa	Ajudar o aluno a "entrar no mundo daquela pessoa" e em sua experiência da doença e dar aos outros membros da equipe uma oportunidade de praticar a interação com um substituto da pessoa.	O aluno recebe instruções para entrevistar a pessoa e obter detalhes suficientemente profundos para ser capaz de interpretá-la para a equipe. Outros membros da equipe entrevistam o educando que está no papel da pessoa buscando cuidado. O foco pode ser na entrevista, no diagnóstico ou em ambos (informações sobre os exames físico e de laboratório podem ser fornecidas quando solicitadas).

(continua)

TABELA 11.2 Resumo das estratégias de ensino (*continuação*)

Métodos	Indicações	Como
Apresentação de vídeo de uma entrevista com uma pessoa	Dar retorno sobre o desempenho no uso de habilidades centradas na pessoa e demonstrá-las para os outros membros da equipe. É útil os professores também apresentarem segmentos de suas próprias entrevistas.	Exige um local onde haja câmeras montadas nas paredes das salas de entrevistas. Sugere-se que o aluno veja a gravação antes e selecione um ou mais segmentos curtos para mostrar para o resto da equipe. Os segmentos podem ser curtos, de apenas 1 ou 2 minutos, para exemplificar uma habilidade específica, ou podem ser de 20 a 30 minutos, se houver tempo. Os outros membros da equipe fazem comentários construtivos sobre o desempenho.
Uso do "Relato de Caso Centrado na Pessoa" (*ver* Cap. 12)	Praticar o encontro com pessoas em um contexto amplo, que inclua os aspectos humanísticos da experiência da doença. Essa é uma forma poderosa de reforçar as outras estratégias de ensino listadas aqui.	Essa abordagem enriquece a apresentação de caso tradicional. Incorpora uma descrição da experiência da doença da pessoa e o contexto da família e da comunidade. Questões de desenvolvimento e relacionamentos, bem como a elaboração de um plano conjunto de manejo dos problemas para o tratamento, também são incluídas.
Exercício de avaliação com pessoas reais	Oportunizar a prática de uso dos métodos de triagem com pessoas reais.	Designe o educando para contatar várias pessoas na enfermaria ou no consultório e fazer a triagem para uma questão simples de saúde (p. ex., problemas com consumo de álcool, depressão ou vacinações). Peça que o educando descreva a técnica de triagem usada e os resultados obtidos. Pergunte como poderiam aplicar em outras pessoas o que aprenderam. Opção: as entrevistas podem ser gravadas, e o desempenho, avaliado construtivamente.
Observação de entrevistas com pessoas reais, seguida de avaliação de desempenho construtiva	Pessoas "reais" são frequentemente desafios maiores e mais imprevisíveis do que simulações de pessoas. É importante consolidar as habilidades aprendidas em situações simuladas, atuando no mundo "real".	Os professores podem observar diretamente, usar um monitor ou assistir mais tarde à gravação em vídeo. Após a conversa para avaliação de desempenho, é útil repetir a observação para avaliar se houve alguma mudança no desempenho.
Autorreflexão e leitura	Melhorar a autoconsciência e consolidar e integrar a aprendizagem a partir das leituras e das experiências. É importante iniciar a aprendizagem autodirigida durante a faculdade de medicina como preparação para uma vida de aprendizagem constante após a formatura.	Proporcione tempo para a leitura e a reflexão sobre pessoas a quem prestaram cuidados. Encoraje a revisão regular de revistas científicas importantes, discutindo os principais artigos, e desafie os educandos com ideias relacionadas retiradas de revistas da área de ciências humanas e outras que não da área médica. Exemplifique a autorreflexão e convide os educandos a participarem de um grupo de discussão de artigos científicos.

(*continua*)

TABELA 11.2   Resumo das estratégias de ensino (*continuação*)

Métodos	Indicações	Como
Portfólios	Explorar e aceitar os impactos pessoais de se tornar médico.	Muitos programas atualmente exigem que os educandos e residentes organizem um portfólio de reflexões sobre suas experiências de cuidado e de suas relações com colegas, professores e familiares. Os professores podem aprofundar o entendimento dos educandos e esclarecer suas metas ao discutirem trechos selecionados de seus portfólios.
Discussões sobre a medicina centrada na pessoa, com base em evidências	Ajudar os educandos a entender que o cuidado centrado na pessoa é baseado em pesquisas robustas e tem importantes desfechos mensuráveis.	Discuta as principais pesquisas sobre o impacto das abordagens do cuidado centrado na pessoa. Aplique essas pesquisas na discussão de casos e no cuidado às pessoas.
Ensino do raciocínio clínico	Ajudar os educandos a integrar os quatro componentes do método clínico centrado na pessoa.	A Preceptoria em Um Minuto e os modelos SNAPPS de ensino estimulam os educandos a explicitar seu raciocínio clínico. Ao pedir que os educandos descrevam como eles integram as diretrizes e as preferências e valores das pessoas na elaboração de um plano conjunto de manejo dos problemas, exige-se que eles reúnam suas análises da condição médica que as pessoas que atendem têm e as entendam como um todo.

professores concluiu que: "Quando as pessoas recebem o apoio, o treinamento e a remuneração apropriados, as evidências mostram que, em contextos específicos, podem trazer qualidades únicas que podem melhorar a aquisição das habilidades de realização de exame clínico e de comunicação, infundir confiança e mudar atitudes em relação às próprias pessoas" (Wykurz e Kelly, 2002, p. 820). O programa "Pessoas Parceiras" treina pessoas com problemas reumatológicos a darem avaliações construtivas para os educandos sobre o exame físico de suas articulações, concentrando-se na técnica apropriada e em sugestões para minimizar o desconforto. Esse programa tem sido usado em vários países e tem-se mostrado "pelo menos igual ao Consultores Reumatologistas no ensino das técnicas de exame musculoesquelético para diagnosticar a artrite" (Hendry et al., 1999, p. 674). Entretanto, outro estudo observou que os educandos tinham melhor desempenho no Exame Estruturado de Habilidades Clínicas se fossem ensinados por professores de reumatologia, em vez de por Pessoas Parceiras (Humphrey-Murto et al., 2004).

Bleakley e colaboradores (2011) destacaram que a abordagem tradicional do estágio, na qual o professor exemplifica uma relação robusta com as pessoas, pode interferir no desenvolvimento das habilidades próprias do educando. O papel dominante do professor na tríade professor-pessoa-educando dificulta o desenvolvimento, pelo educando, de autonomia significativa ou da percepção de que tem uma contribuição significativa no cuidado àquela pessoa. Se os professores se concentram mais no papel de facilitadores de um papel mais robusto para os educandos, os educandos aprenderão mais com essas interações, e as pessoas terão a sensação de que deram uma contribuição significativa para a formação da próxima geração de médicos. Ashley e colaboradores (2008, p. 24) descreveram os benefícios de se desenvolver uma relação robusta entre os educandos e as pessoas:

> Nas consultas de ensino mais efetivas, os médicos promoviam um nível de participação que dava às pessoas e aos educandos um senso mútuo de responsabilidade ao direcioná-los uns para os outros, criando condições para que interagissem, promovendo e regulando as falas, ajudando os educandos a realizar tarefas práticas e a produzir um relato crítico delas posteriormente.

Os educandos valorizavam professores que eram amigáveis e acessíveis, que esclareciam suas expectativas e os direcionavam para as pessoas. Indicaram que era importante saber que as pessoas haviam consentido em serem atendidas por um aprendiz. Valorizavam a oportunidade de entrevistar as pessoas sozinhos, antes de o preceptor se juntar a eles na sala de exames.

Nos exemplos dados aqui, apresentamos uma variedade de opções para os papéis de professor, aprendiz e pessoa que busca cuidado. Para simplificar, mostramos apenas um professor nos diagramas, que poderia ser qualquer membro da equipe clínica, mas reconhecemos que a palavra "professor" pode referir-se a vários membros da equipe.

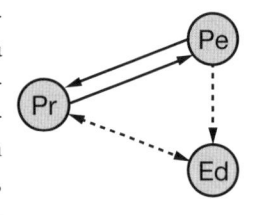

Observação (*"shadowing"*). O professor (Pr) atua como modelo profissional a ser seguido enquanto presta cuidado à pessoa (Pe). O educando (Ed) observa, o que é especialmente útil para ajudar a esclarecer os objetivos por meio de demonstrações. Traz benefícios para os iniciantes, mas também para os mais experientes que estejam tentando aprender, com seus professores, alguma habilidade que é difícil de descrever com palavras. Às vezes, quando o problema da pessoa se mostra complexo demais para o educando, é bom que o supervisor assuma e demonstre como lidar com aquele problema. A aprendizagem é reforçada se os professores usarem uma técnica de "pensar em voz alta", explicando os processos de raciocínio que regem suas ações e decisões. As pessoas podem ser convidadas a oferecer seu entendimento da experiência da doença e das formas em que os médicos as têm ajudado.

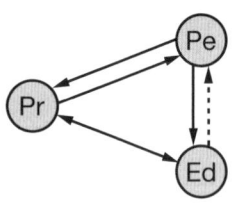

Cuidado parcial. O educando realiza uma parte do cuidado da pessoa, por exemplo, fazendo a anamnese e talvez parte do exame físico. Especialmente apropriado para o educando inexperiente que não está familiarizado com as opções de tratamento, é também um formato útil para praticar uma habilidade recentemente aprendida. Pode-se pedir que as pessoas avaliem o desempenho do educando em relação às suas habilidades de realização do exame físico (p. ex., com que força apertou seu abdome para palpar o fígado, comparando o exame do educando com o do professor).

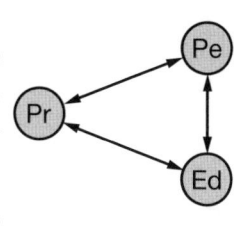

Cuidado colaborativo. O professor e o educando, juntos, prestam cuidado (p. ex., discutem as opções de tratamento e elaboram um plano conjunto de manejo dos problemas com a pessoa). Isso permite que o aprendiz veja como se faz e seja ativamente envolvido no processo. O professor pode se afastar gradualmente e delegar mais responsabilidade ao educando. É útil preparar o educando com antecedência para evitar expô-lo e fazê-lo parecer inseguro em relação à orientação que estão dando para a pessoa. É importante certificar-se de que as pessoas se sentem à vontade para expressar suas ideias e preferências de tratamento e não sejam intimidadas pelas recomendações de dois médicos no consultório.

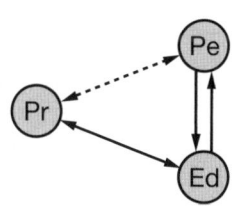

Cuidado supervisionado. O professor dá apoio e pode conferir novamente partes do histórico ou do exame físico, se solicitado pelo educando, mas é o educando que presta a maior parte do cuidado. Isso é apropriado para as situações em que o educando se sente confortável para avaliar o problema da pessoa e sabe reconhecer quando precisa de ajuda. Os professores devem falar pessoalmente com a pessoa e supervisionar de perto o cuidado prestado por um graduando em medicina para garantir a segurança e cumprir as determinações médico-legais. O professor pode sentar-se em um dos cantos da sala de exames para observar a interação ou fazer a observação indiretamente por meio de um monitor de vídeo. O monitoramento é feito por várias razões: para responder às perguntas do educando, para avaliar seu desempenho ou para assegurar à pessoa que o cuidado é de qualidade. Os educandos se beneficiam da oportunidade de ter um tempo sozinhos com as pessoas, para ter participação como futuro médico e sentir que fizeram diferença ao contribuir para o cuidado da pessoa. Para educandos mais experientes, a supervisão pode ser realizada indiretamente por meio da discussão do caso, sem que o supervisor veja diretamente a pessoa. A pessoa está em posição privilegiada para avaliar, tanto quanto o supervisor, o desempenho do aprendiz no cuidado que recebeu, completando uma pesquisa de opinião anônima (Evans et al., 2007).

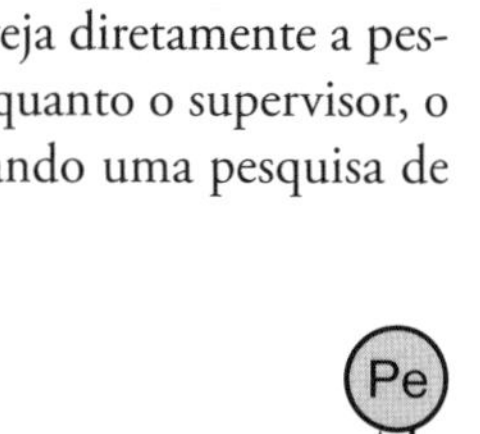

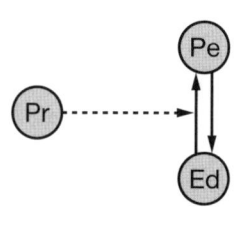

Facilitador. O professor funciona como um facilitador da aprendizagem; o educando presta todo o cuidado à pessoa. Aos educandos experientes, pode-se confiar a decisão sobre quando precisam da ajuda de seu professor. Essa situação é apropriada quando o problema da pessoa está no âmbito de competência do educando. O professor pode observar para avaliar construtivamente, mas em geral a supervisão é realizada por pedido do educando ou da pessoa, durante a revisão dos registros médicos ou no relato crítico ao fim do dia. O papel da pessoa é dar avaliação diretamente para o educando, podendo estar em posição de oferecer sugestões sobre a prestação do cuidado centrado na pessoa (p. ex., sobre abordagens que viu médicos mais experientes usarem).

Atividades profissionais delegáveis

Os novos preceptores frequentemente não têm certeza sobre o quanto de responsabilidade devem passar para seus educandos. Sabem que os educandos aprendem melhor quando são obrigados a tomar suas próprias decisões sobre o cuidado à pessoa, e não simplesmente seguindo as sugestões de seu professor. Dar muitas responsabilidades pode sobrecarregar o residente que não está pronto, além de colocar a pessoa atendida em risco, mas não passar o número suficiente de responsabilidades pode impedir o desenvolvimento do residente e limitar sua aprendizagem (Cantillon e Mcdermott, 2008). "Realizar atividades que estão bem no limite de sua competência pode estimular a compreensão máxima e promover uma curva de aprendizagem acentuada" (Sterkenburg et al., 2010, p. 1.408). Os residentes precisam aprender como aplicar suas habilidades quando estão enfrentando o estresse de serem responsáveis pelo bem-estar e pelas vidas das pessoas que atendem. Entretanto, os preceptores também reconhecem sua responsabilidade de garantir a segurança das pessoas. Atingir esse equilíbrio pode ser desafiador. Seguidamente, os médicos pressupõem que o nível de competência de seus educandos está de acordo com seu ano de treinamento. Essa abordagem permite uma estimativa aproximada, mas frequentemente inexata, das capacidades do educando.

Recentemente, Ollen ten Cate (2006) propôs o conceito de atividades profissionais delegáveis (APDs) para orientar os professores quanto a essa importante decisão. Há três conjuntos de capacidades ou traços que se sobrepõem e que precisam ser considerados ao delegar maiores responsabilidades (*ver* Fig. 11.2). Todas as APDs exigem qualidades especiais apropriadas e habilidades clínicas básicas; APDs específicas têm relação principalmente com o contexto e com capacidades específicas para o conteúdo. Normalmente, uma APD deve ser delegada em estágios – por exemplo, obter o histórico, depois fazer um exame físico específico, depois elaborar um diagnóstico diferencial e, por fim, produzir um plano de tratamento. Diferentes domínios da prática têm suas APDs próprias, pois exigem diferentes capacidades específicas.

Qualidades pessoais

Três qualidades pessoais são essenciais para proteger a segurança das pessoas antes de permitir que os residentes as atendam sozinhos: honestidade, conscienciosidade e discernimento (Kennedy et al., 2008). A maioria dos residentes é conscienciosa e agirá honestamente, a não ser que seus professores os punam por serem honestos a respeito de suas incertezas e sua incapacidade de realizar avaliações completas impossíveis no curto tempo disponível. A maioria dos residentes não é muito precisa na sua autoavaliação (Eva et al., 2004; Davis et al., 2006), mas eles devem ser capazes de sentir quando precisam ir mais devagar, repensar sua avaliação ou pedir ajuda

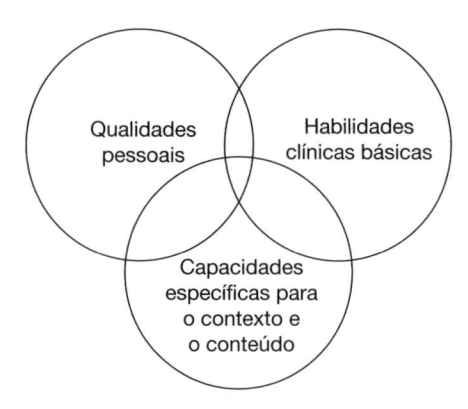

FIGURA 11.2 Fatores a considerar ao se atribuir uma atividade profissional delegável.

(Moulton et al., 2007; Epstein et al., 2008). A formação médica tende a encorajar uma abordagem autossuficiente, de tentar se virar sem precisar de nenhuma assistência. É importante que os preceptores desfaçam esse falso ideal e o substituam pelo ideal de pedir ajuda quando necessário para garantir a segurança da pessoa que busca cuidado.

- *Honestidade*: confiar que o que disseram ou registraram são reflexões precisas sobre o que realmente fizeram. São honestos quanto a suas dúvidas ou falta de conhecimento. Não modificam suas apresentações apenas para impressionar seu professor.
- *Conscienciosidade*: vão além do esperado para atender às pessoas quando necessário e assumem a responsabilidade por suas ações. Não pegam atalhos que possam comprometer o bem-estar das pessoas. Fazem o que é certo, mesmo quando ninguém está vendo o que fazem.
- *Discernimento*: estão cientes de seus limites e de quando precisam de ajuda, tomando as medidas necessárias para obter assistência. São competentes em "buscar a avaliação de si mesmos" (Eva e Regehr, 2008, p. 14). O bem-estar das pessoas é sua primeira preocupação e é mais importante do que fazer "boa figura" aos olhos de seu supervisor. São conscientes de suas crenças, atitudes e emoções pessoais que possam comprometer seu julgamento.

Habilidades clínicas básicas

As habilidades clínicas básicas são essenciais para a avaliação adequada dos problemas e preocupações das pessoas. A efetiva entrevista centrada na pessoa é importante para colocar as pessoas à vontade, envolvê-las na definição de metas para a consulta e incorporar seus valores e preferências ao tratamento. Se as pessoas não se sentirem confortáveis com o residente, podem não revelar algumas de suas preocupações. Além disso, se não forem envolvidas nas decisões sobre o manejo, podem não seguir o plano de tratamento. As habilidades para realizar a anamnese e o exame físico, bem como o raciocínio clínico, são obviamente essenciais para o cuidado seguro das pessoas. Infelizmente, os educandos não são observados suficientemente durante a escola de medicina, e, dessa forma, muitos residentes não desenvolvem bem as habilidades necessárias nessas áreas. Alguns estudos sugerem que os professores precisam observar os residentes de 8 a 16 vezes para avaliar essas habilidades de forma precisa (van Thiel et al., 1991; Schechter et al., 1996). O grau de autonomia e independência delegado a um residente será determinado pela avaliação que o professor faz da capacidade do residente de prestar cuidado seguro. A descrição de competências apresentada a seguir resume as muitas habilidades que os professores devem buscar em seus residentes, mas sua decisão final é mais frequentemente baseada em uma reação instintiva do que em uma análise detalhada de uma longa lista de competências.

> Se os supervisores clínicos pensarem sobre seus internos, serão capazes de identificar aqueles a quem delegariam tarefas médicas complexas, porque esses internos as realizariam bem e buscariam ajuda se necessário, ou não aceitariam a tarefa por não se sentirem seguros. Os supervisores frequentemente sabem quem escolher, mesmo que não consigam dizer exatamente por quê. Esse sentimento instintivo nem sempre corresponde ao conhecimento ou habilidade avaliado formalmente, mas pode ser mais válido para seu propósito. (ten Cate, 2006, p. 749)

- *Habilidades para entrevistar*: aplicam o método clínico centrado na pessoa em todas as consultas, usando as habilidades de entrevista baseadas em evidências, como descrito nos Guias Cambridge-Calgary (Silverman et al., 2004). São particularmente eficientes em deixar as pessoas à vontade, não interrompendo o monólogo de abertura da pessoa, usando perguntas abertas, a escuta reflexiva e a empatia. Exploram a narrativa única da pessoa sobre sua experiência da doença para entender suas ideias quanto ao que poderia estar causando suas preocupações, como a pessoa se sente sobre elas, como elas afetam seu funcionamento diário e o que ela espera que o médico faça para ajudá-la. Envolvem as pessoas na determinação de metas para aquele encontro e nas decisões sobre exames e tratamento. Usam os registros médicos eletrônicos para promover a colaboração com as pessoas.
- *Habilidades para a anamnese*: rapidamente revisam a lista de problemas, a lista de medicações e as anotações sobre a última consulta antes de encontrar a pessoa. Levantam todas as preocupações da pessoa e, junto com ela, decidem se todas podem ser abordadas na mesma consulta e, então, definem prioridades. Exploram cada preocupação apropriadamente reconhecendo quando é importante suplementar o histórico da pessoa com informações da família, de outros médicos e dos registros médicos anteriores. Reconhecem que características do histórico têm alto valor preditivo. Obtêm dados tendo em mente sua busca por um diagnóstico diferencial, bem como para esclarecer as questões de tratamento; por exemplo, o fato isolado de conhecer o diagnóstico não é suficiente para o planejamento do manejo; o tratamento para uma condição crônica estável será bastante diferente daquele para uma exacerbação aguda. Também são competentes para explorar as narrativas das pessoas e integrar informações relacionadas à doença com os sentidos derivados da narrativa.

- *Habilidades de realizar exames físicos*: seus exames físicos são organizados e realizados habilmente. São capazes de distinguir as variações normais das anormalidades.
- *Raciocínio clínico*: são capazes de aplicar abordagens tanto analíticas quanto não analíticas em seu raciocínio clínico e reconhecer os riscos inerentes dos erros em cada abordagem (Palaccia et al., 2011). Consideram tanto a probabilidade quanto a resolução no desenvolvimento de um diagnóstico diferencial apropriado. São capazes de lidar adequadamente com a incerteza e conseguem reconhecer quando é apropriado tranquilizar a pessoa, usar o tempo como uma ferramenta diagnóstica, investigar de forma mais aprofundada, agir rapidamente ou fazer um encaminhamento. São capazes de priorizar os problemas. Reconhecem que as pessoas consultam os médicos por muitas razões, não só por doenças; conhecem a taxonomia de McWhinney para comportamentos na experiência da doença (McWhinney, 1972) e conseguem modificar sua abordagem para lidar com necessidades específicas das pessoas que atendem. São capazes de tomar decisões apropriadas em relação aos problemas das pessoas, mesmo quando não conseguem estabelecer um diagnóstico definitivo.
- *Apresentação de caso*: suas apresentações de caso são claras e bem organizadas e incluem as informações-chave que usaram como base de suas decisões, incluindo achados negativos importantes. Suas apresentações de caso também incluem um resumo da experiência da doença da pessoa e o modo como as preferências daquela pessoa foram incorporadas aos planos de tratamento.
- *Registros*: suas anotações médicas são um registro conciso, bem organizado e preciso de seus achados e tomada de decisões.

Capacidades específicas para o contexto e o conteúdo

Os dois primeiros conjuntos de qualidades e capacidades são bastante gerais e se aplicam a um amplo espectro de pessoas e seus problemas. Entretanto, o terceiro domínio é altamente específico para o conteúdo e contexto específicos. Por exemplo, os residentes podem ser muito competentes na avaliação e tratamento de pessoas com asma, mas limitados em suas habilidades para lidar com pessoas com diabetes. Isso, em grande parte, reflete suas experiências anteriores com pessoas com condições específicas. Por esse motivo, é importante que os supervisores clínicos avaliem as capacidades de seus residentes em uma série de apresentações clínicas e não pressuponham que, como se mostraram capacitados no manejo da última pessoa atendida com angina, estarão igualmente preparados para a próxima pessoa, que se apresenta com demência. No entanto, uma vez que o supervisor tenha visto os residentes terem um bom desempenho no manejo de várias pessoas com uma série de condições, é razoável supor que se sairão bem com a próxima pessoa que atenderem. Desde que o residente busque assistência quando se sentir fora de seu campo de competência, a segurança da pessoa estará garantida. O supervisor levará em consideração vários fatores relacionados à pessoa a fim de considerar que nível de independência é adequado. A gravidade da condição daquela pessoa, a complexidade das multimorbidades e fatores comportamentais ou sociais desafiadores podem todos merecer uma supervisão mais cuidadosa e afetar o nível de responsabilidade delegada.

Residentes competentes demonstram as seguintes capacidades

- São competentes para aplicar o conhecimento específico da doença na avaliação, adequando sua abordagem ao histórico e ao exame físico.
- São competentes na aplicação de princípios das ciências comportamentais adequados à apresentação de cada pessoa.
- São capazes de aplicar suas competências em diferentes contextos: no consultório de medicina de família, na emergência, em uma enfermaria hospitalar ou em visitas domiciliares. (As habilidades para agir em um ambiente não se transferem necessariamente para as habilidades necessárias em outro ambiente.)
- São competentes no cuidado às pessoas em todos os estágios do ciclo de vida e em diversas populações.

Apresentação de caso e discussão

A apresentação de caso de forma organizada, incluindo só a informação necessária para a avaliação e o tratamento, é uma habilidade complexa aprendida gradualmente pela maioria dos educandos à medida que progridem nos seus estágios clínicos. Um dos desafios para os educandos é a falta de qualquer formato-padrão: cada professor parece querer uma abordagem diferente. A maioria dos professores gosta de começar com informações demográficas básicas (p. ex., "Mary Smith é uma mulher branca, casada, de 64 anos..."), mas há pouca concordância sobre o que deve vir a seguir. Alguns professores preferem fazer o educando apresentar uma lista completa de problemas seguida de uma lista de queixas que a pessoa apresentou; outros querem ouvir mais sobre a situação pessoal da pessoa (p. ex., sua situação de vida, emprego). Alguns preferem um formato orientado para o problema, outros, um esquema mais tradicional. É importante não deixar que o educando fique adivinhando; faça-os saber qual o formato preferido para a apresentação de caso e lhes entregue um breve folheto com as informações. A sugestão de que suas apresentações de caso devem incluir informações sobre a situação de vida da pessoa, suas ideias sobre o que está errado com ela e suas preferências de tratamento expressa uma mensagem robusta sobre a importância de se usar uma abordagem centrada na pessoa no cuidado. (*Ver* Cap. 12 para uma descrição do relato de caso centrado na pessoa.)

Enquanto escutam a apresentação de caso, os professores podem rapidamente reconhecer um padrão familiar de doença ou podem estar desenvolvendo hipóteses sobre os diagnósticos da pessoa e considerando o que deve ser feito a seguir. Pode haver muitas perguntas para explorar o diagnóstico diferencial, mas é melhor guardá-las para depois da apresentação. Da perspectiva dos educandos, a apresentação ideal é aquela que não é interrompida a todo momento; as interrupções podem confundi-los e são frequentemente vistas como críticas ao que apresentaram (Lingard et al., 2003). Os educandos também tendem a minimizar a incerteza por considerarem-na um sinal de fraqueza, enquanto os professores precisam saber quando o educando tem dúvidas para explorar essas áreas mais detalhadamente. As interrupções podem ser valiosas para ajudar o educando a se manter no caminho ou voltar a ele, para explorar áreas importantes omitidas pelo educando e para esclarecer uma questão a ser ensinada. É preciso ter cuidado para que esses "desvios" não tirem a apresentação de seu rumo, fazendo informações importantes serem deixadas de lado; por exemplo, quando um educando apresenta uma pessoa com diabetes, é tentador para o professor se lançar ao seu roteiro favorito de ensino sobre o diabetes. Se a apresentação de caso se arrasta, o professor pode ficar preocupado com o atraso em seus horários e seguir adiante para ver a pessoa antes de o educando ter lhe falado sobre os outros problemas, potencialmente graves, colocados mais adiante em sua lista de problemas.

Muitas vezes, é valioso fazer os educandos apresentarem seus achados na presença da pessoa (Rogers et al., 2003). Isso economiza tempo, as pessoas preferem, pode trazer informações sobre a interação entre o educando e a pessoa e facilita o ensino das habilidades clínicas. Também dá à pessoa uma oportunidade de corrigir qualquer informação errada e a garantia de que o professor ouviu a história completa. Entretanto, os educandos devem alertar seu professor se a pessoa tiver questões muito íntimas ou uma condição potencialmente grave. Nesse caso, pode ser preferível discutir o caso primeiro longe da pessoa. Às vezes, isso é útil para facilitar a exploração do raciocínio clínico do educando. Além disso, alguns educandos não têm segurança e se sentem muito desconfortáveis quando fazem a apresentação na frente das pessoas. Nesse caso, é melhor deixá-los apresentar em particular até que ganhem confiança.

Os educandos devem ser capazes de apresentar os casos sem ter que ler suas anotações clínicas. Entretanto, os iniciantes podem precisar usar cartões como apoio para manterem a organização e não deixar nenhuma informação importante de fora. É importante que os educandos aprendam a apresentar de forma que "construam o caso" para seu diagnóstico, em vez de usarem a mesma ordem em que os dados foram coletados. Para o educando que tem dificuldades em preparar uma apresentação de caso concisa, os professores podem sugerir o seguinte: "Resuma a situação da pessoa em três frases". Essa pode ser uma ótima estratégia para que aperfeiçoem suas habilidades de apresentação de caso e se preparem para as apresentações de caso por telefone, que frequentemente precisam ser breves.

Sugestões para a supervisão clínica

- Concentre-se em um aspecto da entrevista por dia, como, por exemplo, a determinação inicial de todas as preocupações da pessoa, como explicar o plano de tratamento para a pessoa ou como elaborar o plano de manejo em conjunto. A concentração em uma habilidade por dia combina bem com o que sabemos sobre a prática deliberada: concentrar-se em uma tarefa muito específica e repeti-la muitas vezes, recebendo avaliação sobre o desempenho após cada tentativa até que aquela tarefa seja dominada (Ericsson, 2008).
- Pergunte "o que mais pode ser?" quando estiver trabalhando com residentes com bom desempenho, que têm uma boa base de conhecimento e excelentes habilidades de raciocínio clínico. Por vezes, esses residentes se tornam excessivamente seguros e acabam tomando muitos atalhos. Sua experiência em geral não é boa o suficiente para que confiem exclusivamente no reconhecimento de padrões.
- Use o monitor de vídeo para observar a interação entre o residente e a pessoa. Essa é uma boa estratégia para dar aos educandos e residentes um melhor

senso de estarem por sua própria conta e serem responsáveis pelas decisões de cuidado das pessoas. É particularmente valioso para monitorar as habilidades de comunicação e relacionamento.

- Lide com as incertezas. É importante ajudar os residentes, especialmente nos últimos anos, a aprender como lidar com o desconforto da tomada de decisões em condições de incerteza. Precisam aprender como diferenciar a incerteza relacionada às suas próprias necessidades de aprendizagem da incerteza inerente à condição da pessoa, bem como reconhecer quando precisam de ajuda. Precisam aprender como avaliar a gravidade da condição de uma pessoa quando não conseguem estabelecer um diagnóstico.
- Use perguntas com "e se...?" para desafiar os residentes mais fortes – por exemplo: e se essa pessoa com pneumonia tivesse viajado recentemente para um lugar específico? E se fosse em um ambiente rural? E se fosse uma criança ou um idoso? E se você estivesse atendendo em um lugar remoto?
- Demonstre os aspectos do exame físico no próprio residente – por exemplo, com que força apertar os seios nasais ou as junções costocondrais para diagnosticar a dor costocondral.
- Dê mais independência aos residentes. Aprenderão mais se tiverem que assumir mais responsabilidades pelas decisões sobre o cuidado às pessoas e não se acomodarem por saber que seu professor os socorrerá. Forçar os residentes a tomarem suas próprias decisões os ensina muito mais do que se eles apenas assistirem passivamente ao que faz o professor.
- Se houver tempo, considere a possibilidade de lhes proporcionar a oportunidade imediata para que pratiquem a habilidade que acabaram de aprender; por exemplo, se acabaram de receber ajuda de seu supervisor para dar instruções a uma pessoa, será útil para a consolidação de sua aprendizagem ter a chance de praticar essa habilidade para a educação das pessoas, enquanto seu professor faz o papel da pessoa. Isso poderá ser feito em apenas 2 a 3 minutos, mas trará dividendos para a aprendizagem. Outro uso valioso da dramatização é o ensaio logo antes de atender uma pessoa; por exemplo, podem receber instruções sobre como perguntar sobre adesão ao tratamento ou sobre como dar más notícias e, logo em seguida, ter a oportunidade de colocar em prática com o professor fazendo o papel da pessoa.
- Forneça a eles um modelo conceitual. Os do tipo árvore ou diagrama para decisão são úteis para organizar grandes volumes de dados ou descobrir lacunas nas informações. Quando os educandos estão confusos, ou o problema de uma pessoa não está claro, é muitas vezes útil descrever a situação como mostrado na Figura 11.3. Nessas situações, é comum haver um grande volume de dados sobre as doenças da pessoa e até mesmo algumas ideias sobre sua experiência da doença. Entretanto, geralmente as seções sobre "Pessoa" e "Contexto" contêm poucas informações. Uma representação visual auxilia o aluno a reconhecer as deficiências de seu entendimento da pessoa e sugere em que área deve fazer novos questionamentos. O diagrama também pode ser usado para documentar o conhecimento acumulado sobre a pessoa.

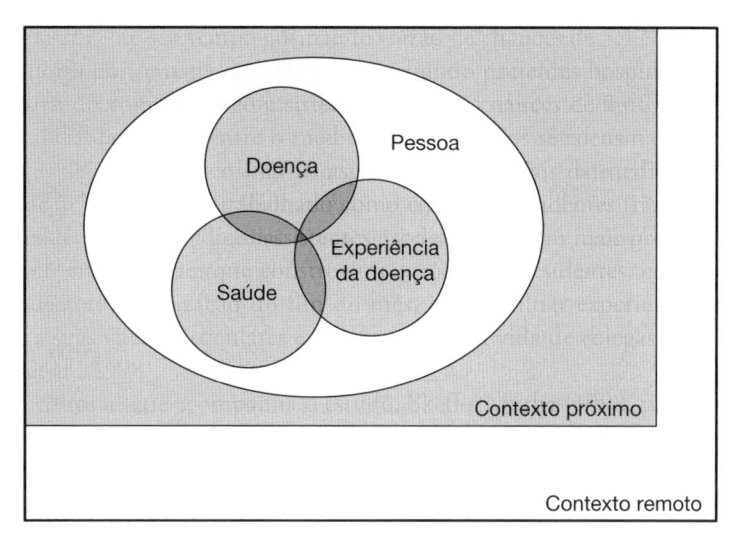

CAPÍTULO 11 ENSINANDO O MÉTODO CLÍNICO CENTRADO NA PESSOA: SUGESTÕES...

FIGURA 11.3 A pessoa como um todo.

Quando um aluno tem dificuldades em trabalhar com uma pessoa, a origem do problema está muitas vezes relacionada com o estabelecimento de um plano conjunto de manejo. O Quadro 11.1 apresenta um exemplo de grade para identificar as discordâncias entre a pessoa e o médico em relação ao tratamento. Em nossa experiência, as interações difíceis se refletem em diferenças de opinião sobre a natureza do problema, as metas de tratamento e os papéis da pessoa e do médico. Ao preencher a grade, o conflito se torna evidente e leva naturalmente a uma discussão sobre como lidar com as diferenças.

QUADRO 11.1 Elaborando um plano conjunto de manejo dos problemas

Questão	Pessoa	Médico
Problemas		
Metas		
Papéis		

- Quando os educandos chegam ao limite de seu conhecimento, pergunte como vão procurar entender mais sobre aquelas questões. Marque um tempo definido para acompanhar o que aprenderam. Os educandos lembrarão mais se tiverem se esforçado para achar a resposta por sua conta. Os professores efetivos conhecem seus educandos suficientemente bem para poder julgar que nível de desafio é apropriado: um nível excessivo os sobrecarregará, mas um nível muito baixo limitará sua aprendizagem (Ambrose et al., 2010). Quando a decisão não puder esperar, talvez você tenha que oferecer uma sugestão. Se possível, ofereça opções e encoraje os educandos a escolher uma delas e explicar sua escolha. Use perguntas para esclarecer o que os educandos estão dizendo, e não para sondar a ignorância deles.
- A revisão de protocolos é especialmente útil para avaliar os pontos fortes da evidência para as conclusões diagnósticas do aluno e a proposta de exames e manejo. Os dados tradicionais precisam ser modificados para se adequarem ao método clínico centrado na pessoa. Por exemplo, os estudantes devem incluir informações sobre a experiência da doença da pessoa (sentimentos, ideias, efeitos em seu funcionamento e expectativas).
- A revisão de vídeos é valiosa para ajudar os educandos a examinar suas habilidades de comunicação e seu processo de raciocínio (Vassilas e Ho, 2000; Nilson e Baerheim, 2005; Kelly, 2012). Apresenta a vantagem especial de permitir que os educandos monitorem seu próprio desempenho, com o professor agindo como facilitador ou não. Permite que a ocasião de ensinar seja postergada até que haja mais tempo disponível para analisar o vídeo. A gravação em vídeo estimula a lembrança do aluno de seus processos de pensamento durante a consulta e pode ser usada para explorar por que fizeram certas perguntas, por que ignoraram outras e por que não fizeram perguntas que estavam em suas mentes. Estudos sobre o uso das gravações de vídeo para ensinar as habilidades para entrevistar mostram vantagens significativas. Por exemplo, Verby e colaboradores (1979) estudaram o impacto da revisão por pares realizada por clínicos para entrevistas de seus colegas gravadas em vídeo. Um grupo-controle apresentou gravações de vídeo que não foram discutidas. O grupo de aprendizagem com pares aprendeu mais em vários aspectos em comparação com o grupo-controle: captaram mais sinais indicativos; esclareceram mais; facilitaram mais; melhoraram seu estilo de fazer perguntas; encerraram as entrevistas de maneira mais harmônica. Maguire e colaboradores (1989) encontraram resultados semelhantes em uma série de estudos controlados de boa qualidade. Mesmo 4 a 6 anos mais tarde, os educandos que haviam sido avaliados a partir das entrevistas gravadas em vídeo tinham maiores probabilidades que o grupo-controle de ainda reter suas habilidades.
- Aprender a partir de modelos não deve ser uma atividade passiva. Os educandos devem ser preparados por seus professores para se concentrarem em comportamentos específicos e, depois, terem a oportunidade de discutir suas observações. Antes de o professor e o educando entrarem na sala de exames, é útil o supervisor explicar suas metas e as técnicas específicas que pretende usar. Por exemplo, se o aluno já conversou com a pessoa, mas não conseguiu

determinar sua experiência da doença, o professor pode lembrá-lo das quatro dimensões que devem ser avaliadas e brevemente delinear o tipo de perguntas que devem ser feitas. Após o encontro com a pessoa, os dois discutem as observações do aluno e as razões do professor para certas ações.

O modelo de preceptoria em um minuto

O ensino em um ambiente clínico tem que tomar pouco tempo. Há evidências suficientes de que o modelo de Preceptoria em Um Minuto, também conhecido como Método das Cinco Micro-habilidades (Neher e Stevens, 2003), é uma abordagem efetiva (Furney et al., 2001; Aagard et al., 2004). Esse modelo é um conjunto de habilidades clínicas básicas de ensino que são efetivas em muitas situações de ensino. Algumas ou todas essas habilidades podem ser aplicadas após um educando ter apresentado um caso, de forma a potencializar sua aprendizagem. Entretanto, não devem ser usadas como uma receita de bolo: em algumas situações, outras habilidades deverão ser usadas.

- *Obter comprometimento com o caso.* Isso significa que os educandos devem se comprometer com uma opinião sobre o diagnóstico, a investigação ou o tratamento. Precisam se sentir suficientemente à vontade com seu professor para serem capazes de se arriscar ao se comprometerem com o caso. Comprometendo-se, sentem-se mais responsáveis e mais motivados para aprender.
- *Buscar evidências para confirmação.* Peça aos educandos que apresentem as razões e as evidências para seu comprometimento, ou seja, como chegaram às suas conclusões. Isso fará o preceptor conseguir entender pontos importantes do conhecimento dos educandos, bem como sobre suas habilidades de raciocínio e suas necessidades de aprendizagem. Esse processo é parte importante da avaliação das necessidades do educando naquele momento. É claro que os professores também estarão, ao mesmo tempo, formando uma opinião sobre os pontos fortes e fracos do educando durante a apresentação do caso e a subsequente sessão de perguntas.
- *Ensinar regras.* Por exemplo, diga-lhe "Quando a hipertensão de uma pessoa não está bem controlada, pergunte se tem tomado sua medicação corretamente e sobre seu consumo de álcool" ou faça uma recomendação para que leia sobre um assunto específico. Melhor ainda, pergunte ao educando que mensagem ele obtém de sua experiência com uma pessoa específica. As regras aumentam a probabilidade de um educando ser capaz de aplicar o que aprendeu para outro caso semelhante. Algumas vezes, poderá haver tempo para fazer uma exposição bem curta, uma breve revisão das linhas gerais sobre uma especificidade clínica que talvez seja difícil de encontrar nos livros. Ter um arquivo com artigos ou anotações permite que os professores os distribuam para os educandos para reforçar e ampliar o que foi ensinado. Também é útil ter uma lista de boas referências na internet para que o educando possa consultá-las posteriormente. Ter uma pequena biblioteca de textos fundamentais e atualizados também é valioso como referência quando surgem questões clínicas, se bem que hoje isso é menos necessário por causa dos tantos recursos disponí-

veis na internet, incluindo textos completos de livros básicos nos sistemas de bibliotecas universitárias.
- *Enfatizar o que está correto.*
- *Corrigir o que está errado.* Esses dois últimos importantes elementos do modelo de Preceptoria em Um Minuto são aprofundados na seção sobre avaliação de desempenho, mais adiante neste capítulo.

Estrutura do método SNAPPS

O método SNAPPS é especialmente útil para os educandos ou residentes que se sentem confiantes e estão prontos para assumir mais responsabilidades por sua própria aprendizagem. Nesse modelo, o educando assume o controle da discussão sobre a apresentação de caso. SNAPPS é um acrônimo que descreve os seis passos a seguir:

1. **S** – Sintetizar brevemente o histórico e os achados (em geral, em não mais do que 3 minutos). Este passo deve incluir uma descrição de quem a pessoa é, uma lista completa de seus problemas e sua preocupação atual, seguida de um breve histórico e achados dos exames físico e complementares para cada problema ativo. Deve ser limitada aos achados positivos e negativos mais importantes e relevantes.
2. **N** – Limitar [*narrow*] o diagnóstico ou o tratamento de cada problema ativo a 2 ou 3 possibilidades relevantes. Isso é semelhante ao comprometimento do modelo de Preceptoria em Um Minuto.
3. **A** – Analisar a fundamentação pela revisão dos achados ou do exame das evidências – comparar e estabelecer as diferenças entre as possibilidades. Neste passo, o educando apresenta o raciocínio que seguiu para aceitar ou excluir cada possibilidade diagnóstica.
4. **P** – Perguntar para o preceptor sobre incertezas ou pedir sua ajuda para revisar parte do exame físico.
5. **P** – Planejar o tratamento – o que, em geral, é feito em colaboração do professor.
6. **S** – Selecionar uma questão relacionada ao caso para aprendizagem autodirigida.

Alguns professores adicionariam mais um **S**: Solicitar avaliação do desempenho.

Há muitas semelhanças com o modelo de Preceptoria em Um Minuto, exceto o fato de que, no SNAPPS, o educando direciona o processo, e o professor pode ficar relativamente em silêncio até que o educando lhe apresente suas incertezas. Entretanto, o professor pode se envolver de forma bastante ativa na conversa se o educando estiver com dificuldades, para, por exemplo, orientar o educando a considerar outros diagnósticos possíveis ou opções de tratamento, bem como para corrigir quaisquer erros. Inicialmente, o professor poderá ter de orientar o educando, mas logo deverá encorajá-lo a assumir o papel principal. A principal função do professor é servir de orientador. Tanto o modelo de Preceptoria em Um Minuto quanto o SNAPPS têm por foco o diagnóstico e o tratamento e tendem a ignorar questões relacionadas com comunicação, relacionamentos e desenvolvimento.

Para lidar com essa lacuna, existe a supervisão baseada em narrativas, uma abordagem desenvolvida por Launer e colaboradores (Launer e Lindsey, 1997; Halpern e Morrison, 2012). Nessa abordagem, o educando apresenta uma questão ou preocupação ao supervisor, cujo papel é ajudar o educando a examinar a questão, fazendo-lhe uma série de perguntas abertas curtas. A meta é ajudar o educando a refletir sobre a história que está contando para o professor sobre aquela questão, de forma que possa levar em consideração narrativas alternativas. A conversa entre o professor e o educando é uma forma de narrativa compartilhada que deve levar a uma nova forma de ver e pensar sobre a questão ou preocupação. "O supervisor aceita a narrativa do educando supervisionado e não lhe oferece nenhuma interpretação ou conselho, mas permite que ele desenvolva sua própria solução" (Halpern e Morrison, 2012, p. 51). Essa abordagem está de acordo com a abordagem centrada no aprendiz, descrita no Capítulo 9, e pode tratar de questões importantes relacionadas ao desenvolvimento do educando como médico.

Perguntas: uma ferramenta fundamental do ensino

As perguntas são a ferramenta principal dos professores para estimular o raciocínio do educando. É útil fazer perguntas do nível mais baixo ao mais alto de complexidade e iniciar com o participante com menos experiência na equipe. Evite pedir que um iniciante responda algo que um participante mais experiente não conseguiu responder, pois poderá ser humilhante para o mais experiente. Crie um ambiente seguro no qual qualquer um possa dizer "eu não sei", mesmo o professor (Lake et al., 2005). Informe aos educandos que frequentemente se aprende mais com uma resposta incorreta do que com uma correta, pois poderá evidenciar um mal-entendido que precisa ser esclarecido. Isso deverá encorajar os educandos a responder com seu melhor palpite e nunca ficar em silêncio. Em algumas ocasiões, faça outra pergunta logo após uma resposta correta para confirmar como o educando chegou àquela resposta, pois o educando poderá ter chegado à resposta certa pelas razões erradas. Certifique-se, ao fazer perguntas, de envolver todos os que participam das visitas às enfermarias. Algumas das perguntas mais úteis que o professor poderá fazer são:

- "O que você acha que está acontecendo com esta pessoa?"
- "Como você chegou a essa conclusão?" ou "Qual a evidência para essa conclusão?"
- "O que mais poderia ser?"
- "O que você acha que deveríamos fazer a seguir?"
- "Como você explicaria isso para a pessoa?"
- "Quais são as ideias e preocupações desta pessoa?"
- "O que você está sentindo neste momento a respeito desta pessoa?", "O que nesta pessoa faz você se sentir dessa forma?"
- "De que forma você pode ajudar e reconfortar esta pessoa?"

Erros comuns ao fazer perguntas

- Fazer perguntas que exigem a memória, mas não o raciocínio – por exemplo: "Qual a dose inicial da pravastatina?". Essa pergunta é trivial, e a resposta pode ser facilmente pesquisada. No entanto, é importante saber a dose correta de medicação necessária em uma emergência, quando qualquer demora pode ser prejudicial para a pessoa atendida.
- Não esperar tempo suficiente para a resposta. Esperar por apenas alguns segundos a mais aumenta a probabilidade de os estudantes responderem e levará a melhores respostas (Rowe, 1986). Se a pergunta for seguida de silêncio, espere por pelo menos 10 segundos antes de reformulá-la ou dar mais informações.
- Evitar fazer perguntas que induzam a uma resposta, perguntas que sugiram uma resposta específica. Por exemplo: "Você não acha que é mais provável que seja insuficiência cardíaca, considerando os achados da ausculta e o ritmo muito acelerado?".
- Humilhar os educandos por não saberem a resposta. Quando isso acontece, o professor perde o respeito dos educandos, que ficam receosos e aprendem menos. Até mesmo uma resposta errada pode ser parcialmente correta. Os professores podem responder da seguinte forma: "Você está certo em parte, mas há outro aspecto que precisamos levar em consideração...".

DEPOIS

Nesta seção, faremos uma análise detalhada da avaliação sobre o desempenho com exemplos de métodos mais e menos efetivos e abordaremos seu impacto emocional, o papel do educando nas conversas sobre avaliação de desempenho e dois métodos populares de avaliação de desempenho: Regras de Pendleton e ALOBA (acrônimo para análise orientada pelos objetivos do educando e baseada em resultados; do inglês, *Agenda-Led, Outcome-Based Analysis*). Concluímos com uma discussão sobre a reflexão tanto para educandos quanto para professores.

Conversas sobre avaliação de desempenho no ensino e aprendizagem clínicos

A avaliação de desempenho é a "informação passada ao educando com o objetivo de modificar sua forma de pensar ou agir para aprimorar sua aprendizagem" (Shute, 2008, p. 153). Essa informação poderá vir da própria observação das consequências de suas ações, de suas reflexões pessoais, de observações de seus pares ou de seus professores. Em um passado não muito distante, quando as abordagens centradas no professor dominavam a forma de pensar a educação médica, a avaliação de desempenho consistia em pronunciamentos referenciais dos professores sobre o desempenho dos educandos: o que haviam feito certo, o que haviam feito errado. Frequentemente, era uma experiência desagradável e por vezes humilhante. O papel do aprendiz na recepção dessa avaliação era passivo: esperava-se que aceitasse as opiniões de seus professores sem questioná-las e que mudasse seu comportamento de acordo com essas opiniões.

Mais recentemente, as abordagens centradas no educando assumiram destaque na educação médica (Ludmerer, 2004). Nessas abordagens, a avaliação de desempenho é uma tarefa colaborativa na qual os professores e os educandos exploram juntos o desempenho do educando, procurando entender melhor como se deu, o que foi bem e o que poderia ter sido melhor. A definição de avaliação de desempenho a seguir reflete essa abordagem: "A avaliação de desempenho construtiva é a arte de manter conversações com os educandos sobre o desempenho deles" (Mohanna et al., 2004). Na mesma linha, Jenny King (1999, p. S4) comentou: "Dar retorno sobre o desempenho não é apenas oferecer um julgamento ou avaliação. É proporcionar um entendimento. Sem um entendimento sobre seus pontos fortes e suas limitações, [os estagiários] não conseguem progredir ou resolver dificuldades". Por exemplo, um entendimento mais profundo sobre o que foi bem feito permite que o educando atinja os mesmos resultados por sua própria escolha em ocasiões futuras. Uma conversa efetiva sobre avaliação de desempenho responde a três questões:

1. Para onde estou indo (quais são as metas)?
2. Como estou me saindo (que progresso está sendo feito na direção das metas)?
3. Para onde ir a seguir (que atividades devem ser realizadas agora para avançar mais)? (Hattie e Timperley, 2007)

A avaliação de desempenho é essencial para a aprendizagem (Cantillon e Sargeant, 2008). Sem avaliação de desempenho, o educando pode realizar uma tarefa repetidas vezes, mas nunca saberá se está fazendo da forma correta. Em várias pesquisas, os resultados de tamanho de efeito mostraram que a avaliação de desempenho é uma das influências mais poderosas na aprendizagem (Hattie e Timperley, 2007; Norcini, 2010) "Na verdade, no contexto educacional, argumenta-se hoje que a aprendizagem é o propósito principal da avaliação" (Norcini e Burch, 2007, p. 855). Entretanto, alguns estudos mostram que a observação da atuação dos educandos e residentes não é suficientemente frequente e que a avaliação de desempenho que recebem é muitas vezes vaga e inútil (Day et al., 1990; Bing-You e Trowbridge, 2009; Perera et al., 2008). A avaliação é importante durante todas as fases da educação: durante a orientação (avaliação de necessidades); durante todo o programa educacional (avaliação continuada); e na conclusão do programa (avaliação somativa para certificar a competência). A avaliação somativa periódica é importante para garantir que os educandos estão no caminho para completar o programa educacional com sucesso e para identificar os educandos ou residentes com dificuldades ou os que não estão atingindo os objetivos educacionais e que precisam de oportunidades educacionais adicionais ou modificadas ou de outras intervenções para lidar com suas necessidades individuais.

A avaliação regular dos educandos e residentes é importante para garantir a segurança das pessoas que buscam cuidados médicos. Em um serviço médico movimentado, os professores podem supor que um educando mais experiente ou um residente será capaz de examinar as pessoas sem supervisão direta. Podem observar aquele aprendiz algumas vezes e, sentindo-se satisfeitos com seu desempenho, supor que poderão ir adiante com supervisão mínima. Os supervisores precisam observar amostras do comportamento para muitos tópicos diferentes em ambientes diferentes a fim de obterem um senso geral de competência. Se a amostra for pequena demais, poderão ser levados a uma conclusão errônea. Os educandos podem auxiliar os supervisores a obterem informações mais acuradas para a avaliação de suas capacidades ao abertamente apresentarem seus pontos fracos ou áreas de dificuldades e ao regularmente solicitarem avaliação de seu desempenho.

Como os educandos podem contribuir para a conversa de avaliação de desempenho

Os supervisores devem reconhecer que a autoavaliação dos educandos e residentes é inevitavelmente inexata (Davis et al., 2006). Em seu artigo seminal *'I'll Never Play Professional Football' and Other Fallacies of Self-Assessment*, Eva e Regehr (2008) sugerem que os programas não devem tentar melhorar a qualidade da autoavaliação (que consideram ser impossível); em vez disso, devem concentrar-se na *busca autodirigida por avaliação*. Outros autores argumentam que o hábito de buscar avaliação de desempenho é essencial para a aprendizagem permanente pelo resto da vida (Duffy e Holmboe, 2006). Em um estudo realizado por Milan e colaboradores (2011), os estagiários em clínica médica participaram de uma oficina com duração de 90 minutos sobre como solicitar uma avaliação de seu desempenho aos seus supervisores e aos residentes. Os educandos "eram encorajados a ter uma atitude de prontidão emocional para aprender a partir de seus erros e para ajudar seus instrutores a formularem suas avaliações de desempenho ao lhes fazerem perguntas específicas" (2011, p. 905). Antes da oficina, 39% dos educandos indicaram nunca pedir avaliação de seu desempenho, mas esse número foi de apenas 3,5% após a oficina. Oitenta e quatro por cento afirmaram que a avaliação de desempenho os ajudou a aperfeiçoar suas habilidades clínicas.

Os educandos e os residentes podem auxiliar seus professores a lhes proporcionar avaliação de desempenho útil de diversas maneiras (Rudland et al., 2013). Os professores podem, por exemplo, oferecer a seguinte lista de sugestões para seus educandos:

- Peça para seu supervisor observar como você realiza uma tarefa específica (p. ex., examinar o joelho, dar más notícias ou explicar o plano de tratamento para uma pessoa) e solicite avaliação de um aspecto específico em seu desempenho. Fazer comentários específicos sobre como você acredita ter se saído é útil para iniciar a conversa sobre seus pontos fortes e as áreas a serem melhoradas. O melhor da avaliação de desempenho é ter uma conversa com seu professor com o propósito de tentar entender em um nível profundo o que foi bem, o que você fez para que fosse bem e o que poderia ter feito de forma ainda melhor.
- Se a avaliação de desempenho for vaga ou generalizada, mesmo que positiva, peça sugestões sobre como melhorar; diga, por exemplo: "Será que você pode me ajudar a pensar como eu poderia ter atuado de forma ainda melhor?". Ou solicite comentários sobre aspectos específicos de uma interação com uma pessoa – por exemplo: "Achei que a anamnese estava indo bem até que comecei a perguntar sobre seu relacionamento com sua esposa. Naquele momento,

ele começou a me dar respostas secas e curtas e parecia não querer mais falar a respeito. Não consegui pensar em uma forma de voltar ao modo adequado. O que você faz nessas situações?".
- Se você receber uma avaliação de desempenho negativa, pare e pense antes de responder. A dor inicial da avaliação de desempenho negativa vai diminuir aos poucos. Resista à tentação poderosa de se explicar. "Bom, eu fiz isso porque...", "Isso aconteceu porque eu...". As explicações impedem o recebimento adicional de avaliação de seu desempenho, pois são interpretadas como afirmações de que você não está pronto para escutar além daquilo. Os educandos focados na aprendizagem usam a avaliação de desempenho como uma ferramenta para ajudá-los a melhorar; os educandos focados no desempenho são mais preocupados em demonstrar sua competência para os outros. Pesquisas mostram que aqueles que têm um direcionamento para a aprendizagem têm menos probabilidades de desistir e estão mais dispostos a lidar com tarefas difíceis ou desafiadoras nas quais o sucesso é menos provável (Archer, 2010).
- Indique verbal e não verbalmente que você valoriza a avaliação de desempenho, mesmo se discordar dela. Lembre que os professores geralmente não se sentem à vontade para avaliar desempenhos negativamente e que é preciso coragem para falar com você a respeito de suas preocupações. Use expressões faciais e concorde com movimentos de cabeça para mostrar que reconhece a avaliação de desempenho. Faça perguntas para esclarecer o entendimento. Sintetize e apresente sua reflexão sobre o que escutou para mostrar que está realmente escutando. Peça que o professor repita se você não entender completamente.
- Tente manter seu julgamento em suspenso; esforce-se para aceitar a avaliação de desempenho como possivelmente correta. Entretanto, não tome a avaliação de desempenho negativa como algo pessoal, não a entenda fora de proporção e nem suponha que tudo que você faz é ruim. Use a regra do 1%: suponha que toda avaliação de desempenho é sempre parcialmente correta, pelo menos 1%. Suponha que é construtiva até que se prove o contrário. Os outros frequentemente conseguem nos ver como melhores do que nós nos vemos. Aceite o que foi dito positivamente (para pensar a respeito) em vez de desconsiderar tudo (para autoproteção).
- Mostre consideração com a pessoa que está avaliando seu desempenho.
- Arranje um tempo após a avaliação para refletir sobre as informações recebidas e escolher áreas específicas para aperfeiçoamento. Use a avaliação de desempenho para esclarecer suas metas e traçar seu progresso em direção a elas.

A avaliação de desempenho e as emoções (Molloy et al., 2013)

Apesar de a avaliação de desempenho ser "a pedra basilar do ensino clínico efetivo" (Cantillon e Sargeant, 2008), oferecer avaliação é um desafio por causa das múltiplas necessidades que essa ação deve satisfazer: a necessidade fundamental de proteger a segurança das pessoas atendidas, a necessidade de garantir que a avaliação de desempenho seja honesta e acurada e a necessidade de proteger a autoestima do educando. "As emoções dos educandos influenciam fortemente a forma com que são capazes de receber e processar a avaliação de desempenho, e por vezes o valor de tal avaliação pode ser eclipsado pelas reações dos educandos à avaliação" (Värlander, 2008, p. 146). Quando a avaliação que critica certo desempenho é sentida como um julgamento sobre a pessoa, as observações podem ser exageradamente ampliadas, o que pode afetar a autoestima e a confiança. É mais útil apresentar avaliações sobre deficiências como sugestões de aperfeiçoamento do que como uma lista de pontos fracos. A avaliação de desempenho positiva tende a produzir sentimentos de bem-estar e energia nos educandos, mas, quando negativa, dá origem a sentimentos de ansiedade e depressão. Os educandos que recebem avaliação de desempenho negativa podem descartá-la como inútil, pesada demais, negativamente crítica e controladora (Baron, 1988). Apresentar a avaliação de desempenho positiva primeiro torna a avaliação negativa mais tolerável e fácil de ser aceita. Envolver os educandos na discussão sobre a avaliação de desempenho faz ela se tornar menos ameaçadora e mais efetiva. A avaliação de desempenho por pares é menos intimidadora porque é reconfortante saber que os outros compartilham das mesmas dificuldades. Quando os educandos sentem sua falta de poder e de reconhecimento por parte de seus professores, podem ter sentimentos de medo, ansiedade e baixa autoestima.

Um importante trabalho, conduzido por Mann e colaboradores (2011), descreveu algumas das tensões que interferem no processo de avaliação de desempenho. Por exemplo, os educandos podem querer receber avaliação sobre seu desempenho, mas, ao mesmo tempo, temer receber informações desaprovadoras. Podem querer ser capazes de fazer perguntas e aprender com a avaliação recebida de outros, mas não querem parecer incompetentes ou compartilhar as áreas em que são deficientes. Os estudos sobre avaliação de desempenho destacam a importância do desenvolvimento de uma relação entre o professor e o educando que ofereça apoio e na qual se sintam seguros para mostrar suas dificuldades. Se os educandos não confiarem na intenção positiva de seus professores, poderão ignorar qualquer avaliação negativa que seu supervisor lhes der e não aprender a partir dela. A formação médica poderá ser ineficaz se for estruturada de forma que a avaliação de desempenho seja feita por vários supervisores, frequentemente de diferentes especialidades clínicas. É importante que os educandos tenham uma relação continuada com um número pequeno de supervisores que respeitem e em quem confiem. A "cultura da avaliação" precisa mudar e passar daquela em que qualquer necessidade de aprendizagem é vista como uma deficiência a ser criticada para um modelo em que a avaliação de desempenho seja vivida como uma dádiva para que a aprendizagem seja aperfeiçoada. Reformular o papel do supervisor como treinador em vez de juiz pode ser um passo na direção certa. O papel do preceptor é apontar áreas em que o educando teve um bom desempenho, identificar as abordagens que poderá usar para que seu desempenho seja ainda melhor e, então, junto com o educando, desenvolver um plano para aprender e praticar as novas habilidades.

Modelos para a avaliação de desempenho

É útil ter um modelo para realizar a avaliação de desempenho. Os dois modelos a seguir são usados para ensinar habilidades de comunicação. Pendleton e colaboradores (2003) desenvolveram um modelo popular, chamado de regras de Pendleton, que foram "desenvolvidas para criar um ambiente seguro no qual os educandos possam responder positivamente a recomendações, evitando atitudes defensivas. Nesse ambiente, os educandos podem se arriscar no seu desenvolvimento e experimentar sem medo" (2003, p. 77). Antes ou no início da sessão de avaliação de desempenho, o professor e o educando devem esclarecer o processo: a distribuição do tempo para a discussão, as prioridades do educando, as prioridades do professor e os papéis e responsabilidades de cada um. É importante que haja um foco claramente estabelecido para a conversa de avaliação de desempenho. Não é justo trazer à tona preocupações a respeito de uma questão que não estava na lista de prioridades, a não ser que haja um acordo mútuo quanto a isso. A própria sessão de avaliação de desempenho se organiza por quatro regras, ou princípios, que devem ser aplicados de forma flexível, dependendo das circunstâncias.

1. Esclareça brevemente quaisquer fatos (mas sem perguntas retóricas, por favor!).
2. Encoraje o educando a iniciar a avaliação.
3. Aborde o que foi bem feito primeiro.
4. Faça recomendações em vez de mencionar pontos fracos. (Pendleton et al., 2003, p. 77)

A avaliação de desempenho positiva preserva ou melhora o autorrespeito do educando, enquanto a avaliação negativa prejudica seu autorrespeito e leva a atitudes defensivas ou à resistência a mudanças.

O modelo ALOBA tem muitas semelhanças com a abordagem de Pendleton, mas é mais elaborado (Kurtz et al., 2005). É geralmente usado com um grupo pequeno de educandos. O primeiro passo é organizar o processo de avaliação de desempenho.

- Inicie com as prioridades do educando, ou seja, os problemas para os quais o educando gostaria de obter ajuda.
- Examine os resultados que o educando e a pessoa que ele atende estão tentando alcançar, pois isso encoraja a adoção de uma abordagem de solução de problemas.
- Primeiro, motive-os para a autoavaliação e a solução de problemas por eles mesmos.
- Envolva todo o grupo na solução de problemas, de forma a ajudar aquele educando específico e a eles mesmos em situações semelhantes.

Depois, avaliem o desempenho um do outro.

- Use linguagem descritiva para encorajar a adoção de uma abordagem não crítica e seja tão específico quanto possível para evitar as generalizações indefinidas.
- Faça a avaliação de desempenho de forma equilibrada, aprendendo com o que estava bem e com o que não funcionou tão bem.
- Ofereça opções e sugestões; construa alternativas em vez de fazer comentários prescritivos; a avaliação deve ser feita com o espírito de ideias para serem consideradas pelo avaliado.
- Demonstrem respeito e sejam sensíveis uns com os outros.

Depois, consolide a aprendizagem.

- "Ensaie" as sugestões: todos os participantes do grupo experimentam formas alternativas de expressão por meio de dramatizações.
- Valorize a entrevista avaliativa como um presente de matéria-prima para a aprendizagem do grupo.
- Apresente teorias, pesquisas, evidências e discussões amplas quando apropriado e se o tempo permitir.
- Estruture e sintetize a aprendizagem de forma que um ponto final construtivo seja atingido.

Sugestões adicionais para realizar avaliação de desempenho

- Tomar notas enquanto observa um educando ajuda o professor a lembrar os pontos que deseja salientar e o ajuda a ser mais específico. Por exemplo: "Quando a pessoa disse... você trocou de assunto, e mais tarde a pessoa retornou ao assunto. Nesse momento você aceitou bem a pergunta dela e expressou empatia ao dizer...". Ao anotar exatamente o que foi dito, você é capaz de fazer o residente lembrar como foi a interação. Algumas vezes, os educandos se surpreendem com as palavras que usaram.
- Faça comentários favoráveis sobre o que foi bem feito. Os educandos podem não se dar conta de como se saíram bem. O reforço do comportamento aumenta a probabilidade de que continuem agindo daquela forma.
- Descreva o comportamento observado, não a pessoa. Geralmente é melhor evitar fazer suposições sobre motivos; apenas descreva o que foi observado. Ao descrever o comportamento observado, seja o mais específico possível. Não fique "enrolando" na tentativa de suavizar as áreas que precisam ser melhoradas: o risco é que não entendam os comentários e não se deem conta de que cometeram um erro, ou podem ver, pelo tom de voz ou a expressão facial do professor, que fizeram algo errado, mas não sabem o que foi.
- Encerre a avaliação de desempenho com uma discussão sobre o que o educando pode fazer para melhorar possíveis deficiências. Comece perguntando ao educando o que tem em mente para continuar sua aprendizagem.
- Acompanhe o desenvolvimento e ofereça comentários avaliativos positivos e elogios quando as melhoras forem observadas.
- Por vezes é útil ser explícito quando se avalia o desempenho, pois os educandos frequentemente subestimam o quanto de avaliação realmente recebem, pensando que a conversa foi apenas uma discussão do trabalho. Você pode dizer: "Vamos discutir como foram as últimas interações. Vou avaliar seu desempenho de acordo com o que acho, mas gostaria que trabalhássemos juntos e que víssemos primeiro o que você pensa".

O que fazer se o educando ou residente não estiver se saindo bem

A responsabilidade primeira do professor é discutir suas preocupações com o educando ou residente para tentar entender a natureza do problema. Os educandos têm dificuldades por muitas razões e, frequentemente, têm pouco entendimento do que são seus problemas. Além de avaliar a contribuição do educando para um

TABELA 11.3   Exemplos de avaliação de desempenho

Qualidade	Bom exemplo	Mau exemplo
É descritiva, não avaliativa	"Notei que você não estabeleceu contato visual com a última pessoa que atendeu enquanto lhe fazia perguntas."	"Você não está interessado nos cuidados prestados à pessoa."
É específica, e não geral	"Você consegue passar empatia e entendimento durante a realização de perguntas. Por exemplo, quando ele parecia estar perturbado por discutir o recente divórcio, você..."	"Você fez um bom trabalho."
Concentra-se em questões que o educando pode controlar	"Ao fazer a anamnese, seria bom falar mais devagar e confirmar se a pessoa entendeu."	"As pessoas não conseguem entendê-lo por causa de seu sotaque."
É oferecida no momento correto	A avaliação de desempenho é feita regularmente durante toda a experiência de aprendizagem e tão logo possível após os eventos que a motivaram.	Feita apenas no fim do estágio naquela especialidade.
Tem volume limitado	Concentra-se em uma única mensagem importante.	O educando fica sobrecarregado com as informações.
Aborda as metas do educando	Aborda as metas de aprendizagem identificadas pelo educando no início do estágio naquela especialidade.	As metas do educando são ignoradas.

desempenho abaixo do esperado, é importante esclarecer o papel do professor e do sistema (Leung, 2012). O professor tem expectativas irreais ou métodos de ensino ineficientes? Há avaliação sobre o desempenho continuada e adequada? Todas as três fontes de dificuldades devem ser abordadas para ajudar os educandos que lutam contra seus pontos fracos ou que não estão sendo bem-sucedidos. Se a abordagem dos problemas por meio do ensino e do sistema não resolver as dificuldades do educando, é essencial certificar-se de que ele está ciente da gravidade de suas deficiências. Diga para ele: "Estou preocupado porque você não está se saindo bem *e poderá não ser aprovado neste estágio* se seu desempenho não melhorar". É natural que os professores se sintam pouco à vontade discutindo tal preocupação e que tendam a postergar a discussão na esperança de que o educando esteja "apenas passando por um dia difícil" ou alguma outra desculpa para evitar ter que confrontá-lo. Quanto mais cedo o professor falar com o educando, melhor. Não evite a palavra "rodar" com comentários vagos, como: "Você não está se saindo tão bem quanto eu esperava" ou "Você precisa se esforçar mais". Esses comentários não indicam a gravidade do problema.

Pode ser útil perguntar a opinião de outros colegas que também ensinam aquele educando. Ele tem hábitos de estudo inadequados? Está confuso com a vastidão e as incertezas da medicina clínica? Tem problemas de comportamentos não profissionais? Tem alguma doença física ou mental? Tem algum problema pessoal? Talvez precise ser encaminhado para um membro do corpo docente que tenha habilidades especiais para lidar com educandos com dificuldades. Por fim, dê a ele conselhos claros e específicos sobre o que precisa fazer para melhorar.

Esses conselhos devem ser personalizados para as necessidades de aprendizagem específicas desse educando – por exemplo, se o problema é o raciocínio clínico inadequado, precisará expandir seu conhecimento sobre os casos que está tratando por meio de leituras sobre dois ou três problemas relacionados. Caso tenha atendido uma pessoa com dispneia, deve ler sobre insuficiência cardíaca congestiva, doença pulmonar obstrutiva crônica e asma e se concentrar nas semelhanças e diferenças das apresentações de cada condição, de forma que seja capaz de avaliar pessoas com dispneia de forma mais eficiente. Se o problema do educando for não saber bem como fazer perguntas para a pessoa que atende, pode ser útil observar vários curtos segmentos do cuidado prestado pelo educando enquanto faz perguntas e dar a ele orientações específicas sobre como poderia melhorar. Dramatizações com o professor fazendo o papel da pessoa atendida é outra estratégia útil. Se o problema do educando é relacionado ao comportamento profissional (p. ex., atrasos frequentes ou comportamento arrogante com outros membros da equipe), os professores tendem a se sentir menos confortáveis com a situação, mas os princípios são os mesmos. Os professores precisam discutir suas preocupações logo que notam o problema. Pergunte ao educando como acha que pode corrigir o problema e dê seguimento ao acompanhamento após alguns dias.

Assim que o professor reconhecer que um educando não está se saindo bem, é importante consultar o coordenador do departamento ou programa relevante e buscar aconselhamento. Eles precisam saber quais educandos estão tendo dificuldades para oferecer-lhes ajuda adicional, se necessário, e para abordar os problemas do educando no contexto de todo o estágio ou do programa de residência. É importante dar retorno sobre deficiências, de forma clara e direta, para os educandos logo que possível, para que tenham uma boa chance de corrigir os problemas antes do fim daquele estágio.

Lacasse e colaboradores (Lacasse, 2009; Lacasse et al., 2012a,b) oferecem uma abordagem abrangente para avaliar e gerenciar situações de aprendizagem desafiadoras. Rubenstein e Talbot (2013) apresentaram uma lista valiosa de dificuldades comuns vivenciadas por educandos e delinearam estratégias para determinar as causas dos problemas e as sugestões para seu tratamento.

Tempo para refletir

Ao mesmo tempo que é importante para os educandos estarem ativamente envolvidos no cuidado às pessoas durante seu treinamento clínico, é igualmente importante que tenham tempo para refletir e ler para consolidar o que estão aprendendo, fazer relações com o que já aprenderam e para se apropriarem daquele conhecimento. Sem tal reflexão, há o risco de que simplesmente aprendam "receitas de bolo" para o cuidado, sem um entendimento aprofundado das razões para a abordagem e sem o conhecimento das evidências que lhes dão suporte. Os professores devem ter clareza sobre o que esperam que os educandos leiam em relação aos casos que atendem. Periodicamente, peça que revisem um tópico e apresentem um resumo no dia seguinte.

Além disso, precisam de tempo para refletir sobre suas respostas emocionais às vivências com as pessoas que buscam cuidado. O estágio é um momento em que eles encontram, pela primeira vez, a morte e o sofrimento terrível e implacável por que passam algumas pessoas, e eles precisam de tempo para aceitar e reconciliar-se com os sentimentos intensos que essas experiências podem suscitar. De outra forma, podem, como autodefesa, fechar-se em suas reações emocionais. É importante ser sensível às reações dos educandos em relação às pessoas, especialmente aquelas que estão morrendo e as que são "difíceis". Se os professores forem abertos em relação às suas próprias reações, poderão tornar mais fácil para seus educandos a discussão de seus sentimentos. Tornar-se médico é um processo de mudança de vida profundo, que pode ser desafiador e assustador para alguns educandos.

Alguns preceptores preferem passar 15 a 20 minutos do fim do dia revisando os casos mais desafiadores ou selecionando um tópico-chave que apareceu durante o dia. Os professores podem perguntar: "Quem foi a pessoa mais interessante atendida nesta tarde?", "Algo o surpreendeu hoje?" ou "De que forma suas experiências hoje foram diferentes do que você esperava?". Você poderá encerrar o dia discutindo os objetivos de aprendizagem com cada educando. Pergunte a eles o que gostariam de aprender naquela noite; eles precisam ser específicos e realistas e devem mencionar em geral que recursos usarão (artigos científicos, anotações do curso, textos, internet). Entretanto, certifique-se de que também tenham algum tempo para recreação a cada semana.

Rachel Remen (1999, p. 44) encoraja a reflexão feita regularmente por educandos e médicos:

> Sugiro que passem alguns minutos de cada fim do dia com uma revista científica especialmente vinculada a esse propósito e façam-se três perguntas sobre seu dia. As três perguntas são: O que me surpreendeu hoje? O que me comoveu ou tocou hoje? O que me inspirou hoje? As respostas não precisam ser longas. O importante é revisar a experiência daquele dia por um breve momento, observando-a de forma nova e diferente.

Os professores também se beneficiam da reflexão sobre o que ensinaram. Ao fim do dia, identifique uma interação de ensino que tenha sido particularmente eficiente ou ineficiente para auxiliar um educando a melhorar sua competência ou desenvolver entendimentos sobre seu crescimento como médico. Depois, faça duas perguntas:

1. Por que essa abordagem foi eficiente ou ineficiente?
2. Se mudasse algo, o que eu faria de diferente da próxima vez e por quê? (Ferenchick, 1997)

Quando os professores experimentam novos métodos de ensino, podem, inicialmente, sentir-se estranhos e tentados a manter aquilo com que já estão acostumados. Entretanto, se continuarem tentando por cerca de cinco semanas, a nova abordagem se torna mais fácil e talvez até natural. É melhor tentar uma coisa nova de cada vez até que sinta que se tornou natural; depois, outra técnica pode ser adicionada.

CONSIDERAÇÕES FINAIS

Neste capítulo, destacamos várias diretrizes úteis para ensinar o método clínico centrado na pessoa com base no modelo "Antes-Durante-Depois", primeiramente descrito por Irby (1992). Os preceptores com resultados efetivos reservam um tempo para planejar antes de os educandos chegarem, familiarizando-se com as expectativas do programa e preparando sua equipe e as pessoas que atendem. Oferecem orientação para os novos educandos assim que chegam, realizam uma avaliação de necessidades e preparam-nos antes que atendam cada pessoa. Durante a supervisão dos educandos, usam uma série de estratégias de ensino, incluindo a Preceptoria em Um Minuto, o método SNAPPS e a supervisão baseada em narrativas, e adaptam os papéis de preceptor, educando e pessoa atendida para que combinem com o estágio de desenvolvimento do educando. Levam em consideração as qualidades pessoais do educando, como honestidade, consciensiosidade e discernimento, bem como suas habilidades clínicas básicas, o conteúdo único e o contexto de cada problema apresentado pelas pessoas para decidir o quanto de responsabilidade darão para cada educando. Engajam-nos em conversas sobre avaliação de desempenho, nas quais, juntos, exploram os pontos fortes do educando e identificam áreas que necessitam de mais estudo e prática. Identificam, nos estágios iniciais, os educandos com dificuldades e com insucessos e desenvolvem estratégias para abordar suas aprendizagens específicas e necessidades pessoais. Por fim, encorajam-nos a refletir sobre suas experiências de se tornarem médicos e refletem sobre sua própria experiência como professores, sempre se esforçando para encontrar abordagens mais efetivas para aprimorar a aprendizagem de seus educandos.

12 O relato de caso como ferramenta de ensino para o cuidado centrado na pessoa

Thomas R. Freeman

Os relatos de caso são frequentemente criticados por serem apenas representações anedóticas das experiências e, por isso, classificados como de muito pouca importância na hierarquia prevalente das evidências em medicina (Sackett et al., 1996). No fim do século XIX, as revistas médicas eram constituídas, em grande parte, por relatos de caso, mas, no fim do século XX, esses relatos haviam praticamente desaparecido dos periódicos científicos mais influentes.

Mesmo assim, os relatos e as apresentações de casos permanecem como referência nas enfermarias de hospitais universitários e em qualquer outro ambiente onde a formação médica acontece. "Como ritual fundamental da medicina acadêmica, o ato narrativo de apresentar um caso é central na formação médica e, na verdade, é central para toda a comunicação médica sobre as pessoas que são atendidas" (Hunter, 1991, p. 51). Como descrito por Weston em outro trabalho, o método de estudo de caso é a "pedagogia própria" da medicina e, por isso, muito difícil de mudar. Entretanto, existe um interesse crescente em avaliar como essas atividades, essenciais para a transmissão de conhecimento, podem ser melhoradas, pois são reconhecidamente úteis no ensino de habilidades de raciocínio clínico (Bannister et al., 2011).

Este capítulo descreve um formato para apresentações de caso formais que se organizam a partir dos princípios do método clínico centrado na pessoa.

REVISÃO DAS ABORDAGENS DE APRESENTAÇÃO DE CASOS

O formato tradicional da apresentação de casos, que se desenvolveu durante a época de Sir William Osler, foi reconhecido desde muito cedo como uma ferramenta valiosa no ensino da medicina (Cannon, 1990). Geralmente começa com uma breve descrição da pessoa, seguida pela história de sua doença atual. Depois, são expostos a história pregressa, a história familiar, o perfil da pessoa e as observações do exame clínico. Resultados de exames de laboratório, radiografias, resultados de exames anatomopatológicos, uma lista de problemas e o plano de manejo geralmente completam a apresentação. Essa abordagem reflete de forma clara o método clínico convencional, que se baseia no modelo biomédico (McWhinney, 1988).

O registro médico por escrito foi amplamente melhorado com o método descrito por Weed (1969), cujo Registro Médico Orientado por Problemas foi amplamente aceito. Esse método tomava os problemas como o princípio de organização do registro e separava elementos subjetivos e objetivos. A forma de registro escrito também teve grande influência no formato das apresentações de caso orais. O uso crescente dos prontuários de saúde eletrônicos introduziu novas dimensões na manutenção de registros (Lown e Rodriguez, 2012).

O modelo biopsicossocial proposto por Engel (1977) foi uma tentativa de aplicar a teoria de sistemas aos problemas clínicos. Esse modelo, junto com o reconhecimento do papel dos fatores psicológicos e sociais nos eventos da doença, leva à inclusão desses tópicos em muitas apresentações de caso.

A história ou relato de caso convencional tem sido criticado por ser dependente da linguagem científica, que, apesar de aparentemente precisa, deixa muito da realidade de fora (Schwartz e Wiggins, 1985). A linguagem científica abstrata exclui a experiência humana e obscurece o fato de que, se, por um lado, as experiências da doença são únicas, os rótulos das doenças são apenas termos classificatórios (McCullough, 1989). Esse problema ocorre tanto com doenças crônicas quanto com agudas (Gerhardt, 1990). Ao subestimar a importância da história da pessoa e de sua experiência subjetiva, a história de caso convencional faz uma separação entre a pessoa e os processos biológicos (despersonalização) e minimiza o papel do médico na produção de descobertas ou observações (Donnelly, 1986). Essa forma de apresentação é centrada principalmente no médico e na doença. "A mensagem é clara: a doença é importante, a experiência da doença não conta" (1986, p. 88). Expectativas de consultores em medicina interna a respeito do conteúdo das apresentações de caso orais, recentemente descritas, continuam a negligenciar essa questão (Green et al., 2009, 2011).

Hawkins (1986) defende um método que ela chama de biografia clínica, no qual o científico e o humanístico são complementares, cada um representando diferentes atitudes da experiência humana. Ela aponta que a história de caso e a biografia são semelhantes, pois envolvem muita interpretação e devem ser entendidas no "contexto" da narrativa.

De acordo com uma perspectiva fenomenológica, o encontro clínico pode ser visto como um exercício hermenêutico que envolve a interpretação de múltiplos "textos". Esses textos são o "texto de vivências" da experiência da doença de acordo com a pessoa, o "texto narrativo" que surge do levantamento do histórico, o "texto físico" do corpo da pessoa examinado objetivamente, e o "texto instrumental" construído pelas tecnologias diagnósticas. Esse modelo hermenêutico nos coloca diante de uma série de perguntas, e a mais importante é: "Como pode a pessoa que vive a experiência da doença, tanto como texto quanto como cointérprete, voltar a ocupar uma posição de centralidade no encontro clínico?" (Leder, 1990). Na apresentação de casos tradicional, a perspectiva da pessoa é, de certa forma, representada sob o título de "subjetiva". Os sintomas descritos pela pessoa já foram classificados como uma fonte importante de conhecimento médico (Malterud, 2000).

Os esforços para mudar o foco das histórias de caso e incluir descrições mais acuradas das pessoas que vivenciam a doença vão desde o elegante trabalho literário de Luria (Hawkins, 1986) e Sacks (1986) até os métodos de ensino pragmáticos e inovadores de Donnelly (1989), Charon (1986, 2004) e Cassell (2013).

Donnelly (1989) sugere que os aspectos humanos da medicina podem ser abordados por meio de histórias com ensinamentos, as quais dão atenção ao que aconteceu no mundo interior, em vez de crônicas, que simplesmente se limitam a recitar eventos. Pediu que seus colaboradores incluíssem, no histórico, uma ou duas frases sobre o entendimento que a pessoa tinha de sua experiência da doença e como esse entendimento afetava sua vida, em um esforço para ajudar o médico a ser mais adequadamente empático.

Charon (1986, 2004) diz que a efetividade do médico aumenta com a empatia, e o próprio médico ensina a "atitude empática", pedindo aos seus educandos em medicina que escrevam histórias sobre as pessoas que buscam seus cuidados. Essas histórias são consideradas complementos dos registros hospitalares e não substituem as descrições de caso tradicionais. Charon sugere que os educandos são moldados para ser o tipo de médico que seus professores desejam ao se tornarem o tipo de escritor que seus professores querem (Charon, 1989).

Cassell (2013, p. 248) lembra aos estagiários em medicina que a redação de resumos sucintos sobre as pessoas atendidas é uma habilidade que deve ser desenvolvida:

> Inclua uma breve descrição da personalidade da pessoa. Depois, uma descrição, em termos sucintos, das origens da pessoa, sua escolarização e emprego, dados atuais sobre sua família (casada ou solteira, filhos) e outros relacionamentos significativos. Na sequência, deve haver uma breve descrição de sua aparência física. Comece com sua aparência antes que se dispa. Características distintas de fala ou apresentação pessoal, se existentes, devem ser mencionadas. Após, concentre-se no *habitus* do corpo despido, o desenvolvimento geral, a musculatura e características distintas proeminentes, como marcas de nascença importantes, cicatrizes ou deformidades. A descrição toda, em geral, não toma mais de um parágrafo.

A medicina narrativa desenvolveu uma literatura própria (Charon, 2001, 2004; Greenhalgh e Hurwitz, 1998; Greenhalgh, 1999) e traz informações úteis para o nosso entendimento de como procuramos o significado nos eventos de nossas vidas. A avaliação do impacto das oficinas de medicina narrativa para o corpo docente ainda está em um estágio inicial (Liben et al., 2012). Na maioria dos casos, entretanto, o formato de narrativa não tem a estrutura desejada para transmitir conhecimentos importantes de forma rápida no cenário clínico. Permanece a necessidade de uma ponte entre a descrição pobre das apresentações de caso tradicionais e as ricas descrições da abordagem narrativa, especialmente no ensino de educandos e médicos em treinamento em uma instituição. Mudanças básicas precisam ocorrer na forma como a medicina é ensinada. Alguns autores defendem a combinação da narrativa no relato de caso padrão e a inclusão do histórico da doença atual ao fim da narrativa (Bayoumi e Kopplin, 2004).

Anspach (1988) aponta que a apresentação de histórias de casos é uma parte importante do treinamento médico de estudantes, internos e residentes. Geralmente dirigidas a uma audiência de colegas e pessoal médico mais experiente, essas apresentações são importantes tanto por seu conteúdo quanto por serem parte de um processo de socialização. São uma forma poderosa de ensinar e reforçar uma visão de mundo específica. Tais exercícios são importantes para o desenvolvimento da identidade profissional (Jarvis-Selinger, 2011). Constituem também um método para comunicar os padrões de prática (Spafford et al., 2004) e podem servir para ensinar a forma de lidar com a incerteza na tomada de decisão clínica (Holmes e Ponte, 2011), bem como valores éticos (Charon e Montello, 2002). Aprender a equilibrar o uso de evidências e as particularidades de um caso serve para promover o desenvolvimento do conhecimento prático do educando.

A falta de instruções claras sobre como as apresentações de caso devem ser feitas pode levar à aquisição de valores profissionais indesejados e atrasar o desenvolvimento de habilidades efetivas de comunicação. "O ensino e a aprendizagem das habilidades de apresentações orais podem ser aprimorados pela ênfase no fato de que o contexto determina o conteúdo e pela explicitação das regras tácitas de apresentação" (Haber e Lingard, 2001).

Com a evolução do método clínico, é tempo de uma mudança na forma como os relatos de casos são apresentados, para que espelhem a realidade de forma mais acurada e reforcem o método clínico centrado na pessoa e a visão de mundo na qual esse método se baseia.

DESCRIÇÃO DA APRESENTAÇÃO DE CASO CENTRADA NA PESSOA

A seguir, apresentamos uma descrição do método de relato de caso completo a ser realizado em sessões especiais ao fim dos rodízios ou nos encontros com especialistas para discussão de casos.

Em uma marcada mudança de rumo do relato de caso convencional, concentrado na patologia orgânica da pessoa, a apresentação de caso centrada na pessoa (ACCP) dá primazia à pessoa e à totalidade da experiência de estar doente e da patologia associada. Diferentemente do método convencional, no qual "as verdades objetivas da medicina são registradas na 'linguagem de abstração'" e não são "relacionadas com a existência da pessoa" (Wulff et al., 1986, p. 132), a ACCP entende que a verdade objetiva é de menor importância quando não relacionada com o indivíduo.

A ACCP se concentra na "familiaridade com os detalhes" (McWhinney, 1989a). Começa com a descrição dos detalhes do caso em estudo e, então, continua com a discussão mais geral, isto é, de outros casos ou estudos que possam apresentar características semelhantes. Pode haver a discussão de um único caso ou de vários casos que pareçam expressar um tema comum.

O método vai do particular para o geral, do subjetivo para o objetivo, e volta ao início, formando, assim, um círculo que dá ao apresentador um entendimento muito mais amplo da pessoa.

A Tabela 12.1 compara a apresentação de caso convencional e a ACCP e destaca como os itens de informação da abordagem convencional são incorporados à ACCP.

1. *A Preocupação ou Solicitação Principal da Pessoa* consiste em uma breve descrição da sintomatologia e do comportamento do problema (McWhinney, 1972) que trouxe a pessoa até a consulta. Deve abordar a razão real da vinda da pessoa.
2. Em *A Saúde e a Experiência da Doença da Pessoa*, a descrição da experiência da pessoa sobre estar doente deve incluir alguns dos comentários feitos pela pró-

TABELA 12.1 Comparação entre as apresentações de caso convencional e centrada na pessoa

Apresentação de caso convencional	Apresentação de caso centrada na pessoa
1. Queixa principal	1. Principal preocupação ou solicitação da pessoa
2. Histórico da doença atual	2. O que diz a pessoa sobre sua experiência de saúde e da doença: significado de saúde e aspirações, sentimentos, ideias, efeitos em seu funcionamento, expectativas
3. Histórico médico • Medicação • Alergias • Observações	3. Doença • Histórico da atual experiência da doença • Histórico médico • Revisão de sistemas • Exame físico • Exames complementares, etc.
4. Histórico familiar	4. Pessoa • Perfil da pessoa • Fase do ciclo da vida da pessoa

5. Perfil da pessoa	5. Contexto
	• Próximo – p. ex.:
	  — Histórico familiar
	  — Genograma
	• Remoto – p. ex.:
	  — Cultura
	  — Ecossistema

6. Revisão de sistemas	6. Relação entre pessoa e médico (o encontro clínico)
	• A díade pessoa-médico
	• Questões de transferência e contratransferência
	• Elaborando um plano conjunto de manejo dos problemas
	  — Problemas
	  — Metas
	  — Papéis

7. Exame físico	7. Avaliação (lista de problemas)
8. Base de dados laboratoriais	8. Discussão geral • Experiência da doença: literatura (patografias, poesia) • Literatura médica (epidemiologia clínica, fisiopatologia, outros relatos de caso, antropologia médica)
9. Lista de problemas	9. Plano de manejo proposto
10. Avaliação geral	
11. Plano proposto	

pria pessoa, que ilustrem principalmente a qualidade subjetiva da doença. Por exemplo, ao discutir sobre uma pessoa para quem a dor é uma característica predominante, seria apropriado incluir as palavras que ela usa para comunicar seu desconforto. As metáforas são especialmente úteis aqui, pois são estruturas linguísticas que carregam um peso epistemológico (Carter, 1989; Donnelly, 1989). Conhecer as metáforas que as pessoas usam para descrever suas doenças dá ao clínico melhor visão e maior entendimento e empatia. A linguagem da paisagem metafórica não é "encontrada nos livros-texto tradicionais de medicina, mas nas memórias relatadas de doenças, na ficção visionária, na poesia, no teatro e na experiência examinada de nossas próprias doenças e naquelas de nossos familiares e amigos" (Donnelly, 1989, p. 134-5). Assim como no método clínico centrado na pessoa, os sentimentos e ideias da pessoa, os efeitos no seu funcionamento e suas expectativas são mencionados aqui, incluindo o significado dos sintomas da pessoa. É apropriado apontar aqui o que é o significado de saúde para aquela pessoa e como sua experiência da doença afeta sua capacidade de atingir uma condição que seja consistente com suas aspirações em relação à saúde (o que corresponde aos pontos sobre Experiência da Saúde e da Doença da Fig. 1.2, no Cap. 1).

3. As *Observações* na apresentação formam a seção que envolve as dimensões da Doença, Pessoa e Contexto, mostradas no mesmo diagrama (Fig. 1.2, no Cap. 1). Esta seção é subdividida em observações sobre a doença, incluindo os elementos-padrão de história médica (histórico da doença atual, história médica pregressa, revisão dos sistemas, exame físico e exames laboratoriais relevantes) e questões relacionadas à pessoa (perfil da pessoa, fase do ciclo de vida) e ao contexto, tanto próximo (família, emprego, etc.) quanto remoto (cultura, ecossistema, etc.).

4. *A Relação entre Pessoa e Médico (o encontro clínico).* Este item envolve a discussão não apenas de questões de manejo técnico, como medicações e terapias não medicamentosas, mas também de como a díade pessoa-médico pode se tornar uma relação curativa (Cassel, 1985, 2013). Questões de autoconhecimento, sentimentos sobre a pessoa e esforços para estabelecer ligações efetivas são apropriados aqui, assim como quaisquer questões relacionadas à elaboração de um plano conjunto de manejo entre o médico e a pessoa. Ver o Capítulo 6 para uma descrição detalhada do estabelecimento de um plano conjunto de manejo dos problemas, e o Capítulo 7, para saber mais sobre como melhorar a relação.

5. A seção de *Avaliação (lista de problemas)* resume as questões que precisam ser mais bem avaliadas ou as intervenções em qualquer das quatro áreas: doença, experiência da doença, pessoa ou contexto.

6. *Discussão Geral.* Após discutir as particularidades do caso, a apresentação deve se voltar para as questões gerais levantadas. Os assuntos selecionados para discussão são escolhidos pelo apresentador a partir dos elementos do caso que ele considera mais interessantes ou intrigantes. Nessa situação, o caso contribui para a instrução do apresentador. Questões gerais podem ser subdivididas naquelas que se relacionam com a experiência da doença e as relacionadas com fisiopatologia, epidemiologia, sociologia e antropologia médica.

Os relatos em primeira pessoa sobre a experiência da doença já são comuns. A literatura e a poesia oferecem muitos exemplos de indivíduos que escreveram de forma lúcida e iluminada sobre sua experiência da doença (Styron, 1990; Mukand, 1990; Cousins, 1979; Broyard, 1992; Frank, 1991; Heshusius, 2009; Carel, 2008; Stein, 2007; Atkins, 2010; Hadas, 2011). Além disso, a indústria cinematográfica tem-se concentrado nessa área, e um vídeo curto, às vezes, pode muito efetivamente comunicar as provações de uma doença (Alexander et al., 2012). Os blogues sobre experiências da doença são comuns na internet (Hilnan, 2003), e já se iniciaram trabalhos de análise de conteúdo de blogues sobre câncer (Kim, 2009). Na verdade, esse tipo de literatura recentemente ressurgiu, e a familiaridade com ela propiciará ao apresentador visões mais profundas sobre a experiência da doença da pessoa. Será necessário que os professores acumulem uma boa bibliografia para uso desse material, que é publicado não apenas em periódicos científicos, mas também em jornais, revistas e livros (Baker, 1985).

Esta seção da ACCP inclui a discussão de quaisquer publicações relevantes na literatura médica que se relacionem ao caso. Deve incorporar o entendimento corrente de qualquer patologia ou epidemiologia clínica, ou seja, prevalência, história natural, sensibilidade e especificidade, valor preditivo de quaisquer testes e efeitos de intervenções.

Esta seção também apresenta o conhecimento da literatura científica sobre os transtornos das funções psicológicas e sociais que se observam em outros indivíduos com problemas semelhantes.

7. *Plano de Manejo Proposto.* Essa é uma oportunidade de usar a informação reunida na discussão das questões gerais e integrar esse conhecimento ao plano de manejo.

Caso ilustrativo

A seguir, apresentamos um caso ilustrativo do nível de detalhe que deve se buscar nas apresentações dos educandos nos cursos de graduação e de pós-graduação. O caso aconteceu em Cingapura.

Margaret L.: Caso Ilustrativo de Apresentação de Caso Centrada na Pessoa

Gerald Choon-Huat Koh

1. Principais preocupações da pessoa

Margaret tinha quatro principais preocupações quando a visitei, que se revelaram lentamente à medida que a consulta evoluía.
a. Produção copiosa de saliva há meses
b. Dor no joelho direito há meses
c. Inchaço bilateral nos tornozelos
d. Catarata no olho esquerdo

Medicações em uso

- Metformina, 425 mg, 2x/dia
- Glipizida, 5 mg, antes do desjejum
- Aspirina, 100 mg, antes do desjejum
- Famotidina, 20 mg, 2x/dia
- Diltiazem, 100 mg, antes do desjejum
- Sinvastatina, 10 mg, à noite
- Paracetamol, 1 g, 3x/dia
- Tramadol, 50 mg, 2x/dia, quando necessário
- Glucosamina, 500 mg, pela manhã

2. A experiência da doença

Queixava-se de muita produção de saliva nos últimos meses. "Estou sempre cuspindo saliva, mesmo quando não estou falando... e preciso ter um lenço de papel na mão para absorver", disse Margaret. "Há alguma forma disso parar?", perguntou.

Margaret também chamou a atenção para o fato de que vinha sentindo dor no joelho direito nos últimos meses. Tinha osteoartrite nos joelhos já há alguns anos e, no passado, havia recebido tratamento com infiltrações de ácido hialurônico nas articulações dos joelhos. Entretanto, a dor em seu joelho direito estava ficando pior nos últimos tempos. "Está piorando de novo, doutor, e tenho sentido dificuldades para caminhar nos últimos tempos. Preciso usar o andador mais seguidamente, e minha empregada tem que me ajudar a me locomover".

Margaret também mencionou que seu tornozelo direito (o às vezes também o esquerdo) inchava no fim do dia, mas, na manhã seguinte, o inchaço desaparecia. "Na verdade, não dói. É apenas preocupante porque, o senhor sabe o que as pessoas dizem, inchaço no tornozelo pode ser sinal de problemas de coração, ou de rins, ou de fígado, e por isso fico preocupada", explicou Margaret.

Por fim, expressou seu desejo de operar a catarata em seu olho esquerdo. Já havia operado a do olho direito, com bons resultados, em um hospital da localidade, mas sua catarata no olho esquerdo estava impossibilitando sua visão binocular. "Apesar de eu agora conseguir enxergar com meu olho direito, não consigo calcular as distâncias bem porque não consigo ver nada com meu olho esquerdo", disse. "E depois de meu AVC, o senhor sabe, não tenho firmeza nos pés e tenho medo de cair se me confundir com a profundidade de pisos irregulares ou degraus. Poderia me encaminhar para o cirurgião oftalmológico para a remoção da catarata do olho esquerdo, como fez na vez em que era meu olho direito?"

3. Observações

Doença

Histórico da atual experiência da doença

Margaret é uma senhora de 85 anos, de origem chinesa, que teve um AVC em março de 1997, quando apresentou deficiência cognitiva e disfasia. Verificou-se que ela havia tido um infarto da artéria cerebral média, com prejuízo funcional residual e disfagia. Foi examinada por um especialista em deglutição, que avaliou ser seguro que se alimentasse oralmente com dieta com textura modificada e adição de espessantes aos líquidos. Atualmente, bebe apenas de 3 a 4 copos de água por dia, porque não gosta da textura dos líquidos quando o espessante é adicionado, e urina em sua fralda apenas duas vezes por dia. Isso sugere que não está bebendo líquidos o suficiente, o que faz sua saliva ficar espessa.

Margaret também tem osteoartrite nos dois joelhos há 10 anos. Foi examinada por um cirurgião ortopédico há cinco anos e recebeu três infiltrações de ácido hialurônico nas articulações nos anos seguintes. Depois da segunda aplicação, viu que as injeções intra-articulares de ácido hialurônico não estavam mais adiantando. Também fez fisioterapia, mas achou muito cansativo e parou há um ano. Recebeu orientações quanto às opções de artroplastia total do joelho ou desbridamento artroscópico, mas não queria fazer cirurgia, pois achava que seu risco cirúrgico era muito alto, uma preocupação validada por seu cirurgião ortopédico. Relatou que sua dor era controlada com paracetamol e que só tomava anti-inflamatórios não esteroides ocasionalmente. Isso é importante, já que esses anti-inflamatórios podem causar toxicidade renal e distúrbios estomacais nos idosos, devendo ser usados com moderação nessa faixa etária.

Margaret tinha histórico de doença isquêmica do coração, mas nunca havia sido diagnosticada com insuficiência cardíaca congestiva. Seu edema bilateral nos pés não estava associado a dificuldade de respiração, dispneia ao esforço, dispneia paroxística noturna ou dores no peito. O exame físico mostrou que sua pressão arterial era normal, seu pulso venoso jugular não estava elevado, seus pulmões estavam limpos, e não tinha palidez, icterícia ou sinais de uremia. Tudo isso sugeria que seu edema nos pés não era devido a um novo início de insuficiência cardíaca, renal ou hepática. Além disso, seus exames de sangue anuais também não sugeriam nenhuma doença renal ou hepática. Como estava tomando diltiazem (sua medicação hipertensiva) – que é associado a edema não grave dos pés –, este foi considerado como a causa de seu edema.

Margaret tinha uma lente intraocular em seu olho direito, colocada 10 anos antes. Aquela operação correu bem, e suas lembranças são positivas. Apesar de poder ver com o olho direito, não consegue avaliar bem distâncias porque não tem visão binocular. Como tem prejuízos funcionais devido ao AVC no passado, corre o risco de quedas, especialmente em pisos irregulares ou degraus. Como está disposta a fazer a operação de catarata em seu olho esquerdo agora, estou disposto a encaminhá-la.

Histórico médico
Margaret tem histórico médico de diabetes há mais de 20 anos, hipertensão há 10 e hiperlipidemia nos últimos 5 anos. Também tem histórico de doença isquêmica do coração, mas não apresenta prejuízo funcional no momento, pois não tem mais sintomas de angina.

Revisão de sistemas
Estado funcional
- Ambulação: com andador, mas independente, sem auxílio.
- Atividades da vida diária: independente em todas as atividades da vida diária.

Histórico de quedas
Sem histórico recente de quedas.

Cognição
Margaret tem prejuízo cognitivo parcial. Seu escore no Teste Mental Abreviado indica que está no limite do normal (6 de um escore máximo de 10), mas ainda é capaz de manter uma conversa e retém sua capacidade de tomar decisões.

Fala
Tem dificuldade de encontrar as palavras, e, por isso, sua fala é lenta. Entretanto, se lhe for dado tempo, é capaz de se expressar e falar de suas necessidades.

Avaliação psicológica
Margaret não tem sintomas de depressão, um problema que receio, pois seu marido faleceu há um ano. Apresentou-se muito animada e muito aberta em relação ao seu histórico. Nenhum sintoma psicótico ou de ansiedade foi identificado durante seu exame de estado mental ou com base em seu histórico.

Micção
Margaret usa fraldas, pois seguidamente não consegue chegar ao banheiro a tempo e quer evitar qualquer escape.

Evacuação
Margaret evacua uma vez a cada 1 ou 2 dias. Suas fezes têm consistência normal, sem sinais visíveis de sangramento. Às vezes, fica constipada, mas isso está provavelmente relacionado à restrição de fluidos que impõe a si mesma.

Histórico de sono
Apesar de dormir durante o dia, Margaret também consegue dormir bem à noite.

Apetite e nutrição
Não houve nenhuma alteração recente em seu apetite, que se mantém adequado.

Exame físico
- Boa condição geral
- Pressão arterial = 105/55 mmHg (sentada); frequência cardíaca = 72 batimentos por minuto; frequência respiratória = 16 respirações por minuto
- Ausência de palidez ou cianose; ausência de edema nos pés; pulso venoso jugular não está aumentado
- Acuidade visual (com óculos): olho direito – consegue ler letras impressas; olho esquerdo – apenas percepção de luz; pode-se ver lente intraocular direita de cirurgia de catarata anterior; catarata esquerda visível, mas reflexo vermelho ainda presente
- Audição: normal bilateralmente
- Ausência de palidez ou icterícia
- Ausência de nódulos linfáticos cervicais aumentados; o pulso venoso jugular não está aumentado
- Coração: S1, S2, sem sopros
- Pulmões: limpos
- Abdome: macio, sem dor, sem massas palpáveis ou aumento visceral, bexiga não palpável, sons intestinais ativos; exame retal normal
- Sistema musculoesquelético:
  - nos dois joelhos: crepitação em toda a amplitude do movimento; visualização de osteófitos, com envolvimento do ligamento lateral nos dois joelhos; emaciação muscular significativa nos dois quadríceps; não consegue levantar de posição abaixada e tem dificuldade de levantar de uma cadeira baixa
  - nas duas mãos: osteoartrite das juntas interfalângicas proximal e distal
- Sistema neurológico: nervos cranianos aparentemente normais; força dos membros superiores e inferiores de 4+/5. Reflexos normais; reflexos plantares normais bilateralmente (inclinação para baixo); ausência de sinais parkinsonianos ou cerebelares
- Pés: leve edema bilateral dos pés; pele normal; comprometimento sensitivo em bota; pulsos diminuídos, mas ainda palpáveis

Exames diagnósticos
- Glicemia capilar antes do almoço = 131 mg/dL
- Exames de sangue e de urina (inclusive HbA_{1c}), solicitados pela nora de Margaret (que é médica): normais

4. Pessoa
Perfil da pessoa
Margaret é uma senhora de 85 anos, de origem chinesa, que foi dona de casa por toda sua vida. Vem de uma família pobre e sofreu em sua juventude durante

a ocupação japonesa de Cingapura na Segunda Guerra Mundial, durante a qual muitos dos seus parentes morreram. Felizmente, seus pais sobreviveram à guerra, mas, como tinham muito pouca educação, sua família teve que trabalhar muito para reconstruir suas vidas depois da guerra. Margaret casou com um funcionário público e teve dois filhos. Acreditava firmemente no valor da educação, e por isso vendia lanches e bolos tradicionais da Nonya (uma cultura derivada de pessoas com herança tanto malaia quanto chinesa) para conseguir dinheiro e mandar seus filhos para a universidade. Não é surpreendente que tenha muito orgulho do fato de um de seus filhos ter-se tornado médico. Vivia com seu marido, depois de seus filhos terem deixado a casa dos pais, há uma década. Entretanto, quando seu marido morreu, há um ano, devido a demência e uma pneumonia aspirativa, Margaret se mudou para a casa de seu filho mais velho. Esse filho tem quatro filhos (dois rapazes adolescentes e duas garotas de 20 e poucos anos), mas as duas garotas estão morando no exterior no momento, e apenas os rapazes (netos de Margaret) moram na mesma casa. Margaret tem uma cuidadora que atende suas necessidades e dorme em um quarto ao lado do dela durante a noite.

Fase do ciclo da vida

Margaret está no último estágio de seu ciclo de vida, mas ainda tem gosto pela vida e anseia pelo começo de cada novo dia.

5. Contexto

Próximo

Histórico familiar

Margaret é viúva (seu marido morreu em 2008) e atualmente mora com seu filho mais velho e a família dele (esposa e dois filhos). Não fuma e não consome álcool. Margaret recebe apoio social muito bom de seus dois filhos, sobrinhas e sobrinhos e muitos netos, e todos a visitam semanalmente. Também tem uma cuidadora de tempo integral que a ajuda nas atividades da vida diária.

Genograma

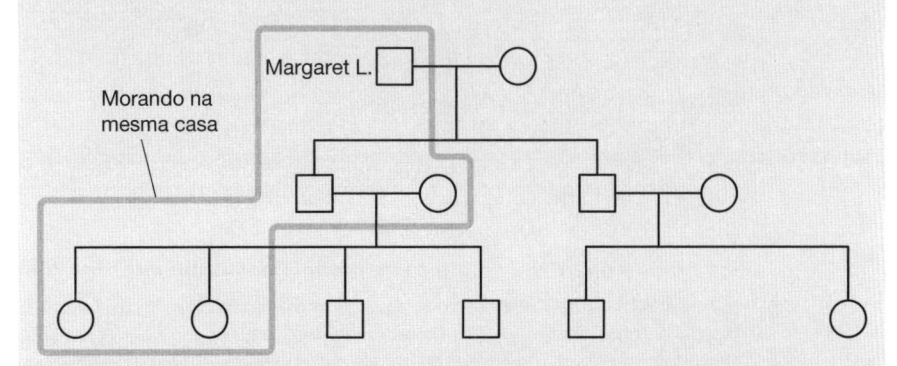

Ambiente doméstico

A casa do filho, em que Margaret está morando, é um apartamento de um piso com um jardim externo no mesmo nível. Infelizmente, para chegar ao apartamento, Margaret precisa subir cerca de 20 degraus, pois a residência fica assentada ao longo da encosta de uma pequena colina. Entretanto, depois de entrar, não há mais nenhum degrau para subir. Ela tem seu próprio quarto, e sua cuidadora fica ao alcance de seus chamados. Tanto seu banheiro quanto seu chuveiro têm espaço suficiente para manobrar uma cadeira de rodas. Há barras de apoio instaladas tanto ao lado do vaso sanitário quanto no box do chuveiro. Há uns poucos fios soltos, e a iluminação é adequada em toda a casa, durante o dia e a noite. Margaret atualmente usa um andador para se locomover dentro da casa e uma cadeira de rodas para andar fora dela.

Remoto

Na cultura asiática em Cingapura, a devoção filial é ainda muito viva, e não é incomum que os pais morem com seus filhos, especialmente quando ficam fisicamente incapacitados. No contexto daquele país, cuspir saliva espessa é considerado rude e não higiênico, e esse ato é associado a doenças pulmonares, o que explica por que Margaret estava tão incomodada com sua saliva espessa. Essa associação provavelmente se originou nos primórdios de Cingapura, quando a tuberculose se espalhava incontrolavelmente, e qualquer um com secreção oral espessa era visto como infectado com tuberculose e evitado. Da mesma forma, o inchaço nas duas pernas é também associado com doença grave e morte iminente. Esse medo provavelmente se originou nos primeiros dias da história de Cingapura, quando a malária e a má nutrição eram disseminadas e o edema dos pés ocorria nos casos de febre hemoglobinúrica nos estágios avançados da malária e kwashiorkor com deficiência proteico-calórica, duas condições associadas a morte certa.

6. Relação entre pessoa e médico (o encontro clínico)

A díade pessoa-médico

O filho mais velho de Margaret é meu colega. Senti-me um pouco pressionado por ter que atender a mãe de um colega. Margaret estava feliz por eu ser seu médico de família e se sentia à vontade comigo desde a primeira vez em que me consultou. O filho mais velho de Margaret estava satisfeito por ela ter finalmente encontrado um médico de família de quem gostava e em quem confiava. Frequentemente me pedia para reforçar um conselho específico para sua mãe quando ela se recusava a escutá-lo. Por exemplo, uma vez me disse: "Pode, por favor, dizer para minha mãe usar o espessante? Ela não escuta ninguém, só você."!

Transferência e contratransferência

Pessoalmente, encaro o cuidado de Margaret como uma grande alegria. Ela é uma senhora muito amável e agradável, que sempre me deixa à vontade quando a visito. Por seu turno, acho que ela está muito satisfeita por eu ser seu médico de família, e sempre é franca e cooperativa.

Elaborando um plano conjunto de manejo dos problemas

Aconselhei Margaret a beber mais água para que sua saliva fique menos espessa e reforcei a necessidade de usar os espessantes nos líquidos que ingere. Mostrou-se relutante a princípio, mas salientei para ela que o espessante pode ser adicionado à sua bebida favorita (chá de jasmim-chinês e de ervas) e à sua sopa, pois Margaret, assim como a maioria dos chineses, gosta de sopas porque as associa a qualidades benéficas e à bondade. Concordou em usá-lo mais frequentemente.

Problemas, metas, papéis

Quando expliquei para Margaret que eu acreditava que seu edema bilateral dos pés era apenas devido ao diltiazem, sua medicação anti-hipertensiva, e lhe tranquilizei reafirmando que é improvável que tenha algum problema grave, como insuficiência cardíaca, hepática ou renal, ela ficou muito aliviada. Propus mudar o anti-hipertensivo por outro que tem menor probabilidade de causar edema periférico. Entretanto, Margaret respondeu que estava satisfeita com o diltiazem e que só precisava saber que não havia nada grave com ela.

Quando lhe disse que o único tratamento definitivo para suas dores crônicas nos joelhos seria a cirurgia, ela reiterou que não estava disposta a isso. Sugeri que continuasse usando paracetamol como seu analgésico principal e o anti-inflamatório não esteroide para a dor episódica. Preocupava-me muito a possibilidade de Margaret desenvolver gastrite ou toxicidade renal com o uso de anti-inflamatórios não esteroides e estava preparado para adicionar um terceiro analgésico (um opioide) no caso dela. Entretanto, um opioide poderia aumentar o risco de quedas, pois tem também efeitos sedativos. Expliquei cuidadosamente os riscos para Margaret, e ela decidiu ficar com o paracetamol como seu analgésico principal e os anti-inflamatórios não esteroides para dor episódica. Preocupava-se muito com a possibilidade de quedas e de fratura do quadril, já que uma amiga que havia recentemente fraturado o quadril precisou passar por cirurgia para o tratamento. Também me tranquilizou dizendo que, com o esquema atual, sua dor estaria adequadamente controlada. Creio que, com as orientações sobre as soluções alternativas para sua dor e os possíveis efeitos adversos, Margaret foi capaz de tolerar melhor sua dor no joelho usando seu esquema de analgesia atual.

Margaret também ficou satisfeita quando sugeri seu encaminhamento para um oftalmologista especializado em cirurgia de catarata em idosos com múltiplos problemas médicos.

7. Avaliação (lista de problemas)
- Diabetes melito (controlado)
- Hipertensão (controlada)
- Hiperlipidemia (controlada)
- Doença isquêmica coronariana (controlada)
- AVC com deficiência funcional, de deglutição e de fala (estável)
- Saliva espessa devido à restrição autoimposta de líquidos
- Osteoartrite nos dois joelhos
- Leve edema bilateral dos pés devido ao uso de diltiazem
- Catarata no olho esquerdo prejudicando visão binocular
- Risco de quedas devido a deficiência visual, osteoartrite nos joelhos e dormência nos pés

8. Discussão geral

Experiência da doença

Achei esclarecedor refletir sobre como as pessoas mais velhas em Cingapura veem certos sintomas. Cingapura evoluiu de um país em desenvolvimento para um país desenvolvido em um curto espaço de 30 anos. Isso foi resultado da erradicação de muitas doenças que eram então endêmicas, com a malária e a má nutrição, e do controle da tuberculose. Entretanto, muitas das lembranças desses problemas devastadores ainda persistem nas mentes dos cingapurianos mais velhos, doenças que eu mesmo nunca vi em Cingapura desde que comecei a escola de medicina. Assim, aprendi a conciliar o contexto histórico dos idosos que atendo às suas ideias, preocupações e expectativas, para melhor avaliar as suas perspectivas de vida.

Literatura (patografias, poesia)

Tratar idosos é um desafio, mas aprecio essa tarefa porque eles são repositórios de uma vida toda de experiências e são pessoas fascinantes se você se permitir o tempo para descobrir quem são, as vidas que tiveram e as lições que podem compartilhar conosco. Durante meu trabalho com pessoas mais velhas, encontrei um poema em especial que fala sobre como é ser um idoso atendido pelo médico, o que me ajudou a abrir os olhos para a fragilidade, a humanidade e a história dessas pessoas. Foi escrito por um homem idoso que morreu na enfermaria geriátrica de um pequeno hospital perto de Tampa, na Flórida. Após sua morte, quando suas enfermeiras estavam mexendo em seus poucos objetos, encontraram esse poema. Sua qualidade e conteúdo impressionaram a equipe de tal forma que cópias foram feitas e distribuídas para todo o pessoal de enfermagem do hospital. Esse único legado para a posteridade desse homem apareceu desde então em várias publicações, incluindo a edição de Natal do *News Magazine*, da Associação para a Saúde Mental de Saint Louis, e eu o reproduzo a seguir.

Velho rabugento

O que vocês veem, enfermeiras?... O que vocês veem?
No que pensam... quando olham para mim?
Um velho rabugento... não muito sábio,
Incerto de hábito... com olhar distante?
Que se baba com a comida... e não dá resposta
Quando você lhe diz em voz alta... "Queria que você tentasse!"
Que parece não notar... as coisas que você faz.
E está sempre perdendo... uma meia ou um sapato.
Que, resistindo ou não... deixa você fazer o que quiser,
Com o banho e a alimentação... O longo dia para preencher?
É isso que você está pensando?... É isso que você vê?
Então, abra os olhos, enfermeira... você não está olhando para mim.
Vou lhe dizer quem sou... Sentado aqui tão imóvel,
Como faço ao seu comando... como me alimento conforme sua vontade.
Sou uma criancinha de dez anos... com um pai e uma mãe,
Irmãos e irmãs... que amam uns aos outros
Um jovem garoto de dezesseis... com asas em seus pés
Sonhando que em breve... encontrará um amor.
Logo será um noivo aos vinte... meu coração dispara.
Lembrando os votos... que eu prometi respeitar.
Aos vinte e cinco, agora... tenho meus próprios pequenos.
Que precisam de mim para guiá-los... E lhes garantir um lar feliz.
Um homem de trinta... meus pequenos agora crescendo rápido,
Ligados uns aos outros... Por laços que devem ser duradouros.
Aos quarenta, meus filhos pequenos... cresceram e se foram,
Mas minha mulher está ao meu lado... para garantir que eu não me enlute.
Aos cinquenta, mais uma vez ... Bebês brincam nos meus joelhos,
Novamente, temos crianças... Minha amada e eu.
Dias sombrios estão sobre mim... Minha esposa agora morta.
Olho para o futuro... e tremo de pavor.
Pois meus pequenos estão todos criados... assim como os seus próprios pequenos.
E eu penso sobre os anos... E o amor que conheci.

> Agora sou um homem velho ... e a natureza é cruel.
> É uma piada fazer a velhice... parecer uma tolice.
> O corpo se desintegra... a graça e o vigor partem.
> Agora há uma pedra... onde já tive um coração.
> Mas dentro desta velha carcaça... um cara jovem ainda mora,
> E, de vez em quando... meu coração maltratado enche-se de júbilo.
> Lembro das alegrias... Lembro da dor.
> E estou amando e vivendo... a vida outra vez.
> Penso nos anos... tão poucos... que passaram tão rapidamente.
> E aceito o duro fato... de que nada pode durar.
> Abram os olhos, todos vocês... abram e vejam.
> Não um velho rabugento... Olhem mais de perto... E vejam... esse sou EU!!
>
> Lembre-se desse poema da próxima vez que encontrar uma pessoa mais velha, que você poderia ignorar sem ver a alma jovem dentro dela... Estaremos todos, um dia, lá também!
>
> ***Literatura médica (epidemiologia clínica, fisiopatologia, outros relatos de caso, etc.)***
>
> A associação entre o uso de bloqueadores de canais de cálcio e o edema dos pés está bem documentada na literatura médica, e acredita-se que seja secundária ao fenômeno vasodilatador local (Williams et al., 1989; Van Hamersvelt et al., 1996). Alguns médicos tratam o edema dos pés induzido por bloqueador de canal de cálcio com diuréticos em vez de interromperem o uso da droga, mas as pesquisas mostram que os diuréticos não são efetivos para a redução do edema (Van de Heijden et al., 2004).
>
> **9. Plano de manejo proposto**
>
> Meu plano de manejo final para Margaret foi o seguinte:
> - Produção copiosa de saliva há meses: aumentar a hidratação pelo aumento do uso de espessantes em suas bebidas e sopas favoritas.
> - Dor no joelho direito há meses: continuar usando paracetamol como seu analgésico principal e anti-inflamatórios não esteroides para dor episódica.
> - Edema dos tornozelos induzido por diltiazem: deixar como está.
> - Catarata no olho esquerdo: encaminhar para o cirurgião oftálmico para operação de catarata esquerda.

APRESENTAÇÃO DE CASO CENTRADA NA PESSOA EM FORMATO RESUMIDO

No trabalho diário do consultório ou da enfermaria, é preciso usar um formato reduzido da apresentação de caso que mantenha a ênfase nos valores da medicina centrada na pessoa. Nesses ambientes, os educandos devem ser orientados a descrever a preocupação ou a solicitação principal da pessoa; a experiência de saúde e da doença da pessoa; um breve resumo da avaliação do contexto próximo; e o plano sugerido. Quando os educandos, em um deslize, usarem uma descrição de caso truncada e impessoal (p. ex., "tenho uma mulher de 54 anos com dor e fraqueza nos ombros e quadris"), deve-se, de forma gentil, mas firme, orientá-los a reumanizar seus relatos, começando com o nome da pessoa, seguido dos elementos de uma ACCP resumida.

VANTAGENS DA APRESENTAÇÃO DE CASO CENTRADA NA PESSOA

As apresentações de caso podem ser vistas como "rituais linguísticos altamente convencionados" que servem para socializar os médicos em treinamento para uma visão de mundo específica (Anspach, 1988). A ACCP, ao colocar a pessoa atendida no centro da apresentação, destaca a primazia da pessoa sobre a doença, sem excluir o processo de tomada de decisão clínica. Dessa forma, serve para inculcar uma forma mais humanizada de medicina e reforçar os valores básicos inerentes ao método clínico centrado na pessoa. Isso se dá sem sacrificar o tipo mais convencional de informação encontrada na apresentação de caso padrão.

Em um número crescente de escolas de medicina, houve um afastamento da aprendizagem passiva (i.e., aulas expositivas) e a aproximação de um formato menos estruturado em que os educandos assumem mais responsabilidade na determinação das metas de aprendizagem. Esse processo é mais efetivo para que se desenvolvam "aprendizes durante toda a vida". Não é raro ver que, depois de começar a praticar, o aluno se sente perdido quanto a como continuar bem informado. A rápida expansão do conhecimento médico torna impossível que se esteja sempre completamente atualizado. Logo, é necessário que o médico praticante tenha um método para continuar a educação médica que leve em consideração as necessidades de aprendizagem de cada um. Médicos mais experientes reconhecem que seus professores mais exigentes são, no fim das contas, as pessoas atendidas por eles. A ACCP, quando é parte da formação médica, desenvolve um esquema útil para ser usado mais tarde pelos médicos no momento em que têm que avaliar seus casos mais desafiadores. Esse modelo reconhece o papel da pessoa doente de nos ensinar o que mais precisamos saber.

As razões habituais para se elaborar um relato de caso por escrito são: (a) o caso é único; (b) o caso tem associações inesperadas; e (c) o caso apresenta eventos inesperados (Morris, 1991). A filosofia da ACCP é que cada caso é único e poderá envolver, e na verdade muitas vezes envolve, algo inesperado. A única motivação necessária para utilizar a ACCP é o desejo de chegar a um entendimento mais profundo da pessoa.

CONSIDERAÇÕES FINAIS

A apresentação de caso centrada na pessoa sugere uma forma de apresentar casos médicos consistente com os novos métodos clínicos. Reconhece que as apresentações de caso são uma parte importante da socialização do médico em treinamento, bem como de outros profissionais da área de cuidados médicos. Ao dar primazia aos aspectos subjetivos da experiência da doença, essa forma de apresentação reforça uma atitude "centrada na pessoa".

AGRADECIMENTOS

Partes deste capítulo foram previamente publicadas na revista *Family Practice: An International Journal* (vol. 11, n. 2, 1994).

O texto foi aprimorado com a revisão cuidadosa e as sugestões feitas pelo Dr. Wayne Weston.

PARTE 4

O contexto da assistência médica e o cuidado centrado na pessoa

Introdução

Moira Stewart

Esta parte do livro apresenta aspectos do contexto da assistência médica dentro do qual o cuidado centrado na pessoa acontece.

O primeiro e mais próximo contexto é aquele formado pela equipe de saúde. Essa equipe pode ter implicações positivas para o cuidado centrado na pessoa se todos os membros estiverem de acordo e tiverem por objetivo prestar cuidado centrado na pessoa. Se, entretanto, houver definições conflitantes das metas do cuidado, e os membros da equipe agirem em direções diversas, o cuidado centrado na pessoa poderá estar ameaçado.

Na tentativa de reforçar os quatro elementos do cuidado centrado na pessoa (em uma forma razoavelmente paralela àquela que usamos para reforçá-los na estrutura do ensino centrado no aprendiz que apresentamos no Capítulo 9), propomos, nesta seção, um método para criar e dar sustentação para uma equipe. Esse método apresenta os quatro elementos adaptados para uso no início da formação da equipe e, mais tarde, para esforços regulares subsequentes que darão sustentação ao trabalho favorável da equipe na assistência à saúde.

O segundo contexto é o do ambiente das políticas de assistência à saúde dentro do qual trabalhamos em uma época que nos levará até 2020. Esse ambiente de políticas tem muitas facetas, mas um dos aspectos fundamentais é o de orçamentos cada vez menores para a assistência à saúde e para as organizações que prestam esses serviços. Em tal ambiente, é importante aprendermos o que são as implicações do cuidado centrado na pessoa na eficiência do sistema de atenção à saúde (e sobre sua efetividade, discutida na Parte 5). Nesta seção, apresentamos um capítulo sobre cuidado centrado na pessoa e seus custos. Este capítulo, que tem como foco o Canadá, complementa e suplementa um trabalho semelhante elaborado por Epstein e colaboradores (2005b) sobre os Estados Unidos. O capítulo sobre o Canadá e os artigos sobre os Estados Unidos mostram que, na verdade, o cuidado centrado na pessoa é diretamente relacionado a custos gerais *mais baixos* na assistência à saúde, o que levou à conclusão de que o cuidado centrado na pessoa é bom para o sistema.

Da mesma forma, é importante, para a definição de políticas, saber que o cuidado centrado na pessoa é efetivo em todos os níveis do espectro socioeconômico (Jani et al., 2012). As implicações para as políticas de saúde indicam que os recursos necessários para garantir o cuidado centrado na pessoa devem ser disponibilizados para todos esses níveis, o que exige políticas que superem a *inverse care law*, ou lei de cuidados inversos, segundo a qual os recursos para o cuidado excelente em saúde variam inversamente às necessidades da população servida (Hart, 1971). As políticas que sustentam que deve haver tempo suficiente para cada pessoa atendida e que preconizam a continuidade do cuidado devem ser defendidas com vigor, especialmente em regiões carentes.

A Parte 4 deste livro pretende promover a conscientização sobre dois contextos: o da equipe e o das políticas.

13 Abordagem centrada na pessoa: como desenvolver e manter a equipe multiprofissional

Moira Stewart, Judith Belle Brown, Thomas R. Freeman, Carol L. McWilliam, Joan Mitchell, Lynn Brown, Lynn Shaw e Vera Henderson

Ao reconhecer que a assistência à saúde seguidamente se dá no contexto do trabalho das equipes, e não no âmbito do trabalho individual de profissionais, fazemos as seguintes perguntas: o cuidado centrado na pessoa melhora o cuidado fornecido pela equipe ou não? E o cuidado pela equipe aperfeiçoa ou impede o cuidado centrado na pessoa? É possível que se fortaleçam mutuamente, e, se sim, como?

Nossas experiências com a articulação dos paralelos entre o cuidado centrado na pessoa e a educação centrada no aprendiz nos levaram a considerar a possibilidade de que um processo paralelo e semelhante seja útil para refletirmos sobre os atributos positivos e os processos que melhoram o funcionamento das equipes multiprofissionais. Sabemos que a exemplificação de um comportamento ou relacionamento é uma forma efetiva de educar grupos de estagiários ou de melhorar o cuidado em uma organização de assistência à saúde, e por isso propomos um processo de desenvolvimento de equipes multiprofissionais que espelha o método clínico centrado na pessoa, potencialmente melhorando ambos.

A seguir, apresentamos um processo de abordagem centrada na equipe multiprofissional paralelo aos quatro componentes do cuidado centrado na pessoa. A abordagem centrada na equipe multiprofissional é apresentada como um diagrama na Figura 13.1 e detalhada no Quadro 13.1. Os dois primeiros componentes – o componente 1 (explorando tanto as áreas profissionais quanto a experiência que cada pessoa tem de sua área) e o componente 2 (entendendo cada membro da equipe como uma pessoa como um todo) – têm como foco os membros da equipe, propondo que reflitam e compartilhem suas reflexões sobre suas áreas profissionais e suas histórias de vida e contexto pessoal. Os componentes 3 e 4 levam em consideração a própria equipe e os atributos que a caracterizam.

O *primeiro* componente encoraja cada membro da equipe a estar pronto a compartilhar e aprender sobre os outros em questões de escopo formal de prática da profissão de cada um, como descrito por seus respectivos órgãos reguladores. Os resultados esperados nesse componente são que cada membro da equipe esteja preparado para explicar seu papel legal e sancionado na prática de saúde em relação aos outros profissionais da saúde. É de certa forma surpreendente ser tão comum o fato de esses papéis serem implícitos, desatualizados e não formalmente aprendidos.

O primeiro passo em direção ao cuidado harmonioso pela equipe é dar, a esses papéis, bases firmes na realidade do contexto de políticas atual.

O fato isolado de conhecer o campo oficial de prática das outras profissões pode não ser suficiente. Outra característica importante desse componente é que os membros da equipe de saúde multiprofissional devem compartilhar e aprender sobre as experiências pessoais que cada membro da equipe tem de sua área profissional, como, por exemplo, sua história profissional particular e as formas de pensar sobre a assistência à saúde. Esse compartilhamento pode abrir os olhos de todos para a enormidade de formas em que os papéis formais podem ser postos em ação e pode dar-lhes vida. Podem também aprender sobre o que gostam em seus papéis e que aspectos julgam desafiadores. Além disso, essas trocas são especialmente importantes para equipes que estão no início de sua caminhada conjunta. O conhecimento mútuo da área profissional formal e da experiência de cada um em sua disciplina é uma competência interprofissional delineada na *Canadian National Interprofessional Competency Framework* (Bainbridge et al., 2010). Defendemos, ainda, que o processo mútuo de aprendizagem sobre a área de trabalho de cada um promove o respeito mútuo e possibilita o desenvolvimento de uma prática interprofissional permeada por mais confiança.

O *segundo* componente destaca a necessidade de entendimento de cada membro da equipe como uma pessoa como um todo. A reflexão, necessária para que o membro da equipe em formação possa compartilhar sua própria história, pode

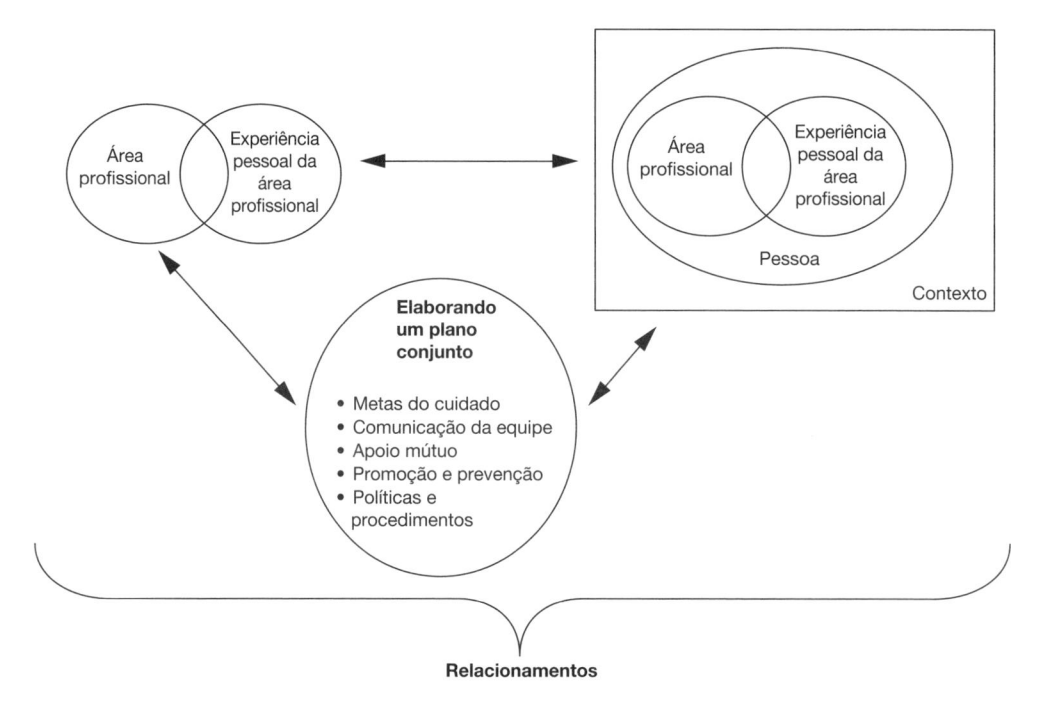

FIGURA 13.1 Abordagem centrada na equipe multiprofissional: os quatro componentes.

ajudar a preparar o profissional da saúde para a experiência de estar em uma nova equipe. Cada membro será encorajado a compartilhar aspectos relevantes de sua história de vida, seu contexto pessoal e o que considera sua capacidade de responder a mudanças e gerir conflitos. Da mesma forma, o compartilhamento do entendimento que cada um tem sobre o contexto atual da equipe, em termos das percepções de cada membro sobre as oportunidades e limitações do ambiente dessa equipe, pode ajudá-la a iniciar o trabalho conjunto e, em última análise, dar-lhe sustentação. O compartilhamento promove o entendimento mútuo dos membros da equipe como indivíduos, permitindo, dessa forma, a cada um se relacionar com os outros de formas que impulsionem o funcionamento efetivo da equipe. Além disso, estudos mostram como as atividades sociais e as oportunidades de compartilhamento de eventos da vida são criadas e mantidas pelas equipes à medida que elas desenvolvem suas rotinas e rituais. As atividades sociais e o compartilhamento de eventos de vida nutrem os relacionamentos e promovem a coesão da equipe (Brown et al., 2010). As relações sociais no ambiente de trabalho também podem contribuir tanto para a realização e o orgulho pessoais quanto para a manutenção de equipes efetivas (Hodson, 2004).

QUADRO 13.1 Abordagem centrada na equipe: como começar e dar sustentação à equipe

1. Explorar tanto as áreas profissionais quanto as experiências pessoais dos membros em suas áreas profissionais:
   - a área profissional (disciplina) como descrita pelo órgão regulador; escopo da prática
   - a experiência pessoal do membro da equipe em sua própria disciplina
2. Entender cada membro da equipe como uma pessoa como um todo:
   - a "pessoa" (história de vida e contexto pessoal, percepção de sua capacidade de responder a mudanças e gerir conflitos)
   - o contexto (oportunidades e limitações do ambiente da equipe, tempo disponível para cada indivíduo)
3. Elaborar um plano conjunto de manejo da atuação em equipe – no sentido do compartilhamento da linguagem, cultura e filosofia da equipe quanto à assistência à saúde:
   - metas subjacentes da assistência à saúde
   - comunicação formal e informal da equipe (reuniões, registros médicos eletrônicos)
   - apoio mútuo aos pontos fortes, conhecimento e habilidades de cada membro
   - promoção da saúde da equipe e prevenção de dissonâncias e problemas de liderança na equipe
   - políticas e procedimentos, inclusive quanto à resolução de conflitos
4. Aperfeiçoar os relacionamentos atuais da equipe:
   - compartilhamento de poder
   - confiança
   - empatia, respeito, congruência
   - comprometimento profissional individual à equipe
   - autoconsciência, consciência dos outros

O *terceiro* componente, elaborar um plano conjunto de manejo da equipe, representa a mudança, o foco no membro da equipe compartilhando sua história e experiências para todos os outros membros, criando em conjunto o novo ambiente da equipe, movendo-se na direção de uma linguagem, cultura e filosofia compartilhadas (Marra e Angouri, 2011). Os componentes 1 e 2 apresentaram alguns dos elementos formadores necessários, que se constituem de informações e experiências do passado.

Um dos elementos do *terceiro* componente, elaborar um plano conjunto de manejo da equipe, é o delineamento dos princípios básicos subjacentes e das metas da assistência à saúde. Uma parte desse trabalho pode ser explicitamente compartilhada nos momentos iniciais do desenvolvimento da equipe; outra parte pode também se revelar enquanto a equipe já funciona nas suas primeiras semanas e meses. Um mecanismo para incentivar a elaboração de um plano conjunto de manejo para uma equipe é a especificação das estratégias de comunicação formal e informal. Por exemplo: haverá uma reunião da equipe, e, em caso afirmativo, qual será sua agenda? Os encontros da equipe, como descritos no Capítulo 10, são suficientes? A principal estratégia de comunicação entre os profissionais da saúde será o protocolo do paciente, que atualmente é um registro médico eletrônico? Se sim, a abordagem para fazer os registros de anotações clínicas deve ser discutida e acordada. Reuniões de equipe regularmente programadas podem ser um mecanismo vital para a comunicação entre seus membros. A necessidade de realizar reuniões se apoia nos achados relatados em estudos anteriores (Apker et al., 2006; Higgins e Routhieaux, 1999; Craigie e Hobbs, 2004; Ruddy e Rhee, 2005; Brown et al., 2009). Craigie e Hobbs (2004) descreveram as reuniões da equipe como um local seguro para levantar questões e participar do processo de resolução de problemas, que é tanto respeitoso quanto colaborativo. Essas oportunidades podem servir tanto para a construção da coesão da equipe quanto para o desenvolvimento de estratégias criativas para sua sustentação quando confrontada pelo estresse ou conflitos (Ruddy e Rhee, 2005). Entretanto, as próprias reuniões podem ser fonte de estresse quando o tempo e a remuneração se tornam um problema (Petrini e Thomas, 1995), e o local e o andamento das reuniões podem criar tensões na equipe, especialmente quando certos pontos na agenda são vistos por alguns membros como fúteis ou irrelevantes para o funcionamento de seus papéis (Freeth, 2001). Logo, as reuniões clínicas e administrativas podem ter de ser realizadas em momentos diferentes (Payne, 2000). Quando isso não é possível, é importante criar agendas distintas para cada componente da reunião, inclusive com a identificação de um líder ou coordenador para itens específicos na agenda. As equipes devem coletivamente concordar com a frequência obrigatória exigida de todos os membros, em contraste com aquelas reuniões que são pertinentes a apenas algumas das áreas profissionais. Essas questões precisam ser abordadas para que a comunicação seja ideal.

A comunicação informal é uma parte importante das interações diárias dos membros da equipe enquanto trabalham juntos. A comunicação sobre questões de cuidado a pessoas precisa ser imediata. Ellingson (2003) descreveu isso como a "comunicação de bastidores", que ocorre fora das reuniões formais da equipe e é essencial para a prestação de cuidados às pessoas. As comunicações de corredor podem ser, ainda, o meio preferido de comunicação para questões clínicas e administrativas que dependem do tempo que os membros têm disponível. À medida que as equipes crescem em número de membros, as comunicações de corredor podem não ser uma estratégia de comunicação eficaz para as questões administrativas ou organizacionais, mas talvez permaneçam essenciais para a comunicação central da equipe em questões de cuidados à pessoa. Dessa forma, a acessibilidade e a proximidade física são essenciais para os membros da equipe. A possibilidade de ser abordado também é fundamental.

Outro elemento da elaboração de um plano conjunto em uma equipe é o apoio aos pontos fortes, conhecimentos e habilidades de cada membro. O grau em que isso é feito torna-se uma das filosofias compartilhadas da equipe. A equipe passa a conhecer os atributos de cada membro por meio da exploração bem-sucedida da área profissional e das experiências de cada um (componente 1) e do entendimento do contexto pessoal e profissional dos outros membros (componente 2), mas também pela observação das contribuições ao longo do tempo como parte da elaboração de um plano conjunto de manejo dos problemas (componente 3).

Outro elemento que direciona a equipe para a linguagem, cultura e filosofia compartilhadas pode ser as formas como a equipe promove sua própria saúde e previne a dissonância entre seus membros. Inerente a esse elemento é a concordância mútua sobre as políticas e procedimentos por meio da discussão e de esforços conjuntos para testar diferentes abordagens. Por exemplo, o acompanhamento oportuno das pessoas que tiveram alta hospitalar na atenção primária à saúde exige uma abordagem organizada, já que vários membros da equipe abordam diferentes aspectos do cuidado oferecido na comunidade. Além disso, tais políticas precisam se preocupar explicitamente com os processos de resolução de conflitos, que podem ser seguidos desde cedo e de forma equitativa.

Questões sobre limites dos papéis, escopo da prática e capacidade de prestar contas têm sido persistentemente identificadas na literatura como fontes de conflito nas equipes (Bailey et al., 2006). Apesar de haver documentação extensa sobre essas questões de conflito na literatura, acompanhada de sugestões úteis sobre como abordá-las, esses problemas continuam a prejudicar o funcionamento das equipes médicas nos hospitais (Grunfeld et al., 2000; Laschinger et al., 2001) e na comunidade (Brown et al., 2011). Uma estratégia importante para a abordagem de conflitos em equipes maiores pode ser o desenvolvimento e uso ativo de protocolos de resolução de conflitos (Porter-O'Grady, 2004). É importante reconhecer que o conflito é normal e inevitável em qualquer grupo de indivíduos. As tentativas de evitá-lo levam a desentendimentos e podem contribuir para erros nos cuidados médicos à pessoa. Em equipes efetivas, todos os membros assumem a responsabilidade pelo esclarecimento de discórdias e mal-entendidos e pela cobrança de prestação de contas quanto ao cumprimento de todos compromissos. Equipes menores podem se beneficiar da aprendizagem do uso de quadros de ação para quando as discussões forem particularmente importantes. Esses processos podem auxiliar as equipes a encontrar uma voz unificada e podem assisti-las na ampliação e no fortalecimento de sua capacidade de ser bem-sucedida.

O *quarto* componente de uma abordagem centrada na equipe é a melhora das relações que estão em andamento. À medida que os cuidados clínicos se concretizam na prática e os membros da equipe ganham experiência uns com os outros e com o conjunto de pessoas que atendem em comum, as relações em andamento amadurecem. Um dos elementos da abordagem das relações na equipe médica decorre diretamente do desenvolvimento de uma filosofia em comum, que abranja o compartilhamento do poder. Essa é uma exigência da abordagem centrada na pessoa e é igualmente pertinente à abordagem para as equipes. Cada profissional precisa reformular sua noção de aspectos específicos dos cuidados médicos quanto a pertencer a sua área de especialização e, em vez disso, reconhecer que outras áreas também têm habilidades e interesses naquele domínio. Estruturas de equipes médicas que colocam os indivíduos em posições de menor poder podem ser uma barreira ao funcionamento da equipe. Trabalhos anteriores se concentraram basicamente na relação hierárquica entre médicos e enfermeiras e no conflito inerente dessa díade (Bailey et al., 2006; Zwarenstein e Reeves, 2002). O reconhecimento mais disseminado de que a enfermagem é uma área de profissionais da saúde contribuiu para a elevação do *status* dos enfermeiros dentro do sistema de atenção à saúde. Os enfermeiros já se aproximaram mais da igualdade dentro do ambiente da equipe médica, mas outros membros da equipe, com menor *status*, permanecem vulneráveis (Brown et al., 2011). Uma revisão da literatura elaborada por Mickan e Rodger (2000) sobre as características do trabalho efetivo em equipe sugeriu que o funcionamento da equipe é prejudicado quando as preocupações e visões de seus membros são desvalorizadas ou desprezadas.

Outro elemento crucial na prática clínica responsável é a confiança. Os membros precisam confiar nos processos de sua equipe para que possam proporcionar uma comunicação excelente e cuidados clínicos de alto nível. Quando a confiança é quebrada, os processos definidos na elaboração de um plano conjunto, como aqueles para a resolução de conflitos, devem ser usados para restaurar a confiança entre os membros da equipe.

Alinhadas com a confiança estão as três bases das relações contínuas de aconselhamento: empatia, respeito e congruência. Estudos sugerem a importância da transparência, da disponibilidade e do respeito (Craigie e Hobbs, 2004; Freeth, 2001; Lemieux-Charles e McGuire, 2006; Mickan e Rodger, 2000). Pesquisas também sugerem que a humildade é a base sobre a qual o respeito se assenta (Brown et al., 2011).

Outro elemento das relações contínuas nas equipes é o compromisso de cada profissional com uma abordagem compartilhada. O grau em que o compromisso é firme e assumido convictamente, em contraste com aquele que é parcial e inconsistente, afetará o potencial da equipe; o potencial varia de acordo com o quão estreita ou ampla é a visão da prática interdisciplinar e o compromisso dos membros em participar dessa abordagem.

Todos esses elementos para melhorar as relações contínuas nas equipes dependem, de certa forma, da capacidade de cada membro de alimentar a autoconsciência e gentilmente encorajar que os outros também o façam. O autoconhecimento, que alguns sentem ser ameaçado por certos aspectos do compartilhamento de papéis clínicos, ou o fato de saber que se responde (positiva ou negativamente) a certos tipos de indivíduos, ajuda muito a amenizar dificuldades no início e na continuidade da evolução das equipes.

CAPÍTULO 13   ABORDAGEM CENTRADA NA PESSOA: COMO DESENVOLVER E MANTER...

QUADRO 13.2   Perspectivas dos membros da equipe quanto a questões de saúde, metas e papéis

	Questões de saúde	Metas	Papéis
Pessoa e família da pessoa			
Nutricionista			
Enfermeiro especialista			
Enfermeiro de medicina de família			
Médico de família			
Assistente social			
Outros profissionais da saúde, como farmacêutico, psicólogo, fisioterapeuta, terapeuta ocupacional			

Como em todo cuidado centrado na pessoa, ela é o foco da atenção. Logo, a pessoa atendida é considerada um membro da equipe de atenção à saúde. Propomos que se use a tabela apresentada no Quadro 13.2 como forma de auxiliar a equipe que está tendo dificuldades em seus esforços para prestar cuidados clínicos centrados na pessoa. Essa pode ser uma das ferramentas para reduzir conflitos, já que explicitamente oferece a cada participante, inclusive à pessoa que recebe os cuidados, a oportunidade de esclarecer suas questões sobre saúde, as metas dos cuidados e os papéis que se propõe a assumir.

O caso a seguir é usado para ilustrar a tabela mostrada no Quadro 13.3.

Caso ilustrativo

Martina Morgan, de 42 anos, estava negando os sintomas que sentia há vários meses, como perda de peso, micção frequente e, às vezes, visão embaralhada. Quando finalmente foi ao médico, afirmou: "tenho diabetes". A Sra. Morgan tinha muita familiaridade com o diabetes, pois há mais de 30 anos sua mãe fora diagnosticada e, desde então, sofrera inúmeras complicações relacionadas à doença.

QUADRO 13.3 Perspectivas dos membros da equipe de saúde em relação a Martina Morgan

	Questões de saúde	**Metas**	**Papéis**
Pessoa	Dificuldade em aceitar o diagnóstico	Relutância em seguir um plano, paralisada	Ainda não disposta ou capaz de assumir o papel em seus próprios cuidados
	Experiência com o diabetes da própria mãe	Sentia a necessidade de retomar o controle	
	Medos		
	Sobrecarregada pela ideia de que "diabetes foi o golpe final"		
Enfermeiro	Diabetes grave	Orientação sobre cuidados com os pés	Orientações sobre saúde
	Potencial de sequelas		Defensor da visão da pessoa
			Agir no ritmo da pessoa
			Tentar encontrar um plano realizável
Médico de família	Diabetes grave	Iniciar injeções de insulina	Coordenador
		Encaminhar para especialista	Atingir o controle do açúcar no sangue
			Tentar encontrar um plano realizável
Assistente social	Diabetes da mãe	Explorar os pontos fortes da família	Informar sobre os medos e questões familiares
	Abandono do pai	Explorar os medos do marido	Defender a visão da pessoa
	Diabetes como golpe final		Tentar encontrar um plano realizável
Nutricionista	Diabetes grave	Controle rígido da dieta	Reeducação alimentar
	Dieta inadequada		Tentar encontrar um plano realizável

Contudo, a Sra. Morgan não aceitava as recomendações do médico no sentido de começar a tomar injeções de insulina para controlar seus níveis muito altos de açúcar no sangue. Além disso, ela recusara categoricamente um encaminhamento para o endocrinologista, pois, em sua opinião, as intervenções desse tipo de especialista haviam acelerado a deterioração do estado de saúde de sua mãe. Como resposta, o médico de família, fazendo o papel de coordenador, convidou vários outros profissionais da atenção à saúde, inclusive a nutricionista, o enfermeiro de medicina de família, a assistente social e o enfermeiro especialista, para ajudar na abordagem dos graves problemas de saúde da Sra. Morgan. O médico liderou a primeira reunião da equipe de cinco profissionais da saúde; a Sra. Morgan não foi convidada a participar. Como o interesse principal da equipe era controlar seu diabetes, os esforços para coordenar o cuidado se voltaram para o modelo médico, ou seja, para a modificação de seu estilo de vida seguindo um controle de dieta rígido, passando-lhe instruções sobre os cuidados adequados com os pés, e avaliando opções de ajuda financeira para ajudá-la em suas dificuldades com dinheiro. Apesar das ótimas intenções de cada membro da equipe, nos quatro meses que se seguiram, a Sra. Morgan continuou relutante em seguir as recomendações, e as tentativas de coordenar os serviços falharam.

Quanto mais evitava aderir ao tratamento, mais a equipe de atenção primária à saúde intensificava seus esforços para educar a Sra. Morgan. Além disso, cada membro da equipe estava voltado apenas para a realização de sua própria meta profissional, que era específica de sua área. Não estavam envolvidos em "guerras por território", mas faltava uma linguagem comum e uma visão compartilhada de um plano abrangente de cuidados para a Sra. Morgan. O que a equipe não fez coletivamente foi averiguar qual o significado de saúde para a paciente, suas aspirações de vida, sua experiência da doença e seu contexto naquele momento.

Uma segunda reunião dos cinco profissionais da saúde foi convocada por solicitação do enfermeiro especialista. Foi elaborado um plano por todos os profissionais para que se perguntasse à Sra. Morgan sobre suas experiências com o diabetes, suas crenças e suas metas para os cuidados médicos. A assistente social planejou uma visita à residência da paciente para incluir outros membros da família. Foi somente depois de alguns membros da equipe começarem a perguntar sobre as outras questões trazidas pela Sra. Morgan, não só seus problemas médicos, e, então, a escutar suas respostas, que a mudança começou a ocorrer.

Ela havia crescido em uma família com muitos problemas. Seu pai ficara muitas vezes desempregado e frequentemente "desaparecia por meses", deixando a família desamparada. Quando a Sra. Morgan tinha 16 anos, sua mãe sofreu uma amputação abaixo do joelho devido às complicações do diabetes. Sua visão se deteriorava progressivamente, o que significava que ela não poderia mais administrar as injeções de insulina; essa responsabilidade passou a ser da Sra. Morgan. Apesar da repulsa que lhe causava ter que dar as injeções no coto da amputação, a Sra. Morgan obedientemente assumiu essa tarefa. Toda aquela experiência fora muito difícil.

Por isso, o diagnóstico de diabetes era esmagador para a Sra. Morgan. Sentia medo e incerteza quanto ao seu futuro. Testemunhara os efeitos do diabetes em sua mãe e estava convencida de que também passaria pelas mesmas consequências da doença a longo prazo. A única forma de lidar com seu medo era evitar até pensar sobre seu diabetes. Para a Sra. Morgan, esse era o "golpe final" recebido de sua família.

Em uma visita em que encontrou o marido da Sra. Morgan, a assistente social ficou sabendo que, apesar de ele oferecer apoio e entender a situação, estava tendo dificuldades para lidar com o que estava acontecendo. A continuidade da avaliação pela assistente social revelou que o Sr. Morgan se preocupava com a possibilidade de sua esposa ter hipoglicemia durante o sono e morrer na cama, ao seu lado. Por isso, seguidamente, ficava acordado durante a noite. Achava difícil falar com a esposa sobre isso e relutava em mostrar seu medo de que ela pudesse morrer.

Durante seu trabalho com a Sra. Morgan para tratar do autocuidado para diabéticos, o enfermeiro especialista viu que ela precisava desesperadamente recobrar um pouco do controle sobre sua vida. Avaliou a forte ligação entre a luta da Sra. Morgan com seu próprio diabetes e seus relacionamentos familiares do passado. Estava paralisada pelo que pensava que o futuro lhe reservava. Suas vivências passadas haviam determinado suas possibilidades futuras, e não conseguia escolher entre as opções atuais. A tarefa do enfermeiro, junto com os outros membros da equipe, foi ajudá-la a entrelaçar o passado, o presente e o futuro, para formar um plano de cuidado aceitável e realizável. Para se conectar com ela, precisavam reconhecer sua história, empatizar com seu terror e, junto com ela, descobrir alguns pequenos passos que poderia tolerar para começar a reduzir os danos causados pelo diabetes.

Por fim, a assistente social, a enfermeira que a visitava, a paciente e seu marido começaram a se direcionar para uma abordagem de equipe mais colaborativa e interdisciplinar em relação aos cuidados da Sra. Morgan. Agora, entendiam as várias razões por que ela não seguia as recomendações, mas ainda assim foi difícil convencer o resto da equipe. Um terceiro encontro, que reuniu os cinco profissionais da saúde e o Sr. e a Sra. Morgan, levou toda a equipe a mudar de um cuidado coordenado para uma posição mais potente de compartilhamento da história complexa da Sra. Morgan, de ajuste das metas para o que aquela pessoa podia aceitar e com o que podia lidar e das ações adaptadas ao seu ritmo. Os membros da equipe puderam iniciar a descoberta de formas de interação com a Sra. Morgan baseadas na empatia com seu contexto e compatíveis com suas capacidades, conseguindo abrir novos caminhos para seus cuidados de saúde.

Reconhecemos que o uso de tabelas, como aquelas apresentadas nos Quadros 13.2 e 13.3, pode ser útil no início do trabalho de uma equipe, mas pode deixar de ser necessário depois de as equipes se solidificarem e quando seus papéis se confundem, o que faz as divisões da tabela serem menos relevantes. Acreditamos que o tratamento dos outros membros da equipe com base nos mesmos princípios adotados para tratar as pessoas que atendemos, de forma centrada na pessoa ou na equipe, pode melhorar tanto o funcionamento da equipe quanto o cuidado centrado na pessoa, um reforçando o outro.

No próximo caso, que narra a história de Francine, cada membro da equipe tinha uma narrativa para ela. A história e suas atualizações foram desenvolvidas em reuniões da equipe, levadas das reuniões para as consultas com cada profissional e de volta para as reuniões. A sinergia entre as narrativas na atenção à saúde e no cuidado centrado na pessoa já foi apresentada neste livro, no Capítulo 3. A narrativa, que foi a forma dos profissionais dessa equipe de reunir a informação sobre Francine, era sobre como ela entendia sua vida e foi criada em dois níveis: (1) entre Francine e cada profissional, quando a história foi construída de maneira conjunta e confirmada repetidamente; e (2) entre os profissionais da equipe, quando a história foi por duas vezes revisada e criada em conujnto pelos membros da equipe. Quando a equipe funciona bem e trabalha com profundidade suficiente, a história é rica e verdadeira. Entretanto, as equipes podem se fixar em uma história, e, para se resguardar de tal inflexibilidade, cada membro da equipe pode querer refletir ou conferir dados com a pessoa atendida e reportar as nuanças da história para o resto da equipe. Durante seminários semanais de treinamento, um grupo misto de médicos, enfermeiras, assistentes sociais e outros profissionais

> escreveu sobre sua ligação com as pessoas que atendiam, suas respostas emocionais às pessoas e suas famílias e suas tentativas de imaginar situações clínicas a partir das perspectivas daquela pessoa e de seus familiares que participavam do processo e depois liam em voz alta suas narrativas uns para os outros durante a discussão de caso mediada. (Sands et al., 2008, p. 307)

Em grupos focais, os participantes relataram o valor do treinamento para a construção da equipe e para conhecer uns aos outros como pessoas e suas perspectivas sobre a atenção à saúde. Também relataram que a experiência "se espalhou" para o funcionamento da equipe como uma unidade. No cuidado a Francine, a equipe conscientemente manteve uma narrativa de cura em mente, de esperança, em contraste explícito com as dificuldades que Francine enfrentava. Como você verá a seguir, a equipe ajudou Francine a identificar desfechos de saúde específicos como eventos brilhantes que abriam a possibilidade de um futuro positivo.

A Equipe era Depositária de sua História: Caso Ilustrativo da Abordagem Centrada na Equipe

Lynn Brown

Francine era uma mulher de baixa estatura de 41 anos que havia tido experiências traumáticas durante toda sua vida, incluindo o assassinato de um dos pais, maus-tratos por sua própria família e exploração em relacionamentos na adolescência e na idade adulta. Nascida em uma tradição linguística diferente e com pouco apoio para frequentar a escola, sentia que o desafio de ler e encontrar direcionamentos estava além do tolerável. Geralmente precisava de alguém para ajudá-la a ir às consultas.

A família vivia em uma área de moradias subsidiadas, de alta densidade, sem segurança. Descrevia eventos em que era explorada e ameaçada diretamente. Esses eventos desencadeavam traumas do passado e desesperança. Era incapaz de conseguir sair dessa situação devido aos seus sintomas de transtorno de estresse pós-traumático, sua dor e seus limites educacionais. Um trauma físico em suas costas durante um ataque de violência doméstica resultou em dor crônica, tornando-se dependente de opioides. Essa era uma preocupação constante de seu médico de família. Recebia o mais básico e mais baixo benefício da assistência social, tendo que frequentemente provar sua incapacidade de trabalho mesmo não conseguindo lidar com a papelada necessária para isso. Isso também desencadeava medo intenso e desespero.

Seus suportes sociais eram limitados a uma melhor amiga que a levava de carro às consultas. Seus três filhos adolescentes eram sua principal fonte de orgulho e esperança no futuro. Estava comprometida a dar-lhes uma vida melhor e sempre se reanimava para fazer as coisas que sabia que eles precisavam. A fé religiosa às vezes lhe dava uma perspectiva além daquilo que estava ao seu redor, e, por meio de sua arte e pinturas, podia expressar tanto sofrimento quanto esperança.

O médico de família de Francine era sua âncora. Confiava nele, pois havia se mostrado um profissional confiável em uma vida em que a credibilidade era rara. Ele organizou uma equipe para Francine que consistia dele mesmo, a assistente social e os enfermeiros. Os contatos com todos os membros da equipe eram tanto planejados como não planejados, com muitas crises.

Francine não estava pronta para aceitar o encaminhamento para programas de tratamento. Acreditava que precisava de medicação para sua dor. Suas ideias sobre saúde se concentravam na medicação, com alguns momentos em que conseguia pensar em construir um futuro diferente. Seu funcionamento nos momentos em que sofria era gravemente limitado; nesses momentos, era impossível realizar ligações telefônicas e mesmo as tarefas da casa. Quando se sentia melhor, suas expectativas quanto à equipe eram de que estivessem interessados nas realizações de seus filhos e de que algumas sugestões ou esperanças seriam dadas. A equipe era sua principal fonte de apoio.

Os enfermeiros da equipe seguidamente a ajudavam, repetindo as informações sobre suas consultas e, às vezes, remarcando aquelas que havia perdido por problemas de orientação em relação a endereços e transporte. Lidavam com suas solicitações de medicações, às vezes de natureza desesperadora, e serviam de audiência entusiástica para as histórias sobre seus filhos. O médico de família e os enfermeiros ofereciam um pouco de esperança para ela, que a havia perdido completamente.

A assistente social passava muitas horas com ela, às vezes em sua casa, mas principalmente na clínica, escutando sua história horripilante. Francine claramente não podia participar de terapia para seu trauma, pois sua vida no momento era muito insegura. Começaram a trabalhar juntas para encontrar uma base mais segura para ela e sua família. Foram necessárias muitas horas para preencher um formulário para uma pensão por invalidez, que lhe daria mais segurança e um pouco mais de renda. A cada pergunta no formulário, ela apresentava mais detalhes de seus traumas, apesar de isso não estar sendo diretamente perguntado. Um sofrimento intenso e profundo se seguia a isso. Algumas sessões se concentraram em seu sofrimento naquela época, com base em sua dor, tanto emocional quanto física, que se entrelaçavam. Meses depois, ela passou a receber uma renda mais estável como pensão por invalidez. Durante a espera, às vezes ligava para relatar os perigos na região onde morava, e a assistente social iniciou esforços para encontrar uma moradia mais segura, já que ligava em momentos em que a crise e as preocupações com seus filhos se confundiam. Por fim, para manter suas esperanças, depois de apelos, cartas e esforços, foi feita a mudança para um bairro mais seguro.

A presença da equipe foi crucial para a assistente social enquanto lutava para entender o que era trauma e o que era efeito da medicação. Os membros da equipe se apoiaram uns nos outros para entender a história dessa mulher única, e os desafios de lhe prestar cuidados foram fortalecedores para todos. Parecia que a aliança de Francine com seu médico de família havia se tornado uma forma de transferência institucional na qual todos os membros da equipe eram vistos como merecedores de confiança. A equipe compartilhava o monitoramento de sua segurança. Durante momentos obscuros, ela ligava e parecia esperar que houvesse uma resposta sábia de um dos membros da equipe que a auxiliasse. Como permitiu que a equipe a conhecesse, todos os membros se tornaram sua audiência entusiástica em momentos de vitória. Eles eram mais capazes de responder porque sabiam o significado de um desenvolvimento positivo em uma história de sacrifícios e turbulências frequentes. Apesar de alguns dos serviços que eram oferecidos para ela serem específicos de uma área profissional, todos os membros da equipe contribuíram para proporcionar um receptáculo onde guardar sua história, suas vitórias e suas tristezas.

14 Custos da assistência à saúde e o cuidado centrado na pessoa*

Moira Stewart, Bridget L. Ryan e Christina Bodea

Um relatório recente do Conselho de Saúde do Canadá (2010) concluiu que é complexo o processo de tomada de decisão dos médicos de família quanto a exames complementares. Um dos vários fatores determinantes das decisões identificados no relatório é o cuidado centrado na pessoa, que, segundo os autores dão a entender, está relacionado a custos mais altos. Nossas pesquisas chegam a conclusões opostas.

O cuidado centrado na pessoa tem alta prioridade no sistema de assistência à saúde do Canadá (CHSRF 2008; MOHLTC 2009). Há um volume considerável de evidências canadenses e internacionais de que o cuidado centrado na pessoa traz benefícios para a satisfação da pessoa atendida (Krupat et al., 2000; Fossum e Arborelius, 2004; Stewart et al., 1999), para a adesão ao tratamento (Stewart et al., 1999; Golin et al., 1996), para os desfechos de saúde da pessoa atendida, como redução da preocupação com a saúde (Stewart et al., 2000), melhor saúde segundo autorrelatos (Stewart et al., 2000, 2007b) e melhora da condição fisiológica (p. ex., pressão arterial e HbA_{1c}) (Krupat et al., 2000; Stewart et al., 1999; Golin et al., 1996; Kaplan et al., 1989a, b; Greenfield et al., 1988; Griffin et al., 2004; Rao et al., 2007). Entretanto, não há dados canadenses comparáveis para sustentar a hipótese de que o cuidado centrado na pessoa economiza dinheiro, enquanto para os Estados Unidos esses dados estão disponíveis (Epstein et al., 2005b).

No Estudo sobre Desfechos Centrados na Pessoa (Stewart et al., 2000), o cuidado centrado na pessoa estava relacionado não apenas com a melhora dos desfechos de saúde como também com um menor número de exames complementares. Esse achado indica um potencial para a redução de custos. O contexto atual, que prioriza o cuidado centrado na pessoa e, ao mesmo tempo, exige limitações nos custos, nos levou a reanalisar os dados do Estudo sobre Desfechos Centrados na Pessoa. Avaliamos rigorosamente os custos dos recursos médicos associados aos exames complementares usados pelos médicos de família e pelas pessoas atendidas que participaram do estudo.

Foram incluídas 311 pessoas do Estudo sobre Desfechos Centrados na Pessoa nessa análise de custos. A perspectiva para o cálculo de custos era a mesma dos custos de saúde do governo provincial do Canadá. Outros custos na sociedade não foram calculados. Os custos da investigação diagnóstica foram determinados

---

* Capítulo publicado anteriormente como "Is Patient-Centred Care Associated with Lower Diagnostic Costs?" (Stewart, 2011). Esta versão revisada foi reimpressa com permissão.

para cada pessoa. Primeiro, os números de exames complementares foram retirados de uma revisão dos registros médicos. As quantidades foram limitadas aos exames diagnósticos que estavam associados a uma consulta inicial (e relacionados com o motivo principal para aquela consulta) e que foram realizados nos dois meses a partir da consulta inicial. Segundo, o preço por unidade de cada exame diagnóstico foi determinado usando-se os custos listados para os Planos de Seguros de Saúde de Ontário, definidos pelo Ministério de Saúde e Cuidados de Longo Prazo de Ontário. Terceiro, os custos de diagnóstico foram determinados multiplicando-se o número de exames pelo preço unitário de cada um. Usamos um questionário de 14 itens que mede a percepção dos indivíduos quanto ao cuidado centrado na pessoa (*Patient Perception of Patient-Centeredness*; Stewart et al., 2004) e até que ponto o médico tratou da experiência da doença da pessoa e de seu contexto e elaborou um plano conjunto de manejo com o paciente em relação à definição do problema e ao tratamento. A análise classificou os escores de percepção quanto ao cuidado ser centrado na pessoa em quartis e calculou os custos médios para cada quartil.

A Tabela 14.1 apresenta os custos diagnósticos médios classificados nos quatro quartis dos escores de percepção do cuidado centrado na pessoa ao longo dos dois meses de seguimento do estudo. Enquanto os custos diagnósticos médios para os primeiros três quartis foram bastante semelhantes, os custos no quarto quartil foram muito mais altos, o que sugere a existência de um patamar abaixo do qual os custos estão envolvidos. Duas possíveis explicações nos ocorrem: (1) uma potencial explicação estatística é que o quarto quartil é composto de consultas com uma gama maior de escores do que os outros quartis, incluindo alguns escores muito baixos no item sobre o cuidado ser centrado na pessoa, e (2) um motivo potencial de comunicação clínica é o fato de que talvez ambos, a pessoa e o médico de família, tenham perdido a confiança; dessa forma, a pessoa deu um escore baixo no questionário sobre o cuidado ser centrado na pessoa, e o médico pediu muitos exames de alto custo na esperança de esclarecer algum tipo de confusão ou conflito. Deve-se considerar que esses resultados não permitiram determinar a adequação dos exames solicitados.

TABELA 14.1 Custos médios de diagnóstico durante os dois meses após a consulta inicial com o médico de família divididos por quartil dos escores de percepção quanto ao cuidado ser centrado na pessoa (n = 311)*

Quartil do escore do cuidado ser centrado na pessoa	Custo médio de diagnóstico
Primeiro quartil (alto escore do cuidado ser centrado na pessoa)	US$ 11,46
Segundo quartil	US$ 13,07
Terceiro quartil	US$ 14,04
Quarto quartil (escores baixos de percepção quanto ao cuidado ser centrado na pessoa)	US$ 29,48

Nota: *A tabela mostra a significância clínica desses achados. A significância estatística (p = 0,004) foi avaliada usando-se uma regressão múltipla do resultado contínuo dependente do custo diagnóstico com os escores de percepção quanto ao cuidado ser centrado na pessoa como uma variável independente contínua, controlando para as variáveis que se mostraram significativas na análise bivariada (principal problema apresentado pela pessoa e estado civil).

Os custos apresentados na Tabela 14.1 foram, então, projetados em relação às populações atuais do Canadá e de Ontário (Statistics Canada, 2010) para se obter uma noção da magnitude do potencial de economia de custos como resultado do cuidado centrado na pessoa. Um quinto da população consulta o médico de família a cada mês (Green et al., 2001). Um terço deles tem novos sintomas para os quais o médico talvez peça exames diagnósticos (Stewart e Maddocks, 2013). Dividindo o resultante 1/15 da população em quatro quartis e calculando os custos diagnósticos com base na Tabela 14.1, encontramos que, em um mês, um total de US$ 14 milhões seria gasto em Ontário, e US$ 38 milhões no Canadá. Entretanto, se todos os médicos de família adotassem o cuidado centrado na pessoa nos níveis do quartil mais alto, potencialmente um terço desses custos seria economizado.

A análise de custos para esse estudo foi realizada com dados de um estudo anterior, o que limita nossa capacidade de fazer comparações diretas com o contexto atual da atenção primária à saúde. Entretanto, é provável que a distribuição de escores da percepção quanto ao cuidado ser centrado na pessoa seja semelhante, hoje, ao que foi encontrado no original. Um estudo recente que usou a mesma medida encontrou escores médios semelhantes (Clayton et al., 2008). É difícil determinar se o comportamento real de solicitação de exames diagnósticos específicos pelos médicos de família é hoje diferente do que era no estudo original. Entretanto, sabemos que no Canadá houve um aumento no número de tomografias (300%) e de ressonâncias magnéticas (600%) realizadas entre 1993/94 e 2003/04 (You et al., 2007). Esse achado sugere que hoje a economia potencial de custos diagnósticos pode ser até mesmo bem maior do que a encontrada no estudo anterior.

Outra pesquisa canadense demonstrou que é possível proporcionar melhor atenção primária à saúde com custos mais baixos (Hollander et al., 2009). Nossa intenção ao relatar esses resultados é promover o diálogo e a pesquisa futura sobre a associação entre a atenção primária centrada na pessoa e os custos no contexto de atenção à saúde atual.

Esses resultados levam a algumas recomendações simples. Primeiro, os estudos futuros poderiam avaliar os custos como um dos benefícios potenciais da abordagem centrada na pessoa. Segundo, as sociedades de medicina de família poderiam fortalecer sua ênfase na educação e avaliação do cuidado centrado na pessoa, já que o treinamento para esse tipo de cuidado mostrou-se efetivo (Stewart et al., 2007b). Terceiro, pode-se estudar se os incentivos dados aos médicos de família podem melhorar a qualidade de seu cuidado centrado na pessoa. Quarto, as pessoas na atenção primária à saúde poderiam ser incluídas em estudos para avaliar sua percepção do cuidado centrado na pessoa de forma a obter *feedback* para os médicos de família (Reinders et al., 2010). Essas quatro recomendações apontam para direções futuras na pesquisa, educação, políticas e práticas para melhorar o cuidado centrado na pessoa, que tem um papel a cumprir, fornecendo serviços de saúde não só eficazes como também eficientes.

PARTE 5

Pesquisas sobre cuidado centrado na pessoa

Introdução

Moira Stewart

Esta seção faz um resumo das pesquisas relevantes sobre o cuidado clínico centrado na pessoa. Pesquisadores de diversas áreas têm-se perguntado sobre a natureza e o impacto do tipo de prática médica que chamamos de centrada na pessoa.

Esta seção primeiramente resumirá as evidências obtidas de estudos qualitativos que iluminam os princípios do cuidado centrado na pessoa na prática, para depois voltar-se a um resumo de evidências obtidas da tradição epidemiológica quanto ao impacto da comunicação centrada na pessoa sobre uma série de desfechos importantes. Esperamos que essa revisão ajude os médicos a conhecer as distintas contribuições de cada uma dessas tradições, aperfeiçoando sua habilidade de criar um entendimento integrado da prática centrada na pessoa de boa qualidade.

Por fim, esta seção apresenta atualizações dos dois instrumentos de medição de pesquisa que foram desenvolvidos e testados por nós. Esses instrumentos têm sido usados em muitos países e cenários.

15 Usando metodologias qualitativas para esclarecer o cuidado centrado na pessoa

Carol L. McWilliam e Judith Belle Brown

Os paralelos entre o cuidado clínico centrado na pessoa e a investigação humanística sugerem a aplicação de métodos qualitativos para a pesquisa sobre o cuidado centrado na pessoa, pois seu foco não é só a doença e a experiência da doença, mas também a própria pessoa como um todo. O cuidado centrado na pessoa é um processo de aquisição de conhecimento qualitativo e de entendimento de outros seres humanos. A investigação humanística explora a natureza e a experiência de ser humano, produzindo descrições detalhadas ou interpretações holísticas para melhorar esse entendimento. Na investigação humanística interpretativa, o pesquisador e o participante da pesquisa, juntos, buscam ver as necessidades, os motivos e as expectativas do participante para construir a interpretação de suas vivências. Da mesma forma, dois dos componentes centrados na pessoa, "elaborando um plano conjunto de manejo" e "intensificando a relação entre pessoa e médico", têm semelhanças com os processos de investigação humanística.

O caráter de "alto contexto" da comunicação entre pessoa e médico também convida à pesquisa qualitativa, quer se trate de obter descrições objetivas, interpretações subjetivas ou intersubjetivas, quer se trate de corrigir injustiças sociais associadas a desigualdades e marginalização. Em toda a comunicação entre a pessoa e o médico, muito é influenciado pelas dimensões ocultas e invisíveis do contexto "externo" e "interno" que podem ser iluminadas pela descrição explícita, compreensão interpretativa ou crítica moral. Mudanças na sociedade contemporânea, talvez como nunca antes, desafiam médicos a adquirir e aplicar novos entendimentos sobre a relevância e os propósitos da comunicação entre a pessoa e o médico. Avanços na prevenção e no tratamento de doenças agudas significam que mais pessoas sofrem por mais tempo com doenças crônicas. Dessa forma, as metas tradicionais da cura e da transcendência do sofrimento adquiriram um novo significado. Tais objetivos exigem que os profissionais estejam preparados para ir além da aplicação da compreensão intelectual da situação do sofredor ao desenvolvimento de uma aliança terapêutica com o objetivo de obter a história da pessoa e ajudar no desenvolvimento de uma narrativa de cura (Egnew, 2009). Fica clara, imediatamente, a necessidade de uma "descrição rica", de percepção e de compreensão para prover as informações para esse cuidado centrado na pessoa.

Este capítulo apresenta uma visão geral do estado da arte no uso de metodologias qualitativas para esclarecer e desenvolver a teoria e a prática clínica da medicina centrada na pessoa. Das três opções paradigmáticas disponíveis para os pesquisadores que desejam empreender a pesquisa qualitativa, os métodos que geram descrições qualitativas dentro do paradigma científico pós-positivista ou ocidental continuam sendo a aplicação mais comum. No entanto, os pesquisadores também têm cada vez mais realizado investigações qualitativas dentro de dois paradigmas menos populares: especificamente, o paradigma interpretativo e o crítico.

A relevância desses dois paradigmas para o cuidado centrado na pessoa é claramente demonstrada por seus objetivos e suposições. As metodologias de pesquisa interpretativa têm como meta promover o entendimento das experiências da vida humana que são subjetivas, intuitivas, dinâmicas, inter-relacionadas e dependentes do contexto. Os encontros entre pessoa e médico se constituem nesse tipo de vivência. Pesquisadores têm usado uma variedade de metodologias de pesquisa interpretativa para levantar detalhes específicos sobre a natureza e a experiência humanas, extraindo significados e entendimentos das palavras, comportamentos, ações e práticas das pessoas. Dada sua adequação à abordagem do cuidado centrado na pessoa, não é de surpreender que os pesquisadores muitas vezes tenham aplicado a investigação narrativa como método para conseguir acessar as percepções e a compreensão das experiências das pessoas (Blickem e Priyadharshini, 2007; Haidet et al., 2006; Mosack et al., 2005; Nettleton et al., 2005; Wheatley et al., 2008) que fornecem dados e confirmam a relevância dos dois primeiros componentes do cuidado clínico centrado na pessoa. Recentemente, porém, os pesquisadores também têm usado uma lente fenomenológica (Brown et al., 2008, Woolhouse et al., 2011, 2012; Russell et al., 2005), descobrindo entendimentos que não apenas melhoram a compreensão da experiência da doença (daí, cuidado centrado na pessoa) como também proporcionam percepções relevantes para outros componentes desse tipo de cuidado clínico – por exemplo, iluminando estratégias potenciais para fortalecer a relação entre a pessoa e o médico e desenvolver novas abordagens para elaborar um plano conjunto de manejo. Outros (Pottie et al., 2005; Scott et al., 2008) utilizaram métodos de teoria fundamentada em dados para descobrir novos entendimentos que possam fornecer informações para os profissionais sobre os aspectos específicos da execução de vários componentes do cuidado clínico centrado na pessoa, como, por exemplo, entender a pessoa como um todo (Pottie et al., 2005) e fortalecer a relação entre a pessoa e o médico (Scott et al., 2008).

A investigação realizada no paradigma crítico apresenta aos pesquisadores a oportunidade de alcançar tanto uma compreensão qualitativa como resultados quantificáveis e generalizáveis sobre experiências humanas de injustiças sociais, particularmente o exercício inconsciente ou oculto de exercício de poder e de controle contido nas relações sociais. Esse paradigma tem sido usado bem menos, mas sugere aos pesquisadores que conduzam novos trabalhos para descobrir entendimentos da pessoa como um todo em casos em que as injustiças sociais e a marginalização podem potencialmente ter um papel, bem como para explorar o potencial de desequilíbrios de poder na relação entre pessoa e médico. A pesquisa crítica pode destacar a importância da prática centrada na pessoa como meio de evitar ou superar a experiência humana de injustiça social no processo de buscar e receber cuidado de saúde. Entretanto, até hoje há poucas aplicações desse paradigma a pesquisas no campo do cuidado centrado na pessoa (Waitzkin, 1984), apesar de existirem as sínteses convincentes elaboradas por Candib (1995) e Malterud (1994), ambos trabalhos seminais que nos inspiram e convidam a realizar outros trabalhos da mesma natureza.

As seções a seguir ilustram como a aplicação de métodos de pesquisa qualitativa promove a teoria e a prática da medicina centrada na pessoa. Da mesma forma, os exemplos apresentados destacam novas direções para a pesquisa qualitativa, com o objetivo de aprimorar nossa compreensão do cuidado centrado na pessoa.

EXPLORANDO A SAÚDE DA PESSOA, A DOENÇA E A EXPERIÊNCIA DA DOENÇA

As metodologias qualitativas são úteis para se alcançar uma compreensão maior de necessidades, motivos e expectativas das pessoas. A investigação narrativa, em particular, surgiu como uma metodologia útil para dar sentido à experiência da doença, dado que dá primazia à voz da pessoa, à escuta de sentidos, e não de fatos, e ao fornecimento de um contexto relacional que permita a evolução da história de uma pessoa (Sakalys, 2003). Da mesma forma, entretanto, estudos descritivos qualitativos básicos têm-se mostrado úteis na identificação das necessidades específicas de pessoas cujos cuidados podem apresentar desafios específicos para os profissionais. Quatro exemplos da literatura atual demonstram a utilidade e a aplicabilidade da pesquisa qualitativa com essa ênfase.

Arnold e colaboradores (2008) usaram grupos de foco e análise de conteúdo básico para descrever os domínios dos sintomas e seu impacto na vida cotidiana de mulheres com fibromialgia, a partir de sua perspectiva. Os achados revelaram que a dor, o distúrbio do sono, a fadiga, a depressão, a ansiedade e o comprometimento cognitivo rompiam a relação com a família e os amigos, criavam isolamento social, reduziam as atividades do cotidiano e de lazer e tinham um impacto negativo substancial na carreira e nos avanços relativos à educação. Participantes do estudo descreveram sua luta para manter os sentimentos de estresse sob controle a fim de evitar a exacerbação da doença, o que só intensificava seu nível de estresse, particularmente gerando frustração para mulheres "determinadas e ativas" que ficaram incapazes de operar em seu nível anterior. Os achados enfatizam a importância do uso do cuidado centrado na pessoa para captar as necessidades, os motivos e as expectativas de pessoas que sofrem.

Outro estudo com grupo focal esclareceu as percepções sobre as necessidades, motivações e expectativas de gestantes relacionadas à triagem sorológica materna, o que também contribuiu para o entendimento dos médicos sobre a singularidade da experiência daquelas mulheres (Carroll et al., 2000). Os pesquisadores descobriram três fatores que influenciam os motivos das mulheres para se submeter ou recusar exames genéticos pré-natais: (1) valores, atitudes, crenças e experiências pessoais; (2) apoio social da família e dos amigos; e (3) a qualidade da informação oferecida por seu médico. Além do desejo de obter informações de qualidade, as expectativas dessa população de pessoas incluíam tanto o direito de fazer uma escolha informada quanto a sensibilidade do médico às suas necessidades. Da mesma forma que no exemplo anterior, tanto a expectativa de receber cuidado centrado na pessoa quanto a constituição de uma sensibilidade centrada na pessoa para as necessidades, os motivos e as expectativas únicas, ficam aparentes.

Um terceiro exemplo (Nettleton et al., 2005) ilustra como a investigação narrativa pode ser usada para esclarecer mal-entendidos e frustrações vividas pelas pessoas com sintomas pouco claros, persistentes e não diagnosticados. Por meio de entrevistas em profundidade e análise de modelos que aplicam a tipologia de narrativas de doença definida por Frank (1995), os pesquisadores descobriram a estrutura caótica das histórias dos participantes do estudo, sua preocupação com a possibilidade de seus sintomas estarem "só na mente" (Nettleton et al., 2005, p. 207) e sua condição de órfãos médicos. Os achados não só melhoraram a compreensão de todos os profissionais quanto a essa situação como também mostraram claramente a importância de entender as necessidades, os motivos e as expectativas de todas as pessoas, particularmente daquelas cujos sintomas não conduzem de pronto ao diagnóstico e ao tratamento.

Por fim, em outra investigação narrativa, Mosack e colaboradores (2005) aplicaram a análise da teoria fundamentada em dados para desenvolver um quadro teórico baseado na tipologia de narrativas de doença desenvolvida por Frank (2010) e nas *ambiguous loss theories* (teorias de perdas ambíguas) (Boss e Couden, 2002). Esse modelo revelou orientações diferentes para a experiência da doença no caso de HIV/aids, incluindo aquelas que refletem benefícios, perdas ou *status*. As narrativas de doença que refletem uma orientação benéfica incluíram experiências de restabelecimento da saúde e crescimento pessoal. Aquelas refletindo uma orientação de perda eram compostas de consciência dos sintomas e sofrimento psicológico, enquanto aquelas que refletiam o *status quo* eram caracterizadas por uma calma resignação. A interpretação fornece uma base que pode auxiliar os médicos a avaliar as necessidades, os motivos e as expectativas de pessoas com HIV/aids e desenvolver padrões e parâmetros para que a comunicação atinja suas metas de cuidado centrado na pessoa.

De igual importância para a compreensão da experiência da doença das pessoas é explorar seus conhecimentos, crenças e atitudes em relação à saúde. Profissionais da saúde precisam ter um entendimento amplo e profundo do estágio de preparação e autoeficácia da pessoa em relação à promoção de saúde ou prevenção de doenças para determinar a abordagem apropriada para qualquer intervenção. Da mesma forma, é essencial que o médico saiba o que a saúde e/ou a prevenção de doenças significa para a pessoa, pois assim as abordagens de incorporação de prevenção e promoção de saúde poderão ser alinhadas com as necessidades, os motivos e as expectativas da pessoa, otimizando os resultados positivos. As metodologias qualitativas fornecem a oportunidade de identificar descrições aprofundadas da experiência de saúde, fornecendo indiretamente dados para a promoção de saúde e a prevenção de doenças. Os dois estudos seguintes servem como ilustrações.

Swift e Dieppe (2004) demonstraram como a investigação narrativa pode revelar percepções sobre o conhecimento da pessoa que podem ser usadas para formar a base da criação ou seleção de materiais de educação em saúde úteis para a promoção da saúde ou prevenção de doenças primárias e secundárias. Preocupados com a otimização da saúde como um recurso para a convivência cotidiana com doenças crônicas, especificamente com a artrite, esses pesquisadores visavam esclarecer e compartilhar qualidades individuais e recursos das pessoas que podem ser aplicados por outros para manter uma vida satisfatória e produtiva, apesar da condição crônica. Para obter informações relevantes, Swift e Dieppe (2004) selecionaram uma amostra de sete pessoas com ampla experiência no enfrentamento da artrite e usaram um guia de entrevista semiestruturada para explorar sua atividade cotidiana, trabalho, lazer e vida social, relações sociais e abordagens pessoais para questões cotidianas e experiências de cuidados com a saúde. Após consentimento informado, as narrativas dos indivíduos foram construídas e elaboradas, acompanhadas de um comentário editorial explicando conceitos de conhecimento especializado da pessoa e de autoajuda. Esses relatos pessoais forneceram evidências reais da capacidade das pessoas de saberem o que pode ajudá-las a melhorar sua saúde, apesar da doença crônica. A avaliação informal levou à conclusão de que tanto as pessoas quanto os profissionais da saúde consideraram esse material educacional humanista atraente e informativo.

Brown e colaboradores (2004) adotaram a pesquisa qualitativa para avaliar uma estratégia de teste de local de cuidado para a prevenção de doença secundária em pessoas com diabetes. Por meio de entrevistas aprofundadas com profissionais da saúde e pessoas com diabetes, esses pesquisadores identificaram os muitos benefícios do teste de local de cuidado, incluindo seu potencial para oferecer retorno imediato e dados para a educação proativa em saúde, fortalecer a comunicação entre a pessoa e o profissional, bem como a colaboração, e melhorar a adesão ao tratamento. Essa compreensão qualitativa tem aplicabilidade na criação de outros vínculos relevantes entre atividades de monitoramento de doenças e promoção da saúde e prevenção de doenças.

ENTENDENDO A PESSOA COMO UM TODO

Entender a pessoa como um todo, inteira, de forma integral, sugere a aplicação de metodologias de pesquisa qualitativa para se obter uma ideia aprofundada sobre o contexto amplo, e não só o contexto imediatamente aparente. Entendimentos adquiridos por meio da pesquisa qualitativa não apenas se somam ao entendimento do profissional sobre indivíduos específicos que tenham participado do estudo como também têm o potencial de ser aplicáveis para a obtenção de um maior entendimento holístico de outras pessoas que possam compartilhar contextos de vida semelhantes.

Três estudos demonstram a aplicabilidade da pesquisa qualitativa para melhorar o entendimento da pessoa como um todo. Brown e colaboradores (2008) usaram uma abordagem fenomenológica para explorar a experiência por que passaram pessoas que doaram um rim. Usando uma estratégia de entrevistas em profundidade e análise iterativa de imersão e cristalização, a equipe de pesquisa levantou percepções sobre os motivos por trás da decisão de doar um órgão, fatores intrapessoais e interpessoais que entram na decisão e na experiência da doação de órgãos e a sequela emocional dessa experiência, que leva a mudanças de vida. Os achados apontaram a falácia de presumir que os motivos dos indivíduos refletem o que é defendido por estudos publicados e expõem a experiência previamente não identificada de perda, tristeza e interesse no bem-estar do receptor, bem como a renovada apreciação pela vida após a doação. Esses pesquisadores clínicos concluíram que os doadores de órgãos podem se beneficiar de avaliações psicossociais e do apoio e intervenção emocional contínuos. O mérito do esforço para compreender a pessoa como um todo e a aplicabilidade desses achados para aqueles comprometidos com a prestação de cuidado centrado na pessoa de qualidade para doadores de órgãos são destacados por esse estudo.

Expor as consequências de não empreender os esforços para compreender a pessoa como um todo e sua experiência da doença é igualmente útil para melhorar a prática de cuidado centrado na pessoa, como revela a pesquisa qualitativa conduzida por Arman e colaboradores (2004). Esse estudo fenomenológico expôs o sentido das experiências das pessoas relacionado à assistência à saúde oferecida. Por meio de uma análise hermenêutica secundária de entrevistas em profundidade com mulheres com câncer de mama, esses pesquisadores descobriram experiências nas quais essas mulheres não foram vistas como seres humanos únicos, não tiveram seu sofrimento reconhecido, não se sentiram cuidadas, sentiram-se como se tivessem sido tratadas como corpos, números ou diagnósticos, e tiveram sua experiência com o câncer ignorada, patologizada e não explicada. Essas experiências significavam incerteza, insegurança, distração e sofrimento aumentado, em vez de aliviado, dessas pessoas. As participantes do estudo articularam claramente o desejo de serem vistas como seres humanos como um todo e de ter sua experiência existencial da doença compreendida, um achado que afirma tanto a teoria como a prática do cuidado centrado na pessoa.

Um terceiro exemplo ilustra como a investigação narrativa pode ser usada para avaliar o cuidado centrado na pessoa, particularmente no que diz respeito à compreensão da pessoa como um todo. Pesquisadores (Wheatley et al., 2008) utilizaram a análise secundária das narrativas de mulheres primíparas de famílias afro-americanas, mexicano-americanas, porto-riquenhas e brancas de baixa renda para extrair dados sobre o conteúdo e a qualidade de suas experiências de cuidado pré-natal. A análise das planilhas (usando os indicadores de cuidado centrado na pessoa do Relatório Nacional sobre Disparidades na Assistência à Saúde nos Estados Unidos, de 2005) revelou que os quatro grupos étnicos não estavam sendo ouvidos: as mulheres brancas tinham mais probabilidade do que os outros três grupos étnicos de reportarem ter recebido explicações insatisfatórias; as mulheres de etnia africana foram mais negativas do que positivas quanto a terem sido respeitadas; as mulheres de origem mexicana foram mais negativas do que os outros grupos étnicos sobre o tempo gasto pelos profissionais ao prestar-lhes assistência. Em geral, houve uma preponderância de exemplos voluntários de experiências negativas relacionadas com o cuidado centrado na pessoa em todos os três grupos étnicos de baixa renda. Os resultados desse estudo sugerem a importância de se utilizar a pesquisa qualitativa para avaliar o cuidado centrado na pessoa, um propósito de pesquisa de importância crescente nesta era da prática baseada em evidências.

Juntos, esses três exemplos tipificam a aplicação de abordagens qualitativas interpretativas na pesquisa relacionada à compreensão da pessoa como um todo. Apesar de não termos conseguido encontrar nenhum exemplo de pesquisa crítica que examinasse o entendimento da pessoa como um todo, esses três estudos exemplificam as oportunidades que existem na variedade de estudos e sugerem que os pesquisadores apliquem criativamente métodos qualitativos para entender a pessoa como um todo.

Fundamental para a compreensão da pessoa como um todo é a consciência e a compreensão do contexto próximo e do contexto remoto de cada pessoa, conforme descrito no Capítulo 5. Os três estudos seguintes examinaram desafios na prestação de cuidado centrado na pessoa a partir de diferentes perspectivas dos contextos de cuidado.

Pottie e colaboradores (2005) examinaram a experiência de migração forçada dos homens da América Central, expondo sua luta solitária e as perdas socioculturais na imigração para o Canadá. Seus achados apontam para a importância de explorar o contexto mais amplo da experiência de vida e de saúde das pessoas e de adotar estratégias de cuidados, como grupos de apoio para promover a saúde psicossocial e prevenir ansiedade, depressão e/ou comportamentos abusivos.

A investigação fenomenológica de Russell e colaboradores (2005) sobre as experiências que médicos de família na comunidade e na prática acadêmica tinham da gestão de pessoas dentro do sistema de seguridade social para o trabalhador revelou os desafios decorrentes desse contexto de políticas de cuidado. Apesar da natureza geralmente direta da maioria dos problemas médicos encontrados, os médicos de família nesse estudo confrontaram suspeita, isolamento e frustração associados com condições de saúde mal definidas ou complexas. Frequentemente se tornavam desconfiados quando lidavam com empregadores, suspeitavam de influências externas na tomada de decisões clínicas e estavam especialmente preocupados com a privacidade da pessoa. Em geral, vivenciaram conflitos entre seu compromisso com a pessoa e as exigências do sistema para a obediência às diretrizes e percursos a seguir na assistência à saúde. Questões éticas também surgiram com relação à defesa e à privacidade das pessoas. Os resultados mostraram os desafios da implementação do cuidado centrado na pessoa em um contexto em que as autoridades do sistema de seguridade para os trabalhadores não compreendem as complexidades da prática contemporânea da medicina de família e as barreiras de tempo e custo associadas à articulação com o ambiente de trabalho.

Um estudo qualitativo que utilizou grupos focais para investigar o que os médicos haviam vivenciado de barreiras e fatores facilitadores para a implementação de diretrizes de prática clínica para o tratamento da dor lombar (Dahan et al., 2007) sugeriu que tais diretrizes de prática também podem impedir o cuidado centrado na pessoa. Os resultados mostraram que a tomada de decisão profissional dos médicos sobre o tratamento da dor lombar funcionava em três níveis, que acontecem simultaneamente: a tomada de decisão baseada na familiaridade e no comprometimento com a implementação das diretrizes; a tomada de decisão de acordo com as considerações do cuidado centrado na pessoa; e decisões tomadas de acordo com as restrições e demandas do ambiente de trabalho, do sistema de saúde e do ambiente dos resultados na assistência à saúde. Lidar com essas três dimensões da tomada de decisão é difícil, mas os profissionais descobriram que a interação da pessoa com o médico determinou os resultados do cuidado e se o caminho tomado refletia, ou não, em última análise, as diretrizes da prática clínica. O cuidado centrado na pessoa levou a um processo de cura, enquanto os cuidados que não eram centrados na pessoa levaram a um círculo vicioso de utilização de serviços desnecessários. Esses resultados não apenas esclarecem quais os desafios que o contexto dos cuidados de saúde coloca para os esforços do profissional que busca ser centrado na pessoa como também ressaltam a importância de priorizar esse tipo de cuidado, apesar do contexto da assistência à saúde.

ELABORANDO UM PLANO CONJUNTO DE MANEJO DOS PROBLEMAS

Há muitos desafios e oportunidades para se estabelecer um plano conjunto de manejo. As perspectivas das pessoas sobre a participação em todos os componentes do processo de cuidados com a saúde variam muito tanto na medida quanto na forma em que desejam participar (Haidet et al., 2006). Chegar a um acordo sobre diagnósticos e planos de tratamento é fundamental para a adesão da pessoa, mas pode facilmente sobrecarregar o tempo e a paciência dos profissionais, particularmente quando as relações são novas ou tiveram tempo insuficiente para se desenvolver. A pesquisa qualitativa pode induzir percepções sobre fatores que levam a um plano conjunto ou o impedem, bem como sobre fatores que podem facilitar o desenvolvimento dos processos de interação social requeridos.

Dois estudos qualitativos descrevem elementos-chave do processo de estabelecer um plano conjunto de manejo e ilustram o potencial dessas metodologias. Em um deles, os pesquisadores (Scott et al., 2001) realizaram um estudo de caso comparativo usando multimétodos, análise de conteúdo básico e uma abordagem semiestatística para identificar a natureza e a incidência de táticas de pressão da pessoa para ir contra os esforços do médico em estabelecer um plano conjunto de manejo quanto ao uso de antibióticos para infecções respiratórias agudas. O estudo encontrou ligações complexas entre as práticas de prescrição do médico e as expectativas da pessoa, revelando a importância da natureza e do conteúdo da comunicação entre a pessoa e o médico. O estudo também discute alguns dos desafios em se estabelecer um plano conjunto de manejo quando as pessoas atendidas e os médicos não chegam a um acordo.

Em outro estudo, os pesquisadores aplicaram métodos da teoria fundamentada em dados para esclarecer como as experiências do médico e da pessoa juntas constituem os elementos essenciais para elaborar um plano conjunto (Tudiver et al., 2001). Usando análise comparativa constante, os pesquisadores descreveram como uma série de fatores da pessoa, como, por exemplo, expectativas e ansiedade, e do médico, como experiência clínica e influência de colaboradores, interagiam no processo de estabelecimento de um plano conjunto de manejo para decisões sobre testes preventivos de câncer. Os resultados também mostram como uma relação forte entre pessoa e médico é essencial para o estabelecimento de um plano conjunto de manejo quando as diretrizes para a realização de exames preventivos são pouco claras ou conflitantes.

Uma pesquisa de Woolhouse e colaboradores (2011) mostra as estratégias criativas usadas pelos médicos de família para elaborar um plano conjunto com um grupo marginalizado de pessoas: mulheres sem-teto que usam drogas ilícitas e que estão trabalhando no comércio de sexo. Esse estudo fenomenológico trouxe clareza ao delicado intercâmbio entre a pessoa e o médico à medida que, muitas vezes durante vários encontros cheios de crises, desenvolvem uma relação terapêutica. Tratase de um processo duplo: o primeiro é o engajamento da pessoa, caracterizado por uma fase de "teste", que se dá pela construção da confiança; o segundo é a manutenção da relação, que envolve a oferta de continuidade do cuidado e a constante construção do "conhecimento das pessoas onde elas estão" (Woolhouse et al., 2011, p. 246). Mesmo assim, o sucesso de chegar a um plano conjunto pode ser tênue e ameaçado pelos inúmeros fatores contextuais que prejudicam a pessoa, entre eles a violência, a falta de moradia e a cultura da droga urbana. Apesar disso, os médicos de família participantes desse estudo expressam seu compromisso contínuo de elaborar um plano conjunto, sempre levando em consideração a importância de compreender a pessoa como um todo.

A tomada de decisão compartilhada está, em parte, alinhada com a busca de um plano conjunto elaborado com as pessoas, como descrito no Capítulo 6. Três estudos qualitativos recentes explicam o valor da tomada de decisão compartilhada no fornecimento de cuidados centrados na pessoa àqueles que têm doenças crônicas (Peek et al., 2009; Lown et al., 2009; Teh et al., 2009).

Peek e colaboradores (2009) desenvolveram um estudo fenomenológico usando entrevistas em profundidade e grupos focais para explorar as barreiras e os fatores facilitadores para a tomada de decisão compartilhada por pessoas afro-americanas que procuram assistência devido ao diabetes. O envolvimento das pessoas no processo de tomada de decisão compartilhada foi aprimorado quando viram seus médicos como acessíveis e disponíveis e quando sentiram que sua perspectiva foi reconhecida e validada, contribuindo, assim, para uma mudança no desequilíbrio de poder entre a pessoa e o profissional.

Da mesma forma, o estudo qualitativo de Lown e colaboradores (2009), que incluiu uma amostra de pessoas com condições crônicas e médicos da atenção primária, demonstra como o compartilhamento do controle e a elaboração de um plano conjunto de manejo são reforçados pela tomada de decisão compartilhada. Esse processo dinâmico inclui um componente relacional que pode ser visto no apoio e aconselhamento oferecidos pelo médico, em conjunto com as oportunidades para as pessoas expressarem seus sentimentos e preferências confortavelmente, bem como para participar das discussões sobre as opções de manejo.

Por fim, o estudo teórico de Teh e colaboradores (2009), que examinou as experiências de adultos idosos com dor crônica por meio de entrevistas em profundidade, corrobora a noção de que a relação entre as pessoas e o médico é fundamental no processo de tomada de decisão compartilhada e no cuidado centrado na pessoa. Esses autores enfatizam especialmente a importância da relação entre a pessoa e o médico, caracterizada pelo respeito mútuo. Uma de suas observações importantes é a de que nem todas as pessoas desejam participar da tomada de decisão compartilhada e que isso não esvazia a possibilidade de elaborar um plano conjunto – é a essência do cuidado centrado na pessoa.

INTENSIFICANDO A RELAÇÃO ENTRE A PESSOA E O MÉDICO

Conforme descrito no Capítulo 7, a relação entre a pessoa e o médico constitui a base sobre a qual se dá todo o cuidado à saúde. Por essa razão, a pesquisa que investiga a essência das complexas interações entre pessoa e médico forma a base para a construção da teoria e da prática do cuidado centrado na pessoa. O entendimento aprofundado dos atributos das relações terapêuticas, de como o poder se expressa nas relações entre pessoas e médicos, de como se dá o cuidado e a cura e das formas de ser nas relações com pessoas pode representar muito para a melhora da autoconsciência e da habilidade prática de profissionais e, dessa forma, melhorar a qualidade do cuidado centrado na pessoa.

Alguns estudos exemplificam como os resultados de investigações qualitativas podem melhorar a relação entre a pessoa e o médico. Uma investigação interpretativa contundente realizada por Arman e colaboradores (2004) investigou o significado do sofrimento das mulheres com câncer de mama vivido no processo de receber cuidados de saúde. Por meio da análise fenomenológica secundária de entrevistas em profundidade com 16 mulheres escandinavas, os pesquisadores descobriram que as relações entre a pessoa e o médico são vivenciadas como não materializadas ou como distantes, como encontros focados nas doenças e desprovidos de qualquer conexão humana; essas relações são ligadas ao sofrimento na mente da pessoa, o qual, devido à relação entre a pessoa e o médico, serviu para intensificar o sofrimento associado à doença, ao seu tratamento e aos resultados reais e potenciais, fazendo as pessoas se sentirem isoladas em sua experiência da doença, culpadas e envergonhadas por seu próprio sofrimento mental e espiritual, sua desvalorização e negligência, incluindo privação de carinho, comunhão humana, confirmação de seus sentimentos e apoio. Esses achados mostram a importância das formas de relação dos médicos com as pessoas, destacando as consequências negativas de abordagens profissionalmente distanciadas e não centradas na pessoa. Ao expor essas consequências negativas, essas descobertas qualitativas também proporcionam percepções sobre a importância da autoconsciência dos profissionais da saúde e da atenção às suas relações com as pessoas para pôr em prática o cuidado centrado na pessoa.

De fato, os conhecimentos sobre os elementos importantes da construção de relações em encontros de pessoas e médicos que são específicos para mulheres com câncer de mama foram estudados por meio de uma metodologia fenomenológica (McWilliam et al., 2000). Claramente, tanto os sintomas como o diagnóstico associados com o câncer de mama frequentemente despertam sentimentos desafiadores, como a vulnerabilidade. Os resultados mostraram que os médicos que trabalham a construção da relação junto com o compartilhamento das informações contribuem, no fim das contas, para que as pessoas vivenciem o controle e o domínio e para que, por sua vez, aprendam como viver com o câncer. Já quando as pessoas percebiam que os médicos estavam irritados ou agiam de forma paternalista ou negativa, não as aceitando, dando-lhes garantias falsas, informações em momentos inadequados e nenhuma esperança, sentiam-se vulneráveis e sem controle. As pessoas que não construíram uma ligação com seu médico vivenciaram uma busca constante para estabelecer uma comunicação significativa com ele. Os resultados não apenas destacam a importância de criar uma relação de trabalho construída com base na abordagem centrada na pessoa como também mostram claramente os principais esforços que podem contribuir para o sucesso desse processo.

Outra investigação trouxe entendimentos adicionais para a melhora da relação entre a pessoa e o médico. Scott e colaboradores (2008) usaram uma abordagem teórica fundamentada em dados e aplicaram métodos qualitativos iterativos para explorar como as relações de cura são desenvolvidas e mantidas. A partir de entrevistas em profundidade desenhadas para obter histórias de uma amostra intencional de médicos da atenção primária selecionados como promotores de cura exemplares, os pesquisadores elaboraram estudos de caso descrevendo a natureza da relação da díade pessoa-médico, que posteriormente foram analisados para identificar temas comuns, a partir dos quais os pesquisadores desenvolveram um modelo de relações curativas. Os resultados revelaram que as relações de cura englobam a valorização e a criação de um vínculo emocional sem julgamento, a apreciação do poder do médico, um esforço consciente para gerenciar esse poder de forma a beneficiar a pessoa e o compromisso expresso e posto em prática de cuidar das pessoas ao longo do tempo. Essas ações relacionais mostraram-se capazes de promover a confiança da pessoa, a esperança e o senso de ser conhecido. Esses pesquisadores concluíram que as relações de cura conduziram a resultados centrados na pessoa.

O estudo fenomenológico de Woolhouse e colaboradores (2012) explica os desafios emocionais às vezes esmagadores enfrentados pelos médicos em sua tentativa de cuidar de populações gravemente desfavorecidas, que, em sua pesquisa, eram mulheres sem-teto que usavam drogas ilícitas, muitas vezes se sustentando por trabalho de comércio sexual. Suas descobertas revelam tanto as alegrias quanto as tristezas experimentadas pelos médicos participantes do cuidado dessa população marginalizada. A fim de manter seus esforços e compromisso com essas mulheres, os participantes descrevem como alteram suas expectativas de cuidado e engajamento com essa população específica e dependem fortemente do apoio dos membros da equipe. É importante considerar a energia emocional gasta no cuidado de populações vulneráveis, quando a fadiga de compaixão pode afetar gravemente os médicos e, em última análise, a relação entre a pessoa e o médico.

CUIDADO CENTRADO NA EQUIPE PARA PRESTAR CUIDADO CENTRADO NA PESSOA

O estudo final descrito neste capítulo é relevante para o Capítulo 13, sobre o cuidado centrado na equipe, pois revela os enormes desafios enfrentados pelas equipes interdisciplinares na prestação de cuidados centrados na pessoa. A investigação etnográfica das estruturas, práticas e processos de implementação de cuidados interprofissionais em uma enfermaria de profissionais diversos para a reabilitação de acidente vascular cerebral também demonstra desafios ao cuidado centrado na pessoa que podem levar a considerações (Blickem e Priyadharshini, 2007). A falha na comunicação entre os profissionais não é incomum; obter informações sobre o contexto e arranjos de cuidado que poderiam ajudar a construir o cuidado centrado na pessoa não é uma tarefa simples; e a pessoa é muitas vezes colocada na posição de ser a transmissora de mensagens de um profissional para outro. Os pesquisadores concluem que, para que o cuidado centrado na pessoa possa ocorrer em qualquer contexto de trabalho multiprofissional, tanto as pessoas como os profissionais podem precisar de facilitadores aprimorados para ver os cuidados a partir de diferentes perspectivas, para cultivar a capacidade de se moverem com flexibilidade entre diferentes perspectivas do sujeito e serem educados para a promoção da conscientização e atenção às formas como os profissionais e as pessoas estão posicionados para desenvolver ou impedir o cuidado centrado na pessoa.

CONSIDERAÇÕES FINAIS

Muito progresso foi feito com o uso da pesquisa qualitativa para estudar o cuidado centrado na pessoa. Entretanto, ainda há muitas oportunidades de realizar avanços na teoria e na prática desse cuidado. Alguns dos estudos, até o momento, foram concebidos para analisar diretamente a prática centrada na pessoa, mas muitos foram realizados com outros propósitos. Mesmo assim, em virtude da natureza da pesquisa qualitativa, esses estudos também trouxeram esclarecimentos sobre componentes do cuidado clínico centrado na pessoa. A importância dos estudos está na documentação espontânea da validade clínica desse cuidado. Da mesma forma, eles também ilustram as muitas oportunidades que existem para pesquisadores comprometidos com a evolução da teoria e da prática do cuidado centrado na pessoa e baseado em evidências.

Até hoje, as pesquisas exploraram, primeiramente, a perspectiva do médico ou da pessoa, e não as perspectivas conjuntas desses dois parceiros quanto a qualquer vivência ou componente do cuidado centrado na pessoa. É importante que futuramente sejam realizadas observações mais diretas e análises mais interpretativas da comunicação bidirecional entre a díade, que se dá para criar o cuidado centrado na pessoa. Da mesma forma, a falta de trabalhos dentro do paradigma crítico sugere que sejam realizados estudos nessa área da pesquisa qualitativa.

16 Evidências sobre o impacto do cuidado centrado na pessoa

Moira Stewart

As pesquisas sobre o cuidado e a comunicação centrados na pessoa têm evoluído consideravelmente na última década. Antes disso, havia poucos estudos, e os resumos indicavam um efeito misto do cuidado centrado na pessoa quanto a importantes resultados para a pessoa e o médico (Lewin et al., 2001; Stevenson et al., 2004; Griffin et al., 2004; Roter e Hall, 2004; Elwyn et al., 2001; Mead e Bower, 2000). Atualmente, como será explicitado neste capítulo, há numerosas metanálises e revisões sistemáticas bem executadas. De modo geral, elas indicam que o cuidado centrado na pessoa tem uma influência positiva nos resultados para ela, como na adesão ao tratamento, nos autorrelatos de saúde e nos resultados de saúde fisiológica. Além disso, concluíram que as intervenções para melhorar a comunicação centrada na pessoa são efetivas para a modificação do comportamento dos profissionais da saúde. Em suma, relatam boas notícias e fornecem evidências de que ensinar a praticar o cuidado centrado na pessoa vale a pena. Também unem a medicina baseada em evidências e a medicina centrada na pessoa ao confirmarem que o cuidado centrado na pessoa tem uma base de evidências.

Este capítulo tem quatro seções. Primeiro, são apresentadas as revisões de pesquisas que encontraram associações entre intervenções e melhora no comportamento do profissional da saúde e na interação entre o profissional e as pessoas que atende. A segunda seção descreve as revisões sobre o cuidado centrado na pessoa e a adesão da pessoa à medicação ou a estilos de vida. Terceiro, o capítulo resumirá as evidências sobre o cuidado centrado na pessoa em relação aos seus desfechos de saúde. Por fim, as revisões sobre medições do cuidado centrado na pessoa serão resumidas, indicando os conceitos e componentes medidos.

APERFEIÇOANDO AS INTERAÇÕES CENTRADAS NA PESSOA

Duas importantes e recentes revisões sistemáticas avaliaram intervenções cujo objetivo era melhorar as interações centradas na pessoa em relação aos comportamentos centrados na pessoa do profissional da saúde subsequentes.

Rao e colaboradores (2007) distinguiram intervenções dirigidas aos profissionais da saúde (21) daquelas dirigidas às pessoas atendidas (18). As 21 intervenções para profissionais da saúde incluíram elementos múltiplos, geralmente informações sobre conceitos, avaliação, modelos e prática. Desses 21 estudos, 19 encontraram uma diferença significativa a favor do grupo de intervenção em pelo menos um dos tipos de comportamento comunicativo.

Os 18 estudos sobre intervenções direcionadas às pessoas descreveram intervenções de diversos tipos: a maioria consistia em informações na forma de instruções escritas para a pessoa, e outras eram exemplos de perguntas a serem feitas pelas pessoas aos profissionais da saúde e a outras pessoas incluídas em sua orientação. Dos 18, 13 consideraram que a intervenção teve impacto em pelo menos um resultado: o comportamento do profissional da saúde.

A revisão sistemática realizada por Dwamena e colaboradores (2012) é excepcionalmente bem feita e apresenta informações valiosas para o leitor. Dezesseis estudos apresentaram um resultado combinado de análise do resultado do processo e da comunicação do comportamento do profissional; desses resultados, quatro eram variáveis dicotômicas e não apresentaram nenhum efeito das intervenções. No entanto, os 12 estudos restantes usaram análises contínuas, e suas análises combinadas mostraram resultados positivos para os grupos de intervenção em um nível estatisticamente significativo; a diferença média padrão foi 0,70. Esse achado permitiu que os autores concluíssem que há "fortes evidências" a favor de intervenções que melhorem a interação centrada na pessoa entre o profissional da saúde e a pessoa. "Isso é o suficiente para justificar a importância que o ACP (cuidado centrado na pessoa) assumiu em programas de treinamento na Europa, no Reino Unido e na América do Norte? A resposta é sim" (2012, p. 26).

Os comportamentos do profissional da saúde e as interações mais frequentemente favorecidos nesses estudos foram o esclarecimento de crenças e preocupações das pessoas, informando-as sobre opções de tratamento, e a melhora do nível de empatia e atenção.

Há duas outras importantes conclusões. Em primeiro lugar, por haver muito poucos estudos que tenham incluído estagiários graduandos (como estudantes de Medicina), a conclusão pode não ser aplicável à formação na graduação. Em segundo lugar, uma análise conjunta rigorosa foi feita separadamente para estudos de formação breve (menos de 10 horas de treinamento) e de treinamento extensivo (mais de 18 horas). Tanto o treinamento breve quanto o extensivo demonstraram impactos significativos, o que levou os autores a concluir em seu resumo que "o treinamento de curto prazo foi tão bem-sucedido quanto o treinamento de longo prazo (p. 02)".

Tomadas em conjunto, essas duas revisões sistemáticas fornecem provas convincentes de que a educação dos profissionais da saúde é bem-sucedida na melhora de seu comportamento e do processo e da interação das pessoas com os profissionais da saúde que as atendem.

MELHORANDO A ADESÃO DAS PESSOAS

Stevenson e colaboradores (2004) resumiram, a partir de uma revisão sistemática, os tipos de comunicação sobre medicamentos que se dão entre as pessoas e uma variedade de profissionais da saúde: médicos, farmacêuticos e enfermeiras. Apesar de os estudos revisados por eles revelarem resultados inconsistentes para as intervenções que visavam melhorar a comunicação das pessoas, os resultados das intervenções dirigidas aos profissionais da saúde foram consistentemente positivos.

Uma metanálise conduzida por Zolnierek e DiMatteo (2009) forneceu o material para o restante desta seção. Esses autores avaliaram 106 estudos correlacionais sobre as varáveis de comunicação e o resultado da adesão das pessoas, bem como 21 estudos sobre o treinamento para a comunicação e os resultados para a saúde.

Os 106 estudos correlacionais concluíram que havia um risco 19% maior de não adesão das pessoas cujo médico era um mau comunicador. Outra forma de expressar isso é dizendo que a não adesão foi 1,47 vez maior entre as pessoas cujo médico era um mau comunicador, ou que as chances de adesão das pessoas eram 2,16 vezes maiores quando o médico era um bom comunicador.

Os 21 estudos de intervenção cuja medida de resultado foi a adesão da pessoa foram resumidos e revelaram que havia um risco 12% maior de não adesão para pessoas cujos médicos não tinham recebido treinamento em comunicação. O risco de não adesão foi 1,27 vez maior para pessoas cujo médico não havia sido treinado. A chance de uma pessoa aderir foi 1,62 maior quando seu médico havia sido treinado em uma das intervenções de comunicação estudadas.

Outra análise útil permitiu a identificação de variáveis que afetam a relação entre comunicação (e intervenções de comunicação) e adesão da pessoa. Três variáveis clinicamente orientadas foram moderadoras do efeito da comunicação na adesão da pessoa: gravidade da doença – o impacto maior das intervenções de comunicação ocorreu para pessoas cuja doença era menos grave; tipo de profissional – o impacto maior foi em grupos de pediatras, quando comparados a grupos de outros profissionais; e experiência de profissionais da saúde – a análise dos resultados entre residentes, bolsistas e estudantes de medicina mostrou associações mais fortes entre a comunicação e a adesão da pessoa em comparação às associações encontradas para médicos.

Além disso, quatro variáveis clinicamente orientadas moderaram o efeito da comunicação na adesão da pessoa: tamanho das amostras – quando o número de pessoas no estudo era inferior a 182, a associação entre comunicação e adesão era mais forte; autorrelato da adesão medida – a associação era mais forte quando uma medida objetiva era utilizada; número de profissionais – quando o número de médicos era 25 ou menos, a associação era mais forte; e a medida da percepção da pessoa sobre a comunicação – quando a comunicação não era avaliada pela pessoa, a associação era mais forte.

Os pesquisadores devem tomar nota das decisões sobre o desenho do estudo e as medições que podem, em consequência, reduzir a probabilidade de se encontrar uma associação entre a comunicação e a adesão da pessoa, ou, em estudos de intervenção, de identificar impactos na adesão da pessoa. Potencialmente, tais decisões podem ser, por exemplo, a escolha de um tamanho de amostra maior que 182, um número de provedores maior que 25, uma medida com base no autorrelato de adesão ou a percepção da pessoa sobre a comunicação.

Para leitores interessados em adesão, sugerimos a leitura de outro livro da série de Cuidado Centrado na Pessoa – *Patient-Centered Prescribing: Seeking Concordance in Practice* (*Prescrição centrada na pessoa: buscando a concordância na prática*), de Dowell e colaboradores (2007).

MELHORANDO OS RESULTADOS DE SAÚDE

Dwamena e colaboradores (2012) foram mais cautelosos em suas declarações finais quanto à melhora de desfechos de saúde do que haviam sido anteriormente em relação ao aperfeiçoamento das interações centradas na pessoa. Apesar disso, o resultado de sua metanálise foi claro: os 10 estudos que forneceram os dados necessários para a análise conjunta "mostraram efeitos positivos (*nos desfechos de saúde da pessoa*) para as medidas de resultados tanto dicotômicas quanto contínuas" (2012, p. 17, grifo nosso). No entanto, o Quadro 2 de seu estudo, no qual todas as 26 intervenções foram descritas, traz uma advertência importante (Dwamena et al., 2012, p. 148-9). Apenas 46% dos estudos apresentaram resultados positivos para a intervenção. O tipo de intervenção com maior probabilidade de sucesso foi a de treinamento dos médicos no cuidado centrado na pessoa, bem como a distribuição de material para pessoas (95% dessas intervenções resultaram em desfechos de saúde das pessoas que favoreciam a intervenção).

Durante a década passada, surgiram sugestões a partir dos estudos individuais que iam sendo publicados, mas agora essas sugestões já se solidificaram, e as intervenções mais potentes para aperfeiçoar simultaneamente a comunicação centrada na pessoa e os desfechos de saúde da pessoa são consideradas aquelas que educaram tanto os médicos como as pessoas.

O trabalho de Jani e colaboradores (2012) não foi incluído na revisão sistemática, pois não era um estudo de intervenção, mas seu achado principal merece ser destacado aqui. Eles concluíram que existe uma associação entre o cuidado centrado na pessoa (avaliado objetivamente) e os desfechos positivos em saúde mental para pessoas deprimidas. Além disso, esses resultados se confirmaram tanto para áreas abastadas quanto para áreas socialmente desfavorecidas, indicando que o cuidado centrado na pessoa pode ser um caminho para a equidade.

MEDIDAS DO CUIDADO CENTRADO NA PESSOA

Elaborada a partir de resumos anteriores de conceitos e medidas de comunicação centrada na pessoa (Epstein et al., 2005a), uma recente revisão sistemática de ferramentas de medição encontrou 26 artigos e 13 instrumentos autoadministrados para a pessoa atendida (Hudon et al., 2011). Usando modelos centrados na pessoa de Stewart e colaboradores (2003) e Mead e Bower (2000), os autores definiram cuidadosamente os itens em cada ferramenta autoadministrada que se alinhavam com os quatro conceitos importantes delineados. A Tabela 16.1 mostra a lista dos 13 instrumentos e a ênfase de cada em uma ou mais das quatro dimensões conceituais. É possível ver que muito poucos instrumentos são equilibrados, com duas exceções: o *Component of Primary Care Instrument* e o *Primary Care Assessment Tool – Adult* (Instrumento para o Componente de Atenção Primária e Instrumento de Avaliação da Atenção Primária – Adulto). Três se inclinam fortemente na direção de elaborar um plano conjunto de manejo de problemas: *Patient Perception of Patient-Centeredness, Consultation Care Measure* e *Medical Communication Competence Scale* (Percepção do Cuidado Centrado na Pessoa, Medida do Cuidado na

TABELA 16.1 Instrumentos de medidas de cuidado centrado na pessoa incluídos na revisão*

Instrumentos	Autores	Número de itens avaliando a dimensão do modelo conceitual			
		A doença e a experiência de estar doente	A pessoa como um todo	Plano conjunto de manejo	A relação entre pessoa e médico
Percepção da Pessoa sobre o Cuidado Centrado na Pessoa	Stewart e colaboradores, 2000	4	1	9	0
Medida de Cuidado na Consulta	Little e colaboradores, 2001a	6	2	9	1
Avaliação da Reação das Pessoas Atendidas	Galassi e colaboradores, 1992	0	0	2	6
Envolvimento Percebido na Escala de Cuidado	Lerman e colaboradores, 1990	2	0	3	0
Instrumento para o Componente da Atenção Primária	Flocke, 1997	5	5	3	6
Escala de Competência Comunicativa do Médico	Cegala e colaboradores, 1998	0	0	18	6
Pesquisa de Avaliação da Atenção Primária	Safran e colaboradores, 1998	4	1	4	12
Processos Interpessoais no Cuidado	Stewart e colaboradores, 2007a	4	0	8	8
Pesquisa de Avaliação da Clínica Médica	Ramsay e colaboradores, 2000	2	1	2	5
Percepção da Pessoa sobre a Qualidade	Haddad e colaboradores, 2000	0	1	4	5
Ferramenta de Avaliação da Atenção Primária – Adulto	Shi e Starfield, 2001	4	4	2	2
Consulta e Empatia Relacional	Mercer e colaboradores, 2004	2	1	2	5
Instrumentos para Avaliar Habilidades de Comunicação entre Médico e Pessoa Atendida	Campbell e colaboradores, 2007	2	0	10	3

Fonte: *Adaptada de Hudon e colaboradores (2011). Quadros 1 e 3 reproduzidos com permissão.

Consulta e Escala de Competência Comunicativa do Médico). A maioria dos itens da Pesquisa de Avaliação da Atenção Primária está na dimensão da Relação entre Pessoa e Médico.

Essa revisão sistemática (Hudon et al., 2011) aponta as lacunas de medição que existem no campo da pesquisa sobre o cuidado centrado na pessoa, especialmente quanto à percepção da pessoa sobre esse tipo de cuidado.

RESUMO

Este capítulo abordou três resultados-chave que as intervenções centradas na pessoa buscam aperfeiçoar: (1) o processo de cuidado e os comportamentos médicos; (2) a adesão da pessoa; e (3) a saúde da pessoa. A medida de cuidado centrado na pessoa por si só tem sido revisada, e o cenário está definido para os dois próximos capítulos: um sobre medidas específicas de percepção de cuidado centrado na pessoa, e o segundo sobre uma medida específica de comportamento verbal, ambas amplamente usadas para avaliar o cuidado centrado na pessoa.

17 Medindo as percepções do cuidado centrado na pessoa

Moira Stewart, Leslie Meredith, Bridget L. Ryan e Judith Belle Brown

INTRODUÇÃO

Formas de medir as percepções do cuidado centrado na pessoa foram desenvolvidas para complementar as medições comportamentais (MCCP) descritas no próximo capítulo. Pedir que a própria pessoa descreva sua experiência da consulta com o médico, de maneira formal e estruturada, parece ser a abordagem mais centrada na pessoa que se pode imaginar. As formas de medição, descritas neste capítulo, foram usadas para pesquisas, mas também para fins educacionais, por meio do fornecimento de informações sobre as percepções das pessoas para os médicos que participaram desses estudos.

Medidas de percepção das pessoas têm sido cada vez mais usadas para avaliar a assistência médica desde o artigo seminal de Rosenthal e Shannon (1997). Questionários padronizados para analisar as visões que as pessoas têm de si mesmas ou sua satisfação com o cuidado, que incluem comparações implícitas entre as percepções e as expectativas quanto ao cuidado, não são tópicos deste capítulo, que cobre apenas os relatos sobre suas experiências recentes de cuidado. Outros pesquisadores escolheram o mesmo foco para avaliar o cuidado primário em geral (Starfield, 1998; Haddad, 2000; Greco et al., 2001; Steine et al., 2001; Takemura et al., 2006; Campbell et al., 2007; Makoul et al., 2007). Essas medidas são, em geral, mais sensíveis a mudanças na prestação de cuidado à saúde do que as medidas de desfechos de saúde de longo prazo, têm custo menor e são mais confiáveis do que os métodos de revisão de médicos. Além disso, concentram-se nos aspectos positivos do cuidado, não nos erros, sendo, dessa forma, muito apropriadas para iniciativas de melhoria da qualidade no cuidado (Rosenthal e Shannon, 1997). Essas características fazem das medições de percepções das pessoas um componente importante de qualquer programa de pesquisa no cuidado à saúde.

Outros pesquisadores que aplicaram a abordagem da percepção da pessoa para o estudo do cuidado centrado na pessoa foram Little e colaboradores (2001b). Desenvolveram um questionário de 21 itens, que se mostrou confiável (alfa de Cronbach variando de 0,96 a 0,84) e que se dividia em cinco fatores muito semelhantes aos componentes do método clínico centrado na pessoa descrito neste livro (*ver* Cap. 1). O questionário preparado por Little e colaboradores (2001b) foi usado antes de consultas para avaliar as preferências das pessoas (a grande maioria preferiu todas as facetas da abordagem centrada na pessoa) e, após a consulta, para avaliar suas percepções quanto àquela experiência.

Este capítulo apresenta as medidas do questionário sobre percepção do método clínico centrado na pessoa descrito neste livro (*ver* Caps. 3-7).

MEDIDAS DA PERCEPÇÃO DO MÉTODO CENTRADO NA PESSOA
Desenvolvimento de ferramentas de medição

Os 17 itens desenvolvidos por nossos colegas Carol Buck e Martin Bass para um estudo sobre desfechos na prática de família (Bass et al., 1986) foram adaptados para um estudo sobre comunicação na mesma área (Henbest e Stewart, 1990). Esse último estudo serviu como validação parcial, pois os itens sobre a percepção das pessoas da confirmação pelo médico do problema que apresentavam foram correlacionados a uma classificação centrada na pessoa de uma consulta gravada em áudio (coeficiente de correlação de Spearman variando de 0,296 a 0,416; valores de p variando de 0,006 a 0,001; n = 73; Henbest e Stewart, 1990). Uma revisão da versão de 1990, da qual foram eliminados 4 itens devido a respostas inadequadas ou irrelevância para os conceitos e adicionado outro item relevante, deu forma ao questionário de 14 itens chamado de Percepção do Cuidado Centrado na Pessoa (PCCP) (*ver* Tab. 17.1), que foi usado em dois grandes estudos: um com 39 médicos de família e 315 pessoas aleatoriamente selecionadas (Stewart et al., 2000), e outro com 52 médicos de família, oncologistas e cirurgiões, que usou uma versão adaptada para cuidado a pessoas com câncer (Stewart et al., 2007b).

No fim da década de 1990, pressões para que se criasse uma versão mais curta para facilitar seu uso na prática, especialmente com o propósito de obter melhorias contínuas na qualidade, levaram à seleção de 8 itens que tinham relações significativas com a Medida de Comunicação Centrada na Pessoa (MCCP; apresentada no Cap. 18) ou com desfechos médicos no estudo do ano 2000 e à inclusão de um novo item considerado necessário para refletir todos os componentes do método clínico centrado na pessoa. Esse questionário de 9 itens tem duas versões, uma para a pessoa atendida e outra para o médico.

Pesquisadores de todo o Canadá e ao redor do mundo já solicitaram o artigo que descreve essas duas versões do PCCP (Stewart et al., 2004). Desde a publicação da segunda edição deste livro, em 2003, mais de cem pedidos foram recebidos, da Alemanha, Argentina, Austrália, Brasil, Colômbia, Coreia, Emirados Árabes Unidos, Espanha, Estados Unidos, Holanda, Itália, Japão, Noruega, Reino Unido, Rússia, Sarajevo, Suíça, Taiwan e Turquia.

O questionário PCCP, com 14 itens, já foi usado em estudos com a população em geral (Stewart et al., 2000; Reinders et al., 2009) e com populações específicas, como sobreviventes de câncer de mama (Stewart et al., 2007b; Clayton e Dudley, 2008, 2009) e idosos (Ishikawa et al., 2005). O PCCP tem sido usado com pessoas reais, mas também com doentes-padrão (Fiscella et al., 2007).

Confiabilidade e validade da percepção do cuidado centrado na pessoa

A confiabilidade entre itens do PCCP de 14 itens é aceitável (coeficiente alfa de Cronbach = 0,71, n = 315). Em quatro estudos internacionais, os valores de confiabilidade interna (alfa de Cronbach) para o PCCP de 14 itens foram 0,91 (adaptadas a 12 itens, n = 145, Ishikawa et al., 2005), 0,90 (n = 2.907, Fiscella et al., 2007); 0,82 (n = 60, Clayton e Dudley, 2008, 2009); e 0,83 (n = 222, Reinders et al., 2009).

A validade do PCCP de 14 itens foi estabelecida por meio de (1) correlação significativa com a medida objetiva (*ver* Cap. 18) (r = 0,16; p = 0,01; n = 315) e (2) correlações significativas com os desfechos de saúde para as pessoas e com a eficiência no uso dos serviços de saúde (Stewart et al., 2000).

O coeficiente alfa de Cronbach para medir a confiabilidade do questionário de 9 itens para ser aplicado a pessoas é 0,80 (n = 85). De maneira semelhante, o coeficiente alfa de Cronbach do questionário de 9 itens para médicos é 0,79 (n = 117). A validade tem por base a origem dos itens. Oito itens foram significativamente associados ao objetivo medido ou a medidas de desfechos de saúde para a pessoa. O outro item foi adicionado para melhorar a validade do conteúdo.

Os itens

O PCCP de 14 itens é apresentado na Tabela 17.1. Para os pesquisadores, 4 itens são relevantes para o componente 1 do método clínico centrado na pessoa (Explorando a Experiência da Doença), 1 item para o componente 2 (Entendendo a Pessoa como um Todo) e 9 itens para o componente 3 (Elaborando um Plano Conjunto de Manejo dos Problemas).

Três escores podem ser obtidos do PCCP. Esse questionário de 14 itens foi codificado de forma que os escores baixos signifiquem percepções positivas, de acordo com outros resultados em que menos problemas ou escores mais baixos significam um resultado melhor. O escore total é a soma de todas as respostas dividida por 14. Para o segundo escore, que corresponde ao componente 1, as respostas dos itens 1, 2, 3 e 4 são somadas e divididas por 4. Há apenas um item para o componente 2, o item 14, e, dessa forma, não há cálculo de escore. O terceiro escore é para o componente 3, no qual as respostas dos itens 5 a 13 são somadas e divididas por 9.

O questionário de 9 itens tem duas versões. A versão para a pessoa é apresentada na Tabela 17.2; a versão para o médico, na Tabela 17.3. O escore da versão para a pessoa atendida é a soma das respostas de todos os itens dividida por 9 e pode variar de 1 a 4. Os questionários de 9 itens foram codificados de forma que um escore alto signifique uma percepção positiva para facilitar a interpretação da avaliação dos médicos, já que altos escores intuitivamente significam melhor de-

TABELA 17.1 Questionário de 14 itens sobre percepção do cuidado centrado na pessoa

Percepção do cuidado centrado na pessoa de acordo com a pessoa atendida

Por favor, circule a resposta que melhor representa sua opinião.

1.	Até que ponto o(s) seu(s) problema(s) principal(is) foi(ram) discutido(s) hoje?	Completamente	Bastante	Um pouco	Nem um pouco
2.	Você diria que seu médico sabe que esse problema era um dos motivos para você estar aqui hoje?	Sim	Provavelmente	Não tenho certeza	Não
3.	Até que ponto seu médico entendeu a importância do seu motivo para vir aqui hoje?	Completamente	Bastante	Um pouco	Nem um pouco
4.	O seu médico o entendeu hoje?	Completamente	Bastante	Um pouco	Nem um pouco
5.	Você está satisfeito quanto à discussão sobre o seu problema?	Muito satisfeito	Satisfeito	Pouco satisfeito	Insatisfeito
6.	O médico explicou o problema para você?	Completamente	Bastante	Um pouco	Nem um pouco
7.	Você concordou com a opinião do médico quanto ao problema?	Completamente	Bastante	Um pouco	Nem um pouco
8.	Você teve oportunidades de fazer suas perguntas?	Muitas	O suficiente	Poucas	Nenhuma
9.	O médico lhe perguntou sobre suas metas e objetivos para o tratamento?	Sim, de forma completa	Sim, bastante	Um pouco	Não
10.	O médico lhe explicou o tratamento?	Muito bem	Bem	Mais ou menos	Não explicou
11.	O médico avaliou se você seria capaz de realizar esse tratamento? Discutimos isso...	Completamente	Bastante	Um pouco	Nem um pouco
12.	Até que ponto você e o médico discutiram o papel de cada um? (Quem é responsável por tomar decisões e quem é responsável por quais aspectos de seus cuidados?)	Completamente	Bastante	Um pouco	Nem um pouco
13.	O médico o incentivou a assumir o papel que você queria em seus próprios cuidados?	Completamente	Bastante	Um pouco	Nem um pouco
14.	Em que nível você diria que esse médico se preocupa com você como pessoa?	Muito	Adequadamente	Um pouco	Nem um pouco

TABELA 17.2 Autoavaliação e avaliação da comunicação com as pessoas – avaliação feita pela pessoa atendida

Por favor, marque (✔) a alternativa que melhor representa sua resposta.				
1. Até que ponto o(s) seu(s) problema(s) principal(is) foi(ram) discutido(s) hoje?	Completamente ☐	Bastante ☐	Um pouco ☐	Nem um pouco ☐
2. Qual a sua satisfação quanto à discussão sobre o seu problema?	Muito satisfeito ☐	Satisfeito ☐	Pouco satisfeito ☐	Insatisfeito ☐
3. Até que ponto o médico ouviu o que você tinha a dizer?	Completamente ☐	Bastante ☐	Um pouco ☐	Nem um pouco ☐
4. Como o médico explicou o problema para você?	Completamente ☐	Bastante ☐	Um pouco ☐	Nem um pouco ☐
5. Até que ponto você e o médico discutiram o papel de cada um? (Quem é responsável por tomar decisões e quem é responsável por quais aspectos de seus cuidados?)	Completamente ☐	Bastante ☐	Um pouco ☐	Não discutimos isso ☐
6. O médico lhe explicou bem o tratamento?	Muito bem ☐	Bem ☐	Mais ou menos ☐	Nem um pouco ☐
7. O médico analisou se esse tratamento seria possível de ser realizado por você? Ele explorou isso...	Completamente ☐	Bastante ☐	Um pouco ☐	Nem um pouco ☐
8. O seu médico o entendeu hoje?	Muito bem ☐	Bem ☐	Mais ou menos ☐	Nem um pouco ☐
9. Até que ponto o médico discutiu questões pessoais ou familiares que podem afetar sua saúde?	Completamente ☐	Bastante ☐	Um pouco ☐	Nem um pouco ☐

TABELA 17.3 Autoavaliação e avaliação da comunicação com as pessoas – avaliação feita pelo especialista

Por favor, marque (✔) a alternativa que melhor representa sua resposta.				
1. Até que ponto o problema principal da pessoa atendida foi discutido hoje?	Completamente ☐	Bastante ☐	Um pouco ☐	Nem um pouco ☐
2. Qual a sua satisfação quanto à discussão sobre o problema da pessoa?	Muito satisfeito ☐	Satisfeito ☐	Pouco satisfeito ☐	Insatisfeito ☐
3. Até que ponto você escutou o que a pessoa tinha a lhe dizer?	Completamente ☐	A maior parte ☐	Um pouco ☐	Nem um pouco ☐
4. Como você explicou o problema à pessoa?	Completamente ☐	Bastante ☐	Um pouco ☐	Nem um pouco ☐
5. Até que ponto você e a pessoa discutiram o papel de cada um? (Quem é responsável por tomar decisões e quem é responsável por quais aspectos do cuidado?)	Completamente ☐	Bastante ☐	Um pouco ☐	Não discutimos isso ☐
6. Como você explicou o tratamento para a pessoa?	Muito bem ☐	Bem ☐	Mais ou menos ☐	Nem um pouco ☐
7. Você e a pessoa avaliaram se esse tratamento seria possível de ser realizado por ela? Discutimos isso...	Completamente ☐	Bastante ☐	Um pouco ☐	Nem um pouco ☐
8. Você acha que entendeu a pessoa bem hoje?	Muito bem ☐	Bem ☐	Mais ou menos ☐	Nem um pouco ☐
9. Até que ponto você discutiu questões pessoais ou familiares que podem afetar a saúde da pessoa?	Completamente ☐	Bastante ☐	Um pouco ☐	Nem um pouco ☐

sempenho. Para fornecer avaliação formativa para o médico, duas apresentações foram feitas. Primeiro, a proporção das pessoas atendidas pelo médico que responderam com avaliações mais positivas foi mostrada de acordo com cada item em um gráfico de barras, permitindo que o médico visse em que aspectos do cuidado centrado na pessoa se saiu melhor ou pior. Segundo, o nível de concordância entre as avaliações das pessoas e do médico foi mostrado para cada item em um gráfico de barras.

Resultados descritivos

TABELA 17.4   Resultados descritivos para PCCP de 14 itens (n = 315)

Variáveis	Intervalo	Média (desvio padrão)
Escore total no PCCP	1-2,9	1,5 (0,37)
Percepção da pessoa de que a experiência da doença foi avaliada	1-3,3	1,2 (0,29)
Percepção da pessoa de que a pessoa e o médico estabeleceram um plano conjunto de manejo dos problemas	1-3,3	1,7 (0,50)

A Tabela 17.4 mostra as médias, desvios padrão e intervalos para todo o PCCP de 14 itens e os dois subescores para os componentes 1 e 3, como revelado no estudo com 39 médicos de família e 315 das pessoas que atendiam (Stewart et al., 2000).

A Tabela 17.5 mostra a avaliação da proporção de pessoas que deram avaliações mais positivas para cada item para um médico. O médico pode ver em que aspectos do cuidado centrado na pessoa as pessoas atendidas perceberam-no positivamente.

A Tabela 17.6 mostra o nível de concordância entre um médico e as pessoas atendidas por ele, bem como a avaliação apresentada para aquele médico.

CONSIDERAÇÕES FINAIS

Este capítulo mostra a versatilidade da medição da percepção das pessoas tanto como ferramenta de pesquisa quanto de ensino. Este capítulo apresentou uma visão geral de dois questionários para medição, mostrando seus itens, avaliações de confiabilidade e validade e seus resultados. Essas duas ferramentas de medição são os questionários PCCP de 14 itens e de 9 itens, sendo que o último tem uma versão para a pessoa atendida e outra para o médico.

TABELA 17.5 Proporção de pessoas atendidas por um médico que relataram avaliações altas, com as explicações dadas aos médicos

Percentual de avaliações altas

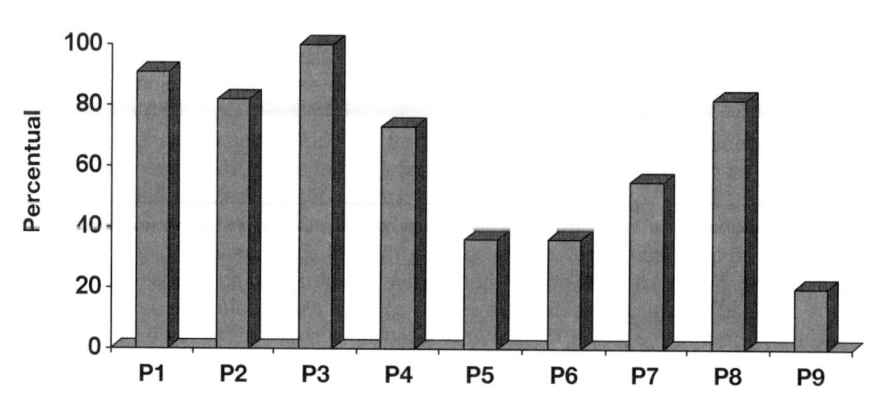

[Gráfico de barras — Percentual no eixo Y (0 a 100); perguntas P1 a P9 no eixo X. Valores aproximados: P1 ≈ 90, P2 ≈ 80, P3 ≈ 100, P4 ≈ 70, P5 ≈ 35, P6 ≈ 35, P7 ≈ 55, P8 ≈ 80, P9 ≈ 20.]

Pergunta 1 Até que ponto o seu problema principal foi discutido hoje?
Pergunta 2 Qual a sua satisfação quanto à discussão de seu problema?
Pergunta 3 Até que ponto o médico escutou o que você tinha a dizer?
Pergunta 4 Como o médico lhe explicou o problema?
Pergunta 5 Até que ponto você e a pessoa discutiram o papel de cada um? (Quem é responsável por tomar decisões e quem é responsável por quais aspectos de seu cuidado?)
Pergunta 6 Como o médico lhe explicou o tratamento?
Pergunta 7 O médico analisou se esse tratamento seria possível de ser realizado por você?
Pergunta 8 O seu médico o entendeu hoje?
Pergunta 9 Até que ponto o médico discutiu questões pessoais ou familiares que podem afetar sua saúde?

Resumo: A grande maioria das pessoas ficou totalmente satisfeita com a comunicação durante a consulta, como visto nas perguntas 1, 2, 4 e 8. Todas as pessoas ficaram completamente satisfeitas quanto à sua forma de escutá-las durante a consulta; parabéns! Nas outras perguntas, uma minoria ficou completamente satisfeita. A porcentagem mais baixa foi para a pergunta 9 (20%). Apesar de poder haver motivos legítimos para não discutir questões pessoais ou familiares que possam afetar a saúde, essa é uma área que não foi examinada completamente. Menos da metade das pessoas ficou completamente satisfeita com o quanto os papéis de cada um foram discutidos (5) e o quanto você lhes explicou o tratamento (6). Isso pode ter-se dado em consequência de algo que você e a pessoa não conseguiram abordar ou que apenas tiveram tempo de discutir superficialmente. Além disso, 46% das pessoas não sentiram que a questão da capacidade que cada pessoa tem de efetuar o manejo do tratamento foi discutida completamente.

CAPÍTULO 17 MEDINDO AS PERCEPÇÕES DO CUIDADO CENTRADO NA PESSOA

TABELA 17.6 Nível de concordância entre o médico e as pessoas atendidas, com a explicação para o médico

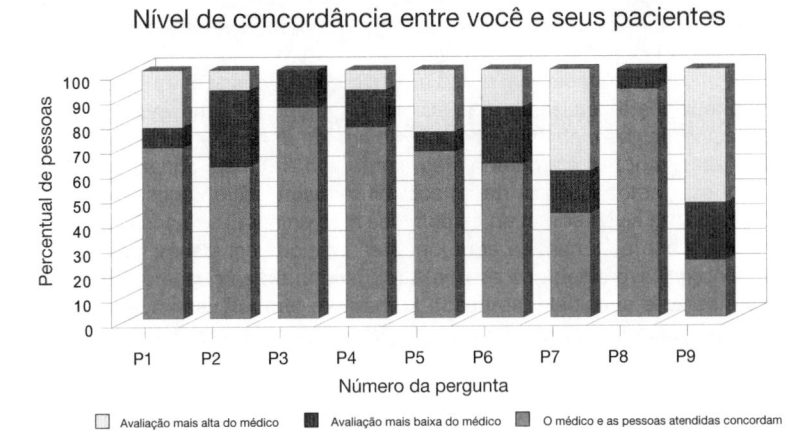

Nível de concordância entre você e seus pacientes

[Gráfico de barras empilhadas mostrando Percentual de pessoas (0–100) no eixo Y e Número da pergunta (P1–P9) no eixo X. Legenda: Avaliação mais alta do médico; Avaliação mais baixa do médico; O médico e as pessoas atendidas concordam.]

A barra CINZA (parte de baixo) representa o percentual de pessoas atendidas para quem as avaliações do médico e da pessoa foram concordantes. Você concordou com 64% das pessoas em média. Em geral, seu nível de concordância é bastante inconsistente. O nível mais alto de concordância, 92%, foi para a pergunta 8 ("O seu médico o entendeu hoje?"), sendo que o nível para a pergunta 3 ("Até que ponto o médico escutou o que você tinha a dizer?") ficou em segundo, bem próximo ao primeiro. O nível de concordância mais baixo, 23%, foi para a pergunta 9 ("Até que ponto o médico discutiu questões pessoais ou familiares que podem afetar sua saúde?").

Agora, examinando a barra PRETA (no meio), você avaliou sua comunicação *abaixo* do valor indicado, em média, por 18% das pessoas atendidas. A principal fonte de discordância ocorreu na pergunta 2 ("Qual a sua satisfação quanto à discussão do problema?"), para a qual a sua avaliação foi menor do que a de 31% das pessoas. Pode haver muitas razões para isso: você e as pessoas atendidas podem ter interpretado as questões de forma diferente; você pode ter subestimado o impacto do que efetivamente discutiu; e/ou você pode não ter muita confiança em si mesmo nessa área de comunicação durante a consulta. Não houve nenhuma outra discordância digna de nota nessa direção.

Observando a barra BRANCA, você avaliou sua comunicação em média 18% *acima* do que as pessoas. As perguntas 7 ("O médico analisou se esse tratamento seria possível de ser realizado por você?") e 9 ("Até que ponto o médico discutiu questões pessoais ou familiares que podem afetar sua saúde?") mostram discordância substancial nessa direção (42% e 54% respectivamente).

Nota: Essas porcentagens têm por base as respostas de 13 pessoas.

18 Medindo o cuidado centrado na pessoa

Judith Belle Brown, Moira Stewart e Bridget L. Ryan

Paralelamente ao desenvolvimento teórico do método clínico centrado na pessoa e os subsequentes programas educacionais, foram realizadas pesquisas para dar suporte à base empírica do método. Essencial ao programa de pesquisa foi a criação de ferramentas para medir o cuidado centrado na pessoa. As medidas de percepção das pessoas são abordadas no Capítulo 17 deste livro. Neste capítulo, abordamos medidas objetivas baseadas na observação do encontro clínico. Muitos métodos para medir a comunicação foram desenvolvidos desde que Bales (1950) apresentou, pela primeira vez, a Análise de Interação de Bales (Kaplan et al., 1989a; Roter, 1977; Roter et al., 1990; Stewart, 1984; Shields et al., 2005).

Os avanços na avaliação da interação entre pessoa e médico levaram vários autores a fazer comparações entre diversos esquemas de classificação. Em uma edição especial da revista *Health Communication* (2001), seis equipes de pesquisa classificaram o mesmo conjunto de dados usando cada um suas respectivas medidas (McNeilis, 2001; Merdedith et al., 2001; Roter e Larson, 2001; Shaikh et al., 2001; Street e Millay, 2001; von Friederichs-Fitzwater e Gilgun, 2001). Os comentários sobre os resultados destacam o que certos esquemas de classificação podem ou não medir (Rimal, 2001; Frankel, 2001). Além disso, Mead e Bower (2000) avaliaram a confiabilidade e a validade das várias medidas baseadas em observações de comportamentos centrados na pessoa, inclusive uma versão anterior da Medida de Comunicação Centrada na Pessoa (MCCP) descrita neste capítulo.

Muitas dessas medidas, apesar de efetivas para avaliar a interação entre pessoa e médico, não são específicas para o método clínico centrado na pessoa como nós o concebemos. Logo, em vez de importar partes de medidas relevantes ao cuidado centrado na pessoa, uma nova ferramenta de medição para pesquisas foi criada e subsequentemente modificada – a MCCP. Este capítulo descreve essa ferramenta.

A MEDIDA DE COMUNICAÇÃO CENTRADA NA PESSOA
Desenvolvimento

Com base no método clínico centrado na pessoa descrito neste livro, desenvolveu-se um método para avaliar e definir escores para os encontros entre a pessoa atendida e o médico, gravados em áudio ou vídeo. A MCCP evoluiu significativamente desde sua criação no início da década de 1980, e seu desenvolvimento é detalhado a seguir. Esse método tem duas vantagens em relação aos outros (Bales, 1950; Kaplan et al., 1989a; Roter, 1977; Roter et al., 1990; Stewart, 1984; Shields et al., 2005):

(a) não exige que a entrevista gravada entre a pessoa e o médico seja transcrita; e (b) é baseado na teoria, isto é, foi desenvolvido especificamente para avaliar os comportamentos, de pessoas e médicos, recomendados pelo método clínico centrado na pessoa e descritos nos Capítulos 1 e 3 a 7 deste livro.

A versão inicial da classificação com a determinação de escores da MCCP foi publicada em 1986 e usada em um estudo sobre residentes de medicina de família (Brown et al., 1986). Naquela época, a ferramenta apenas media o componente 1, Explorando a Doença e a Experiência da Doença. Por isso, mais tarde, a ferramenta passou por uma expansão significativa para incluir o componente 2, Entendendo a Pessoa como um Todo, e o 3, Elaborando um Plano Conjunto de Manejo dos Problemas, e passou a incluir categorias de processo mais detalhadas, bem como instruções para a classificação e a determinação de escores (Brown et al., 1995). Essa versão da ferramenta de medição, de 1995, foi usada em uma série de estudos na área de medicina de família (Kinnersley et al., 1999). A versão de 2001, que surgiu em resposta às necessidades expressas pelas pessoas em relação à comunicação (McWilliam et al., 2000), está detalhada no manual da MCCP (Brown et al., 2001). A versão mais recente tem sido usada em uma série de estudos que atraíram financiamento e foram realizados com médicos de família, cirurgiões e oncologistas (Stewart et al., 2007b); com médicos de família (Epstein et al., 2006; Shields et al., 2005; Cegala e Post, 2009); e com oncologistas (Clayton et al., 2008). Esses projetos norte-americanos e canadenses tiveram resultados confiáveis quando usados após dois dias de oficinas e aconselhamentos por telefone.

Na forma atual, essa ferramenta de medição incorpora classificações e escores para o componente 1, Explorando a Doença e a Experiência da Doença, o componente 2, Entendendo a Pessoa como um Todo, e o componente 3, Elaborando um Plano Conjunto de Manejo de Problemas. O componente 4, Intensificando a Relação entre a Pessoa e o Médico, não está incluso. Este último componente evolui a cada encontro entre o médico e a pessoa, pode deixar de ser medido em todos os encontros ou pode não ser verbalizado pelo médico ou pela pessoa. Apesar de sempre ser parte importante do método centrado na pessoa, esse componente não foi medido em nossos estudos até agora.

É importante notar que a revisão do método clínico centrado na pessoa, como está descrita neste livro, de 6 para 4 componentes, e a reformulação do primeiro componente para incluir não apenas doenças e enfermidades, mas também a saúde, são muito recentes. Ainda não houve a oportunidade de desenvolver as revisões necessárias e conduzir a avaliação das propriedades psicométricas requeridas para captar essas mudanças. Isso aponta para a necessidade de futuras pesquisas e de desenvolvimento da MCCP.

Aplicações da medida de comunicação centrada na pessoa: quem e onde

A MCCP pode ser aplicada em uma variedade de cenários com pessoas e médicos. Em estudos anteriores, foi utilizada com sucesso durante consultas de pessoas que se apresentavam com doenças agudas e/ou crônicas, em exames físicos de rotina ou em exames gerais, em procedimentos ambulatoriais e em visitas de acompanhamento de problemas tratados anteriormente. Também foi usada em um serviço de emergência, onde a classificação foi feita em tempo real. Além de ser usada com pessoas reais, a MCCP também é empregada em consultas com doentes-padrão.

Essa última aplicação tem a vantagem da padronização, mas apresenta desafios específicos porque a classificação é feita com uma tabela preestabelecida de afirmativas das pessoas e comportamentos esperados para o doente-padrão: seus sentimentos, ideias, efeitos específicos no seu funcionamento e expectativas. De fato, esses comportamentos podem não ser provocados pelo médico, ou a consulta pode se desenvolver de maneira que o doente-padrão não tenha a oportunidade de apresentar as falas programadas em momento algum ou no momento adequado. Por exemplo, um doente-padrão pode ser orientado a dizer ao médico uma frase sobre o efeito que a dor nas costas tem na sua capacidade de trabalho. Se o médico rapidamente entra no tratamento do problema e é apenas aí que o doente-padrão tem a chance de levantar essa questão, a classificação normalmente situaria a frase no componente 3, incluindo-a como parte da discussão sobre o tratamento. Com doentes-padrão, aqueles que usam a classificação devem decidir como lidar com essas situações, equilibrando a meta de consistência oferecida pelo uso de doentes-padrão com a meta de captar com exatidão a interação. No caso do efeito da dor nas costas no trabalho, os responsáveis pela classificação podem decidir voltar ao componente 1 de forma a garantir que essa afirmação seja captada de forma consistente para todas as consultas com doentes-padrão.

Ocasionalmente, outra pessoa – por exemplo, outro profissional da área da saúde – estará presente durante a entrevista. Se esse profissional não tiver uma participação integral na visita, não deve ser considerado como parte da entrevista a ser classificada. Entretanto, se a consulta envolve dois profissionais, um estudante e um professor de medicina, por exemplo, ambos participando da entrevista, essas duas pessoas, dependendo da pergunta da pesquisa, podem ser vistas como uma única, e a entrevista pode ser classificada como se ambos falassem como um só médico.

A outra situação em que mais alguém pode estar presente é quando a pessoa tem um acompanhante. Nesse caso, deve-se decidir com quem a entrevista está sendo feita. Se, por exemplo, uma mãe acompanha uma criança que não fala por si mesma, a entrevista deverá ser classificada como feita entre a mãe e o médico. Entretanto, se a criança for mais velha e é uma participante ativa na discussão, a entrevista será classificada como feita entre a criança e o médico. No caso de um adulto, a entrevista será geralmente classificada como feita entre a pessoa atendida e o médico, a não ser que o adulto seja incapaz de falar de forma independente. Isso pode acontecer, por exemplo, no caso de uma pessoa com problemas mentais graves ou deficiências cognitivas.

Pesquisadores do mundo todo têm solicitado o manual da MCCP (Brown et al., 2001). Desde a publicação da segunda edição deste livro, em 2003, mais de 120 pedidos foram recebidos da Alemanha, Austrália, Áustria, Bélgica, Brasil, Coreia, Dinamarca, Espanha, Estados Unidos, Holanda, Itália, Japão, Nigéria, Noruega, Nova Zelândia, Porto Rico, Reino Unido, Suécia, Suíça e Taiwan.

Confiabilidade e validade da medida de comunicação centrada na pessoa

A confiabilidade interavaliadores para os escores da versão inicial da MCCP foi calculada para três avaliadores, e os resultados foram r = 0,69, 0,84, e 0,80 (Brown et al., 1986). Usando a versão de 1995 (Brown et al., 1995), Stewart e colaboradores (2000) encontraram uma confiabilidade interavaliadores de 0,83 e intra-avaliadores de 0,73. Três estudos usando a versão atual (Brown et al., 2001) reportaram confiabilidade interavaliadores de 0,79 (Epstein et al., 2006), 0,77-0,98 (Clayton et al., 2008) e 0,80 (Cegala e Post, 2009).

A validade do procedimento de escores da versão de 1995 foi estabelecida por uma alta correlação (0,85) com os escores globais de pesquisadores experientes na área de comunicação (Stewart et al., 2000).

CLASSIFICAÇÕES DE ACORDO COM A MEDIDA DE COMUNICAÇÃO CENTRADA NA PESSOA

A classificação se dá enquanto se escuta uma gravação, em segmentos ou completa, de uma consulta de uma pessoa com seu médico. Em geral, é necessário escutar toda a gravação ou partes dela uma segunda vez para preencher as lacunas na classificação que não foram captadas na primeira vez.

Os avaliadores procuram frases da pessoa e do médico que sejam pertinentes ao método clínico centrado na pessoa, listando apenas essas frases. Nem tudo o que é dito pela pessoa ou pelo médico será classificado. Os avaliadores devem classificar cada frase de acordo com o componente mais apropriado. Há códigos de classificação para os componentes 1, 2 e 3 do método clínico centrado na pessoa. *Ver* a planilha de classificação da MCCP na Figura 18.1.

Componente 1. Exploranto a doença e a experiência da doença

	Avaliação preliminar	Avaliação complementar	Validação	Corte	ESCORE
Sintomas e/ou motivos para a consulta					
1 _____	S N	S N	S N	S N	_____
2 _____	S N	S N	S N	S N	_____
3 _____	S N	S N	S N	S N	_____
4 _____	S N	S N	S N	S N	_____
5 _____	S N	S N	S N	S N	_____
				ST**	☐
Indicações					
1 _____	S N	S N	S N	S N	_____
2 _____	S N	S N	S N	S N	_____
3 _____	S N	S N	S N	S N	_____
4 _____	S N	S N	S N	S N	_____
5 _____	S N	S N	S N	S N	_____
				ST**	☐
Sentimentos					
1 _____	S N	S N	S N	S N	_____
2 _____	S N	S N	S N	S N	_____
3 _____	S N	S N	S N	S N	_____
4 _____	S N	S N	S N	S N	_____
5 _____	S N	S N	S N	S N	_____
				ST**	☐
Ideias					
1 _____	S N	S N	S N	S N	_____
2 _____	S N	S N	S N	S N	_____
3 _____	S N	S N	S N	S N	_____
4 _____	S N	S N	S N	S N	_____
5 _____	S N	S N	S N	S N	_____
				ST**	☐

(*continua*)

FIGURA 18.1 Planilha de classificação da MCCP*.

---

* Como já observado, o componente 1 passou por uma mudança para incluir saúde, doença e experiência da doença. A medida apresentada ainda não reflete essa mudança.

	Avaliação preliminar	Avaliação complementar	Validação	Corte	ESCORE
Efeitos no funcionamento					
1 _____	S N	S N	S N	S N	_____
2 _____	S N	S N	S N	S N	_____
3 _____	S N	S N	S N	S N	_____
4 _____	S N	S N	S N	S N	_____
5 _____	S N	S N	S N	S N	_____
				ST**	☐
Expectativas					
1 _____	S N	S N	S N	S N	_____
2 _____	S N	S N	S N	S N	_____
3 _____	S N	S N	S N	S N	_____
4 _____	S N	S N	S N	S N	_____
5 _____	S N	S N	S N	S N	_____
				ST**	☐

** Subtotal   TG***   ÷   = ☐
*** Total geral

Componente 2. Entendendo a pessoa como um todo

Quaisquer frases relevantes a respeito de FAMÍLIA, CICLO DA VIDA, APOIO SOCIAL, PERSONALIDADE e CONTEXTO devem ser listadas abaixo.

	Avaliação preliminar	Avaliação complementar	Validação	Corte	ESCORE
1 _____	S N	S N	S N	S N	_____
2 _____	S N	S N	S N	S N	_____
3 _____	S N	S N	S N	S N	_____
4 _____	S N	S N	S N	S N	_____
5 _____	S N	S N	S N	S N	_____
6 _____	S N	S N	S N	S N	_____
7 _____	S N	S N	S N	S N	_____
8 _____	S N	S N	S N	S N	_____
9 _____	S N	S N	S N	S N	_____
10 _____	S N	S N	S N	S N	_____
				ST*	☐

* Subtotal   TG**   ÷   5   = ☐
** Total geral

FIGURA 18.1 Planilha de classificação da MCCP. (*continuação*)

Componente 3. Elaborando um plano conjunto de manejo dos problemas

Definição do problema	Claramente expresso	Oportunidade para fazer perguntas	Discussão entre as duas partes	Esclarecimento da concordância	ESCORE
1 _____	S N	S N	S N	S N	_____
2 _____	S N	S N	S N	S N	_____
3 _____	S N	S N	S N	S N	_____
4 _____	S N	S N	S N	S N	_____
5 _____	C N	C N	3 N	3 N	_____
6 _____	S N	S N	S N	S N	_____
7 _____	S N	S N	S N	S N	_____
8 _____	S N	S N	S N	S N	_____
9 _____	S N	S N	S N	S N	_____
10 _____	S N	S N	S N	S N	_____
				ST**	[ ]

Objetivos do tratamento e/ou manejo

	Claramente expresso	Oportunidade para fazer perguntas	Discussão entre as duas partes	Esclarecimento da concordância	ESCORE
1 _____	S N	S N	S N	S N	_____
2 _____	S N	S N	S N	S N	_____
3 _____	S N	S N	S N	S N	_____
4 _____	S N	S N	S N	S N	_____
5 _____	S N	S N	S N	S N	_____
6 _____	S N	S N	S N	S N	_____
7 _____	S N	S N	S N	S N	_____
8 _____	S N	S N	S N	S N	_____
9 _____	S N	S N	S N	S N	_____
10 _____	S N	S N	S N	S N	_____
				ST**	[ ]

Respondeu de forma adequada à falta de concordância, com flexibilidade e entendimento

1 _____	S N	N/A			_____
2 _____	S N	N/A			_____
				ST**	[ ]

** Subtotal   TG***   +   =   [ ]
*** Total geral

FIGURA 18.1 Planilha de classificação da MCCP. (*continuação*)

Classificação de acordo com categorias apropriadas

Depois da identificação correta do componente, o avaliador listará a frase dita pela pessoa ou pelo médico na categoria mais apropriada. Nos componentes 1 e 3, deve-se escolher a categoria. No componente 2, há apenas uma categoria. As categorias para cada um desses componentes estão descritas a seguir.

Componente 1: Explorando a Doença e a Experiência da Doença
Sintomas e/ou motivos para a consulta

Os sintomas são listados, usando as palavras da pessoa, na parte superior esquerda do formulário de classificação do componente 1 (*ver* Fig. 18.1). Os sintomas são a expressão consciente da pessoa de seu problema físico, emocional ou social, que, em geral, representa o motivo da consulta. A fala sobre os sintomas costuma iniciar uma consulta, mas pode também ocorrer em qualquer outro estágio da interação. Por exemplo, uma pessoa pode dizer, no fim da consulta: "Por falar nisso, doutor, também tenho uma dor no meu joelho".

Os sintomas e/ou motivos para a visita geralmente se dividem em seis categorias, como mostrado a seguir:

1. A pessoa inicia a descrição. ("Tenho tido muitas dores no peito.")
2. A pessoa responde positivamente às perguntas do médico sobre um sinal ou sintoma. (O médico pergunta: "Você teve algum problema de alergia nesta primavera?". A pessoa responde: "Não, parece que está controlada".)
3. A pessoa responde positivamente ou negativamente às perguntas do médico em relação a um problema conhecido que ainda não apresentou na consulta atual. (O médico pergunta: "E como você está desde a sua operação no intestino?". A pessoa responde: "Está tudo indo bem".)
4. A pessoa levanta um problema ou questão de manejo tratada em uma consulta anterior. ("Aquele antiácido que o senhor me deu na última consulta não adiantou nada.")
5. O médico levanta o histórico pessoal ou familiar da pessoa ou realiza um exame geral como parte da consulta. (O médico pergunta: "Algum caso de doença do coração na sua família?", "Você fuma?" ou "Alguma hospitalização?".)
6. A pessoa está no consultório para fazer algum procedimento. Nesse caso, pode haver pouca conversa, mas é apropriado classificar o diálogo do médico com a pessoa tanto antes quanto durante o procedimento. É nesse ponto que o médico deve ser classificado quanto ao modo como lida com a questão de informar a pessoa sobre o procedimento e com a questão de consentimento da pessoa. (A pessoa inicia dizendo: "Estou aqui para retirar esse sinal". O médico responde: "Certo. Já lhe expliquei o que vai ser feito?". A pessoa responde: "Sim, discutimos isso na consulta passada".)

Indicações

As indicações ou pistas dadas pela pessoa são anotadas de acordo com suas próprias palavras na segunda seção do lado esquerdo do formulário de classificação do componente 1. As indicações são sinais vindos das pessoas de que seus sentimentos, ideias ou expectativas ainda não foram avaliados. Elas podem ser verbais, comportamentais ou se originar do contexto da consulta. São definidas como frases fora de contexto ou reapresentação de um problema que já foi mencionado antes.

Sentimentos

Os sentimentos são anotados conforme as palavras da pessoa na terceira seção do lado esquerdo do formulário de classificação do componente 1. Eles refletem o conteúdo emocional da experiência da doença da pessoa. Podem ser o aspecto predominante da doença, como em uma reação de pesar, ou ser um fator que contribui para a doença, como a ansiedade ao descobrir a existência de um caroço no seio. Podem se originar diretamente dos sintomas declarados e/ou do motivo para a consulta, das indicações, ideias, efeitos no funcionamento ou expectativas, como quando uma pessoa que pediu um exame geral revela, durante a entrevista, que está ansiosa (sentimento) sobre o efeito que a dispareunia (sintoma e/ou motivo para a consulta) poderá ter sobre sua função sexual. Palavras geralmente usadas pelas pessoas para expressar seus sentimentos são estas: com problemas, preocupado, apreensivo, com medo, assustado, aflito, triste, deprimido, ansioso.

Ideias

As ideias são anotadas nas palavras da pessoa na quarta seção do lado esquerdo do formulário de classificação do componente 1. As pessoas formam as ideias sobre sua doença nas suas tentativas de encontrar significado ou sentido em suas experiências, ou seja, à medida que desenvolvem um modelo explanatório para a doença. As crenças sobre saúde, os valores e as experiências de vida das pessoas podem servir de base para esse modelo explanatório. Essas ideias podem ser baseadas em experiências anteriores ou ser influenciadas por eventos atuais, como a morte recente de um amigo.

Efeitos no funcionamento da pessoa

Os efeitos no funcionamento da pessoa são anotados de acordo com as palavras dela na quinta seção do lado esquerdo do formulário de classificação do componente 1. A doença pode ter efeito no funcionamento no dia a dia, inclusive na capacidade de cumprir certos papéis ou responsabilidades, como trabalhador, cônjuge ou pai. As perguntas do médico podem investigar como a doença limita as atividades diárias da pessoa, prejudica os papéis familiares ou exige mudanças no estilo de vida. As atividades específicas relevantes para a categoria de "efeitos no funcionamento" são mobilidade física, alimentação, vestir-se, dormir, usar o banheiro, trabalhar, socializar e participar de atividades de lazer.

Expectativas

As expectativas são anotadas, usando as palavras da pessoa, na seção inferior do lado esquerdo do formulário de classificação do componente 1. Cada pessoa que vai ao médico tem expectativas sobre a consulta. Essas expectativas geralmente se relacionam a um sintoma ou preocupação, para o qual a pessoa espera uma avaliação ou resposta do médico. A apresentação das expectativas da pessoa pode ter muitas formas, como uma pergunta, uma solicitação de um serviço ou uma declaração sobre o propósito da visita. As expectativas também são razões para a consulta, além dos sintomas, como, por exemplo, no caso de uma consulta anual de rotina, da solicitação de um serviço, do preenchimento de atestado ou de receita para certo medicamento.

Componente 2: Entendendo a Pessoa como um Todo

Há cinco tópicos específicos do componente 2, e as falas das pessoas que são relevantes para esses cinco tópicos devem ser anotadas (*ver* Fig. 18.1, segunda seção, componente 2 no formulário de classificação). Os cinco tópicos são: família, ciclo de vida, apoio social, personalidade e contexto (emprego/educação, cultura, ambiente, sistema de cuidado à saúde). Muitas vezes, falas relevantes para um tópico também podem ser relevantes para outro. Entretanto, não consideramos importante que os tópicos sejam mutuamente excludentes e, consequentemente, não os separamos de acordo com subcategorias. Essa é uma das diferenças da classificação do componente 1, que apresenta subcategorias.

Componente 3: Elaborando um Plano Conjunto de Manejo dos Problemas

Há duas áreas específicas do componente 3, Elaborando um Plano Conjunto de Manejo dos Problemas: Definição do problema e Objetivos do tratamento, que representam: (1) o estabelecimento da natureza dos problemas e prioridades; e (2) as metas do tratamento (*ver* Fig. 18.1, terceira seção, para o componente 3 no formulário de classificação).

Definição do problema

A definição do problema é a declaração do médico de qual é a natureza do(s) problema(s). Essas declarações são anotadas na seção superior do lado esquerdo do formulário de classificação do componente 3. Não é necessariamente uma reafirmação de como a pessoa se apresentou inicialmente, mas uma formulação elaborada pelo médico após essa apresentação ter sido avaliada. Pode ser que, em certas ocasiões, o médico não saiba qual é o problema, mas poderá anotar uma série de definições possíveis. Nesse caso, cada hipótese ou definição deve ser documentada separadamente na seção para a definição do problema.

Objetivos do tratamento

As metas do tratamento estão inclusas no plano de tratamento atual. São anotadas na segunda seção do lado esquerdo do formulário de classificação do componente 3. Às vezes, essas metas são orientadas para o futuro, mas são razoáveis e possíveis de serem alcançadas. Tanto as metas declaradas pelo médico para o tratamento quanto quaisquer expressões ou comentários da pessoa a respeito das metas definidas pelo médico são anotadas. As metas do tratamento incluem, por exemplo, a solicitação ou a sugestão de um exame, a prescrição de um medicamento ou a sugestão de um tratamento. Essas metas são geralmente sugestões instrumentais por parte do médico.

Classificação de categorias apropriadas para o processo

Após anotar as definições no local apropriado, o avaliador deve designar, para cada anotação, uma categoria de processo. Essas categorias de processo descrevem a resposta ou falta de resposta do médico às declarações da pessoa. As duas próximas seções descrevem as categorias do processo para os componentes 1 e 2 (que são as mesmas) e para o componente 3.

Categorias de processo para os componentes 1 e 2

As categorias de processo incluem Avaliação Preliminar (sim/não), Avaliação Complementar (sim/não), Validação (sim/não), Corte (sim/não) e Retorno (R).

Avaliação preliminar

A avaliação preliminar é a resposta imediata do médico à expressão, pela pessoa, de sintomas e/ou motivos para a consulta, indicações, sentimentos, ideias, efeitos no seu funcionamento e expectativas. A escolha de "sim" indica qualquer reconhecimento de que o médico escutou e aceita os sintomas e/ou motivos da consulta, indicações, sentimentos, ideias, efeitos no funcionamento e expectativas da pessoa. Quando, ao contrário, o médico corta a continuidade de manifestações da pessoa, a classificação deverá ser "não" para a avaliação preliminar e "sim" para corte. O encorajamento prematuro oferecido pelo médico não conta como avaliação preliminar.

Avaliação complementar

A avaliação complementar é a segunda categoria e se segue à resposta do médico. Significa que a resposta do médico, por meio da fala ou do silêncio que permitiu que a pessoa ampliasse e/ou redirecionasse a conversação, facilitou a continuidade da expressão pela pessoa.

Validação

A validação é uma resposta empática dada pelo médico àquilo que a pessoa expressou. Uma classificação de "sim" significa que o médico reconheceu o que a pessoa expressou de forma empática. A validação inclui comentários do tipo "Entendo...", "Dever ser uma situação difícil...", "Essas decisões são difíceis de serem tomadas...".

Corte

O corte é definido como o bloqueio que o médico faz à continuação da expressão, pela pessoa, de sintomas e/ou motivos da visita, indicações, sentimentos, ideias, efeitos no funcionamento e expectativas. Isso ocorre, por exemplo, por meio da mudança de assunto, atenção excessiva à doença, uso de jargão ou encorajamento prematuro.

Retorno

A última categoria do processo é um comportamento específico do médico, chamado de retorno. O retorno se dá quando o médico, após ter "interrompido" a pessoa, volta aos sintomas e/ou aos motivos da visita, indicações, sentimentos, ideias, efeitos no funcionamento e expectativas expressos pela pessoa. Com o retorno, considera-se que o médico reiniciou a avaliação preliminar do problema, o que anula a interrupção.

Categorias do processo do componente 3

As categorias do processo nesse caso são: claramente expresso (sim/não); oportunidade para fazer perguntas (sim/não); discussão entre as duas partes (sim/não); e esclarecimento da concordância (sim/não).

Claramente expresso

"Claramente expresso" é a categoria escolhida quando o médico diz claramente, em linguagem que a pessoa consiga entender, o que acredita ser o problema ou qual deve ser o tratamento.

Oportunidade para fazer perguntas

Dar oportunidade para que a pessoa faça perguntas inclui a solicitação explícita do médico: "Você tem alguma pergunta a esse respeito?". Também pode ser o fato de a pessoa fazer uma pergunta ou comentário sobre a definição do problema ou a meta de tratamento.

Discussão entre as duas partes

A discussão entre as duas partes acontece quando o médico descreve a definição do problema ou as metas sem qualquer evidência da participação da pessoa na discussão, seja por meio de perguntas, seja por opiniões. A pessoa também precisa apresentar um conteúdo verbal para que haja uma discussão.

Esclarecimento da concordância

A concordância pode ser esclarecida de duas formas. A primeira é quando o médico pergunta explicitamente "Você concorda com isso?" e a pessoa responde. A segunda é quando o médico encoraja a pessoa, por meio do silêncio ou de um tom implícito de interação, a expressar concordância ou discordância.

TABELA 18.1 Escores da MCCP para uma amostra de consultas entre médicos de família (n = 39) e pessoas atendidas (n = 315)

MCCP	Média	Desvio padrão	Intervalo real
Escore total	50,77	17,86	8,13-92,52
Componente 1	50,85	19,00	0,00-97,50
Componente 2	39,70	42,76	0,00-100,00
Componente 3	56,26	22,97	0,00-100,00

Fonte: Stewart et al., 2000.

Resposta adequada à falta de concordância, com flexibilidade e entendimento

A última parte da classificação da interação diz respeito à resposta do médico quando a pessoa discorda. Em nossa experiência, tais desacordos raramente ocorrem. Entretanto, apesar de raros, consideramos que a resposta do médico a esses desacordos seja importante para que se estabeleça um plano conjunto de manejo do problema.

ATRIBUINDO ESCORES

Após classificar toda a entrevista, os avaliadores atribuem escores no lado direito do formulário de classificação e fazem os cálculos para os componentes 1, 2 e 3. Na última folha do formulário, calcula-se um Escore Geral de Cuidado Centrado na Pessoa (ECP). Os escores de cada um dos três componentes podem variar, teoricamente, de 0 a 100. O ECP total é uma média dos escores dos três componentes e pode, também, teoricamente, ir de 0 (absolutamente não centrado na pessoa) a 100 (muito centrado na pessoa). Uma descrição detalhada do procedimento de atribuição de escores é apresentada no manual da MCCP (Brown et al., 2001).

RESULTADOS DESCRITIVOS

A Tabela 18.1 apresenta as médias, os intervalos e os desvios padrão para toda a MCCP e para os três componentes, como identificado em um estudo de coorte observacional com 39 médicos de família e 315 das pessoas que atendiam (Stewart et al., 2000).

CONSIDERAÇÕES FINAIS

Neste capítulo, descrevemos o desenvolvimento, a evolução e a aplicação da MCCP. As formas de classificação e a atribuição de escores mais recentes foram apresentadas com certo detalhamento.

19 Conclusões

Moira Stewart

Este livro defende que o paciente deve estar no centro do cuidado, da pesquisa e da educação em saúde. A maioria das disciplinas médicas e profissões ligadas à área da saúde tem a capacidade de adaptar os princípios centrados na pessoa aqui expostos ao seu trabalho com esse público. Uma abordagem clínica, aprovada por todos os profissionais da saúde, não só beneficiará as pessoas doentes como também irá otimizar a continuidade nos serviços de saúde, fornecendo elementos de ligação para aproximar todos os participantes. Os quatro componentes do método clínico centrado na pessoa se transformam em metas compartilhadas do cuidado, e são eles: (1) explorando a saúde, a doença e experiência da doença; (2) entendendo a pessoa como um todo; (3) elaborando um plano conjunto de manejo dos problemas; e (4) intensificando a relação entre a pessoa e o médico.

Um ponto forte do corpo de materiais contido neste livro é que ele representa três décadas de trabalho em quatro frentes simultaneamente: (1) desenvolvimento conceitual/teórico; (2) desenvolvimento das abordagens clínicas práticas; (3) desenvolvimento educacional; e (4) pesquisa. A primeira década (1982-1992) testemunhou grandes progressos no desenvolvimento teórico do método clínico centrado na pessoa e do ensino centrado na pessoa. A segunda década (1992-2002) presenciou a implementação dos programas de educação na graduação médica e programas de residência baseados nos princípios centrados na pessoa e no educando. Da mesma forma, a segunda década viu programas de pesquisa virarem realidade. A terceira década (2002-2012) testemunhou ameaças significativas ao cuidado clínico centrado na pessoa enquanto, ao mesmo tempo, produziu resultados de pesquisa positivos, mostrando-nos os principais benefícios da centralização na pessoa.

Outro ponto forte do método centrado na pessoa é que ele procura transcender algumas das distinções e limitações inerentes ao modelo médico convencional – especificamente a dicotomia entre mente e corpo, arte e ciência, sentimento e pensamento, subjetivo e objetivo e conhecimento tácito e explícito. Além disso, questionamos outra falsa distinção, a noção de que a medicina centrada na pessoa e a medicina baseada em evidências são dicotomias incompatíveis; em vez disso, elas são sinergéticas na criação de uma prática clínica melhorada.

Um dos pontos fortes deste livro e de suas edições anteriores é a apresentação da estrutura centrada na pessoa na forma de diagramas concisos. Os clínicos nos contam que essas figuras os orientam, mesmo quando estão completamente envolvidos em um encontro intenso com uma pessoa, e os educadores também as consideraram valiosas. Entretanto, esses diagramas, apesar de úteis, são uma faca de dois gumes, pois há limitações. Procuramos ir além do formato um tanto linear dos diagramas anteriores, criando uma aparência mais circular. No entanto, nenhuma dessas representações descreve adequadamente o complexo processo interativo que circula continuamente, em constante movimento. Embora extremamente úteis para a prática clínica, para o ensino e a clareza na pesquisa, os diagramas não são capazes de captar integralmente a realidade de uma relação entre um clínico e uma pessoa.

Quais são as principais mensagens deste livro? Uma das mensagens é que os conceitos centrados na pessoa estão evoluindo, ao mesmo tempo que permanecem baseados nos princípios originais de 30 anos atrás. O método clínico está reorganizado em quatro componentes que substituem os seis anteriores; ele também está mais integrado, com todas as atividades clínicas (cuidados agudos, cuidados crônicos e prevenção/promoção da saúde) englobadas pelos quatro componentes. Um novo salto conceitual esclarece que a promoção da saúde, como uma exploração de significados, aspirações e experiências da doença, se enquadra no componente 1, Explorando a Saúde, a Doença e a Experiência da Doença, ao passo que a educação em saúde e a prevenção, como atividades que o clínico pode priorizar com a pessoa, se enquadram no componente 3, Elaborando um Plano Conjunto de Manejo dos Problemas.

Uma segunda mensagem importante é o grande número de abordagens e experiências em educação que estão disponíveis para apoiar a aprendizagem do cuidado centrado na pessoa. O conhecimento educacional avançou muito na última década, e este livro abarca a literatura mais recente.

Uma terceira mensagem importante é não perder de vista o contexto. No ritmo acelerado das mudanças no cuidado à saúde, podemos perder mais do que ganhamos em termos de modelos de cuidado que apoiam um método clínico centrado na pessoa. O decréscimo na continuidade do cuidado, o advento da tecnologia da informação no contexto clínico e o número crescente de diretrizes são exemplos de contextos que representam ameaças substanciais à centralização na pessoa. Neste livro, escolhemos abordar duas ameaças potenciais em mais detalhes: (1) o trabalho em equipe no cuidado médico e (2) o custo do cuidado médico. No que diz respeito ao trabalho em equipe, o Capítulo 13 apresenta um processo paralelo com quatro componentes na formação de uma equipe que correspondem aos quatro componentes do método clínico centrado na pessoa. O argumento é o de que uma equipe de trabalho fortalecida promove a centralização na pessoa. Com relação ao contexto das restrições de custo e contabilidade, é crucial que divulguemos amplamente os resultados que indicam uma redução nos custos do cuidado médico centrado na pessoa, como revela o Capítulo 14.

Por fim, a parte deste livro referente à pesquisa transmite uma mensagem mais otimista, que pode ser usada para uma defesa veemente em favor das inovações centradas na pessoa: elas funcionam! As intervenções centradas na pessoa na prática dos clínicos alcançam sucesso na melhoria do comportamento dos clínicos e nas interações médico-pessoa. A revisão sistemática questiona e responde à pergunta: os resultados justificam todo o esforço que está sendo empregado no treinamento centrado na pessoa? Sim, eles justificam! Além do mais, a maioria dos estudos indica os efeitos positivos do cuidado centrado na pessoa nos seus resultados de saúde.

Um próximo passo importante no desenvolvimento e na evolução do método clínico centrado na pessoa será a aplicação dos princípios a uma ampla variedade de problemas, desenvolvendo, dessa forma, os conceitos e tornando-os relevantes para situações clínicas concretas. Uma importante série de livros continua essa tarefa. Eles tratam de desafios e soluções (Brown et al., 2011); doença mental (Rudnick e Roe, 2011); gestação e parto (Shields e Candib, 2010); cuidados paliativos (Mitchell, 2008); prescrição (Dowell et al., 2007); abuso de substância (Floyd e Seale, 2002); fadiga crônica (Murdoch e Denz-Penhey, 2002); transtornos alimentares (Berg et al., 2002); e dor miofacial crônica (Malterud e Hunskaar, 2002).

Com os achados encorajadores sobre os efeitos positivos que podem ser obtidos e com o uso dos recursos oferecidos na série de livros centrados na pessoa, vamos seguir em frente com energia e otimismo.

Referências

Aagard E, Teherani A, Irby DM. Effectiveness of the One-Minute Preceptor model for diagnosing the patient and the learner: proof of concept. *Acad Med.* 2004; **79**(1): 42–9.

Abendroth M, Flannery J. Predicting the risk of compassion fatigue. *J Hosp Palliat Nurs.* 2006; **8**(6): 346–56.

Ablesohn A, Stieb D, Sanborn MD, *et al.* Identifying and managing adverse environmental health effects: 2. Outdoor air pollution. *CMAJ.* 2002a; **166**(9): 1161–7.

Ablesohn A, Gibson BL, Sanborn MD, *et al.* Identifying and managing adverse environmental health effects: 5. Persistent organic pollutants. *CMAJ.* 2002b; **166**(12): 1549–54.

Abramson NS, Wald KS, Grenvik AN, *et al.* Adverse occurrences in intensive care units. *JAMA.* 1980; **244**(14): 1582–4.

Adams F. *The Genuine Works of Hippocrates.* Birmingham, AL: The Classics of Medicine Library; 1985.

Adams WG, Mann AM, Bauchner H. Use of an electronic medical record improves the quality of urban paediatric primary care. *Paediatrics.* 2003; **111**(3): 626–32.

Alexander M, Lenahan P, Pavlov A (eds). *Cinemeducation: Using Film and Other Visual Media in Graduate and Medical Education.* Vol. 2. London: Radcliffe Publishing; 2012.

Alguire PC, DeWitt DE, Pinsky LE, *et al. Teaching in Your Office: A Guide to Instructing Medical Students and Residents.* 2nd ed. Philadelphia, PA: ACP Press; 2008.

Alonso A. *The Quiet Profession: Supervisors of Psychotherapy.* Toronto, Canada: Collier Macmillan; 1985.

Alonzo AA. The experience of chronic illness and post-traumatic stress disorder: the consequences of cumulative adversity. *Soc Sci Med.* 2000; **50**(10): 1475–84.

Ambrose SA, Bridges MW, DiPietro M, *et al. How Learning Works: Seven Research-Based Principles for Smart Teaching.* San Francisco, CA: Jossey-Bass; 2010.

Anda RF, Croft JB, Felitti VJ, *et al.* Adverse childhood experiences and smoking during adolescence and adulthood. *JAMA.* 1999; **282**(17): 1652–8.

Anderson ES, Winett RA, Wojcik JR, *et al.* A computerized social cognitive intervention for nutrition behavior: direct and mediated effects on fat, fiber, fruits, and vegetables, self-efficacy, and outcome expectations among food shoppers. *Ann Behav Med.* 2001; **23**(2): 88–100.

Anspach RR. Notes on the sociology of medical discourse: the language of case presentation. *J Health Soc Behav.* 1988; **29**(4): 357–75.

Apker J, Propp KM, Zabava Ford WS, *et al.* Collaboration, credibility, compassion, and coordination: professional nurse communication skill sets in health care team interactions. *J Prof Nurs.* 2006; **22**(3): 180–9.

Archer JC. State of the science in health professional education: effective feedback. *Med Educ.* 2010; **44**: 101–8.

Arman M, Rehnsfeldt A, Lindholm L, *et al.* Suffering related to health care: a study of breast cancer patients' experiences. *Int J Nurs Pract.* 2004; **10**(6): 248–56.

Arnold L, Willoughby TL, Caulkins EV. Self-evaluation in undergraduate medical education: a longitudinal perspective. *J Med Educ.* 1985; **60**(1): 21–8.

Arnold LM, Crofford LJ, Mease PJ, *et al.* Patient perspectives on the impact of fibromyalgia. *Patient Educ Couns.* 2008; **73**(1): 114–20.

Aronoff DM. And then there were none: the consequences of academia losing clinically excellent physicians. *Clin Med Res.* 2009; **7**(4): 125–6.

Aronowitz RA. *Making Sense of Illness: Science, Society, and Disease.* Cambridge: Cambridge University Press; 1998.

Ashley P, Rhodes N, Sari-Kouzel H, *et al.* 'They've all got to learn': Medical students' learning from patients in ambulatory (outpatient and general practice) consultations. *Med Teach.* 2008; **31**(2): e24–31.

Atkins CGK. *My Imaginary Illness: A Journey into Uncertainty and Prejudice in Medical Diagnosis.* Ithica, NY: Cornell University Press; 2010.

Aujoulat I, Luminet O, Deccache A. The perspective of patients on their experience of powerlessness. *Qual Health Res.* 2007; **17**(6): 772–85.

Back AL, Bauer-Wu SM, Rushton CH, et al. Compassionate silence in the patient-clinician encounter: a contemplative approach. *J Palliat Med.* 2009; **12**(12): 1113–17.

Bacon F. *The Advancement of Learning* [1605]. New York: PF Collier and Son; 1901.

Bailey P, Jones L, Way D. Family physician/nurse practitioner: stories of collaboration. *J Adv Nurs.* 2006; **53**(4): 381–91.

Bain K. *What the Best College Teachers Do.* Cambridge, MA: Harvard University Press; 2004.

Bainbridge L, Nasmith L, Orchard C, et al. Competencies for Interprofessional Collaboration. *Journal of Physical Therapy.* 2010; **24**(1): 6–11.

Baker SS. *Information, Decision-Making and the Relationship between Client and Health Care Professional in Published Personal Narratives.* Ann Arbor, MI: University Microfilms International; 1985.

Baldwin DC Jr, Daugherty SR, Eckenfels EJ. Student perceptions of mistreatment and harassment during medical school: a survey of ten United States schools. *West J Med.* 1991; **155**(2): 140–5.

Bales RF. *Interactive process analysis: a method for the study of small groups.* Reading, MA: Addison-Wesley; 1950.

Balint E, Courtenay AE, Hull S, et al. *The Doctor, the Patient, and the Group.* London: Routledge; 1993. Balint M. *The Doctor, His Patient, and the Illness.* New York, NY: International Universities Press; 1957. Balint M. *The Doctor, His Patient, and the Illness.* 2nd ed. New York, NY: International Universities Press; 1964.

Balint M. *The Doctor, His Patient and the Illness.* 3rd ed. Philadelphia, PA: Churchill Livingstone; 2000. Balint M, Hunt J, Joyce D, et al. *Treatment or Diagnosis: A Study of Repeat Prescriptions in General Practice.* Philadelphia, PA: JB Lippincott; 1970.

Bandura A. *Social Learning Theory.* Englewood Cliffs, NJ: Prentice-Hall; 1977.

Bandura A. *Social Foundations of Thought and Action: A Social Cognitive Theory.* Englewood Cliffs, NJ: Prentice-Hall; 1986.

Bannister SL, Hanson JL, Maloney CG, et al. Using the student case presentation to enhance diagnostic reasoning. *Pediatrics.* 2011; **128**(2): 211–13.

Barbee RA, Feldman SE. A three-year longitudinal study of the medical interview and its relationship to student performance in clinical medicine. *J Med Educ.* 1970; **45**(10): 770–6.

Barilan YM. The Doctor by Luke Fildes: an icon in context. *J Med Humanit.* 2007; **28**(2): 59–80.

Barlow JH, Turner AP, Wright CC. A randomized controlled study of the arthritis self-management programme in the UK. *Health Educ Res.* 2000; **15**(6): 665–80.

Barnett K, Mercer SW, Norbury M, et al. Epidemiology of multimorbidity and implications for health care, research, and medical education: a cross-sectional study. *Lancet.* 2012; **380**(9836): 37–43.

Baron RA. Negative effects of destructive criticism: impact on conflict, self-efficacy, and task performance. *J Appl Psychol.* 1988; **73**(2): 199–207.

Barry CA, Bradley CP, Britten N, et al. Patients' unvoiced agendas in general practice consultations: qualitative study. *BMJ.* 2000; **320**(7244): 1246–50.

Barry CA, Stevenson FA, Britten N, et al. Giving voice to the lifeworld: more humane, more effective medical care? *Soc Sci Med.* 2001; **53**(4): 487–505.

Barry MA. A framework for understanding the conflicting role of clinical instructors. Presented at the International Nursing Research Congress, Toronto, Canada, 2006. Available at: www.nursinglibrary.org/vhl/handle/10755/151354 (accessed September 15, 2013).

Bartz R. *Interpretive Dialogue: a multi-method qualitative approach for studying doctor-patient interactions.* Paper presented at the Annual Meeting of the North American Primary Care Research Group, San Diego, CA; 1993.

Bartz R. Beyond the biopsychosocial model: new approaches to doctor-patient interactions. *J Fam Pract.* 1999; **48**(8): 601–7.

Bass MJ, Buck C, Turner L, *et al.* The physician's actions and the outcome of illness in family practice. *J Fam Pract.* 1986; **23**(1): 43–7.

Battista RN, Lawrence RS (eds). Implementing preventive services. *Am J Prev Med.* 1988; **4**(Supp 8).

Bayoumi AM, Kopplin PA. The storied case history. *CMAJ.* 2004; **171**(6): 569–70.

Beaudoin C, Maheux B, Côté L, *et al.* Clinical teachers as humanistic caregivers and educators: perceptions of senior clerks and second-year residents. *CMAJ.* 1998; **159**(7): 765–9.

Beckman HB, Frankel RM. The effect of physician behavior on the collection of data. *Ann Int Med.* 1984; **101**(5): 692–6.

Bellini LM, Shea JA. Mood change and empathy decline persist during three years of internal medicine training. *Acad Med.* 2005; **80**(2): 164–7.

Benjamin WW. Healing by the fundamentals. *N Engl J Med.* 1984; **311**(9): 595–7.

Bentham J, Burke J, Clark J, *et al.* Students conducting consultations in general practice and the acceptability to patients. *Med Educ.* 1999; **33**(9): 686–7.

Berg KM, Hurley DJ, McSherry JA, *et al. Eating Disorders: A Patient-Centered Approach.* Oxford: Radcliffe Medical Press; 2002.

Berger AS. Arrogance among physicians. *Acad Med.* 2002; **77**(2): 145–7.

Berger J, Mohr J. *A Fortunate Man: The Story of a Country Doctor.* New York, NY: Pantheon Books; 1967.

Berkman LF, Syme SL. Social networks, host resistance, and mortality: a nine-year follow-up of Alameda County residents. *Am J Epidemiol.* 1979; **109**(2): 186–204.

Berman CW, Bezkor MF. Transference in patients and caregivers. *Am J Psychother.* 2010; **64**(1): 107–14.

Berzoff J, Flanagan LM, Hertz P. *Inside Out and Outside In: Psychodynamic Clinical Theory and Practice in Contemporary Multicultural Contexts.* Northvale, N.J.: Jason Aronson; 1996.

Betancourt J, Quinlan J. Personal responsibility versus responsible options: health care, community health promotion, and the battle against chronic disease. *Prev Chronic Dis.* 2007; **4**(3): A41

Bevis O, Watson J. *Towards a Caring Curriculum: A New Pedagogy for Nursing.* Sudbury, MA: Jones & Bartlett; 2000.

Billings ME, Lazarus ME, Wenrich M, *et al.* The effect of the hidden curriculum on resident burnout and cynicism. *J Grad Med Educ.* 2011; **3**(4): 503–10.

Bing-You RG, Trowbridge RL. Why medical educators may be failing at feedback. *JAMA.* 2009; **302**(112): 1330–1.

Blane D, Hart CL, Smith GD, *et al.* Association of cardiovascular disease risk factors with socioeconomic position during childhood and during adulthood. *BMJ.* 1997; **313**(7070): 1434–8.

Blane D, Mercer SW. Compassionate health care: is empathy the key? *J Holist Healthc.* 2011; **8**(3): 18–21.

Bleakley A. Broadening conceptions of learning in medical education: the message from teamworking. *Med Educ.* 2006; **40**(2): 150–7.

Bleakley A, Bligh J, Browne J. *Medical Education for the Future: Identity Power and Location.* New York, NY: Springer; 2011.

Blickem C, Priyadharshini E. Patient narratives: the potential for "patient-centred" interprofessional learning? *J Interprof Care.* 2007; **21**(6): 619–32.

Bodenheimer T, Lorig K, Holman H, *et al.* Patient self-management of chronic disease in primary care. *JAMA.* 2002; **288**(19): 2469–75.

Bombeke K, Symons L, Debaene L, *et al.* Help, I'm losing patient-centredness! Experiences of medical students and their teachers. *Med Educ.* 2010; **44**(7): 662–73.

Bond M. Empirical studies of defense style: relationships with psychopathology and change. *Harv Rev Psychiatry.* 2004; **12**(15): 263–78.

Boon H, Brown JB, Gavin A, *et al.* Breast cancer survivors' perceptions of complementary/alternative medicine (CAM): making the decision to use or not to use. *Qual Health Res.* 1999; **9**(5): 639–53.

Bosma H, Schrijvers C, Mackenbach JP. Socioeconomic inequalities in mortality and importance of perceived control: cohort study. *BMJ.* 1999; **319**(7223): 1469–70.

Boss P, Couden BA. Ambiguous loss from chronic physical illness: clinical interventions with individuals, couples, and families. *J Clin Psychol.* 2002; **58**(11): 1351–60.

Botelho R. *Beyond Advice: Becoming a Motivational Practitioner.* Rochester, NY: Motivative Healthy Habits Press; 2002.

Botha E. Why metaphors matter in education. *S Afr J Educ.* 2009; **29**: 431–44.

Boud A. Avoiding the traps: seeking good practice in the use of self-assessment and reflection in professional courses. *Soc Work Educ.* 1999; **18**(2): 121–32.

Boudreau JD, Cassell EJ, Fuks A. A healing curriculum. *Med Educ.* 2007; **41**(12): 1193–201.

Bowie P, Pope L, Lough M. A review of the current evidence base for significant event analysis. *J Eval Clin Pract.* 2008; **14**(4): 520–36.

Bowie P, Pringle M. *Significant Event Audit: Guidance for Primary Care Teams.* National Health Service for Scotland and the National Patient Safety Agency, 2008. Available at: www.nrls.npsa.nhs.uk/resources/?entryid45=61500 (accessed February 8, 2013).

Bowlby J. *Attachment and Loss: Vol. 1, Attachment.* 2nd ed. New York, NY: Basic Books; 1982.

Bowlby J. *Attachment and Loss: Vol. 2, Separation: Anxiety and Anger.* New York, NY: Basic Books; 1973.

Braddock CH, Edwards KA, Hasenberg NM, et al. Informed decision making in outpatient practice: time to get back to basics. *JAMA.* 1999; **282**(4): 2313–20.

Brancati FL. The art of pimping. *JAMA.* 1989; **262**(1): 89–90.

Bransford JD, Brown AL, Cocking RR. *How People Learn: Brain, Mind, Experience, and School.* Washington, DC: National Academy Press; 1999.

Braveman PA, Cubbin C, Egerter S, et al. Socioeconomic disparities in health in the United States: what the patterns tell us. *Am J Pub Health.* 2010; **100**(Suppl. 1): S186–96.

Brennan N, Corrigan O, Allard J, et al. The transition from medical student to junior doctor: today's experiences of Tomorrow's Doctors. *Med Educ.* 2010; **44**(5): 449–58.

Brennen TA, Leape LL, Laird NM et al. Incidence of adverse events and negligence in hospitalized patients: results of the Harvard Medical Practice Study I. *N Engl J Med.* 1991; **324**(6): 370–6.

Brent DA. The residency as a developmental process. *J Med Educ.* 1981; **56**(5): 417–22.

Brett J, Bankhead C, Henderson B, et al. The psychological impact of mammographic screening: a systematic review. *Psychooncology.* 2005; **14**(11): 917–38.

Brezis M, Israel S, Weinstein-Birenshtock A, et al. Quality of informed consent for invasive procedures. *Int J Qual Health Care.* 2008; **20**(5): 352–7.

Brindle P, Fahey T. Primary prevention of coronary heart disease. *BMJ.* 2002; **325**(7355): 56–7.

Britten N. Understanding medicine taking in context. In: Dowell J, Williams B, Snadden D (eds). *Patient-Centered Prescribing: Seeking Concordance in Practice.* Oxford: Radcliffe Publishing; 2007. Britten N, Stevenson FA, Barry CA, et al. Misunderstandings in prescribing decisions in general practice: qualitative study. *BMJ.* 2000; **320**(7233): 484–8.

Broderick P, Blewitt P. *The Life Span: Human Development for Helping Professionals.* 3rd ed. Upper Saddle River, NJ: Merrill-Prentice Hall; 2010.

Brody H. "My story is broken; can you help me fix it?" Medical ethics and the joint construction of narrative. *Lit Med.* 1994; **13**(1): 79–92.

Brookfield S. *The Skillful Teacher: On Technique, Trust, and Responsiveness in the Classroom.* 2nd ed. San Francisco, CA: Jossey-Bass; 2006.

Brookfield SD, Preskill S. *Discussion as a Way of Teaching: Tools and Techniques for the Democratic Classroom.* 2nd ed. San Francisco, CA: Jossey-Bass; 2005.

Broom B. *Somatic Illness and the Patient's Other Story. A Practical Integrative Mind/Body Approach to Disease for Doctors and Psychotherapists.* New York: Free Association Books Ltd.; 1997.

Broom BC. Medicine and story: a novel clinical panorama arising from a unitary mind/body approach to physical illness. *Adv Mind Body Med.* 2000; **16**(3): 161–77.

Broom B. *Meaning-full Disease: How Personal Experience and Meanings Cause and Maintain Physical Illness.* London: Karnac; 2007.

Brown JB, Carroll J, Boon H, et al. Women's decision-making about their health care: views over the life cycle. *Patient Educ Couns.* 2002; **48**(3): 225–31

Brown JB, Handfield-Jones R, Rainsberry P, et al. The certification examination of the College of Family Physicians of Canada: IV. Simulated office orals. *Can Fam Physician.* 1996; **42**: 1539–48.

Brown JB, Harris SB, Webster-Bogaert S, et al. Point-of-care testing in diabetes management: what role does it play? *Diabetes Spectr.* 2004; **17**(4): 244–8.

Brown JB, Karley ML, Boudville N, et al. The experience of living kidney donors. *Health Soc Work.* 2008; **33**(2): 93–100.

Brown JB, Lewis L, Ellis K, et al. Mechanisms for communicating on primary health care teams. *Can Fam Physician.* 2009; **55**(12): 1216–22.

Brown JB, Lewis L, Ellis K, et al. Research report: sustaining primary health care teams: what is needed? *J Interprof Care.* 2010; **24**(4): 463–5.

Brown JB, Lewis L, Ellis K, et al. Conflict on interprofessional primary health care teams: can it be resolved? *J Interprof Care.* 2011; **25**(1): 4–10.

Brown JB, Sangster M, Swift J. Factors influencing palliative care. Qualitative study of family physicians' practices. *Canadian Family Physician.* 1998; **43**: 901–6.

Brown JB, Stewart M, Ryan B. *Assessing Communication between Patients and Physicians: The Measure of Patient-Centered Communication (MPCC).* Paper #95-2 (2e). Working Paper Series. London, ON: Centre for Studies in Family Medicine, The University of Western Ontario; 2001.

Brown JB, Stewart MA, McCracken EC, et al. Patient-centered clinical method II. Definition and application. *Fam Pract.* 1986; **3**(2): 75–9.

Brown JB, Stewart MA, Tessier S. *Assessing Communication between Patient and Doctors: A Manual for Scoring Patient-Centred Communication.* CSFM Working Paper Series #95-2. London, ON: Centre for Studies in Family Medicine, The University of Western Ontario; 1995.

Brown JB, Thornton T, Stewart M. *Challenges and Solutions: Narratives of Patient-Centered Care.* London: Radcliffe Publishing; 2012a.

Brown JB, Thorpe C, Paquette-Warren J, et al. The mentoring needs of trainees in family practice. *Educ Prim Care.* 2012b; **23**(3): 196–203.

Brown JB, Weston WW, Stewart MA. Patient-centered interviewing Part II: Finding common ground. *Can Fam Physician.* 1989; **35**: 153–7.

Broyard A. *Intoxicated By My Illness: And Other Writings on Life and Death.* New York, NY: Clarkson Potter Publishers; 1992.

Buddeberg-Fischer, Herta K-D. Formal mentoring programmes for medical students and doctors: a review of the Medline literature. *Med Teach.* 2006; **28**(3): 248–57.

Burke V, Giangiulio N, Gillam HF, et al. Health promotion in couples adapting to a shared lifestyle. *Health Educ Res.* 1999; **14**(2): 269–88.

Burtt EA. *The Metaphysical Foundations of Modern Science*, 2nd ed. Garden City, NY: Doubleday; 1954.

Byrne PS, Long BEL. *Doctors Talking To Patients.* London: Her Majesty's Stationery Office; 1984. Cairney J. Socio-economic status and self-rated health among older Canadians. *Can J Aging.* 2000; **19**(4): 456–78.

Campbell C, Lockyer J, Laidlaw T, et al. Assessment of a matched-pair instrument to examine doctor-patient communication skills in practising doctors. *Med Educ.* 2007; **41**(2): 123–9.

Canadian Communication Working Group: *Canadian Communication Competency Framework.* Ottawa: Royal College of Physicians and Surgeons of Canada. 2013, In preparation. Personal communication.

Canadian Task Force on Preventive Health Care. *The Canadian Guide to Clinical Preventive Health Care.* Edmonton, AB: Canadian Task Force on Preventive Health Care, University of Alberta; 1994.

Candib LM. *Medicine and the Family: A Feminist Perspective.* New York, NY: Basic Books; 1995.

Candib L. Obesity and diabetes in vulnerable populations: reflection on proximal and distal causes. *Ann Fam Med.* 2007; **5**(6): 547–55.

Cannon WB. The case method of teaching systematic medicine. *Boston Med Surg J.* 1990; **142**: 31–6.

Cantillon P, Macdermott M. Does responsibility drive learning? Lessons from intern rotations in general practice. *Med Teach.* 2008; **30**(3): 254–9.

Cantillon P, Sargeant J. Giving feedback in clinical settings. *BMJ.* 2008; **337**: a1961.

Carel, H. *Illness: the Cry of the Flesh.* Stocksfield, UK: Acumen Publishing; 2008.

Carroll JC, Brown JB, Reid AJ, et al. Women's experience of maternal serum screening. *Can Fam Physician.* 2000; **46**: 614–20.

Carroll JG, Lipkin M Jr, Nachtigall L, et al. A developmental awareness for teaching doctor/patient communication skills. In: Lipkin M Jr, Putnam SM, Lazare A (eds). *The Medical Interview: Clinical Care, Education, and Research.* New York, NY: Springer; 1995.

Carter AH. Metaphors in the physician-patient relationship. *Soundings.* 1989; **72**(1): 153–64.

Cassell EJ. The nature of suffering and the goals of medicine. *N Engl J Med.* 1982; **306**(11): 639–45.

Cassell EJ. *Talking with Patients: II. Clinical Technique.* Cambridge, MA: MIT Press; 1985.

Cassell EJ. *The Nature of Suffering and the Goals of Medicine.* New York, NY: Oxford University Press; 1991.

Cassell EJ. *The Nature of Suffering and the Goals of Medicine.* 2nd ed. Oxford: Oxford University Press; 2004.

Cassell EJ. *The Nature of Healing: The Modern Practice of Medicine.* New York, NY: Oxford University Press; 2013.

Cavalcanti RB, Detsky AS. The education and training of future physicians: why coaches can't be judges. *JAMA.* 2011; **306**(9): 993–4.

Cavanaugh SH. Professional caring in the curriculum. In: Norman GR, van der Vleuten CPM, Newble DI (eds). *International Handbook of Research in Medical Education.* Dordrecht: Kluwer Academic Publishers; 2002.

Cegala DJ, Coleman MT, Turner JW. The development and partial assessment of the medical communication competence scale. *Health Commun.* 1998; **10**(3): 261–88.

Cegala DJ, Post DM. The impact of patients' participation on physicians' patient-centered communication. *Patient Educ Couns.* 2009; **77**(2): 202–8.

Chakraborti C, Boonyasai RT, Wright SM, et al. A systematic review of teamwork training interventions in medical student and resident education. *J Gen Intern Med.* 2008; **23**(6): 846–53.

Chambers D. *A Sociology of Family Life: Change and Diversity in Intimate Relations.* Cambridge: Polity Press; 2012.

Champion VL, Skinner CS. The health belief model. In: Glanz K, Rimer BK, Viswanath K (eds). *Health Behavior and Health Education: Theory, Research, and Practice.* 4th ed. San Francisco, CA: Jossey-Bass; 2008.

Charles C, Gafni A, Whelan T. Decision-making in the physician-patient encounter: revisiting the shared treatment decision-making model. *Soc Sci Med.* 1999; **49**(5): 651–61.

Charon R. To render the lives of patients. *Lit Med.* 1986; **5**: 58–74.

Charon R. Doctor-patient/reader-writer: learning to find the text. *Soundings.* 1989; **72**(1): 137–52.

Charon R. The patient-physician relationship. Narrative medicine: a model for empathy, reflection, profession, and trust. *JAMA.* 2001; **286**(15): 1897–1902.

Charon R. Narrative and medicine. *N Engl J Med.* 2004; **350**(9): 862–4.

Charon R. *Narrative Medicine: Honoring the Stories of Illness.* New York, NY: Oxford University Press; 2006.

Charon R. What to do with stories: the sciences of narrative medicine. *Can Fam Physician.* 2007; **53**(8): 1265–7.

Charon R, Montello M (eds). *Stories Matter: The Role of Narrative in Medical Ethics.* New York, NY: Routledge; 2002.

Cheren M. Helping learners achieve greater self-direction. In: Smith RM (ed). *Helping Adults Learn How to Learn.* San Francisco, CA: Jossey-Bass; 1983.

Cherry JD. The epidemiology of pertussis and pertussis immunization in the United Kingdom and the United States: a comparative study. *Curr Probl Pediatr.* 1984; **14**(2): 1–78.

Chew-Graham CA, Rogers A, Yassin N. 'I wouldn't want it on my CV or their records': medical students' experiences of help-seeking for mental health problems. *Med Educ.* 2003; **37**(10): 873–80.

Chi RC, Neuzil KM. The association of sociodemographic factors and patient attitudes on influenza vaccination in older persons. *American Journal of Medical Sciences.* 2004; **327**(3): 113–17.

Chin JJ. Doctor-patient relationship: from medical paternalism to enhanced autonomy. *Singapore Med J.* 2002; **43**(3): 152–5.

Chipp E, Stoneley S, Cooper K. Clinical placements for medical students: factors affecting patients' involvement in medical education. *Med Teach.* 2004; **26**(2): 114–19.

Churchill LR, Schenck D. Healing skills for medical practice. *Ann Intern Med.* 2008; **149**(10): 720–24.

Claridge M-T, Lewis T. *Coaching for Effective Learning: A Practical Guide for Teachers in Health and Social Care.* Oxford: Radcliffe Publishing; 2005.

Clark MC, Rossiter M. Narrative learning in adulthood. *New Dir Adult Cont Learn.* 2008; **2008**(119): 61–70.

Clarke LE, Nisker J. *In Our Hands: On Becoming a Doctor.* Lawrencetown Beach, NS: Pottersfield Press; 2007.

Clayton MF, Dudley WN, Musters A. Communication with breast cancer survivors. *Health Commun.* 2008; **23**(3): 207–21.

Clayton MF, Dudley WN. Patient-centered communication during oncology follow-up visits for breast cancer survivors: content and temporal structure. *Oncol Nurs Forum.* 2009; **36**(2): E68–79.

Cohen SJ. An educational psychologist goes to medical school. In: Eisner EW (ed). *The Educational Imagination: On the Design and Evaluation of School Programs.* 2nd ed. New York, NY: Macmillan; 1985.

Cole SA, Bird J. *The Medical Interview: The Three-Function Approach.* 3rd ed. Philadelphia, PA: Mosby; 2009.

Collins JL, Giles HW, Holmes-Chavez A. Old dilemmas, new commitments: toward a 21st century strategy for community health promotion. *Prev Chronic Dis.* 2007; **4**(3): A42.

Collins RE, Lopez LM, Marteau TM. Emotional impact of screening: a systematic review and meta analysis. *BMC Public Health.* 2011; **11**: 603.

Cooke M, Irby DM, O'Brien BC. *Educating Physicians: A Call for Reform of Medical School and Residency.* San Francisco, CA: Jossey-Bass; 2010.

Coombs RH. *Surviving Medical School.* Thousand Oaks, CA: Sage Publications; 1998.

Coombs RH, May DS, Small GW (eds). *Inside Doctoring: Stages and Outcomes in the Professional Development of Physicians.* New York, NY: Praeger; 1986.

Cooper AF. Whose illness is it anyway? Why patient perceptions matter. *Int J Clin Pract.* 1998; **52**(8): 551–6.

Corbin J. Introduction and overview: chronic illness and nursing. In: Hyman R, Corbin J (eds). *Chronic Illness: Research and Theory for Nursing Practice.* New York, NY: Springer; 2001.

Corbin J, Strauss A. A nursing model for chronic illness management based upon the trajectory framework. In: Woog P (ed). *The Chronic Illness Trajectory Framework: The Corbin and Strauss Nursing Model.* New York, NY: Springer; 1992.

Corin E. The social and cultural matrix of health and disease. In: De Gruyter A (ed). *Why Are Some People Healthy and Others Not? The Determinants of Health of Populations.* New York, NY: Hawthorne; 1994.

Cortese L, Malla AK, McLean T, et al. Exploring the longitudinal course of psychotic illness: a case study approach. *Can J Psychiatr.* 1999; **44**(9): 881–6.

Coulehan J. You say self-interest, I say altruism. In: Wear D, Aultman JM (eds). *Professionalism in Medicine: Critical Perspectives.* New York, NY: Springer; 2006.

Coulehan J, Williams PC. Vanquishing virtue: the impact of medical education. *Acad Med.* 2001; **76**(6): 598–605.

Coulter A. *The Autonomous Patient: Ending Paternalism in Medical Care.* London: Nuffield Trust; 2002.

Coulter A. What's happening around the world? In: Edwards A, Elwyn G (eds). *Shared Decision-Making in Health Care: Achieving Evidence-Based Patient Choice.* Oxford: Oxford University Press; 2009.

Coulter A, Ellins J. Effectiveness of strategies for informing, educating and involving patients. *BMJ.* 2007; **335**(7609): 24–7.

Cousins N. *Anatomy of an Illness as Perceived by the Patient.* New York, NY: Norton; 1979.

Craigie FC Jr, Hobbs RF 3rd. Spiritual perspectives and practices of family physicians with an expressed interest in spirituality. *Fam Med.* 1999; **31**(8): 578–85.

Craigie FC Jr, Hobbs RF 3rd. Exploring the organizational culture of exemplary community health centre practices. *Fam Med.* 2004; **36**(10): 733–8.

Cramer P. Defense mechanisms in psychology today: further processes for adaptation. *Am Psychol.* 2000; **55**(6): 637–46.

Cramer P. *Protecting the Self: Defense Mechanisms in Action.* New York, NY: Guilford Press; 2006.

Cranton P. *Understanding and Promoting Transformative Learning: A Guide for Educators of Adults.* 2nd ed. San Francisco, CA: Jossey-Bass; 2006.

Crookshank FG. The theory of diagnosis. *Lancet.* 1926; **2**: 934–42, 995–9.

Cruess RL, Cruess SR, Steinert Y (eds). *Teaching Medical Professionalism.* Cambridge: Cambridge University Press; 2009.

Cruess SR, Cruess RL, Steinert Y. Role modelling making the most of a powerful teaching strategy. *BMJ.* 2008; **336**(7646): 718–21.

Crutcher RA, Szafran O, Woloschuk W, et al. Family medicine graduates' perceptions of intimidation, harassment, and discrimination during residency training. *BMC Med Educ.* 2011; **11**: 88.

Culhane-Pera KA, Rothenberg D. The larger context: culture, community, and beyond. In: Shields SG, Candib LM (eds). *Woman-Centered Care in Pregnancy and Childbirth.* Oxford: Radcliffe Publishing; 2010.

Curlin FA, Hall DE. Strangers or friends? A proposal for a new spirituality-in-medicine ethic. *J Gen Intern Med.* 2005; **20**(4): 370–4.

Curry L. Individual differences in cognitive style, learning style and instructional preference in medical education. In: Norman GR, van der Vleuten CPM, Newbie DI (eds). *Handbook of Research in Medical Education.* Dordrecht: Kluwer Academic; 2002.

Cushing H. *The Life of Sir William Osler.* Oxford: Clarendon Press; 1925.

Dahan R, Borkan J, Brown JB, et al. The challenge of using the low back pain guidelines: a qualitative research. *J Eval Clin Pract.* 2007; **13**(4): 616–20.

Dakubo CY. *Ecosystems and Human Health: A Critical Approach to Ecohealth Research and Practice.* New York, NY: Springer Science+Business Media; 2010.

Dall'Alba G. *Learning to be Professionals.* New York, NY: Springer; 2009.

Daloz LA. *Mentor: Guiding the Journey of Adult Learners.* 2nd ed. San Francisco, CA: Jossey-Bass; 2012.

Daniels N, Kennedy B, Kawachi I. *Is Inequality Bad for Our Health?* Boston, MA: Beacon Press; 2000.

Davidson JE, Jones C, Bienvenu OJ. Family response to critical illness: postintensive care syndromefamily. *Crit Care Med.* 2012; **40**(2): 618–24.

Davis DA, Mazmanian PE, Fordis M, et al. Accuracy of physician self-assessment compared with observed measures of competence: a systematic review. *JAMA.* 2006; **296**(9): 1094–102.

Day SC, Grosso LG, Norcini JJ, et al. Residents' perception of evaluation procedures used by their training program. *J Gen Intern Med.* 1990; **5**(5): 421–6.

De Bourdeaudhuij I, Van Oost P. Family members' influence on decision making about food: differences in perception and relationship with healthy eating. *Am J Health Promot.* 1998; **13**(2): 73–81. De Leeuw E. Concepts in health promotion: the notion of relativism. *Soc Sci Med.* 1989; **29**(11): 1281–8.

Denomme LB, Terry AL, Brown JB, et al. Primary health care teams' experience of electronic medical record use after adoption. *Fam Med.* 2011; **43**(9): 638–42.

Derose KP, Escarce JJ, Lurie N. Immigrants and health care: sources of vulnerability. *Health Aff (Millwood).* 2007; **26**(5): 1258–68.

Desjardins N, Gritke J, Hill B. Trans-cultural issues in person-centered care for people with serious mental illness. In: Rudnick A, Roe D (eds). *Serious Mental Illness Person-Centered Approaches*. London: Radcliffe Publishing; 2011.

Detsky AS. The art of pimping. *JAMA*. 2009; **301**(13): 1379–81.

Deveugele M, Derese A, De Maesschalck S, et al. Teaching communication skills to medical students, a challenge in the curriculum? *Patient Educ Couns*. 2005; **58**(3): 265–70.

Disclosure Working Group. *Canadian Disclosure Guidelines: Being Open and Honest with Patients and Families*. Edmonton, AB: Canadian Patient Safety Institute; 2011.

Doherty WJ, Baird MA. *Family-Centered Medical Care: A Clinical Casebook*. New York, NY: Guildford Press; 1987.

Doherty WJ, McDaniel SH. *Family Therapy*. Washington, DC: American Psychological Association; 2010.

Dombeck MB, Evinger JS. Spiritual care: the partnership covenant. In: Suchman AL, Botelho RJ, Hinton-Walker P (eds). *Partnerships in Healthcare: Transforming Relational Process*. Rochester, NY: University of Rochester Press; 1998.

Donnelly WJ. Medical language as symptom: doctor talk in teaching hospitals. *Perspect Biol Med*. 1986; **30**(1): 81–94.

Donnelly WJ. Righting the medical record: transforming chronicle into story. *Soundings*. 1989; **72**(1): 127–36.

Dowell J, Jones A, Snadden D. Exploring medication use to seek concordance with 'non-adherent' patients: a qualitative study. *Br J Gen Pract*. 2002; **52**(474): 24–32.

Dowell J, Williams B, Snadden D. *Patient-Centered Care Series, Patient-Centered Prescribing: Seeking Concordance in Practice*. Oxford: Radcliffe Publishing; 2007.

Downing R. *Biohealth: Beyond Medicalization: Imposing Health*. Eugene, OR: Pickwick Publications; 2011.

Doxiadis S (ed). *Ethical Dilemmas in Health Promotion*. New York, NY: John Wiley &VA Sons; 1987.

Doyle T. *Learner-Centered Teaching: Putting the Research on Learning into Practice*. Sterling, VA: Stylus Publishing; 2011.

Drewnowski A, Specter SE. Poverty and obesity: the role of energy density and energy costs. *Am J Clin Nutr*. 2004; **79**(1): 6–16.

Dubos R. *Man Adapting*. New Haven, CT: Yale University Press; 1980.

Duffy FD, Holmboe ES. Self-assessment in lifelong learning and improving performance in practice: physician know thyself. *JAMA*. 2006; **296**(9): 1137–9.

Dunning D, Heath C, Suls JM. Flawed self-assessment: implications for health, education, and the workplace. *Psychol Sci Public Interest*. 2004; **5**(3): 69–106.

Dunning D, Johnson K, Ehrlinger J, et al. Why people fail to recognize their own incompetence. *Curr Dir Psychol Sci*. 2003; **12**: 83–6.

Dwamena F, Holmes-Rovner M, Gaulden CM, et al. Interventions for providers to promote a patientcentred approach in clinical consultations. *Cochrane Database Syst Rev*. 2012; (12): CD003267.

Dyrbye LN, Massie FS Jr, Eacker A, et al. Relationship between burnout and professional conduct and attitudes among US medical students. *JAMA*. 2010; **304**(11): 1173–80.

Edwards A. Risk communication: making evidence part of patient choice. In: Edwards A, Elwyn G (eds). *Shared Decision-Making in Health Care: Achieving Evidence-Based Patient Choice*. Oxford: Oxford University Press; 2009.

Edwards A, Elwyn G. *Shared Decision-Making in Health Care: Achieving Evidence-Based Patient Choice*. Oxford: Oxford University Press; 2009.

Egan M, Tannahill C, Petticrew M, et al. Psychosocial risk factors in home and community settings and their associations with population health and health inequalities: a systematic meta-review. *BMC Public Health*. 2008; **8**: 239.

Egnew TR. The meaning of healing: transcending suffering. *Ann Fam Med*. 2005; **3**(3): 255–62.

Egnew TR. Suffering, meaning and healing: challenges of contemporary medicine. *Ann Fam Med.* 2009; **7**(2): 170–5.

Egnew TR, Wilson HF. Role modeling the doctor-patient relationship in the clinical curriculum. *Fam Med.* 2011; **43**(2): 99–105.

Eichna L. Medical-school education, 1975–1979: a student's perspective. *N Engl J Med.* 1980; **303**(13): 727–34.

Eisner EW. *The Educational Imagination: On the Design and Evaluation of School Programs (2e).* New York: Macmillan; 1985.

Ellingson LL. Interdisciplinary health care teamwork in the clinic backstage. *J Appl Commun Res.* 2003; **31**(2): 93–117.

Elwyn G, Charles C. Shared decision making: the principles and the competences. In: Edwards GEA (ed). *Evidence-Based Patient Choice: Inevitable or Impossible?* New York, NY: Oxford University Press; 2001.

Elwyn G, Edwards A, Gwyn R, *et al.* Towards a feasible model for shared decision making: focus group study with general practiced registrars. *BMJ.* 1999; **319**(7212): 753–6.

Elwyn G, Edwards A, Kinnersley P, *et al.* Shared decision making and the concept of equipoise: the competences of involving patients in healthcare choices. *Br J Gen Pract.* 2000; **50**(460): 892–7.

Elwyn G, Edwards A, Mowle S, *et al.* Measuring the involvement of patients in shared decision-making: a systematic review of instruments. *Patient Educ Couns.* 2001; **43**(1): 5–22.

Elwyn G, Frosch D, Thomson R, *et al.* Shared decision making: a model for clinical practice. *J Gen Intern Med.* 2012; **27**(10): 1361–7.

Engel GL. The need for a new medical model: a challenge for biomedicine. *Science.* 1977; **196**(4286): 129–36.

Engel GL. The clinical application of the biopsychosocial model. *Am J Psychiatry.* 1980; **137**(5): 535–44.

Entralgo PL. *Mind and Body.* New York, NY: PJ Kennedy; 1956.

Entralgo PL. *The Therapy of the Word in Classical Antiquity.* New Haven, CT: Yale University Press; 1961.

Epp J. *Achieving Health for All: A Framework for Health Promotion.* Ottawa, ON: Health and Welfare Canada; 1986.

Epstein PR. Emerging diseases and ecosystem instability: new threats to public health. *Am J Public Health.* 1995; **85**(2): 168–72.

Epstein RM. Mindful practice. *JAMA.* 1999; **282**(9): 833–9.

Epstein RM. Whole mind and shared mind in clinical decision-making. *Patient Educ Couns.* 2013; **90**(2): 200–6.

Epstein RM, Campbell TL, Cohen-Cole SA, *et al.* Perspectives on patient-doctor communication. *J Fam Pract.* 1993; **37**(4): 377–88.

Epstein RM, Franks P, Fiscella K, *et al.* Measuring patient-centered communication in patient-physician consultations: theoretical and practical issues. *Soc Sci Med.* 2005a; **61**(7): 1516–28.

Epstein RM, Franks P, Shields CG, *et al.* Patient-centered communication and diagnostic testing. *Ann Fam Med.* 2005b; **3**(5): 415–21.

Epstein RM, Shields CG, Meldrum SC, *et al.* Physicians' responses to patients' medically unexplained symptoms. *Psychosom Med.* 2006; **68**(2): 269–76.

Epstein RM, Siegel DJ, Silberman J. Self-monitoring in clinical practice: a challenge for medical educators. *J Contin Educ Health Prof.* 2008; **28**(1): 5–13.

Erikson EH. *Childhood and Society.* New York: Norton; 1950.

Erikson EH. *The Life Cycle Completed: a review.* New York: Norton; 1982.

Ericsson KA. Deliberate practice and acquisition of expert performance: a general overview. *Acad Emerg Med.* 2008; **15**(11): 988–94.

Ericsson KA, Krampe RT, Tesch-Romer C. The role of deliberate practice in the acquisition of expert performance. *Psychol Rev.* 1993; **100**(3): 363–406.

Eva KW, Cunnington JPW, Reiter HI, *et al.* How can I know what I don't know? Poor self-assessment in a well-defined domain. *Adv Health Sci Educ Theory Pract.* 2004; **9**(3): 211–24.

Eva KW, Regehr G. "I'll never play professional football" and other fallacies of self-assessment. *J Contin Educ Health Prof.* 2008; **28**(1): 14–19.

Eva KW, Regehr G, Gruppen LD. Blinded by "insight": self-assessment and its role in performance improvement. In: Hodges BD, Lingard L (eds). *The Question of Competence: Reconsidering Medical Education in the Twenty-First Century.* Ithaca, NY: Cornell University Press; 2012.

Evans JM, Newton RW, Ruta DA, *et al.* Socio-economic status, obesity and prevalence of type 1 and type 2 diabetes mellitus. *Diabet Med.* 2000; **17**(6): 478–80.

Evans RG, Edwards A, Evans S, *et al.* Assessing the practicing physician using patient surveys: a systematic review of instruments and feedback methods. *Fam Pract.* 2007; **24**(2): 117–27.

Faber K. *Nosography in Modern Internal Medicine.* Martin J, trans. New York, NY: Paul B Hoeber; 1923.

Falvo D. *Effective Patient Education: A Guide to Increased Adherence.* 4th ed. Mississauga, ON: Jones & Bartlett; 2011.

Farnan JM, Johnson JK, Meltzer DO, *et al.* Strategies for effective on-call supervision for internal medicine residents: the superb/safety model. *J Grad Med Educ.* 2010; **2**(1): 46–52.

Farrell K, Wicks MN, Martin JC. Chronic disease self-management improved with enhanced selfefficacy. *Clin Nurs Res.* 2004; **13**(4): 289–308.

Fava GA, Sonino N. The biopsychosocial model thirty years later. *Psychother Psychosom.* 2008; **77**(1): 1–2.

Feinstein AR. *Clinical Judgement.* Baltimore, MD: Williams & Wilkins; 1967.

Feinstein JS. The relationship between socioecomonic status and health: a review of the literature. *Milbank Q.* 1993; **71**(2): 279–322.

Feldman RH, Damron D, Anliker J, *et al.* The effect of the Maryland WIC 5-A-Day promotion program on participants' stages of change for fruit and vegetable consumption. *Health Educ Behav.* 2000; **27**(5): 649–63.

Ferenchick G, Simpson D, Blackman J, *et al.* Strategies for efficient and effective teaching in the ambulatory care setting. *Acad Med.* 1997; **72**(4): 277–80.

Festinger L. A theory of cognitive dissonance. 1957. Quoted in: Daloz LA. *Mentor: Guiding the Journey of Adult Learners.* 2nd ed. San Francisco, CA: Jossey-Bass; 1999.

Fiscella K, Franks P, Srinivasan M, *et al.* Ratings of physician communication by real and standardized patients. *Ann Fam Med.* 2007; **5**(2): 151–8.

Flach SD, McCoy KD, Vaughn TE, *et al.* Does patient-centered care improve provision of preventive services? *J Gen Intern Med.* 2004; **19**(10): 1019–26.

Flachmann M. Teaching in the twenty-first century. *Teaching Professor.* 1994; **8**(3): 1–2.

Fleck L. *The Genesis and Development of a Scientific Fact.* Chicago, IL: University Chicago of Press; 1979.

Flexner A. *Medical Education in the United States and Canada. Bulletin No. 4.* New York, NY: Carnegie Foundation for the Advancement of Teaching; 1910.

Flexner A. *The American College: A Criticism.* New York, NY: Century, 1908. Reprinted by Arno Press and the New York Times; 1969.

Flocke SA. Measuring attributes of primary care: development of a new instrument. *J Fam Pract.* 1997; **45**(1): 64–74.

Floyd MR, Seale JP (eds). *Substance Abuse: A Patient-Centered Approach.* Oxford: Radcliffe Medical Press; 2002.

Fogarty CT, Schultz S. Team huddles: the role of the primary care educator. *Clin Teach.* 2010; **7**(3): 157–60. Fong J, Longnecker N. Doctor-patient communication: a review. *Ochsner J.* 2010; **10**: 38–43.

Ford S, Schofield T, Hope T. Are patients' decision-making preferences being met? *Health Expect.* 2003; **6**(1): 72–80.

Ford-Gilboe M. Family strengths, motivation, and resources as predictors of health promotion behavior in single-parent and two-parent families. *Res Nurs Health.* 1997; **20**(3): 205–17.

Forsythe GB. Identity development in professional education. *Acad Med.* 2005; **80**(10): S112–17.

Foss L. *The End of Modern Medicine: Biomedical Science Under a Microscope.* Albany: State University of New York; 2002.

Fossum B, Arborelius E. Patient-centred communication: videotaped consultations. *Patient Educ Couns.* 2004; **54**(2): 163–9.

Foster CR, Dahill LE, Golemon LA, *et al. Educating Clergy: Teaching Practices and Pastoral Imagination.* San Francisco, CA: Jossey-Bass; 2006.

Foster K. Becoming a professional doctor. In: Scanlon L (ed). *"Becoming" a Professional: An Interdisciplinary Analysis of Professional Learning.* New York, NY: Springer; 2011.

Fowler JW. *Stages of Faith: The Psychology of Human Development and the Quest for Meaning.* San Francisco, CA: Harper & Row; 1981.

Fraiberg S, Adelson E, Shapiro V. Ghosts in the nursery: a psychoanalytic approach to the problems of impaired infant-mother relationships. *J Am Acad Child Psychiatry.* 1975; **14**(3): 387–421. Frank A. *At the Will of the Body: Reflections on Illness.* Boston, MA: Houghton, Mifflin; 1991.

Frank AW. *The Wounded Storyteller: Body, Illness, and Ethics.* Chicago, IL: University of Chicago Press; 1995.

Frank AW. *The Renewal of Generosity: Illness, Medicine and How to Live.* Chicago, IL: University of Chicago Press; 2004.

Frank AW. Reflective healthcare practice: claims, phonesis and dialogue. In: Kinsella EA, Pitman A (eds). *Phronesis as Professional Knowledge: Practical Wisdom in the Professions.* Rotterdam: Sense Publishers; 2012.

Frank E, Carrera JS, Stratton T, *et al.* Experiences of belittlement and harassment and their correlates among medical students in the United States: longitudinal survey. *BMJ.* 2006; **333**(7570): 682.

Frank E, Elon L, Naimi T, *et al.* Alcohol consumption and alcohol counselling behaviour among US medical students: a cohort study. *BMJ.* 2008; **337**: a2155.

Frankel RM. Cracking the code: theory and method in clinical communication analysis. *Health Commun.* 2001; **13**(1): 101–10.

Frankel RM, Quill TE, McDaniel SH. *The Biopsychosocial Approach: Past, Present, Future.* Rochester: University of Rochester Press; 2003.

Freeman GK. Progress with relationship continuity 2012, a British perspective. *Int J Integr Care.* 2012; **12**(29): 1–6.

Freeman R. *Mentoring in General Practice.* Oxford: Butterworth–Heinemann; 1998.

Freeth D. Sustaining interprofessional collaboration. *J Interprof Care.* 2001; **15**(1): 37–46.

Fried JM, Vermillion M, Parker NH, *et al.* Eradicating medical student mistreatment: a longitudinal study of one institution's efforts. *Acad Med.* 2012; **87**(9): 1191–8.

Friedman M, Prywes M, Benbassat J. Hypothesis: Cognitive development of medical students is relevant for medical education. *Med Teach.* 1987; **9**(1): 91–6.

Friere P. *Pedagogy of the Oppressed.* 30th anniversary ed. New York, NY: Continuum; 2006.

Frostholm L, Fink P, Christensen KS, *et al.* The patients' illness perceptions and the use of primary health care. *Psychosom Med.* 2005; **67**(6): 997–1005.

Fugelli P. Trust in general practice. *Br J Gen Pract.* 2001; **51**(468): 575–9.

Furney SL, Orsini AN, Orsetti KE, *et al.* Teaching the One-Minute Preceptor: a randomized controlled trial. *J Gen Intern Med.* 2001; **16**(9): 620–4.

Gaissmaier W, Gigerenzer G. Statistical illiteracy undermines informed shared decision making. *Zeitschrift für Evidenz, Fortbildung und Qualität im Gesundheitswesen.* 2008; **102**(7): 411–13. Galassi JP, Ware W, Schanberg R. The Patient Reactions Assessment: a brief measure of the quality of the patient-provider medical relationship. *Psychol Assess.* 1992; **4**(3): 346–51.

Galazka SS, Eckert JK. Clinically applied anthropology: concept for the family physician. *J Fam Pract.* 1986; **22**(2): 159–65.

Galbraith MW (ed). *Adult Learning Methods: A Guide for Effective Instruction.* 3rd ed. Malabar, FL: Krieger Publishing; 2004.

Gamble J. Modelling the invisible: the pedagogy of craft apprenticeship. *Stud Cont Educ.* 2001; **23**(2): 185–200.

Garrett L. *The Coming Plague: Newly Emerging Diseases in a World Out Of Balance.* New York, NY: Penguin Books; 1994.

Gawande A. *The Checklist Manifesto.* London: Profile Books; 2010.

Gerhardt U. Qualitative research on chronic illness: the issue and the story. *Soc Sci Med.* 1990; **30**(11): 1149–59.

Gieger JH. Community oriented primary care: the legacy of Sidney Kark. *Am J Public Health.* 1993; **83**(7): 946–7.

Gill VT, Maynard DW. Explaining illness; patients' proposals and physicians' responses. In: Heritage J, Maynard DW (eds). *Communication in Medical Care: Interactions Between Primary Care Physicians and Patients.* Cambridge: Cambridge University Press; 2006.

Gilligan C. *In a Different Voice: psychological theory and women's development.* Cambridge, MA: Harvard University Press; 1982.

Gilligan C, Pollack S. The vulnerable and invulnerable physician. In: Gilligan C, Ward JV, Taylor JM (eds). *Mapping the Moral Domain: A Contribution of Women's Thinking to Psychological Theory and Education.* Cambridge, MA: Harvard University Press; 1988.

Gillis AJ. Determinants of a health-promoting lifestyle: an integrative review. *J Adv Nurs.* 1993; **18**(3): 345–53.

Gilman S. *Disease and Representation: Images of Illness from Madness to AIDS.* Ithaca, NY: Cornell University Press; 1988.

Glaser B, Strauss A. *Time for Dying.* Chicago, IL: Aldine; 1968.

Glass TA, de Leon CM, Marottoli RA, et al. Population base study of social and productive activities as predictors of survival among elderly Americans. *BMJ.* 1999; **319**(7208): 478–83.

Glasser M, Pelto GH. *The Medical Merry-Go-Round: A Plea for Reasonable Medicine.* Pleasantville, NY: Redgrave Publishing; 1980.

Godolphin W, Towle A, McKendry R. Challenges in family practice related to informed and shared decision-making: a survey of preceptors of medical students. *JAMA.* 2001; **165**(4): 434–5. Godolphin W. Shared decision-making. *Healthcare Q.* 2009; **12**: e186–90.

Goldberg PE. The physician-patient relationship: three psychodynamic concepts that can be applied to primary care. *Arch Fam Med.* 2000; **9**(10): 116–48. Goldstein K. *The Organism.* New York, NY: Zone Books; 1995.

Golin CE, DiMatteo MR, Gelberg L. The role of patient participation in the doctor visit. implications for adherence to diabetes care. *Diabetes Care.* 1996; **19**(10): 1153–64.

Good BJ, Good M. Meaning of symptoms: a cultural-hermeneutic model for clinical practice. In: Eisenberg L, Kleinman A (eds). *Relevance of Social Science for Medicine.* Boston, MA: D Reidel; 1981.

Goodyear-Smith F, Buetow S. Power issues in the doctor-patient relationship. *Health Care Anal.* 2001; **9**(4): 449–62.

Gordon J. Fostering students' personal and professional development in medicine: a new framework for PPD. *Med Educ.* 2003; **37**(4): 341–9.

Gordon MJ. A review of the validity and accuracy of self-assessments in health professions training. *Acad Med.* 1991; **66**(12): 762–9.

Gordon T, Edwards WS. *Making the Patient Your Partner: Communication Skills for Doctors and Other Caregivers.* New York, NY: Auburn House; 1997.

Gorman E. Chronic degenerative conditions, disability and loss. In: Harris DL (ed). *Counting Our Losses: Reflecting on Change, Loss and Transition in Everyday Life.* New York, NY: Routledge; 2011.

Graham H, Power C. Childhood disadvantage and health inequalities: a framework for policy based on lifecourse. *Child Care Health Dev.* 2007; **30**(6): 671–8.

Grant J. Learning needs assessment: assessing the need. *BMJ.* 2002; **324**(7330): 156–9.

Greco M, Brownlea A, McGovern J. Impact of patient feedback on the interpersonal skills of general practice registrars: results of a longitudinal study. *Med Educ.* 2001; **35**(8): 748–56.

Green AR, Carrillo JE, Betancourt JR. Why the disease-based model of medicine fails our patients. *West J Med.* 2002; **176**(2): 141–3.

Green EH, Durning AJ, DeCherrie L, *et al*. Expectations for oral case presentations for clinical clerks: opinions of internal medicine clerkship directors. *Journal of General Internal Medicine*. 2009; **24**(3): 370–3.

Green EH, DeCherrie L, Fagan MJ, *et al*. The oral case presentation: what internal medicine clinician-teachers expect from clinical clerks. 2011; **23**(1): 58–61.

Green LA, Fryer GE Jr, Yawn BP, *et al*. The ecology of medical care revisited. *N Engl J Med*. 2001; **344**(26): 2021–5.

Greenberg CC, Regenbogen SE, Studdert DM, *et al*. Patterns of communication breakdowns resulting in injury to surgical patients. *J Am Coll Surg*. 2007; **204**(4): 533–40.

Greenfield S, Kaplan SH, Ware JE Jr, *et al*. Patients' participation in medical care: effects on blood sugar control and quality of life in diabetes. *J Gen Intern Med*. 1988; **3**(5): 448–57.

Greenhalgh T, Hurwitz B. *Narrative Based Medicine: Dialogue and Discourse in Clinical Practice*. London: BMJ Books; 1998.

Greenhalgh T. Narrative based medicine: narrative base medicine in an evidence based world. *BMJ*. 1999; **318**(7179): 323–5.

Greenhalgh T. *What Seems to be the Trouble? Stories in Illness and Healthcare*. Oxford: Radcliffe Publishing; 2006.

Greveson GC, Spencer JA. Self-directed learning: the importance of concepts and contexts. *Med Educ*. 2005; **39**(4): 348–9.

Griffin SJ, Kinmonth AL, Veltman MWM, *et al*. Effect on health-related outcomes of interventions to alter the interaction between patients and practitioners: a systematic review of trials. *Ann Fam Med*. 2004; **2**(6): 595–608.

Groopman J. God at the bedside. *N Engl J Med*. 2004; **350**(12): 1176–8.

Grow G. Teaching learners to be self-directed. *Adult Educ Q*. 1991; **41**: 125–49.

Grunfeld E, Whelan TJ, Zitzelsberger L, *et al*. Cancer care workers in Ontario: prevalence of burnout, job stress and job satisfaction. *CMAJ*. 2000; **163**(7): 166–9.

Guest A. *Taking Sides: Clashing Views on Lifespan Development*. Dubuque, IA: McGraw-Hill; 2007.

Gupta RP, de Wit ML, Margaret L, *et al*. The impact of poverty on the current and future health status of children. *Paediatr Child Health*. 2007; **12**(8): 667–72.

Gutkind L (ed). *Becoming a Doctor: From Student to Specialist, Doctor-Writers Share Their Experiences*. New York, NY: WW Norton; 2010.

Guttman N, Salmon CT. Guilt, fear, stigma and knowledge gaps: ethical issues in public health communication interventions. *Bioethics*. 2004; **18**(6): 531–2.

Guy K. *Our Promise to Children*. Ottawa, ON: Canadian Institute of Child Health; 1997.

Haber RJ, Lingard La. Learning oral presentation skills: A rhetorical analysis with pedagogical and professional implications. *Journal of General Internal Medicine*. 2001; **16**(5): 308–14.

Hadas R. *Strange Relation-A Memoire of Marriage, Dementia and Poetry*. Philadelphia, PA: Paul Dry Books; 2011.

Haddad S, Potvin L, Roberge D, *et al*. Patient perception of quality following a visit to a doctor in a primary care unit. *Fam Pract*. 2000; **17**(1): 21–9.

Hadler NM. *Worried Sick: A Prescription for Health in an Overtreated America*. Chapel Hill: University of North Carolina Press; 2008.

Hafferty FW. Beyond curriculum reform: confronting medicine's hidden curriculum. *Acad Med*. 1998; **73**(4): 403–7.

Hafferty FW. Professionalism and the socialization of medical students. In: Cruess RL, Cruess SR, Steinert Y (eds). *Teaching Medical Professionalism*. Cambridge: Cambridge University Press; 2009. Hafferty FW, Levinson D. Moving beyond nostalgia and motives: towards a complexity science view of medical professionalism. *Perspect Biol Med*. 2008; **51**(4): 599–615.

Haidet P. Patient-centredness and its challenge of prevailing professional norms. *Med Educ*. 2010; **44**(7): 643–4.

Haidet P, Kroll TL, Sharf BF. The complexity of patient participation: lessons learned from patients' illness narratives. *Patient Educ Couns.* 2006; **62**(3): 323–9.

Haidet P, Morgan RO, O'Malley K, et al. A controlled trial of active versus passive learning strategies in a large group setting. *Adv Health Sci Educ Theory Pract.* 2004; **9**(1): 15–27.

Hajek P, Najberg E, Cushing A. Medical students' concerns about communicating with patients. *Med Educ.* 2000; **34**(8): 656–8.

Hall P. Interprofessional teamwork: professional cultures as barriers. *J Interprof Care.* 2005; **19**(2): 188–96.

Halpern H, Morrison S. Narrative-based supervision. In: Owen D, Shohet R (eds). *Clinical Supervision in the Medical Profession: Structured Reflective Practice.* New York, NY: Open University Press; 2012. Hanckel FS. The problem of induction in clinical decision making. *Med Decis Making.* 1984; **4**(1): 59–68.

Handzo G, Koenig HG. Spiritual care: whose job is it anyway? *South Med J.* 2004; **97**(12): 1242–4. Hani MA, Keller H, Vandenesch J, et al. Different from what the textbooks say: how GPs diagnose coronary heart disease. *Fam Pract.* 2007; **24**(6): 622–7.

Hanson JL. Shared decision making: have we missed the obvious? *Arch Intern Med.* 2008; **168**(13): 1368–70.

Harden RM, Crosby J. The good teacher is more than a lecturer: the twelve roles of a teacher. AMEE Medical Education Guide No 20. *Med Teach.* 2000; **22**(4): 334–47.

Harris DL. *Counting Our Losses: Reflecting on Change, Loss and Transition in Everyday Life.* New York, NY: Routledge; 2011.

Hart JT. The inverse care law. *Lancet.* 1971; **297**(7676): 405–12.

Hatcher S, Arroll B. Assessment and management of medically unexplained symptoms. *BMJ.* 2008; **336**(7653): 1124–8.

Hattie J. *Visible Learning for Teachers: Maximizing Impact on Learning.* New York, NY: Routledge; 2012.

Hattie J, Timperley H. The power of feedback. *Rev Educ Res.* 2007; **77**: 81–112.

Hawk J, Scott CD. A case of family medicine: sources of stress in residents and physicians in practice. In: Scott CD, Hawk J (eds). *Heal Thyself: The Health of Health Care Professionals.* New York, NY: Brunner/Mazel; 1986.

Hawkins AH. A. R. Luria and the art of clinical biography. *Lit Med.* 1986; **5**: 1–15.

Hawkins AH. *Reconstructing Illness: Studies in Pathology.* West Lafayette, IN: Purdue University Press; 1993.

Hawkins SC, Osborne A, Schofield SJ, et al. Improving the accuracy of self-assessment of practical clinical skills using video feedback: the importance of including benchmarks. *Med Teach.* 2012; **34**(4): 279–84.

Hayes JA, Gelso CJ, Hummel AM. Managing countertransference. *Psychotherapy.* 2011; **48**(1): 88–97.

Haynes RB, Devereaux PJ, Guyatt GH. Physicians' and patients' choices in evidence based practice. *BMJ.* 2002; **324**(7350): 1350.

Headache Study Group of the University of Western Ontario. Predictors of outcome in headache patients presenting to family physicians: a one year prospective study. *Headache.* 1986; **26**(6): 285–94.

Health Council of Canada. *Decisions, Decisions: Family Doctors as Gatekeepers to Prescripti on Drugs and Diagnostic Imaging in Canada.* Toronto, ON: Author; 2010. Available at: http://healthcouncilcanada.ca/tree/2.33-DecisionsHSU_Sept2010.pdf (accessed April 1, 2011).

Heidenreich C, Lye P, Simpson D, et al. The search for effective and efficient ambulatory teaching methods through the literature. *Pediatrics.* 2000; **105**(1): 231–7.

Helfer RE. An objective comparison of pediatric interviewing skills on freshman and senior medical students. *Pediatrics.* 1970; **45**(4): 623–7.

Helman C. *Suburban Shaman: Tales from Medicine's Front Line.* London: Hammersmith Press; 2006.

Helman CG. *Culture, Health and Illness.* 5th ed. London: Hodder Arnold; 2007.

Henbest RJ, Stewart M. Patient-centredness in the consultation 2: Does it really make a difference? *Fam Pract.* 1990; **7**(1): 28–33.

Hendley B. Martin Buber on the teacher-student relationship: a critical appraisal. *J Philos Educ.* 1978; **12**(1): 141–8.

Hendry GD, Schrieber L, Bryce D. Patients teach students: partners in arthritis education. *Med Educ.* 1999; **33**(9): 674–7.

Herbert CP. Stories in family medicine commentary: the power of stories. *Can Fam Physician.* 2013; **59**(1): 62–5.

Herwaldt LA. Treating the patient, not the disease. In: Herwaldt LA. *The Stories: Experiences of Relationship-Centered Care.* Kalamazoo, MI: Fetzer Institute; 2001.

Heshusius L. *Inside Chronic Pain-An Intimate and Critical Account.* Ithica, NY: Cornell University Press; 2009.

Hewa S, Hetherington RW. Specialists without spirit: limitations of the mechanistic biomedical model. *Theor Med.* 1995; **16**(2): 129–39.

Higgins SE, Routhieaux RL. A multiple-level analysis of hospital team effectiveness. *Health Care Superv.* 1999; **17**(4): 1–13.

Hilnan J. Physician use of patient-centered weblogs and online journals. *Clin Med Res.* 2003; **1**(4): 333–5.

Hinds PS, Chaves DE, Cypress SM. Context as a source of meaning and understanding. In: Morse JM (ed). *Qualitative Health Research.* Newbury Park, CA: Sage Publications; 1992.

Hippocrates. *Hippocrates; Airs, Waters, Places: an Essay on the Influence of Climate, Water Supply and Situation on Health. Hippocratic Writings.* Hammondsworth: Penguin Books; 1986.

Hodges BD. Clinical commentary. In: Atkins CGK. *My Imaginary Illness.* Ithaca, NY: Cornell University Press; 2010.

Hodges B, Regehr G, Martin D. Difficulties in recognizing one's own incompetence: novice physicians who are unskilled and unaware of it. *Acad Med.* 2001; **76**(10 Suppl.): S87–9.

Hodson R. Work life and social fulfillment: does social affiliation at work reflect a carrot or a stick. *Soc Sci Q.* 2004; **85**(2): 221–39.

Hoffmaster B. Values: the hidden agenda in prevention medicine. *Can Fam Physician.* 1992; **38**: 321–7.

Hojat M, Mangione S, Nasca TJ, et al. An empirical study of decline in empathy in medical school. *Med Educ.* 2004; **38**(9): 934–41.

Hojat M, Vergare Mj, Maxwell K, et al. The devil is in the third year: a longitudinal study of erosion of empathy in medical school. *Acad Med.* 2009; **84**(9): 1182–91.

Hollander MJ, Kadlec H, Hamdi R, et al. Increasing value for money in the Canadian healthcare system: new findings on the contribution of primary care services. *Healthc Q.* 2009; **12**(4): 32–44.

Holman H, Lorig K. Patient self-management: a key to effectiveness and efficiency in care of chronic disease. *Public Health Rep.* 2004; **119**(3): 239–43.

Holmes SM, Ponte M. En-case-ing the Patient: Disciplining Uncertainty in Medical Student Patient Presentations. *Cult Med Psychiatry.* 2011; 35: 163–82.

Hopkins P, Balint Society. Patient-centred medicine: based on the First International Conference of the Balint Society in Great Britain on "The doctor, his patient, and the illness," held March 23–25, 1972 at the Royal College of Physicians, London. Regional Doctor Publications Ltd.

House JS, Landis KR, Umberson D. Social relationships and health. *Science.* 1988; **241**(4865): 540–5.

Hudon C, Fortin M, Haggerty JL, et al. Measuring patients' perceptions of patient-centered care: a systematic review of tools for family medicine. *Ann Fam Med.* 2011; **9**(2): 155–64. Humphrey HJ. *Mentoring in Academic Medicine.* Philadelphia, PA: ACP Press; 2010.

Humphrey-Murto S, Smith CD, Touchie C, et al. Teaching the musculoskeletal examination: are patient educators as effective as rheumatology faculty? *Teach Learn Med.* 2004; **16**(2): 175–80.

Hunter KM. *Doctors' Stories – The Narrative Structure of Medical Knowledge.* Princeton, NJ: Princeton University Press; 1991.

Hurowitz JC. Toward a social policy for health. *N Engl J Med.* 1993; **329**(2): 130–3. Ingelfinger FJ. On arrogance. *N Engl J Med.* 1980; **33**(206): 507–11.

Institute for Healthcare Communication. *Choices and Changes: Clinician Influence and Patient Action. Workshop Syllabus.* New Haven, CT: Institute for Healthcare Communication; 2010.

Institute of Medicine. *Resident Duty Hours: Enhancing Sleep, Supervision, and Safety.* Washington, DC: National Academies Press; 2009.

Inui TS. *A Flag in the Wind: Educating for Professionalism in Medicine.* Washington, DC: Association of American Medical Colleges; 2003.

Irby DM. How attending physicians make instructional decision when conducting teaching rounds. *Acad Med.* 1992; **67**(10): 630–8.

Irby DM, Bowen JL. Time-efficient strategies for learning and performance. *Clin Teach.* 2004; **1**(1): 23–8.

Ishikawa H, Hashimoto H, Roter DL, *et al.* Patient contribution to the medical dialogue and perceived patient-centeredness: an observational study in Japanese geriatric consultations. *J Gen Intern Med.* 2005; **20**(10): 906–10.

Jacobson RM, Targonski PV, Poland GA. A taxonomy of reasoning flaws in the anti-vaccine movement. *Vaccine.* 2007; **25**: 3146–52.

Jamal MH, Rosseau MC, Hanna WC, *et al.* Effect of the ACGME duty hours restrictions on surgical residents and faculty: a systematic review. *Acad Med.* 2011; **86**(1): 34–42.

James W. *The Varieties of Religious Experience: A Study in Human Nature.* New York, NY: New American Library; 1958.

Jani B, Bikker AP, Higgins M, *et al.* Patient centredness and the outcome of primary care consultations with patients with depression in areas of high and low socioeconomic deprivation. *Br J Gen Pract.* 2012; **62**(601): e576–81.

Janicik R, Kalet AL, Schwartz MD, *et al.* Using bedside rounds to teach communication skills in the internal medicine clerkship. *Med Educ Online.* 2007; **12**: 1.

Janz NK, Becker MH. The Health Belief Model: A Decade Later. *Health Educ Behav.* 1984; **11**: 1–48.

Jarvis-Selinger S, Halwani Y, Joughin K, *et al.* Supporting the Development of Residents as Teachers: Current Practices and Emerging Trends. *Members of the FMED PG Consortium.* 2011.

Jauhar S. *Intern: A Doctor's Initiation.* New York, NY: Farrar, Straus & Giroux; 2008.

Jiménez X, Thorkelson G. Medical countertransference and the trainee: identifying a training gap. *J Psychiatr Pract.* 2012; **18**(2): 109–17.

Jones I, Morrell D. General practitioners' background knowledge of their patients. *Fam Pract.* 1995; **12**(1): 49–53.

Jones S, Oswald N, Date J, *et al.* Attitudes of patients to medical student participation: general practice consultations on the Cambridge Community-Based Clinical Course. *Med Educ.* 1996; **30**(1): 14–17.

Juckett G. Cross-cultural medicine. *Am Fam Physician.* 2005; **72**(11): 2267–74.

Kalén S, Ponzer S, Silén C. The core of mentorship: medical students' experiences of one-to-one mentoring in a clinical environment. *Adv Health Sci Educ Theory Pract.* 2012; **17**(3): 389–401.

Kalet A, Pugnaire MP, Cole-Kelly K, *et al.* Teaching communication in clinical clerkships: models from the Macy Initiative in Health Communications. *Acad Med.* 2004; **79**(6): 511–20.

Kant AK. Dietary patterns and health outcomes. *J Am Diet Assoc.* 2004; **104**(4): 615–35.

Kaplan GA, Neil JE. Socioecomonic factors and cardiovascular disease: a review of the literature. *Circulation.* 1993; **88**(4): 1973–98.

Kaplan SH, Greenfield S, Ware JE. Impact of the doctor-patient relationship on outcomes of chronic disease. In: Stewart M, Roter D (eds). *Communicating with Medical Patients.* Beverly Hills, CA: Sage Publications; 1989a. pp.228–245

Kaplan SH, Greenfield S, Ware JE Jr. Assessing the effects of physician-patient interactions on the outcomes of chronic disease. *Med Care.* 1989b; **27**: S110–27.

Karr-Morse R, Wiley MS. *Scared Sick: The Role of Childhood Trauma in Adult Disease.* New York, NY: Basic Books; 2012.

Kasman DL. Socialization in medical training: exploring "lifelong curiosity" and a "community of support". *Am J Bioethics.* 2004; **4**(2): 52–5.

Kata A. Anti-vaccine activists, Web 2.0, and the postmodern paradigm: an overview of tactics and tropes used online by the anti-vaccination movement. *Vaccine.* 2012; **30**(25): 3778–89.

Katon W, Kleinman A. Doctor-patient negotiation and other social science strategies in patient care. In: Eisenberg L, Kleinman A (eds). *Relevance of Social Science for Medicine.* Boston, MA: D Reidel; 1981.

Kaufman DM, Mann KV, Jennett PA. *Teaching and Learning in Medical Education: How Theory Can Inform Practice*. Edinburgh: Association for the Study of Medical Education; 2000.

Kawachi I, Kennedy BP, Wilkinson RG. Crime: social disorganization and relative deprivation. *Soc Sci Med.* 1999a; **48**(6): 719–31.

Kawachi I, Kennedy B, Wilkinson R. *The Society and Population Health Reader: Income Inequality and Health.* New York, NY: The New Press; 1999b.

Keller VF, White MK. Choices and changes: a new model for influencing patient health behavior. *J Clin Outcomes Manag.* 1997; **4**(6): 33–6.

Kelly L. *Community-Based Medical Education: A Teacher's Handbook.* London: Radcliffe Publishing; 2012.

Kelly L, Brown JB. Listening to native patients. *Can Fam Physician.* 2002; **48**: 1645–52.

Kelman EG, Straker KC. *Study without Stress: Mastering Medical Sciences.* Thousand Oaks, CA: Sage; 2000.

Kennedy TJT, Regehr G, Baker GR, et al. Point-of-care assessment of medical trainee competence for independent clinical work. *Acad Med.* 2008; **83**(10 Suppl.): 589–92.

Kenny N, Shelton W (eds). *Lost Virtue: Character Development in Medical Education.* Amsterdam: Elsevier; 2006.

Kern DE, Thomas PA, Hughes MT. *Curriculum Development for Medical Education: A Six-Step Approach.* 2nd ed. Baltimore, MD: Johns Hopkins University Press; 2009.

Kern DE, Wright SM, Carrese JA, et al. Personal growth in medical faculty: a qualitative study. *West J Med.* 2001; **175**(2): 92–8.

Kestenbaum V. *Humanity of the Ill: Phenomenological Perspectives.* Knoxville: University of Tennessee Press; 1982.

Kilminster S, Cottrell D, Grant J, et al. AMEE Guide No. 27: Effective educational and clinical supervision. *Med Teach.* 2007b; **29**(1): 2–19.

Kilminster S, Downes J, Gough B, et al. Women in medicine: is there a problem? A literature review of the changing gender composition, structures and occupational cultures in medicine. *Med Educ.* 2007a; **41**(1): 39–49.

Kim S. Content analysis of cancer blog posts. *J Med Libr Assoc.* 2009; **97**(4): 260–6.

King J. Giving feedback. *BMJ.* 1999; **318**: S2–7200.

Kinnersley P, Stott N, Peters TJ, et al. The patient-centredness of consultations and outcome in primary care. *Br J Gen Pract.* 1999; **49**(446): 771–6.

Kinra S, Nelder RP, Lewendon GJ. Deprivation and childhood obesity: a cross sectional study of 20,973 children in Plymouth, United Kingdom. *J Epidemiol Commun Health.* 2000; **54**(6): 456–60.

Kinsella EA. Practitioner reflection and judgement as phonesis. In: Kinsella EA, Pitman A (eds). *Phronesis as Professional Knowledge: Practical Wisdom in the Professions.* Rotterdam: Sense Publishers; 2012.

Kinsella EA, Pitman A (eds). *Phronesis as Professional Knowledge: Practical Wisdom in the Professions.* Rotterdam: Sense Publishers; 2012.

Kitagawa EM, Hauser PM. *Differential Mortality in the United States: A Study in Socio-Economic Epidemiology.* Cambridge, MA: Harvard University Press; 1973.

Kjeldmand D, Holmström I, Rosenqvist U. Balint training makes GPs thrive in their job. *Patient Educ Couns.* 2004; **55**(2): 230–5.

Klass P. *A Not Entirely Benign Procedure: Four Years as a Medical Student.* New York, NY: GP Putman; 1987.

Klass P. *Baby Doctor.* New York, NY: Random House; 1992.

Klaus MH, Kennell JH, Klaus PH. *Bonding: Building the Foundation of Secure Attachment and Independence.* Cambridge, MA: De Capo Press; 1996.

Kleinman A. *The Illness Narratives: Suffering, Healing and the Human Condition.* New York, NY: Basic Books; 1988.

Kleinman A. Prologue. In: Borkan J, Reis S, Steinmetz D, et al. (eds). *Patients and Doctors: Life-Changing Stories for Primary Care.* Madison: University of Wisconsin Press; 1999.

Kleinman AM, Eisenberg L, Good B. Culture, illness, and care: clinical lessons from anthropologic and cross-cultural research. *Ann Intern Med.* 1978; **88**(2): 251–8. Klitzman R. *A Year-Long Night.* New York, NY: Penguin Books; 1989.

Knight JK, Wood WB. Teaching more by lecturing less. *Cell Biol Educ.* 2005; **4**(4): 298–310.

Knowles M. *Self-Directed Learning: A Guide for Learners and Teachers.* Chicago, IL: Follett Publishing; 1975.

Knowles MS, Holton EF 3rd, Swanson RA. *The Adult Learner: The Definitive Classic in Adult Education and Human Resource Development.* 5th ed. Houston, TX: Gulf Publishing; 1998.

Knowles MS, Holton EF 3rd, Swanson RA. *The Adult Learner: The Definitive Classic in Adult Education and Human Resource Development.* 7th ed. Oxford: Butterworth–Heinemann; 2011.

Koenig HG. Religion, spirituality, and medicine: research findings and implications for clinical practice. *South Med J.* 2004; **97**(12): 1194–200.

Koenig HG, King DE, Larson VB. *Handbook of Religion and Health.* 2nd ed. Oxford: Oxford University Press; 2012.

Koenig HG, McCullough ME, Larson DB. *Handbook of Religion and Health.* Oxford: Oxford University Press; 2001.

Kohlhammer Y, Schnoor M, Schwartz M. *et al.* Determinants of influenza and pneumococal vaccination in elderly people: a systematic review. *Public Health.* 2007; **121**(10): 742–51.

Kohn KT, Corrigan JM, Donaldson MS. *To Err is Human: Building a Safer Health System.* Washington, DC: National Academy Press; 2000.

Kohut H. *the Analysis of the Self.* New York: International Universities Press; 1971. Kohut H. *The Restoration of the Self.* New York: International Universities Press; 1977.

Konner M. *Becoming a Doctor: A Journey of Initiation in Medical School.* New York, NY: Viking-Penguin; 1987.

Korsch B, Negrete V. Doctor-patient communication. *Sci Am.* 1972; **227**(2): 66–74.

Korzybski A. *Science and Sanity: An Introduction to Non-Aristotelian Systems and General Semantics.* 4th ed. Lake Bille, CT: International Non-Aristotelian Library Publishing; 1958.

Krasner MS, Epstein RM, Beckman H, *et al.* Association of an educational program in mindful communication with burnout, empathy, and attitudes among primary care physicians. *JAMA.* 2009; **302**(12): 1284–93.

Kruger J. Lake Wobegon be gone! The "below-average effect" and the egocentric nature of comparative ability judgments. *J Pers Soc Psychol.* 1999; **77**(2): 221–32.

Kruger J, Dunning D. Unskilled and unaware of it: how difficulties in recognizing one's own incompetence lead to inflated self-assessments. *J Pers Soc Psychol.* 1999; **77**(6): 1121–34.

Krupat E, Rosenkranz SL, Yeager CM, *et al.* The practice orientations of physicians and patients: the effect of doctor-patient congruence on satisfaction. *Patient Educ Couns.* 2000; **39**(1): 49–59.

Kumagai AK Forks in the road: disruption and transformation in professional development. *Acad Med.* 2010; **85**(12): 1819–20.

Kumar P, Basu D. Substance abuse by medical students and doctors. *J Indian Med Assoc.* 2000; **98**(8): 447–52.

Kurth RJ, Irigoyen M, Schmidt HJ. A model to structure student learning in ambulatory care settings. *Acad Med.* 1997; **72**(7): 601–6.

Kurtz S, Silverman J, Benson J, *et al.* Marrying content and process in clinical method teaching: enhancing the Calgary-Cambridge Guides. *Acad Med.* 2003; **78**(8): 802–9.

Kurtz S, Silverman J, Draper J. *Teaching and Learning Communication Skills in Medicine.* 2nd ed. Oxford: Radcliffe Publishing; 2005.

Lacasse M. *Educational Diagnosis and Management of Challenging Learning Situations in Medical Education.* Quebec City, QC: University of Laval; 2009.

Lacasse M, Théorêt J, Skalenda P, *et al.* Challenging learning situations in medical education: innovative and structured tools for assessment, educational diagnosis, and intervention. Part 1: history and data gathering. *Can Fam Physician.* 2012a; **58**(4): 481–4.

Lacasse M, Théorêt J, Skalenda P, et al. Challenging learning situations in medical education: innovative and structured tools for assessment, educational diagnosis, and intervention. Part 2: objective examination, assessment, and plan. *Can Fam Physician*. 2012b; **58**(7): 802–3.

Lai DW, Tsang KT, Chappell N, et al. Relationships between culture and health status: a multi-site study of the older Chinese in Canada. *Can J Aging*. 2007; **26**(3): 171–83.

Laing RD. *The Divided Self*. London: Tavistock Publications; 1960.

Lake FR, Vickery AW, Ryan G. Teaching in the run tips 7: effective use of questions. *Med J Aust*. 2005; **182**(3): 126–7.

Lakoff G, Johnson M. *Metaphors We Live By*. Chicago, IL: University of Chicago Press; 1980.

Lam V. *Bloodletting and Miraculous Cures*. Toronto, ON: Doubleday Canada; 2006.

Lane JL, Gottlieb RP. Improving the interviewing and self-assessment skills of medical students: is it time to readopt videotaping as an educational tool. *Ambul Pediatr*. 2004; **4**(3): 244–8.

Lang F, Floyd MR, Beine KL. Clues to patients' explanations and concerns about their illness: a call for active listening. *Arch Fam Med*. 2000; **65**(7): 1351–4.

Lang F, Marvel K, Sanders D, et al. Interviewing when family members are present. *Am Fam Physician*. 2002; **65**(7): 1351–4.

Lantz PM, House JS, Lepkowski JM, et al. Socioeconomic factors, health behaviors, and mortality: results from a nationally representative prospective study of US adults. *JAMA*. 1998; **279**(21): 1703–8.

Larsen A, Boggild H, Mortensen JT, et al. Psychology, defense mechanisms, and the psychosocial work environment. *Int J Soc Psychiatry*. 2010; **56**(6): 563–77.

Laschinger HKS, Shamian J, Thomson D. Impact of magnet hospital characteristics on nurses' perceptions of trust, burnout, quality of care, and work satisfaction. *Nurs Econ*. 2001; **19**(Pt. 5): 209–20.

Launer J. *Narrative-Based Primary Care: A Practical Guide*. Oxford: Radcliffe Medical Press; 2002.

Launer J, Lindsey C. Training for systemic general practice: a new approach from the Tavistock Clinic. *Br J Gen Pract*.1997; **47**(420): 453–6.

Lave J, Wenger E. *Situated Learning: Legitimate Peripheral Participation*. Cambridge: Cambridge University Press; 1991.

LeBaron C. *Gentle Vengeance*. New York, NY: Richard Marek Publishers; 1981.

Leder D. Clinical interpretation: the hermeneutics of medicine. *Theor Med*. 1990; **11**(1): 9–24.

Lee FJ, Stewart M, Brown JB. Stress, burnout, and strategies for reducing them. *Can Fam Physician*. 2008; **54**(2): 234–5.

Lee JM. Screening and informed consent. *N Engl J Med*. 1993; **328**(6): 438–40.

Lee-Poy M. *The Role of Religion and Spirituality in the Care of Patients in Family Medicine* [master's thesis], Western University; 2012a.

Lee-Poy M, Brown JB, Stewart M, et al. Let's get spiritual: talking to patients about their religion and spirituality. Paper presented at 2012 Family Medicine Forum, Toronto, Ontario, Canada, November 14, 2012b.

Légaré F, Ratté S, Gravel K, et al. Barriers and facilitators to implementing shared decision-making in clinical practice: update of a systematic review of health professionals' perceptions. *Patient Educ Couns*. 2003; **73**(3): 526–35.

Légaré F, Ratté S, Stacey D, et al. Interventions for improving the adoption of shared decision making by healthcare professionals. *Cochrane Database Syst Rev*. 2010; (5): CD006732.

Légaré F, Stacey D, Pouliot S, et al. Interprofessionalism and shared decision-making in primary care: a stepwise approach towards a new model. *J Interprof Care*. 2011; **25**(1): 18–25.

Légaré F, Turcotte S, Stacey D, et al. Patients' perceptions of sharing in decisions: a systematic review of interventions to enhance shared decision making in routine clinical practice. *Patient*. 2012; **5**(1): 1–19.

Lemieux-Charles L, McGuire WL. What do we know about health care team effectiveness? A review of the literature. *Med Care Res Rev*. 2006; **63**(3): 263–300.

Leonard M, Graham S, Bonacum D. The human factor: the critical importance of effective teamwork and communication in providing safe care. *Qual Saf Health Care*. 2004; **13**(Suppl. 1): i85–90.

Lerman CE, Brody DS, Caputo GC, et al. Patients' perceived involvement in care scale: relationship to attitudes about illness and medical care. *J Gen Intern Med.* 1990; **5**(1): 29–33.

Leung ASO, Epstein RM, Moulton CAE. The competent mind: beyond cognition. In: Hodges BD, Lingard L (eds). *The Question of Competence.* Ithaca, NY: Cornell University Press; 2012. Leung L. Whose difficulty is it? *Can Fam Physician.* 2012; **58**(9): 987–8.

Levenstein JH, McCracken EC, McWhinney IR, et al. The patient-centred clinical method: 1. A model for the doctor-patient interaction in family medicine. *Fam Pract.* 1986; **3**(1): 24–30.

Levine RB, Haidet P, Kern DE, et al. Personal growth during internship: a qualitative analysis of interns' responses to key questions. *J Gen Intern Med.* 2006; **21**(6): 564–9.

Levinson DJ. *Seasons of a Man's Life.* New York, NY: Knopf; 1978.

Levinson W, Gorawara-Bhat R, Lamb J. A study of patient clues and physician responses in primary care and surgical settings. *JAMA.* 2000; **284**(8): 1021–7.

Levinson W, Kao A, Kuby A, et al. Not all patients want to participate in decision making: a national study of public preferences. *J Gen Intern Med.* 2005; **20**(6): 531–5.

Levinson W, Lurie N. When most doctors are women: what lies ahead? *Ann Intern Med.* 2004; **141**(6): 471–4.

Lewin SA, Skea ZC, Entwistle V, et al. Interventions for providers to promote a patient-centred approach in clinical consultations. *Cochrane Database Syst Rev.* 2001; (4): CD003267.

Liben S, Chin K, Bourdreau JD, et al. Assessing a faculty development workshop in narrative medicine. *Med Teac.* 2012; **34**(12): e813–19.

Liberante L. The importance of teacher-student relationships, as explored through the lens of the NSW Quality Teaching Model. *Journal of Student Engagement: Education Matters.* 2012; **2**(1): 2–9.

Lillich DW, Mace K, Goodell M, et al. Active precepting in the residency clinic: a pilot study of a new model. *Fam Med.* 2005; **37**(3): 205–10.

Lindeman EC. *The Meaning of Adult Education.* New York, NY: New Republic; 1926.

Lingard L. Rethinking competence in the context of teamwork. In: Hodges BD, Lingard L (eds). *The Question of Competence.* Ithaca, NY: Cornell University Press; 2012.

Lingard L, Schryer C, Garwood K, et al. 'Talking the talk': school and workplace genre tension in clerkship case presentations. *Med Educ.* 2003; **37**(7): 612–20.

Little M, Midtling JE. *Becoming a Family Physician.* New York, NY: Springer-Verlag; 1989.

Little P, Everitt H, Williamson I, et al. Observational study of effect of patient centredness and positive approach on outcomes of general practice consultations. *BMJ.* 2001b; **323**(7318): 908–11.

Little P, Everitt H, Williamson I, et al. Preferences of patients for patient-centred approach to consultation in primary care: observational study. *BMJ.* 2001a; **322**(7284): 468–72.

Livneh H, Antonak RF. Psychosocial adaptation to chronic illness and disability: a primer for counselors. *J Couns Dev.* 2005; **83**(1): 12–20.

Lorig K. Self-management education: more than a nice extra. *Med Care.* 2003; **41**(6): 699–701.

Lorig K and Associates. *Patient Education: A Practical Approach.* 3rd ed. Thousand Oaks, CA: Sage Publications; 2001a.

Lorig KR, Holman HR. Self-management education: history, definition, outcomes, and mechanisms. *Ann Behav Med.* 2003; **26**(1): 1–7.

Lorig K, Sobel D, Ritter P, et al. Effects of a self-management program on patients with chronic disease. *Eff Clin Pract.* 2001b; **4**(6): 256–62.

Lowenstein SR, Fernandez G, Crane LA. Medical school discontent: prevalence and predictors of intent to leave academic careers. *BMC Med Educ.* 2007; **7**: 37.

Lown BA, Hanson JL, Clarke WD. Mutual influence in shared decision making: a collaborative study of patients and physicians. *Health Expect.* 2009; **12**(2): 160–74.

Lown BA, Rodriguez D. Lost in translation/How EHRs structure communication, relationships, and meaning. *Academic Medicine.* 2012; **7**(4): 392–4.

Loxterkamp D. The headwaters of family medicine. *BMJ.* 2008; **337**: 2575.

Lubkin IM, Larsen PD. *Chronic Illness: Impact and Intervention*. 8th ed. Nurlington, MA: James & Bartlett Learning; 2013.

Ludmerer KM. Learner-centered education. *N Engl J Med*. 2004; **351**(12): 1163–4.

Lussier MT, Richard C. Because one shoe doesn't fit all: : a repertoire of doctor-patient relationships. *Can Fam Physician*. 2008; **54**(8): 1089–92.

Lynch JW, Kaplan GA, Salonen JT. Why do poor people behave poorly? Variation in adult health behaviours and psychosocial characteristics by stages of socioeconomic lifecourse. *Soc Sci Med*. 1997; **44**(6): 809–19.

Lyn-Cook R, Halm EA Wishivesky JP. Determinants of adherence to influenza vaccination among innercity adults with persistent asthma. *Primary Care Respiratory Journal*. 2007; **16**(4): 229–35.

Ma GX, Fang CY, Shive SE, *et al*. Risk perceptions and barriers to hepatitis B screening and vaccination among Vietnamese immigrants. *J Immigrant Minority Health*. 2007; **9**: 213–20.

Maguire P, Fairbairn S, Fletcher C. Consultation skills of young doctors: benefits of undergraduate feedback training in interviewing. In: Stewart M, Roter D (eds). *Communicating With Medical Patients*. Thousand Oaks, CA: Sage Publications; 1989.

Makoul G, Krupat E, Chang CH. Measuring patient views of physician communication skills: development and testing of the Communication Assessment Tool. *Patient Educ Couns*. 2007; **67**(3): 333–42.

Malterud K. Key questions: a strategy for modifying clinical communication. Transforming tacit skills into a clinical method. *Scand J Prim Health Care*. 1994; **12**(2): 121–7.

Malterud K. Symptoms as a source of medical knowledge: understanding medically unexplained disorders in women. *Fam Med*. 2000; **32**(9): 603–11.

Malterud K, Hunskaar S (eds). *Chronic Myofascial Pain: A Patient-Centered Approach*. Oxford: Radcliffe Medical Press; 2002.

Mann K, van der Vleuten C, Eva K, *et al*. Tensions in informed self-assessment: how the desire for feedback and reticence to collect and use it can conflict. *Acad Med*. 2011; **86**(9): 1120–7.

Margalit RS, Roter D, Dunevant MA, *et al*. Electronic medical record use and physician-patient communication: an observational study of Israeli primary care encounters. *Patient Educ Couns*. 2006; **61**(1): 134–41.

Margolis E (ed). *The Hidden Curriculum in Higher Education*. New York, NY: Routledge; 2001.

Marini I, Stebnicki M. *The Psychological and Social Impact of Illness and Disability*. New York, NY: Springer; 2012.

Markle GE, McCrea FB. *What If Medicine Disappeared?* New York: State University of New York Press; 2008.

Marmoreo J, Brown JB, Batty HR, *et al*. Hormone replacement therapy: determinants of women's decisions. *Patient Educ Couns*. 1998; **33**(3): 289–98.

Marmot MG, Kogevinas M, Elston MA. Social/economic status and disease. *Annu Rev Public Health*. 1987; **8**: 111–35.

Marra M, Angouri J. Investigating the negotiation of identity: a view from the field of workplace discourse. In: Angouri J, Marra M (eds). *Constructing Identities at Work*. New York, NY: Palgrave Macmillan; 2011.

Marshall KG. Prevention. How much harm? How much benefit? 4: The ethics of informed consent for preventive screening programs. *CMAJ*. 1996; **155**(4): 377–83.

Marshall L, Weir E, Abelsohn A, *et al*. Identifying and managing adverse environmental health effects: 1.Taking an exposure history. *CMAJ*. 2002; **166**(8): 1041–3.

Marteau TM. Reducing the psychological costs. *BMJ*. 1990; **301**(6742): 26–8.

Marteau TM. Screening for cardiovascular risk: public health imperative or matter for individual informed choice? *BMJ*. 2002; **325**(7355): 78–80.

Martin D, Regehr G, Hodges B, *et al*. Using videotape benchmarks to improve the self-assessment ability of family practice residents. *Acad Med*. 1998; **73**(11): 1201–6.

Martinelli AM. An explanatory model of variables influencing health promotion behaviors in smoking and nonsmoking college students. *BMJ.* 1999; **16**(4): 263–9.

Marvel MK, Epstein RM, Flowers K, et al. Soliciting the patient's agenda: have we improved? *JAMA.* 1999; **281**(3): 283–7.

Marwan Y, Al-Saddique M, Hassan A, et al. Are medical students accepted by patients in teaching hospitals. *Med Educ Online.* 2012; **17**: 171–2.

Mattingly C, Fleming MH. *Clinical Reasoning: Forms of Inquiry in a Therapeutic Practice.* Philadephia, PA: FA Davis; 1994.

Mavis B, Vasilenko P, Schnuth R, et al. Medical students' involvement in outpatient clinical encounters: a survey of patients and their obstetricians-gynecologists. *Academic Medicine.* 2006; **81**: 290–6.

Maxfield D, Grenny J, McMillan R, et al. *Silence Kills: The Seven Crucial Conversations for Healthcare.* Provo, UT: VitalSmarts; 2005. Available at: www.silenttreatmentstudy.com/silencekills/ (accessed January 6, 2013).

May WF. *The Patient's Ordeal.* Bloomington, IN: Indiana University Press; 1991.

Mayer JD. Medical geography: an emerging discipline. *JAMA.* 1984; **251**(20): 2680–3.

McConnell MM, Regehr G, Wood TJ, et al. Self-monitoring and its relationship to medical knowledge. *Adv Health Sci Educ.* 2012; **17**: 311–23.

McCord G, Gilchrist VJ, Grossman SD, et al. Discussing spirituality with patients: a rational and ethical approach. *Ann Fam Med.* 2004; **2**(4): 356–61.

McCullough LB. The abstract character and transforming power of medical language. *Soundings.* 1989; **72**(1): 111–25.

McDaniel SH, Campbell TL, Hepworth J, et al. *Family-Oriented Primary Care.* 2nd ed. New York, NY: Springer; 2005.

McEwen BS. Stress, adaptation, and disease: allostasis and allostatic load. *Ann N Y Acad Sci.* 1998; **840**: 33–44.

McEwen BS. Allostatis and allostatic load: implications for neuropharmacology. *Neuropharmacology.* 2000; **22**(2): 108–24.

McGeehin MA, Mirabelli M. The potential impacts of climate variability and change on temperature related morbidity and mortality in the United States. *Environ Health Perspect.* 2001; **109**(Suppl. 2): 185–9.

McGoldrick M, Carter B, Garcia-Preto N. *The Expanded Family Life Cycle: Individual, Family, and Social Perspectives.* 4th ed. Boston, MA: Pearson Allyn & Bacon; 2010.

McKeachie WJ. *Teaching Tips: A Guidebook for the Beginning College Teacher.* 7th ed. Lexington, MA: DC Health; 1978.

McKee A, Eraut M (eds). *Learning Trajectories, Innovation and Identity for Professional Development.* New York, NY: Springer; 2011.

McKinstry B. Do patients wish to be involved in decision making in the consultation? A cross sectional survey with video vignettes. *BMJ.* 2000; **321**(7265): 867–71.

McLeod ME. Doctor-patient relationships: perspectives, needs, and communication. *Am J Gastroenterol.* 1998; **93**(5): 676–80.

McMurray C, Smith R. *Diseases of Globalization: Socioeconomic Transitions and Health.* London and Sterling, VA: Earthscan Publications; 2001.

McNeilis KS. Analyzing communication competence in medical consultations. *Health Commun.* 2001; **13**(1): 5–18.

McQueen DV, Jones CM. *Global Perspectives on Health Promotion Effectiveness.* New York, NY: Springer; 2010.

McWhinney IR. Beyond diagnosis: an approach to the integration of behavioural science and clinical medicine. *N Engl J Med.* 1972; **287**(8): 384–7.

McWhinney I. *Through Clinical Method to a More Humane Medicine in the Task of Medicine: Dialogue at Wickenberg.* Menlo Park, CA: Henry J Kaiser Foundation; 1988.

McWhinney IR. *An Acquaintance with Particulars.* The Curtis Hames Lecture. Society of Teachers of Family Medicine, Annual Spring Conference, Denver, CO; 1989a.

McWhinney IR. *A Textbook of Family Medicine.* New York, NY: Oxford University Press; 1989b. McWhinney IR. The William Pickles Lecture 1996: the importance of being different. *Br J Gen Pract.* 1996; **46**(408): 433–6.

McWhinney IR. *A Textbook of Family Medicine.* 2nd ed. New York, NY: Oxford University Press; 1997a.

McWhinney IR. Being a general practitioner: what it means. *Eur J Gen Pract.* 2000; **6**: 135–9.

McWhinney IR. The value of case studies. *Eur J Gen Pract.* 2001; **7**: 88–9.

McWhinney IR. *A Call to Heal: Reflections on a Life in Family Medicine.* Saskatoon, SK: Benchmark Press; 2012.

McWhinney IR, Epstein RM, Freeman TR. Rethinking somatization. *Ann Intern Med.* 1997b; **126**(9): 747–50.

McWhinney IR, Freeman T. *Textbook of Family Medicine.* 3rd ed. Oxford: Oxford University Press; 2009.

McWilliam CL, Brown JB, Stewart M. Breast cancer patients' experiences of patient-doctor communication: a working relationship. *Patient Educ Couns.* 2000; **39**(2–3): 191–204.

McWilliam CL, Hoch J, Coyte P, *et al.* Can we afford consumers choice in home care? *Care Manag J.* 2007; **8**(4): 108.

McWilliam CL, Stewart M, Brown JB, *et al.* Creating health with chronic illness. *Adv Nurs Sci.* 1996; **18**(3): 1–15.

McWilliam CL, Stewart M, Brown JB, *et al.* Creating empowering meaning: an interactive process of promoting health with chronically ill older Canadians. *Health Promot Int.* 1997; **12**(2): 111–23.

McWilliam CL, Stewart M, Brown JB, *et al.* A randomized controlled trial of a critical reflection approach to home-based health promotion for chronically ill older persons. *Health Promot Int.* 1999; **14**(1): 27–41.

McWilliam CL, Stewart M, Vingilis E, *et al.* Flexible client-driven case management. *J Case Manag.* 2004; **5**(2): 73–86.

Mead N, Bower P. Patient-centredness: a conceptual framework and review of the empirical literature. *Soc Sci Med.* 2000; **51**(7): 1087–110.

Meade MS. Geographic analysis of disease and care. *Ann Rev Public Health.* 1986; **7**: 313–35.

Meade M, Emch M. *Medical Geography.* 3rd ed. New York, NY: Guildford Press; 2010.

Medalie J, Borkan J, Reis S, *et al. Patients and Doctors: Life Changing Stories from Primary Care.* Madison: University of Wisconsin Press; 1999.

Medalie JH, Cole-Kelly K. The clinical importance of defining family. *Am Fam Physician.* 2002; **65**(7): 1277–9.

Mercer S. Empathy is key. In: *Working Towards People Powered Health: Insights from Practitioners.* London: Nesta; 2012.

Mercer SW, Maxwell M, Heaney D, *et al.* The consultation and relational empathy (CARE) measure: development and preliminary validation and reliability of an empathy-based consultation process measure. *Fam Pract.* 2004; **21**(6): 699–705.

Mercer SW, Reynolds WJ. Empathy and quality of care. *Br J Gen Pract.* 2002; **52**(Suppl.): S9–12.

Meredith L, Stewart M, Brown JB. Patient-centered communication scoring method report on nine coded interviews. *Health Commun.* 2001; **13**(1): 19–31.

Merriam SB. Adult learning theory for the twenty-first century. *New Directions for Adult and Continuing Education.* 2008; **119**: 93–8.

Merriam SB, Caffarella RS, Baumgartner LM. *Learning in Adulthood: A Comprehensive Guide.* 3rd ed. San Francisco, CA: Jossey-Bass; 2007.

Mezirow J and Associates. *Learning as Transformation: Critical Perspectives on a Theory in Progress.* San Francisco, CA: Jossey-Bass; 2000.

Mickan S, Rodger S. Characteristics of effective teams: a literature review. *Aust Health Rev.* 2000; **23**(3): 201–8.

Miflin BM, Price DA, Mitchell MG, et al. Briefing students before seeing patients. *Med Teach.* 1997; **19**(2): 143–4.

Miksanek T. On caring for 'difficult' patients. *Health Aff (Millwood).* 2008; **27**(5): 1422–8.

Milan FB, Dyche L, Fletcher J. "How am I doing?" Teaching medical students to elicit feedback during their clerkships. *Med Teach.* 2011; **33**(11): 904–10.

Miller GA. The magical number seven, plus or minus two: some limits on our capacity for processing information. *Psychol Rev.* 1956; **63**(2): 81–97.

Miller GE, Abrahamson S, Cohen IS, et al. *Teaching and Learning in Medical School.* Cambridge, MA: Harvard University Press; 1961.

Miller NP, Garretson HJ. Preserving law school's signature pedagogy and great subjects. *Mich B J.* 2009; **88**(5): 46–7.

Miller WL. Routine, ceremony, or drama: an exploratory field study of the primary care clinical encounter. *J Fam Pract.* 1992; **34**(3): 289–96.

Miller WR, Rollnick S. *Motivational Interviewing: Helping People Change.* 3rd ed. New York, NY: Guilford Press; 2013.

Milstein JM. Introducing spirituality in medical care: transition from hopelessness to wholeness. *JAMA.* 2008; **299**(20): 2440–1.

Ministry of Health and Long-Term Care (MOHLTC). *Externally Informed Annual Health Systems Trends Report.* 2nd ed. Toronto, ON: MOHLTC Health Systems Planning and Research Branch; 2009.

Mishler EG. *Discourse of Medicine: Dialectics of Medical Interviews.* Norwood, NJ: Ablex; 1984.

Mitchell G (ed). *Palliative Care: A Patient-Centered Approach.* Oxford: Radcliffe Publishing; 2008.

Mohanna K, Wall D, Chambers R. *Teaching Made Easy.* Oxford: Radcliffe Publishing; 2004.

Mokdad AH, Marks JS, Stroup DF, et al. Actual causes of death in the United States. 2000. *JAMA.* 2004; **291**(10): 1238–45.

Molloy E, Borell-Carrió F, Epstein R. The impact of emotions in feedback. In: Boud D, Molloy E (eds). *Feedback in Higher and Professional Education: Understanding It and Doing It Well.* New York, NY: Routledge; 2013.

Molyneux J. Interprofessional teamworking: what makes teams work well? *J Interprof Care.* 2001; **15**(1): 29–35.

Monrouxe LV. Identity, identification and medical education: why should we care? *Med Educ.* 2010; **44**(1): 40–9.

Moonesinghe SR, Lowery J, Shahi N, et al. Impact of reduction in working hours for doctors in training on postgraduate medical education and patients' outcomes: systematic review. *BMJ.* 2011; **342**: d1580.

Mooney CG. *Theories of Attachment: An Introduction to Bowlby, Ainsworth Gerber, Brazelton, Kennell, and Kraus.* St. Paul, MN: Redleaf Press; 2010.

Moore J. What Sir Luke Fildes' 1887 painting The Doctor can teach us about the practice of medicine today. *Br J Gen Pract.* 2008; **58**(548): 210–13.

Moore WS. Student and faculty epistemology in the college classroom: the Perry schema of intellectual and ethical development. In: Prichard KW, Sawyer RM (eds). *Handbook of College Teaching: Theory and Applications.* Westport, CT: Greenwood Press; 1994.

Morris A. *Illness and Culture in the Postmodern Age.* Berkeley: University of California Press; 1998.

Morris BAP. Case reports: Boon or Bane? In: Norton PG et al. (eds). *Primary Care Research: Traditional and Innovative Approaches.* Newbury Park, CA: Sage; 1991.

Mosack KE, Abbott M, Singer M, et al. If I didn't have HIV, I'd be dead now: illness narratives of drug users living with HIV/AIDS. *Qual Health Res.* 2005; **15**(5): 586–605.

Moss E, Maxfield D. Silence kills: a case manager's guide to communication breakdowns in healthcare: part I of III. *Prof Case Manag.* 2007; **12**(1): 52–4.

Moulton CA, Regehr G, Myopoulos M, et al. Slowing down when you should: a new model of expert judgment. *Acad Med.* 2007; **82**(10 Suppl.): S109–116.

Mukand J. Vital lines: contemporary fiction about medicine. New York, NY: St. Martin's Press; 1990.

Mundy GR. Presidential address of the SSCI: can the triple threat survive biotech? *Am J Med Sci.* 1991; **302**(1): 38–41.

Murdin, L. *Understanding Transference: The Power of Patterns in the Therapeutic Relationships.* Hampshire: Palgrave Macmillan; 2010.

Murdoch C, Denz-Penhey H. *Chronic Fatigue Syndrome: A Patient-Centered Approach.* Oxford: Radcliffe Medical Press; 2002.

Murray CJL, Ezzati M, Lopez AD, et al. Comparative quantification of health risks: conceptual framework and methodological issues. *Popul Health Metr.* 2003; **1**(1): 1–20.

Murray M. *Beyond the Myths and Magic of Mentoring: How to Facilitate an Effective Mentoring Process.* San Francisco, CA: Jossey-Bass; 2001.

Myers MF. *Intimate Relationships in Medical School: How to Make them Work.* Thousand Oaks, CA: Sage; 2000.

National Research Council, Committee on Risk Perception and Communication. *Improving Risk Communication.* Washington, DC: National Academy Press; 1989.

Navarro AM, Voetsch KP, Liburd LC, et al. Charting the future of community health promotion: recommendations from the National Expert Panel on Community Health Promotion. *Prev Chronic Dis.* 2007; **4**(3): A68.

Neher JO, Stevens NG. The One-Minute Preceptor: shaping the teaching conversation. *Fam Med.* 2003; **35**(6): 391–3.

Neilson S. *Call Me Doctor.* Lawrencetown, NS: Pottersfield Press; 2006.

Nelson WL, Han PKJ, Fagerlin A, et al. Rethinking the objectives of decision aids: a call for conceptual clarity. *Med Decis Making.* 2007; **27**(5): 609–18.

Nettleton S, Watt I, O'Malley L, et al. Understanding the narratives of people who live with medically unexplained illness. *Patient Educ Couns.* 2005; **56**(2): 205–10.

Neumann M, Edelhäuser F, Tauschel D, et al. Empathy decline and its reasons: a systematic review of studies with medical students and residents. *Acad Med.* 2011; **86**(8): 996–1009.

Newman B, Young RJ. A model for teaching total person approach to patient problems. *Nurs Res.* 1972; **21**(3): 264–9.

Newman D. *Families: A Sociological Perspective.* New York, NY: McGraw-Hill; 2008.

Nilsen S, Baerheim A. Feedback on video recorded consultations in medical teaching: why students loathe and love it – a focus-group based qualitative study. *BMC Med Educ.* 2005; **5**: 28.

Noonan WDM. Must an internship be miserable? *The Pharos.* 1995: 19–23. Quoted in Coombs RH. *Surviving Medical School.* London: Sage Publications; 1998.

Noordman J, Verhaak P, van Beljouw I, et al. Consulting room computers and their effect on general practitioner-patient communication. *Fam Pract.* 2010; **27**(6): 644–51.

Norcini J. The power of feedback. *Med Educ.* 2010; **44**(1): 16–17.

Norcini J, Burch V. Workplace-based assessment as an educational tool: AMEE Guide No. 31. *Med Teach.* 2007; **29**(9): 855–71.

Norman GR. The adult learner: a mythical species. *Acad Med.* 1999; **74**(8): 886–9.

Norman G. Editorial: what's the active ingredient in active learning? *Adv Health Sci Educ.* 2004; **9**(1): 1–3.

Novack DH, Epstein RM, Paulsen RH. Toward creating physician-healers: fostering medical students' self-awareness, personal growth, and well-being. *Acad Med.* 1999; **74**(5): 516–20.

Novack DH, Suchman AL, Clark W, et al. Calibrating the physician: personal awareness and effective patient care. *JAMA.* 1997; **278**(6): 502–9.

Nutting PA (ed). *Community-Oriented Primary Care: From Principle to Practice.* Albuquerque: University of New Mexico Press; 1990.

O'Connell D, White MK, Platt FW. Disclosing unanticipated outcomes of medical errors. *J Clin Outcomes Manag.* 2003; **10**(1): 26–9.

O'Connor AM, Stacey D, Légaré F. Coaching to support patients in making decisions. *BMJ.* 2008; **336**(7638): 228–9.

Ofri D. *Singular Intimacies: Becoming a Doctor at Bellevue*. Boston, MA: Beacon Press; 2003.

Ofri D. *Incidental Findings: Lessons from My Patients in the Art of Medicine*. Boston, MA: Beacon Press; 2005.

Ofri D. *Medicine in Translation: Journeys with My Patients*. Boston, MA: Beacon Press; 2010. Oldham J. Aspects of countertransference. *J Psychiatr Pract*. 2012; **18**(2): 69.

Olesen J. Understanding the biologic basis of migraine. *N Engl J Med*. 1994; **331**(25): 1713–14.

Osler W. *Aequanimitas With Other Addresses to Medical Students, Nurses and Practitioners of Medicine*. 3rd ed. London: The Blakiston Division, McGraw-Hill Book Company; 1932.

Ottawa Charter for Health Promotion. *Ottawa Charter for Health Promotion*. 1986.

Oxford Textbook of Medicine. The maladies of modernization: sickness in the system itself; Oxford: Oxford University Press; 2002.

Paas F, Renkl A, Sweller J. Cognitive load theory and instructional design: recent developments. *Educational Psychologist*. 2003; **38**(1): 1–4.

Paas F, Renkl A, Sweller J. Cognitive load theory: instructional implications of interaction between information structures and cognitive structure. *Instructional Science*. 2004; **32**: 1–8.

Palaccia T, Tardif J, Triby E, *et al*. An analysis of clinical reasoning through a recent and comprehensive approach: the dual-process theory. *Med Educ Online*. 2011; **16**: 10.3402/meo.v16i0.5890.

Paling J. Strategies to help patients understand risks. *BMJ*. 2003; **327**(7417): 745–8.

Paling J. *Helping Patients Understand Risks*. Gainsville, FL: The Risk Communication Institute; 2006.

Palmer PJ. *The Courage to Teach: Exploring the Inner Landscape of a Teacher's Life*. 10th anniversary ed. San Francisco, CA: Jossey-Bass; 2007.

Pangaro L. A new vocabulary and other innovations for improving descriptive in-training evaluations. *Acad Med*. 1999; **74**(11): 1203–7.

Papadopoulos R, Lay M, Lees S, *et al*. The impact of migration on health beliefs and behaviours: the case of Ethiopian refugees in the UK. *Contemp Nurse*. 2003; **15**(3): 210–21.

Pappas G, Queen S, Hadden W, *et al*. The increasing disparity in mortality between socioeconomic groups in the United States, 1960 and 1986. *N Engl J Med*. 1993; **329**(2): 103–9.

Parchman M, Ferrer R, Blanchard S. Geography and geographic information systems in family medicine research. *Fam Med*. 2002; **34**(2): 132–7.

Paro HBMS, Morales NMO, Silva CHM, *et al*. Health-related quality of life of medical students. *Med Educ*. 2010; **44**(3): 227–35.

Patz JA, Epstein PR, Burke TA, *et al*. Global climate change and emerging infectious diseases. *JAMA*. 1996; **275**(3): 217–23.

Pavis S, Cunningham-Burley S, Amos A. Health related behavioural change in context: young people in transition. *Soc Sci Med*. 1998; **47**(10): 1407–18.

Payne M. *Teamwork in Multiprofessional Care*. Chicago, IL: Lyceum Books; 2000.

Peek ME, Wilson SC, Gorawara-Bhat R, *et al*. Barriers and facilitators to shared decision-making among African-Americans with diabetes. *J Gen Intern Med*. 2009; **24**(10): 1135–9.

Pendleton D, Schofield T, Tate P, *et al*. *The New Consultation*. Oxford: Oxford University Press; 2003.

Perera J, Nagarajah L, Win K, *et al*. Formative feedback to students: the mismatch between faculty perceptions and student expectations. *Med Teach*. 2008; **30**(4): 395–9.

Perry WG Jr. *Forms of Intellectual and Ethical Development in the College Years*. New York: Holt, Rinehart and Winston; 1970.

Perry WG. Cognitive and ethical growth: the making of meaning. In: Chickering AW and Associates. *The Modern American College*. San Francisco, CA: Jossey-Bass; 1981.

Peterkin AD. *Staying Human during Residency Training: How to Survive and Thrive after Medical School*. 4th ed. Toronto, ON: University of Toronto Press; 2008.

Petrini C, Thomas R. Meetings, stressful meetings. *Training Dev*. 1995; **49**(10): 11. Piaget J. *The Psychology of Intelligence*. New York: Harcourt Brace; 1950.

Piazza J, Conrad K, Wilbur J. Exercise behavior among female occupational health nurses: influence of self-efficacy, perceived health control, and age. *AAOHN J.* 2001; **49**(2): 79–86.

Pincus H. Alcohol, drug and mental disorders, psychosocial problems, and behavioural intervention in primary care. In: Showstack J, Rothman AA, Hassmiller SB (eds). *The Future of Primary Care.* San Francisco, CA: Jossey-Bass; 2004.

Pincus T, Esther R, DeWalt DA, *et al.* Social conditions and self-management are more powerful determinants of health than access to care. *Ann Intern Med.* 1998; **129**(5): 406–11.

Pink D. *Drive: The Surprising Truth About What Motivates Us.* New York, NY: Riverhead Books; 2011.

Plsek PE, Greenhalgh T. Complexity science: the challenge of complexity in health care. *BMJ.* 2001; **323**(7313): 625–8.

Poirier S. *Doctors in the Making.* Iowa City: University of Iowa Press; 2009.

Polanyi M. *The Tacit Dimension.* London: Routledge & Kegan Paul; 1966.

Polanyi M. *Knowing and Being: Essays by Michael Polanyi.* London: Routledge & Kegan Paul; 1969.

Poole G. The culturally sculpted self in self-directed learning. *Med Educ.* 2012; **46**(8): 728–37.

Porter-O'Grady T. Embracing conflict: building a healthy community. *Health Care Manag Rev.* 2004; **29**(3): 181–7.

Post SG, Puchalski CM, Larson DB. Physicians and patient spirituality: professional boundaries, competency, and ethics. *Ann Intern Med.* 2000; **132**(7): 578–83.

Pottie K, Brown JB, Dunn S. The resettlement of central American men in Canada: from emotional distress to successful integration. *Refugee.* 2005; **22**(2): 101–11.

Power C, Li L, Manor O. A prospective study of limiting longstanding illness in early adulthood. *Int J Epidemiol.* 2000; **29**(1): 131–9.

Pratt DD and Associates. *Five Perspectives on Teaching in Adult and Higher Education.* Malabar, FL: Krieger Publishing; 1998.

Preven DW, Kachur EK, Kupfer RB, *et al.* Interviewing skills of first-year medical students. *J Med Educ.* 1986; **61**(10): 842–4.

Prochaska JO. Decision making in the transtheoretical model of behavior change. *Med Decis Making.* 2008; **28**(6): 845–9.

Prochaska JO, DiClemente CC. *The Transtheoretical Approach: Crossing Traditional Boundaries of Therapy.* Homewood, IL: Dow/Jones Irwin; 1984.

Pronovost PJ, Freischlag JA. Improving teamwork to reduce surgical mortality. *JAMA.* 2010; **304**(15): 1721–2.

Puddester D, Edward S. The future of medical education in Canada: brief literature review physician wellness and work/life balance. In: *The Future of Medical Education in Canada: Environmental Scan Project; National Literature Reviews.* Toronto, ON: Wilson Centre for Research in Education, University of Toronto; 2008. Available at: www.afmc.ca/future-of-medical-education-in-canada/medical-doctor-project/pdf/National%20Literature%20Reviews.pdf (accessed February 1, 2013).

Pullen C, Fiandt K, Walker SN. Determinants of preventive service utilization in rural older women. *Journal of Gerontological Nursing.* 2001; **27**(1): 40–51.

Quill TE, Brody H. Physician recommendations and patient autonomy: finding a balance between physician power and patient choice. *Ann Intern Med.* 1996; **125**(9): 763–9.

Ramsay J, Campbell JL, Schroter S, *et al.* The General Practice Assessment Survey (GPAS): tests of data quality and measurement properties. *Fam Pract.* 2000; **17**(5): 372–9.

Rao JK, Anderson LA, Inui TS, *et al.* Communication interventions make a difference in conversations between physicians and patients: a systematic review of the evidence. *Med Care.* 2007; **45**(4): 340–9.

Reber AS. *Implicit Learning and Tacit Knowledge: An Essay on the Cognitive Unconscious.* Oxford: Oxford University Press; 1993.

Rees CE, Monrouxe LV. "A morning since eight of just pure grill": a multischool qualitative study of student abuse. *Acad Med.* 2011; **86**(11): 1374–82.

Reeves S, Lewin S, Espin S, *et al. Interprofessional Teamwork for Health and Social Care.* Oxford: Wiley Blackwell; 2010.

Reifman A, Barnes GM, Dintcheff BA, et al. Health values buffer social-environmental risks for adolescent alcohol misuse. *Psychol Addict Behav.* 2001; **15**(3): 249–51.

Reilly P. *To Do No Harm: A Journey through Medical School.* Dover, MA: Auburn House Publishing; 1987.

Reinders ME, Blankenstein AH, Knol DL, et al. Validity aspects of the patient feedback questionnaire on consultation skills (PFC), a promising learning instrument in medical education. *Patient Educ Couns.* 2009; **76**(2): 202–6.

Reinders ME, Blankenstein AH, van der Horst HE, et al. Does patient feedback improve the consultation skills of general practice trainees? a controlled trial. *Med Educ.* 2010; **44**(2): 156–64.

Reiser D, Schroder AK. *Patient Interviewing: The Human Dimension.* Baltimore, MD: Williams & Wilkins; 1980.

Reiser SJ. *Technological Medicine: The Changing World of Doctors and Patients.* Cambridge: Cambridge University Press; 2009.

Remen RN. Educating for the mission, meaning, and compassion. In: Glazier S (ed). *The Heart of Learning: Spirituality in Education.* New York, NY: Penguin Group; 1999.

Rhoades DR, McFarland KF, Finch WH, et al. Speaking and interruptions during primary care office visits. *Fam Med.* 2001; **33**(7): 528–32.

Rimal RN. Closing the knowledge-behavior gap in health promotion: the mediating role of self-efficacy. *Health Commun.* 2000; **12**(3): 219–37.

Rimal RN. Analyzing the physician-patient interaction: an overview of six methods and future research directions. *Health Commun.* 2001; **13**(1): 89–99.

Roberts LW, Turner TD, Lyketsos C, et al. Perceptions of academic vulnerability associated with personal illness: a study of 1,027 students at nine medical schools. Collaborative Research Group on Medical Student Health. *Compr Psychiatry.* 2001; **42**(1): 1–15.

Roff S, McAleer S. What is educational climate? *Med Teach.* 2001; **23**(4): 333–4.

Rogers C. *Client-Centered Therapy: Its Current Practice Implications and Theory.* Cambridge, MA: Riverside Press; 1951.

Rogers CR. *Freedom to Learn for the 80s.* Columbus, OH: Merrill Publishing; 1982.

Rogers H, Carline JD, Paauw DS. Examination room presentations in general internal medicine clinic: patients' and students' perceptions. *Acad Med.* 2003; **78**(9): 945–9.

Rollnick S, Miller WR, Butler CC. *Motivational Interviewing in Health Care: Helping Patients Change Behavior.* New York, NY: Guilford Press; 2008.

Rose G. Strategy of prevention: lessons from cardiovascular disease. *Br Med J (Clin Res Ed).* 1981; **282**(6279): 1847–51.

Rosenbaum L, Lamas D. Residents' duty hours: toward an empirical narrative. *N Engl J Med.* 2012; **367**(21): 2044–9.

Rosenthal GE, Shannon SE. The use of patient perceptions in the evaluation of health-care delivery systems. *Med Care.* 1997; **35**(11): NS58–68.

Roter DL. Patient participation in the patient-provider interaction: the effects of patient questionasking on the quality of interaction, satisfaction and compliance. *Health Educ Monogr.* 1977; **5**(4): 281–315.

Roter DL, Cole KA, Kern DE, et al. An evaluation of residency training in interviewing skills and the psychosocial domain of medical practice. *J Gen Intern Med.* 1990; **5**(4): 347–54.

Roter DL, Hall JA. Physicians' interviewing styles and medical information obtained from patients. *J Gen Intern Med.* 1987; **2**(5): 325–9.

Roter DL, Hall JA. Physician gender and patient-centered communication: a critical review of empirical research. *Annu Rev Public Health.* 2004; **25**: 497–519.

Roter DL, Hall JA, Aoki Y. Physician gender effects in medical communication: a meta-analytic review. *JAMA.* 2002; **288**(6): 756–64.

Roter DL, Larson S. The relationship between residents' and attending physicians' communication during primary care visits: an illustrative use of the Roter Interaction Analysis System. *Health Commun.* 2001; **13**(1): 33–48.

Rourke L, Leduc D, Constantin E, *et al.* Update on well-baby and well-child care from 0 to 5 years: what's new in the Rourke Baby Record? *Can Fam Physician.* 2010; **56**(12): 1285–90.

Roux AVD. Invited commentary: places, people, health. *Am J Epidemiol.* 2002; **155**(6): 516–19.

Rowe MB. Wait time: slowing down may be a way of speeding up. *J Teach Educ.* 1986; **37**(1): 43–50.

Rubenstein W, Talbot Y. *Medical Teaching in Ambulatory Care.* 3rd ed. Toronto, ON: University of Toronto Press; 2013.

Ruddy G, Rhee K. Transdisciplinary teams in primary care for the underserved: a literature review. *J Health Care Poor Underserved.* 2005; **16**(2): 248–56.

Rudebeck CE. Imagination and empathy in the consultation. *Br J Gen Pract.* 2002; **52**(479): 450–3.

Rudland J, Wilkinson T, Wearn A, *et al.* A student-centred feedback model for educators. *Clin Teach.* 2013; **10**(2): 99–102.

Rudnick A, Roe D (eds). *Serious Mental Illness: Person-Centered Approaches.* Oxford: Radcliffe Publishing; 2011.

Russell G, Brown JB, Stewart M. Managing injured workers: family physicians' experiences. *Can Fam Physician.* 2005; **51**: 78–9.

Sackett D, Rosenberg W, Gray JAM, *et al.* Evidence-based medicine: what it is and what it isn't. *BMJ.* 1996; **312**(7023): 71–2.

Sackett DL, Straus SE, Richardson WS, *et al. Evidence-Based Medicine: How to Practice and Teach EBM.* 2nd ed. New York, NY: Churchill Livingstone; 2000.

Sacks O. *Awakenings.* London: Pan Books; 1982.

Sacks O. *One Leg to Stand On.* London: Gerald Duckworth; 1984.

Sacks O. Clinical tales. *Lit Med.* 1986; **5**: 16–23.

Sacks O. *Seeing Voices: A Journey into the World of the Deaf.* Berkeley: University of California Press; 1989.

Safran DG, Kosinski M, Tarlov AR, *et al.* The Primary Care Assessment Survey: tests of data quality and measurement performance. *Med Care.* 1998; **36**(5): 728–39.

Sakalys JA. Restoring the patient's voice: the therapeutics of illness narratives. *J Holist Nurs.* 2003; **21**(3): 228–41.

Salmon DA, Moulton LH, Omer SB, *et al.* Factors associated with refusal of childhood vaccines among parents of school-aged children: a case-control study. *Arch Pediatr Adolesc Med.* 2005; **159**(5): 470–6.

Salmon DA, Pan WK, Omer SB, *et al.* Vaccine knowledge and practices of primary care providers of exempt vs. vaccinated children. *Hum Vaccin.* 2008; **4**(4): 286–91.

Sandhu H, Adams A, Singleton L, *et al.* The impact of gender dyads on doctor-patient communication: a systematic review. *Patient Educ Couns.* 2009; **76**(3): 348–55.

Sands SA, Stanley P, Charon R. Pediatric narrative oncology: interprofessional training to promote empathy, build teams, and prevent burnout. *J Support Oncol.* 2008; **6**(7): 307–12.

Santrock J. *A Topical Approach to Life-Span Development.* New York, NY: McGraw-Hill; 2007.

Sargeant J, Armson H, Chesluk B, *et al.* The processes and dimensions of informed self-assessment: a conceptual model. *Acad Med.* 2010; **85**(7): 1212–20.

Sargeant J, Loney E, Murphy G. Effective interprofessional teams: "Contact is not enough" to build a team. *J Contin Educ Health Prof.* 2008; **28**(4): 228–34.

Saunders JC. Families living with severe mental illness: a literature review. *Issues Ment Health Nurs.* 2003; **24**(2): 175–98.

Sawicki W. We are not like other people: identity loss and reconstruction following migration. In: Harris DL (ed). *Counting Our Losses: Reflecting on Change, Loss and Transition in Everyday Life.* New York, NY: Routledge; 2011.

Scanlon L (ed). *"Becoming" a Professional: An Interdisciplinary Analysis of Professional Learning.* New York, NY: Springer; 2011.

Scarf M. *Intimate Worlds: Life Inside the Family.* New York, NY: Random House; 1995.

Schaeffer JA. *Transference and Countertransference in Non-Analytic Therapy: Double-Edge Swords.* Lanham, MD: University Press of America; 2007.

Schamess G. Ego psychology. In: Berzoff J, Melano Flanzagn I, Hertz P (eds). *Inside Out and Outside In. Psychodynamic clinical theory and practice in contemporary multicultural contexts*. London: Jason Aronson; 1996.

Schechter GP, Blank LL, Godwin HA Jr, et al. Refocusing on history-taking skills during internal medicine training. *Am J Med*. 1996; **101**(2): 210–16.

Schleifer R, Vannatta JB. *The Chief Concern of Medicine: The Integration of the Medical Humanities and Narrative Knowledge into Medical Practices*. Ann Arbor: University of Michigan Press; 2013.

Schlesinger EG. *Health Care Social Work Practice: Concepts and Strategies*. St. Louis, MO: Times Mirror/Mosby College Publishing; 1985.

Schoenbach VJ, Wagner EH, Karon JM. The use of epidemiologic data for personal risk assessment in health hazard/health risk appraisal programs. *J Chronic Dis*. 1983; **36**(9): 625–38. Schön DA. *Educating the Reflective Practitioner*. San Francisco, CA: Jossey-Bass; 1987.

Schriver J. *Human Behavior and the Social Environment*. 4th ed. New York, NY: Pearson; 2004. Schulz R, Beach SR. Caregiving as a risk factor for mortality. *JAMA*. 1999; **282**(23): 2215–19.

Schulz R, Mendelsohn AB, Haley WE, et al. End-of-life care and the effects of bereavement on family caregivers of persons with dementia. *N Engl J Med*. 2003; **349**(20): 1936–42.

Schunk DH, Zimmerman BJ. *Motivation and Self-Regulated Learning: Theory, Research, and Applications*. London: Routledge; 2008.

Schwartz LM, Woloshin S, Welch HG. Helping consumers to know their chances. In: Edwards A, Elwyn G (eds). *Shared Decision-Making in Health Care: Achieving Evidence-Based Patient Choice*. Oxford: Oxford University Press; 2009.

Schwartz MA, Wiggins O. Science, humanism and the nature of medical practice: a phenomenological view. *Perspect Biol Med*. 1985; **28**(3): 331–61.

Scott GS, Cohen D, DiCicco-Bloom B, et al. Understanding healing relationships in primary care. *Ann Fam Med*. 2008; **6**(4): 315–22.

Scott JG, Cohen D, DiCicco-Bloom B, et al. Antibiotic use in acute respiratory infections and the ways patients pressure physicians for a prescription. *J Fam Pract*. 2001; **50**(10): 853–8.

Searight HR, Gafford J. Cultural diversity at the end of life: issues and guidelines for family physicians. *Am Fam Physician*. 2005; **71**(3): 515–22.

Seeman TE. Social ties and health: the benefits of social integration. *Ann Epidemiol*. 1996; **6**(5): 442–51.

Seifert MH Jr. Qualitative designs for assessing interventions in primary care: examples from medical practice. In: Tudiver F, Bass MJ, Dunn EV (eds). *Assessing Interventions: Traditional and Innovative Methods*. Newbury Park, CA: Sage; 1992.

Selwyn PA. The Island. *Ann Fam Med*. 2008; **6**(1): 78–9.

Sfard A. On two metaphors for learning and the dangers of choosing just one. *Educ Res*. 2008; **27**(2): 4–13.

Shachak A, Reis S. The impact of electronic medical records on patient-doctor communication during consultation: a narrative literature review. *J Eval Clin Pract*. 2009; **15**(4): 641–9.

Shaikh A, Knobloch LM, Stiles WB. The use of a verbal response mode coding system in determining patient and physician roles in medical interviews. *Health Commun*. 2001; **13**(1): 49–60.

Shanafelt TD. Enhancing meaning in work: a prescription for preventing physician burnout and promoting patient-centered care. *JAMA*. 2009; **302**(12): 1338–40.

Shanafelt TD, Bradley KA, Wipf JE, et al. Burnout and self-reported patient care in an internal medicine residency program. *Ann Intern Med*. 2002; **136**(5): 358–67.

Shann S, Wilson JD. Patients' attitudes to the presence of medical students in a genitourinary medicine clinic: a cross sectional survey. *Sex Transm Infect*. 2006; **82**: 52–4.

Shannon J, Kirkley B, Ammerman A, et al. Self-efficacy as a predictor of dietary change in a lowsocioeconomic-status southern adult population. *Health Educ Behav*. 1997; **24**(3): 357–68.

Sherwood NE, Jeffery RW. The behavioral determinants of exercise: implications for physical activity interventions. *Annu Rev Nutr*. 2000; **20**: 21–44.

Shi L, Starfield B, Xu J. Validating the adult primary care assessment tool. *J Fam Pract*. 2001; **50**(2): 161–75.

Shields CG, Epstein RM, Fiscella K, et al. Influence of accompanied encounters on patient-centeredness with older patients. *J Am Board Fam Pract*. 2005; **18**(5): 344–54.

Shields SG, Candib LM (eds). *Woman-Centered Care in Pregnancy and Childbirth*. Oxford: Radcliffe Publishing; 2010.

Shulman LS. Signature pedagogies in the professions. *Daedalus*. 2005a; **134**(3): 52–9. Shulman LS. Pedagogies of uncertainty. *Liberal Education*. 2005b; **91**(2): 18–25.

Shute VJ. Focus on formative feedback. *Rev Educ Res*. 2008; **78**(1): 153–89.

Sidell J. Adult adjustment to chronic illness: a review of the literature. *Health Soc Work*. 2001; **22**(1): 5–12.

Silver HK. Medical students and medical school. *JAMA*. 1982; **247**: 309–10.

Silver KH, Glicken AD. Medical student abuse: incidence, severity, and significance. *JAMA*. 1990; **263**(4): 527–32.

Silverman J, Kurtz S, Draper J. *Skills for Communicating with Patients*. 2nd ed. Oxford: Radcliffe Publishing; 2004.

Simpson MA. *Medical Education: A Critical Approach*. London: Butterworths; 1972.

Skeff KM, Mutha S. Role models: guiding the future of medicine. *N Engl J Med*. 1998; **339**(27): 2015–17.

Skeff KM, Stratos GA. *Methods for Teaching Medicine*. Philadelphia, PA: American College of Physicians; 2010.

Smith GD, Hart C, Blane D, et al. Lifetime socioeconomic position and mortality: prospective observational study. *BMJ*. 1997; **314**(7080): 547–52.

Smith PJ, Chu SY, Barker LE. Children who have received no vaccines: who are they and where do they live? *Pediatrics*. 2004; **114**(1): 187–95.

Smith RC, Dorsey AM, Lyles JS, et al. Teaching self-awareness enhances learning about patient-centered interviewing. *Acad Med*. 1999; **74**(11): 1242–8.

Söderlund LL, Madson MB, Rabak S, et al. A systematic review of motivational interviewing training for general health care practitioners. *Patient Educ Couns*. 2011; **84**(1): 16–26.

Sotile WM, Sotile MO. *The Resilient Physician: Effective Emotional Management for Doctors and Their Medical Organizations*. Chicago, IL: American Medical Association; 2002.

Spafford MM, Lingard L, Schryer CF, et al. Tensions in the field: teaching standards of practice in optometry case presentations. *Optom Vis Sci*. 2004; **81**(10): 800–6.

Speidel J. Environment and health: 1. Population consumption and human health. *CMAJ*. 2000; **163**(5): 551–6.

Spence JC. *The Purpose and Practice of Medicine: Selections from the Writings of Sir James Spence*. London: Oxford University Press; 1960.

Spencer JA, Jordan RK. Learner centred approaches in medical education. *BMJ*. 1999; **318**(7193): 1280–83.

Squire S, Hill P. The expert patient program. *Clin Govern*. 2006; **11**: 17–23.

Stacey D, Bennett CL, Barry MJ, et al. Decision aids for people facing health treatment or screening decisions. *Cochrane Database Syst Rev*. 2011; (10): CD001431.

Stachtchenko S, Jenicek M. Conceptual differences between prevention and health promotion: research implications for community health programs. *Can J Public Health*. 1990; **81**(1): 53–9.

Stagnaro-Green A. Applying adult learning principles to medical education in the United States. *Med Teach*. 2004; **26**(1): 79–85.

Starfield B. *Primary Care: Balancing Health Needs, Services, and Technology*. New York, NY: Oxford University Press; 1998.

Starfield B. New paradigms for quality in primary care. *Br J Gen Pract*. 2001; **51**(465): 303–9.

Starfield B, Gervas J, Mangin D. Clinical care and health disparities. *Annu Rev Public Health*. 2012; **33**: 89–106.

Starfield B, Wray C, Hess K, *et al.* The influence of patient-practitioner agreement on outcome of care. *Am J Public Health.* 1981; **71**(2): 127–31.

Statistics Canada. *The Daily: Canada's Population Estimates.* Ottawa, ON: Author; 2010. Available at: www.statcan.gc.ca/daily-quotidien/100628/dq100628a-eng.htm (accessed April 1, 2011).

Stein HF. What is therapeutic in clinical relationships? *Fam Med.* 1985a; **17**(5): 188–94.

Stein HF. *The Psycho-Dynamics of Medical Practice: Unconscious Factors in Patient Care.* Berkeley: University of California Press; 1985b.

Stein M. *The Lonely Patient: How We Experience Illness.* New York, NY: HarperCollins; 2007.

Steine S, Finset A, Laerum E. A new, brief questionnaire (PEQ) developed in primary health care for measuring patients' experience of interaction, emotion and consultation outcome. *Fam Pract.* 2001; **18**(4): 410–18.

Steinert Y. Educational theory and strategies for teaching and learning professionalism. In: Cruess RL, Cruess SR, Steinert Y (eds). *Teaching Medical Professionalism.* Cambridge: Cambridge University Press; 2009.

Steinhauser KE, Voils CI, Clipp EC, *et al.* "Are You at Peace?" One item to probe spiritual concerns at the end of life. *Arch Intern Med.* 2006; **166**(1): 101–5.

Stensland P, Malterud K. Unravelling empowering internal voices: a case study on the interactive use of illness diaries. *Fam Pract.* 2001; **18**(4): 425–9.

Sterkenburg A, Barach P, Kalkman C, *et al.* When do supervising physicians decide to entrust residents with unsupervised tasks? *Acad Med.* 2010; **85**(9): 1408–17.

Stern DT (ed). *Measuring Medical Professionalism.* Oxford: Oxford University Press; 2006.

Stern DT, Papadakis M. The developing physician: becoming a professional. *N Engl J Med.* 2006; **355**(17): 1794–9.

Stetten D Jr. Coping with blindness. *N Engl J Med.* 1981; **305**(8): 458–60.

Stevens J. Brief encounter. *J R Coll Gen Pract.* 1974; **24**(138): 5–22.

Stevenson FA, Barry CA, Britten N, *et al.* Doctor-patient communication about drugs: The evidence for shared decision making. *Soc Sci Med.* 2000; **50**(6): 829–40.

Stevenson FA, Cox K, Britten N, *et al.* A systematic review of the research on communication between patients and health care professionals about medicines: the consequences for concordance. *Health Expect.* 2004; **7**(3): 235–45.

Steverink N, Lindenberg S, Slaets J. How to understand and improve older people's self-management of well-being. *Eur J Ageing.* 2005; **2**(4): 235–44.

Stewart AL, Nápoles-Springer AM, Gregorich SE, *et al.* Interpersonal processes of care survey: patient reported measures for diverse groups. *Health Serv Res.* 2007a; **42**(3 Pt. 1): 1235–56.

Stewart EE, Johnson BC. Huddles improve office efficiency in mere minutes. *Fam Pract Manag.* 2007; **14**(6): 27–9.

Stewart MA. What is a successful doctor-patient interview? A study of interactions and outcomes. *Soc Sci Med.* 1984; **19**(2): 167–75.

Stewart M. Towards a global definition of patient centred care. *BMJ.* 2001; **322**(7284): 444–5.

Stewart M. Continuity, care, and commitment: the course of patient-clinician relationships. *Ann Fam Med.* 2004; **2**(5): 388–90.

Stewart M. Reflections on the doctor-patient relationship: from evidence and experience. *Br J Gen Pract.* 2005; **55**: 793–801.

Stewart M, Brown JB, Boon H, *et al.* Evidence on patient-doctor communication. *Cancer Prev Control.* 1999; **3**(1): 25–30.

Stewart M, Brown JB, Donner A, *et al.* The impact of patient-centred care on patient outcome. *J Fam Pract.* 2000; **49**(9): 796–804.

Stewart M, Brown JB, Hammerton J, *et al.* Improving communication between doctors and breast cancer patients. *Ann Fam Med.* 2007b; **5**(5): 387–94.

Stewart MA, Brown JB, Levenstein JH, *et al.* The patient-centred clinical method: III. Changes in resident's performance over two months of training. *Fam Pract.* 1986; **3**: 164–7.

Stewart M, Brown JB, Weston W. Patient-centred interviewing part III: five provocative questions. *Can Fam Physician*. 1989; **35**: 159–61.

Stewart M, Brown JB, Weston WW, et al. *Patient-Centered Medicine: Transforming the Clinical Method*. Thousand Oaks, CA: Sage Publications; 1995.

Stewart M, Brown JB, Weston WW, et al. *Patient-Centered Medicine: Transforming the Clinical Method*. 2nd ed. Oxford: Radcliffe Medical Press; 2003.

Stewart MA, Buck CW. Physicians' knowledge of and response to patients' problems. *Med Care*. 1977; **15**(7): 578–85.

Stewart M, Maddocks H. Making the case for research on symptoms in family practice. Manuscript in preparation; 2013.

Stewart MA, McWhinney IR, Buck CW. How illness presents: a study of patient behavior. *J Fam Pract*. 1975; **2**(6): 411–14.

Stewart MA, McWhinney IR, Buck CW. The doctor/patient relationship and its effect upon outcome. *J R Coll Gen Pract*. 1979; **29**(199): 77–81.

Stewart M, Meredith L, Ryan BL, et al. *The Patient Perception of Patient-Centredness Questionnaire (PPPC)*. Centre for Studies in Family Medicine, editor. Paper #04–1. London, ON: The University of Western Ontario Working Papers; 2004.

Stewart M, Ryan BL. *Catalogue of Curricula for Medical Education in Patient-Centred Care*. Report commissioned and prepared for the Canadian Medical Association; 2012.

Stewart M, Ryan BL, Bodea C. Is patient-centred care associated with lower diagnostic costs? *Healthcare Policy*. 2011; **6**(4): 27–31.

Stiggelbout AM, Van der Weijden T, De Wit MPT, et al. Shared decision making: really putting patients at the centre of healthcare. *BMJ*. 2012; **344**: e256.

Strasser T, Jeanneret I, Raymond L. Ethical aspects of prevention trials. In: Doxiadis S (ed). *Ethical Dilemmas in Health Promotion*. Toronto: John Wiley and Sons; 1987.

Strauss A, Glaser B. *Anguish: A Case History of a Dying Trajectory*. Mill Valley, CA: Sociology Press; 1970.

Street RL. Aiding medical decision-making: a communication perspective. *Med Decis Making*. 2007: **27**(5): 550–3.

Street RL, Haidet P. How well do doctors know their patients? Factors affecting patient understanding of patients' health beliefs. *J Gen Intern Med*. 2011; **26**(1): 21–7.

Street RL Jr, Millay B. Analyzing patient participation in medical encounters. *Health Commun*. 2001; **13**(1): 61–73.

Stroebe M, Schut H, Stroebe W. Health outcomes of bereavement. *Lancet*. 2007; **370**(9603): 1960–73.

Stuifbergen AK, Seraphine A, Roberts G. An explanatory model of health promotion and quality of life in chronic disabling conditions. *Nurs Res*. 2000; **49**(3): 122–9. Styron W. *Darkness Visible*. New York, NY: Random House; 1990.

Susser M. A South Africa Odyssey in community health: a memoir of the impact of the teachings of Sidney Kark. *Am J Public Health*. 1993; **83**(7): 1039–42.

Sutcliffe KM, Lewton E, Rosenthal MM. Communication failures: an insidious contributor to medical mishaps. *Acad Med*. 2004; **79**(2): 186–94.

Sutkin G, Wagner E, Harris I, et al. What makes a good clinical teacher in medicine? A review of the literature. *Acad Med*. 2008; **83**(5): 452–66.

Svinicki MD. New directions in learning and motivation. *New Dir Teach Learn*. 1999; **80**: 5–27.

Svinicki M, McKeachie W. *McKeachie's Teaching Tips*. 13th ed. Belmont, CA: Wadsworth; 2011.

Swift TL, Dieppe PA. Using expert patients' narratives as an educational resource. *Patient Educ Couns*. 2004; **57**(1): 115–21.

Tait I. The history and function of clinical records [unpublished MD dissertation thesis]. University of Cambridge; 1979.

Takakua KM, Rubashkin N, Herzig KE (eds). *What I Learned in Medical School: Personal Stories of Young Doctors*. Berkley: University of California Press; 2004.

Takemura Y, Liu J, Atsumi R, Tsuda T. Development of a questionnaire to evaluate patient satisfaction with medical encounters. *Tohoku J Exp Med.* 2006; **210**(4): 373–81.

Tate P, Foulkes J, Neighbour R, et al. Assessing physicians' interpersonal skills via videotaped encounters: a new approach for the Royal College of General Practitioners Membership examination. *J Health Commun.* 1999; **4**(2): 143–52.

Tauber AI. *Patient Autonomy and the Ethics of Responsibility.* Cambridge, MA: MIT Press; 2005.

Taylor RB. *Medical Wisdom and Doctoring: The Art of 21st Century Practice.* New York, NY: Springer; 2010.

Teh CF, Karp JF, Kleinman A, et al. Older people's experiences of patient-centered treatment for chronic pain: a qualitative study. *Pain Med.* 2009; **10**(3): 521–30.

Ten Cate O. Trust, competence, and the supervisor's role in postgraduate training. *BMJ.* 2006; **333**(7571): 748–51.

Thorsen H, Witt K, Hollnagel H, et al. The purpose of the general practice consultation from the patient's perspective: theoretical aspects. *Fam Pract.* 2001; **18**(6): 638–43.

Thurman AR, Litts PL, O'Rourke K, et al. Patient acceptance of medical student participation in an outpatient obstetric/gynecologic clinic. *J Reprod Med.* 2006; **51**(2): 109–14.

Tiberius RG. Metaphors underlying the improvement of teaching and learning. *Br J Educ Technol.* 1986; **2**(17): 144–56.

Tiberius RG. The why of teacher/student relationships. *Teaching Excellence: Toward the Best in the Academy.* 1993–94; **5**(8): 1–5.

Tiberius RG, Sinai J, Flak EA. The role of teacher-learner relationships in medical education. In: Norman GR, van der Vleuten CPM, Newble DI (eds). *International Handbook of Research in Medical Education.* Dordrecht: Kluwer Academic Publishers; 2002.

Tobias S, Duffy TM. *Constructivist Instruction: Success of Failure?* New York, NY: Routledge; 2009.

Tompkins J. Pedagogy of the distressed. *College English.* 1990; **52**(6): 653–60.

Tong A, Biringer A, Ofner-Agnostini M, et al. A cross-sectional study of maternity care providers and womens' knowledge, attitudes and behaviours towards influenza vaccination during pregnancy. *JOGC.* 2008; **30**(5): 404–10.

Toombs K. *The Meaning of Illness: A Phenomenological Account of the Different Perspectives of Physician and Patient.* Norwell, MA: Kluwer Academic Publishing; 1992.

Tosteson DC. Learning in medicine. *N Engl J Med.* 1979; **301**(13): 690–4.

Tough A. *The Adult's Learning Projects: A Fresh Approach to Theory and Practice in Adult Learning.* 2nd ed. Toronto: Ontario Institute for Studies in Education; 1979.

Toulmin S. *Return to Reason.* Cambridge, MA: Harvard University Press; 1991.

Toulmin S. *Cosmopolis: The Hidden Agenda of Modernity.* Chicago, IL: University of Chicago Press; 1992.

Towle A, Godolphin W. Framework for teaching and learning informed shared decision making. *BMJ.* 1999; **319**(7212): 766–71.

Tran P, Laurence JM, Weston KM, et al. The effect of parallel consulting on the quality of consultations in regional general practice. *Educ Prim Care.* 2012; **23**(3): 153–7.

Trevalon D, Murray-Garcia J. Cultural humility versus cultural competence: a critical distinction in defining physician training outcomes in multicultural education. *J Health Care Poor Underserved.* 1998; **9**(2): 117–25.

Tsimtsiou Z, Kerasidou O, Efstathiou N, et al. Medical students' attitudes toward patient-centred care: a longitudinal study. *Med Educ.* 2007; **41**(2): 146–53.

Tuckett D, Boulton M, Olson C, et al. *Meetings Between Experts: An Approach to Sharing Ideas in Medical Consultations.* London: Tavistock Publications; 1985.

Tudiver F, Brown JB, Medved W, et al. Making decisions about cancer screening when the guidelines are unclear or conflicting. *J Fam Pract.* 2001; **50**(8): 682–7.

US Preventive Services Task Force. *The Guide to Clinical Preventive Services.* Washington, DC: Department of Health and Human Services, Agency for Healthcare Research and Quality; 2012.

Uygur J, Brown JB, Jordan JM. *Understanding Compassion in Family Medicine: A Qualitative Study*. Paper presented at 40th North American Primary Care Research Group (NAPCRG) Annual Meeting. New Orleans, LA; 2012.

Van den Brink-Muinen A, van Dulmen SM, de Haes HCJM, *et al*. Has patients' involvement in the decision-making process changed over time? *Health Expect*. 2006; **9**(4): 333–42.

van der Heijden AG, Huysmans FT, van Hamersvelt HW. Foot volume increase on nifedipine is not prevented by pretreatment with diuretics. *J Hypertens*. 2004; **22**(2): 425–30.

van Hamersvelt HW, Kloke HJ, de Jong DJ, *et al*. Oedema formation with the vasodilators nifedipine and diazoxide: direct local effect or sodium retention? *J Hypertens*. 1996; **14**(8): 1041–5.

Van Tartwijk J, Driessen EW. Portfolios for assessment and learning: AMEE Guide no. 45. *Med Teach*. 2009; **31**(9): 790–801.

Van Thiel J, Kraan HF, van der Vleuten CPM. Reliability and feasibility of measuring medical interviewing skills. the revised Maastricht history-taking and advice checklist. *Med Educ*. 1991; **25**(3): 224–9.

Van Weel-Baumgarten E, Bolhuis S, Rosenbaum M, *et al*. Bridging the gap: how is integrating communication skills with medical content throughout the curriculum valued by students? *Patient Educ Couns*. 2013; **90**(2): 177–83.

Värlander S. The role of students' emotions in formal feedback situations. *Teach High Educ*. 2008; **13**(2): 145–56.

Vassilas C, Ho L. Video for teaching purposes. *Adv Psychiatr Treat*. 2000; **6**: 304–11.

Verby JE, Holden P, Davis RH. Peer review of consultations in primary care: the use of audiovisual recordings. *Br Med J*. 1979; **1**(6179): 1686–8.

Verghese A. The Gordon Wilson Lecture: "The Doctor in our own time": Fildes' painting and perceptions of physician attentiveness. *Trans Am Clin Climatol Assoc*. 2008; **119**: 117–26.

Vinson DC, Paden C, Devera-Sales A. Impact of medical student teaching on family physicians' use of time. *J Fam Pract*. 1996; **42**(3): 243–9.

Virshup BB, Oppenberg AA, Coleman MM. Strategic risk management: reducing malpractice claims through more effective patient-doctor communication. *Am J Med Qual*. 1999; **14**(4): 153–9.

Von Friederichs-Fitzwater MM, Gilgun J. Relational control in physician-patient encounters. *Health Commun*. 2001; **13**(1): 75–87.

Wade DT, Halligan PW. Do biomedical models of illness make for good healthcare systems? *BMJ*. 2004; **329**(7479): 1398–401.

Wagner E, Austin B, Hindmarsh M, *et al*. Improving chronic illness care: translating evidence into action. *Health Aff (Millwood)*. 2001; **20**(6): 64–78.

Wainwright D (ed). *A Sociology of Health*. Thousand Oaks, CA: Sage; 2008.

Waitzkin H. Doctor-patient communication: clinical implications of social scientific research. *JAMA*. 1984; **252**(17): 2441–6.

Walker EA, Gelfand A, Katon WJ, *et al*. Adult health status of women with histories of childhood abuse and neglect. *Am J Med*. 1999; **107**(4): 332–9.

Walsh F (ed). *Spiritual Resources in Family Therapy*. 2nd ed. New York, NY: Guilford Press; 2009.

Walters L, Worley P, Prideaux D, *et al*. Do consultations in rural general practice take more time when pracitioners are precepting medical students? *Med Educ*. 2008; **42**(1): 69–73.

Walters L. Setting up a teaching practice. In: Kelly L (ed). *Community Medical Education: A Teacher's Handbook*. London. Radcliffe Publishing, 2012.

Wanek V, Born J, Novak P, *et al*. [Attitudes and health status determinants of participation in individually oriented health promotion] [German]. *Gesundheitswesen*. 1999; **61**(7): 346–52.

Ward M, MacRae H, Schlachta C, *et al*. Resident self-assessment of operative performance. *Am J Surg*. 2003; **185**(6): 521–4.

Watson WH, McDaniel SH. Relational therapy in medical settings: working with somatizing patients and their families. *J Clin Psychol*. 2000; **56**(8): 1065–82.

Watts D. *The Orange Wire Problem and Other Tales from the Doctor's Office.* Iowa City: University of Iowa Press; 2009.

Ways P, Engel JD, Finkelstein P. *Clinical Clerkships: The Heart of Professional Development.* Thousand Oaks, CA: Sage; 2000.

Wear D, Aultman JM (eds). *Professionalism in Medicine: Critical Perspectives.* New York, NY: Springer; 2006.

Wear D, Bickel J (eds). *Educating for Professionalism: Creating a Culture of Humanism in Medical Education.* Iowa City: University of Iowa Press; 2000.

Wear D, Kuczewski MG. The professionalism movement: can we pause? *Am J Bioeth.* 2004; **4**(2): 1–10.

Wear D, Zarconi J, Dhillon N. Teaching fearlessness: a manifesto. *Educ Health (Abingdon).* 2011; **24**(3): 668–75.

Weed LL. *Medical Records, Medical Education and Patient Care.* Chicago, IL: Year Book Medical Publishers; 1969.

Weimer M. *Learner-Centered Teaching: Five Key Changes to Practice.* San Francisco, CA: Jossey-Bass; 2002.

Weimer M. Focus on learning, transform teaching. *Change.* 2003; **35**(5): 48–54.

Weimer M. *Learner-Centered Teaching: Five Key Changes to Practice.* 2nd ed. San Francisco, CA: Jossey-Bass; 2013.

Wenger E. *Communities of Practice: Learning, Meaning, and Identity.* Cambridge: Cambridge University Press; 1998.

Wenger E, McDermott R, Snyder WM. *Cultivating Communities of Practice: A Guide to Managing Knowledge.* Boston, MA: Harvard Business School Press; 2002.

Westberg J, Jason H. *Collaborative Clinical Education: The Foundation of Effective Health Care.* New York, NY: Springer Publishing; 1993.

Weston WW. The person: a missing dimension in medical care and medical education. *Can Fam Physician.* 1988; **34**: 1705–803.

Weston WW. The teacher-student-patient relationship in family practice: common dilemmas. *Can Fam Physician.* 1989; **35**: 139–43.

Weston WW. Informed and shared decision-making: the crux of patient-centred care. *CMAJ.* 2001; **165**(4): 438–9.

Weston WW, Brown JB, Stewart MA. Patient-centred interviewing. Part I: Understanding patients' experiences. *Can Fam Physician.* 1989; **35**: 147–51.

Weston WW, Lipkin M Jr. Doctors learning communication skills: developmental issues. In: Stewart M, Roter D (eds). *Communicating With Medical Patients.* Newbury Park, CA: Sage; 1989.

Wheatley RR, Kelley MA, Peacock N, et al. Women's narratives on quality in prenatal care: a multicultural perspective. *Qual Health Res.* 2008; **18**(11): 1586–98

White KL. *The Task of Medicine: Dialogue at Wickenburg.* Menlo Park, CA: Henry J Kaiser Family Foundation; 1988.

Whitehead AN. *Science and the Modern World.* San Francisco, CA: Collins, Fontana Books; 1975. Whitehead C. The doctor dilemma in interprofessional education and care: how and why will physicians collaborate? *Med Educ.* 2007; **41**(10):1010–6.

Whyte A, Burton I. Perception of risks in Canada. In: Burton I, McCullough R (eds). *Living With Risk: Institute for Environmental Studies.* Toronto, ON: University of Toronto; 1982.

Wilkinson JM, Targonski PV. Health promotion in a changing world: preparing for the genomics revolution. *Am J Health Promot.* 2003; **18**(2): 157–61.

Williams GC, Deci EL. The importance of supporting autonomy in medical education. *Ann Intern Med.* 1998; **129**(4): 303–8.

Williams MV, Davis T, Parker RM, et al. The role of health literacy in patient-physician communication. *Fam Med.* 2002; **34**(5): 383–9.

Williams SA, Rayman G, Tooke JE. Dependent oedema and attenuation of postural vasoconstriction associated with nifedipine therapy for hypertension in diabetic patients. *Eur J Clin Pharmacol.* 1989; **37**(4): 333–5.

Willis JAR. *The sea monster and the whirlpool.* Keynote address. Birmingham: Royal College of General Practitioners; 2002.

Winkleby MA, Fortmann SP, Barrett DC. Social class disparities in risk factors for disease: eight-year prevalence patterns by level of education. *Prev Med.* 1999; **19**(1): 1–12.

Woloschuk W, Harasym PH, Temple W. Attitude change during medical school: a cohort study. *Med Educ.* 2004; **38**(5): 522–34.

Wolpaw TM, Wolpaw DR, Papp KK. SNAPPS: a learner-centered model for outpatient education. *Acad Med.* 2003; **78**(9): 893–8.

Wood ML. Naming the illness: the power of words. *Fam Med.* 1991; **23**(7): 534–8.

Woodrow SI, Segouin C, Armbruster J, et al. Duty hour reforms in the United States, France, and Canada: is it time to refocus our attention on education. *Acad Med.* 2006; **81**(12): 1045–51.

Woolhouse S, Brown JB, Thind A. Meeting people where they're at: the experiences of family physicians engaging women using illicit drugs. *Ann Fam Med.* 2011; **9**(3): 244–9.

Woolhouse S, Brown JB, Thind A. Building through grief: vicarious trauma in a group of inner-city family physicians. *J Am Board Fam Med.* 2012; **25**(6): 840–6.

World Health Organization (WHO). *New Approaches to Health Education in Primary Health Care: Technical Report of a WHO Committee.* Geneva: WHO; 1983.

World Health Organization (WHO). Health promotion: a discussion document on the concept and principles. ICP/HSR 602. In: Health Promotion. Geneva: WHO; 1986a; **1**: 736.

World Health Organization (WHO). *Health Promotion: Concepts and Principles in Action; A Policy Framework.* London: WHO; 1986b.

Wouda JC, van de Wiel HBM. The communication competency of medical students, residents and consultants. *Patient Educ Couns.* 2012; **86**(1): 57–62.

Wouda JC, van de Wiel HBM. Education in patient-physician communication: how to improve effectiveness. *Patient Educ Couns.* 2013; **90**(1): 46–53.

Wright HJ, MacAdam DB. *Clinical Thinking and Practice: Diagnosis and Decision in Patient Care.* Edinburgh: Churchill Livingstone; 1979.

Wright SM, Carrese JA. Excellence in role modelling: insight and perspectives from the pros. *CMAJ.* 2002; **167**(6): 638–43.

Wright SM, Dern DE, Kolodner K, et al. Attributes of excellent attending-physician role models. *N Engl J Med.* 1998; **339**(27): 1986–93.

Wulff HR, Andur S, Rosenberg R. Philosophy of medicine: an introduction. Oxford: Blackwell Scientific Publications; 1986.

Wykurz G, Kelly D. Developing the role of patients as teachers: literature review. *BMJ.* 2002; **325**(7368): 818–21.

Xyrichis A, Lowton K. What fosters or prevents interprofessional teamworking in primary and community care? A literature review. *Int J Nurs Stud.* 2008; **45**(1): 140–53.

Yates FE. Self-organizing systems. In: Boyd CAR (ed). *The Logic of Life: The Challenge of Integrative Physiology.* New York, NY: Oxford University Press; 1993.

Yeates PJA, Stewart J, Barton JR. What can we expect of clinical teachers? Establishing consensus on applicable skills, attitudes and practices. *Med Educ.* 2008; **42**(2): 134–42.

You JJ, Alter DA, Iron K, et al. *Diagnostic Services in Ontario: Descriptive Analysis and Jurisdictional Review.* Toronto, ON: Institute for Clinical Evaluative Sciences; 2007.

Young A. *What Patients Taught Me: A Medical Student's Journey.* Seattle, WA: Sasquatch Books; 2004.

Zolnierek KB, DiMatteo MR. Physician communication and patient adherence to treatment: a meta analysis. *Med Care.* 2009; **47**(8): 826–34.

Zwarenstein M, Reeves S. Working together but apart: Barriers and routes to nurse-physician collaboration. *Jt Comm J Qual Improv.* 2002; **28**(5): 242–7.

Índice

Os números em **negrito** referem-se a figuras, tabelas e quadros.

A

abordagem centrada na equipe 285-287, **285-287**, 289-290
    estudo de caso para 295-296
abordagem centrada no educando
    componentes da 172, **173-174**
    currículo na 188-191
    e método centrado na pessoa 154-155
    em estudos de caso 197-198
    ensino em 174-180, 237-238, 254-255
    feedback na 256-257
    na consulta 112-115
    pesquisa sobre 190-192
abordagem da pessoa como um todo 31, 88, 184, 285-287, 307-309
abordagem das micro-habilidades 229
abstração
    níveis de **21-22**, 22-23
    no método clínico 28-30
    processo de **20-21**
abuso de substância, entre estudantes de medicina 183-184
ACCP (apresentação de caso centrada na pessoa) 269-274, **271**
    estudo de caso da 273-281
    formato reduzido 281-282
    no treinamento clínico 215-216, 240
    vantagens da 282-282
aceitação da pesquisa qualitativa 28-29
    e abordagem da pessoa como um todo 307-308
    e cuidado centrado na pessoa 314
    paradigmas da 304-305
    sobre sinais da pessoa 50
aconselhamento
    em estudos de caso 194-195
    na educação médica 157, 161-165
    tarefas de **162-163**
acordo, esclarecimento do 340-342
acrônimo SIFE 14-15, 36-37, 55-56, 98-99, 221-222
adesão da pessoa
    e plano conjunto 309-310
    melhora 306-307, 316-318
adição 24-25, 123-124, 201-202
adversidade, carga acumulada de 82-83
agência humana 173-174
agrupamento da equipe 225-226, 229, 233, 288
aliança terapêutica
    aprofundamento 50
    como objetivo 129-130
    e contratransferência 142
    e cura 135-136
    e esperança 138-139
    e pesquisa qualitativa 303, 310-312
    transferência na 139-141
ALOBA (acrônimo para análise orientada pelos objetivos do educando e baseada em resultados; do inglês, Agenda-Led, Outcome-Based Analysis) 230-231, 256-257, 260-262
ambientes de aprendizagem
    criando 168-170, 175-176
    currículo oculto em 186
    na educação médica 184-186
analfabetismo estatístico, coletivo 204-205
análise comparativa 192-193
Análise do Processo de Interação de Bales 330
ansiedade, crônica 46-47
APDs (atividades profissionais delegáveis) 230-231, 234-235, 243-245, **244-245**
apoio social
    como fator contextual 85-87
    e gravidez 305-306
aprendizado 221-222, 225-226, 241-242
aprendizagem adulta 157, 172-173
aprendizagem ao longo da vida 176-177, 257-258, 282
aprendizagem autodirecionada 173-174, 176-178, 237-238, 240, 254-255
aprendizagem experiencial 53-54
aprendizagem implícita 221-223
aprendizagem narrativa 157-158
aprendizagem situada 225-227
apresentações de casos; *veja também* ACCP
    como ritual linguístico 282
    formato das 267-269
    habilidades dos alunos em 247-249
arrogância do sistema 130-131
atitudes de valorização da saúde 53-54
Auditoria de Evento Significativos 185
autenticidade 173, 195, 287, 289-290
autoavaliação
    e *feedback* 261-262
    na educação médica 174-175, 208-210, 244-245, 257-258
    reforçando habilidades em 176-178, 209-212
autoconceito 46-47
autoconhecimento
    defendendo-se contra 194-195
    dos clínicos 25-26, 139-140, 207-209, 211-213
    dos professores 164
    e cibernética 27-28

e contratransferência 141-143
e emoções 25-26
encorajando em outros 290-291
importância do 139-140, 142
na educação médica 28-30, 207-208
nas equipes 290-291
autoconsciência ética 208-209
autodescoberta, dolorosa 193-194
autoeficácia, 36, 54-55, 194-195, 306-307
automonitoramento 210-211
sistemas de auto-organização 26-27
autonomia do educando 176-177
auxílio à decisão 107-108, 124, 205-206
avaliação; *veja também* feedback
cultura de 260-261
somativa 208-209, 257-258
avaliação das necessidades 174-175, 234-235
avaliação dos alunos 175-176
avaliação por pares 175-176, 211-212

B
Bacon, Francis 17-18
Balint, Michael 27-28
bem-estar
e saúde 53-54
programas de educação médica sobre
biografia clínica 268
biomedicina, na educação médica 186
blogues 272-273
Broyard, Anatole 44-46
busca heroica 158

C
categorias de doenças 18-19, 21-22, 47-48, 82, 88, 204-205
categorias de processos 331, 339-341
centralização na pessoa
ameaças à 313-314, 344
medida 14-15, 299, 308-309, **318-320**, 330
melhora 315
percepções da pessoa da 321-323; *veja também* PCCP
chauvinismo médico 223-224
ciclo de vida familiar 72-74, 76-77, 89
ciclo vital
conjunturas vulneráveis no 65-68, 82-83
estágio da pessoa no 61-62
ciência, uniformidade da 18-19
ciência da complexidade, 14, 81
ciências comportamentais 28-29, 186, 248
clima emocional 185
clima intelectual 18-19, 185
clínicos, *veja* médicos
cognição, distribuição 226-227
compensação dos trabalhadores 308-310
competência cultural 89
competência interprofissional 285-287
competência técnica 48-49, 154-155, 165-166

complexidade, lógica da 24-25
comportamento da doença 76-77, 247, 270-272
comportamento de afastamento 89-90
comportamentos centrados na pessoa 315, 330
comportamentos multigeracionais 66-69
compreensão empática 25-26
comunicação, informal 288-289
comunicação médico-pessoa atendida
abordagens da 9-10
avaliação **323-329**, 330
como previsor dos resultados 151-152
complexidade da 20-21, 227-228
coragem na 137-139
e adesão 316-318
em estudos de caso 56-60
ensino 168-169, 221-222
entraves na 114-115
evocando a experiência da doença na 37-41
interrupções na 340-341
pesquisa qualitativa sobre 303-304, 308-313
comunicação na equipe 222-226, 285-287
comunidade, como fator contextual 87-88
comunidades de prática 226-227
confiança
na relação médico-pessoa 132-135
nas equipes de saúde 289-290
confidencialidade da pessoa 309-310
conflito decisional 125
conhecimento
cocriação de 152-153
específico da doença 248
mudança de paradigmas do 18-19, 28-29
conhecimento médico
obtido 154-155
redefinição do 28-29
conselho, não solicitado 114-115
constância 136-137, 139-141, 143-144
contexto
e pesquisa qualitativa 308-310
em ACCP 277-278
estratificação do 82-84, 94
fatores distais no 6-8, 87-94, 111-112
fatores proximais no 6-8, 84-88, 111-112
importância do 344
continuidade, pessoal 132-134, 136
continuidade do cuidado
e confiança 132-134
e prevenção de doenças 112-113
interrompida 90-91, 136-137, 344
resultados positivos da 12
contratransferência 6-8, 139-144, 173, 278
conversa, como metáfora educacional 152-153
corte 340-341
crenças em saúde
conhecimento do médico das 98-100
e a mídia 91-92

crescimento pessoal
    e abordagem centrada na pessoa 114-115
    na prática clínica 203-204, 208-209
crianças, marcos do desenvolvimento 67-69
cuidado centrado na pessoa
    custos do 284, 298-300
    dividindo o poder no 289-290
    e diretrizes para a prática 309-310
    e tomada de decisão 125
    impacto do 315, 317-319
    modelos de 185
    promoção da saúde 52-53
cuidado em equipe 285-287
cuidado médico, custos do 11-12
cuidado primário
    contexto social em 83-85
    custos do 300
    e saúde pública 52-53
    grupo de trabalho em 222-223
    orientado para a comunidade 93-94
cuidadores, como pessoas doentes ocultas 73-74
cultura, como fator contextual 88-89
cura
    caminhos da 138-139
    como autorrenovação 26-27
    na educação médica 155-157
curiosidade, envolvida 201-202
currículo
    alunos sobrecarregados pelo 167-169
    cuidado no 165-167
    habilidades de comunicação no 202-203
    oculto 179-180, 186-188, 196, 218-220
    oficial 174-175, 186, 188-189, 196

D

dados biomédicos 97
deficiência
    como subcultura 88
    médicos com 184
    respostas à 46-47
definição do problema 299, 338-342
depressão
    dimensão decisional da 24-25
    e doença 42, 46-47
    e história pessoal 91-92
    e nível socioeconômico 85-86
    sintomas que mascaram 50
Descartes, René 17-18, 25-26
descrição densa 269-270, 303
desenvolvimento humano, estruturas teóricas para 61-62
despersonalização 183-184, 268
diabetes melito, experiência da doença da 90-91
diagnóstico
    e a história da pessoa atendida 102-103
    global e tradicional 8-9, 27-28
    manter segredo 55-57
    preocupação com 98

diagnóstico da aprendizagem 179-180
diagnóstico diferencial 24-25, 199-200, 234, 244-248
diagramas 343-344
diferenças culturais 88-89, 96
dilema do médico, o 223-224
dinâmica familiar 77, 188-190
diretrizes para a prática clínica 13, 309-310
discussão, mútua 341-342
dissonância cognitiva 162-163
doadores de rins 307-308
doença
    classificação 18-20
    como coexistente 34-36, **35**
    como construto 33-34, 90-91
    como subjetiva 34
    competência para lidar com 154-155
    e mudança 73-74
    efeito na função 43, 45-46, 337-341
    emoções comuns na 48-49
    emoções sobre 39-42
    ideias culturais sobre 88-89
    ideias da pessoa sobre 36-38, 100-102
    médicos como testemunhas da 164-165
    modelos explanatórios da 19-22, 44-45, 81-82
    no modelo convencional 8-9
    nomeando 99-101
    passos da 17
doença crônica
    contexto e 82-84
    e atitudes de valorização da saúde 54-55
    e experiências na infância 90-91
    e métodos qualitativos 303, 306-307, 311-312
    efeito nas relações 71-73
    identificação de doença em 268
    importância crescente da 84-85
    início precoce de 61-62
    levantamento da história em 102-103
    razões para apresentação em 45-46
doença mental
    e cultura 88
    entre estudantes de medicina 168-169, 183-184
domínios dos sintomas 304-305
dor crônica, dimensão existencial da 24-25
dramatização 164, 239, 249-251, 261-264
dualismo, cognitivo 160-161, 164

E

ecossistema, como fator contextual 91-94
educação em saúde
    e pesquisa qualitativa 306-307
    na consulta 114-115
educação médica
    abordagem autosuficiente 245-246
    abordagem centrada na pessoa na 215-216
    abordagem centrada no educando 172
    como diálogo 153-155, 169-170
    como instituição cultural 186-187

como transformação do aluno 158-160
dimensões humanas da 156-157
diretrizes para professores 167-169
estresses da 167-169, 180-181, 183-184
habilidades adquiridas na 154-157
habilidades de comunicação na 202-203
metáforas da 151-153
modelo baseado na competência da 175-176
modelo biomédico na 212-214
pedagogia própria da 224
profissionalismo na 164-168
emoções
    dos alunos 264-265
    dos doentes 25-26, 36-37, 42, 337-338
    dos médicos 107-108, 138-140, 142, 313-314
    e deficiência 70-72
    interferindo 200-201
empatia
    declínio 3
    e compaixão 131-133
    e contratransferência 141
    em equipes de saúde 289-290
    na entrevista 246-247
    níveis de melhora da 316
    preparatória 162-163
    treinamento em 200-202
emprego, como fator contextual 82-83, 85-86, 89-90
enfermagem, reconhecimento da profissão 289-290
ensino clínico
    complexidade do 234-235
    estratégias para 237-238, **239-241**
    estrutura para **230-231**
    métodos de 235-238, **235-236**
    na prática comunitária 230-232
    papéis no 238-244, 254-255
    reflexão no 264-266
entendimento compartilhado 94, 102-103, 120-121
Entralgo, Laín 28-29
entrevista centrada na pessoa 204-205, 245-247
entrevista motivacional 98, 107-108, 113-115, 123-124
entrevistas médicas
    explicação e planejamento em 105-107
    organização canônica das 101-102
    participação de outros profissionais 331-333
    vozes em 44
envolvimento emocional 131-132
equipes de saúde
    como contexto 283
    componentes das 285-290
    conflito com a pessoa 291-294
    construindo a narrativa com a pessoa 294-297
    e cuidado centrado na pessoa 313-314
    perspectivas dos membros **290-292**
equipes interprofissionais 52-53, 167-168, 185, 222-224, 227-228
erros, divulgação dos 168-169, 217-218

Escala de Competência Comunicativa do Médico 318-319
escalas 124
esclerose múltipla 21-24, 29-30, 76-77
escuta
    ativa 101-102
    reflexiva 221-222, 246-247
esgotamento, em residentes 182-183
especialidades, método clínico centrado na pessoa em 220-221
espiritualidade
    capacidade diminuída para 129
    diálogo efetivo sobre 70
    e respostas à doença 68-72
esquizofrenia 96
estratégias de enfrentamento 136, 184
estresse
    e doença 46-47
    e esgotamento 182-184
    em reuniões 288
Estrutura SNAPPS 230-231, 235-236, 238-241, 253-255, 265-266
estudantes de medicina; *veja também* residentes
    abuso dos 186-188, 236 237, 255-256
    autoestima dos 259-260
    como pessoas como um todo 179-182
    contexto de aprendizagem dos 184
    dando responsabilidade aos 243-247
    definindo metas 282
    desenvolvimento cognitivo dos 160-162
    em práticas comunitárias 229-231
    escrevendo histórias de pessoas 268-269
    esgotamento entre 182-184
    habilidades específicas do conteúdo e do contexto 247-248
    interação com as pessoas 178-180, 214-218, 234, 241-242
    narrativas pessoais dos 132-134, 156-160, 165-166
    orientação dos 232-233
    pesquisa sobre 316
    problemas de desempenho dos 262-265
    supervisão dos 243-244
Estudo sobre Desfechos Centrados na Pessoa 298
ética médica, perguntas de 70
evitação de risco 108-109
exame do nível cultural 44-45
exame físico, habilidades do aluno no 246-247
exaustão emocional 183-184
expectativas, das pessoas **11-12**, 14-15, 33-34, 37-39, 104-105, 338-339
experiência da doença **4-5, 36-37**
    anotações do estudante sobre 251-252
    dimensões da 5-6, 36-38
    e investigação narrativa 304
    em ACCP 270-272, 279-280
    em MCCP **334**, 337

exploração 42-43, 51-52, 55-56
expressão da 10-11
influência da família na 76-77
na história da pessoa 120-121, 270-273
sobreposição da **35**
experiência de aprendizagem
   intensa 180-181
   planejamento 174-177
exploração, preliminar e adicional 339-340

F

fadiga por compaixão 131-132, 313-314
famílias
   como fator contextual 84-85
   desenvolvimento das 72-73
   estrutura das 75-76
   na entrevista médica 331-333
fatores de risco, globalizados 83-84
feedback
   contribuições do aluno para 257-260
   dicas para dar 261-263
   e autoavaliação 209-212
   e emoções 259-261
   estruturas para 260-262
   exemplos de **262-263**
   no ensino clínico 243-244, 249-250, 256-258
filosofia 17-18, 26-27, 282, 287-290
filosofias compartilhadas 288-289
fisiopatologia 34, 125-126, 179-180, 271-273, 281
Flexner, Abraham 175-176
formação de pós-graduação; *veja também* residentes
   abuso do aluno em 187-188
   método centrado na 3
formação profissional 154-157, 164-167, 185-186
   estudo de caso de 169-171
fraqueza compartilhada 136

G

geografia, como fator contextual 91-92
geografia médica 91-92
globalização 82, 88-90
Goldstein, Kurt 26
gravação em vídeo 209-210, 240, 251-253
gravidade, percebida 116-117
grupos de aprendizagem entre os pares 252-253
grupos subculturais 88

H

habilidades clínicas, básicas 244-246, 266
habilidades de comunicação
   categorias de 199-202
   ensino 199-204, 316-317
   importância das 154-155
habilidades de entrevista, ensino 252-253
habilidades interpessoais 191-192, 219-220
habilidades para educação da pessoa 249-250
habilidades perceptuais 199-202
hantavírus 93-94

Herwaldt, Loreen 44-46
Hipócrates 203-204
história da pessoa
   aceitação da 164-165
   construção conjunta da 10-11, 51-52, 101-103, 136
   e pesquisa qualitativa 304-306
   histórico 65-69, 77-80
   ouvindo 38-40, 120-121
história social 77, 90-91, 146-147
histórias de ensino 268-269
histórias de guerra 235-236
HIV/aids 83-84, 305-306
humanidades 186-187

I

ideias, em MCCP 337-338
identidade perturbada 114-115
identidade profissional 162-165, 192-195, 269-270
identificação precoce 108-109
imagem corporal, distorção da 46-47
imersão e análise da cristalização 307-308
imigrantes 82, 89-90, 94-95, 180-181, 308-309
impostura 215
impotência 114-115, 134-136
imunização 109-112, 115-117, 225-226, 240
incerteza, no ensino clínico 248-250
incompetência, inconsciente 208-209
independência, perda da 61-65
Iniciativa Macy 201-202
Instrumento de Avaliação da Atenção Primária 318-319
Instrumento para o Componente de Atenção Primária 318-319
interação residente-pessoa 249-250
interações centradas no médico 8-9, 44
Inventário de Burnout de Maslach 182-183
investigação humanista 303
investigação narrativa 304-309

J

jargão 101-102

K

Korzybski, Alfred 22-23

L

Laennec, René 18-20
lazer 85-86
levantamento da história 102-103, 246-247
linguagem científica 268
linguagem descritiva 261-262
Linné, Carl von 18-20
literatura
   em ACCP 279-280
   experiência da doença na 272-273
Locke, John 17-19
lócus de controle 54-55
lógica linear 24-27
luto, e doença 46-47

M

manutenção de registros 247
MCCP (Medida de Comunicação Centrada na Pessoa)
  aplicação da 331-332
  codificação na 332-333, 337-342
  desenvolvimento da 330-331
  modelo de codificação **334-336**
  pontuação da 341-342, **342**
McWhinney, Ian 4
mecanismos de defesa 64-66
medicação
  e plano conjunto 98-99
  resistência à 103-104
medicina
  abordagem holística da 26-27
  autorreflexão em 207-208
  limites da 151
  linguagem da 129-130
  voz da 44-45
medicina baseada em evidências, e abordagem centrada na pessoa 13-14
medicina centrada na pessoa
  fatores contextuais em 81
  progresso da 3
  uso do termo 8-9
medicina narrativa 9-11, 268-270
médicos
  como doentes 118-120
  como testemunhas 164-165
  comportamento evitativo dos 203-205
  conexão com as pessoas **132-133**
  distanciamento das pessoas 130-132, 207-208
  diversidade dos 88
  dividindo a responsabilidade 223-224
  excesso de trabalho 12, 213-214
  identidade dos 159-160
  mudança pessoal nos 4, 27-28
  uso da linguagem 100-102
Medida do Cuidado na Consulta 318-319
mente compartilhada 226-227
metacontexto 82-84
metáfora da transmissão 168-169, 175-176
metáforas
  cultivando novas 164-165
  mecanicistas 18-19, 23-24
  nas narrativas de doenças 270-272
  para a educação 151-154
  para a relação médico-pessoa 129-130
método clínico
  e lógica 23-25
  evolução do 17-23
  reforma do 27-30
método clínico centrado na pessoa
  aplicação do **43**
  aprendizagem 213-215, 220-221
  como equilíbrio 29-30
  componentes do 4-8, **6-8**, 31, 331, 343
  concepções erradas sobre 14-16
  e modelos de doenças 21-22
  e outros modelos 7-11
  e pesquisa qualitativa 303-304
  ensino do 148, 151-152, 199
  evolução do 4, 345
  pesquisa sobre 301, 344-345
  prevenção de doenças no 109-111
  problemas preexistentes no 179-180
  valor do 10-13
método socrático 152-153, 235-236
mídia
  como fator contextual 91-92
  e percepção de risco 115-117
minorias étnicas 90-91
modelagem de papéis
  barreiras à 220-221
  e currículo oculto 186-188, 218-220
  excelente 218-223
  no ensino clínico 241-243, 252-253
  poder da 168-169
modelo biomédico
  apego ao 213-214
  doença no 8-9, 33-34
  e diferentes perspectivas 82
  limites do 151, 343
  na escola médica 162-163
modelo biopsicossocial 268
Modelo de Crenças em Saúde 116-117
Modelo de Crenças em Saúde de Becker 53-54
Modelo de Preceptoria em Um Minuto 238-241, 252-255, 265-266
modelo médico convencional, *veja* modelo biomédico
modelos explanatórios
  das pessoas 44-45
  históricos 19-20
morte, causas evitáveis de 109-110
motivação, interna 173, 177-178
mudança no comportamento 112-114
mulheres
  como médicas 181-183
  visão dos médicos do sexo masculino 158-159
mundo da vida, mútuo 44-45

N

não adesão 107-108
narrativa
  e autoconsciência 208-209
  na consulta 268
narrativas da doença
  importância das 51
  temas nas 22-24
  tipologia das 305-306
  validação 125-126
nível socioeconômico 54-55, 85-86, 89-90, 106-107
Novo Movimento de Saúde Pública 52-53

O

obesidade, fatores contextuais na 82, 85-86
orientação sexual 94-96
Osler, Sir William 129, 180-181, 267

P

panfletos 232-233, 248, 253-254
paradigma científico ocidental 304
paradigma crítico 304-305
participação periférica legítima 226-227
paternalismo 98, 312-313
PCCP (Percepção do Cuidado Centrado na Pessoa) 299, 226-227, 321-327, **324, 327**
pedagogias próprias 224, 267
"pegadinhas" 224, 236-237
pensamento cibernético 26-27
percepções da pessoa, medidas das 317-322, 327-329
percepções de riscos 115-117
percepções de saúde
    atenção às 33-34
    e pesquisa qualitativa 305-307
    e promoção da saúde 110-112
    entendendo 6-7
    influências contextuais nas 83-84
perguntas
    como instrumento de ensino 254-256
    erros na formulação 255-257
    oportunidade de formular 340-341
perspectivas da pessoa
    como conhecimento médico 268-269
    elaborando um plano conjunto de manejo dos problemas com 13, 99-100, 102-103
    explorando 98, 100-101, 105-106, 112-113
pesquisa interpretativa 304
pessoas
    como pessoas como um todo 307-308, 338-339
    compreendendo 53-54
    confiança e convicção das 124
    difíceis 138-140, 183-184, 201-202, 264-265
    e apresentações de casos 249
    em equipes de saúde 291-292
    marginalizadas 310-311, 313-314
    no ensino clínico 232-234, 238-242
    padronizadas 322-323, 331-332
    questões íntimas das 207-208
    segurança e identidade das 114-116
    terminais 183-184
    transferindo 223-224
plano conjunto
    achados 7-8, 24-26, 97-98, 119-124, **121-122**, 125-126, **251-252**
    desconforto com 204-205
    e escuta ativa 101-102
    e pesquisa qualitativa 309-312
    e relações de poder 135-136
    em ACCP 278-279
    em equipes de saúde 288-289

    em estudos de caso 125-128
    em MCCP 338-339
    estágios de mudança 113-114
    ferramentas de medida para 318-319
    importância do 98-100
    na educação centrada no educando 188-196
PMEs (prontuários médicos eletrônicos) 12-13, 225-226, 233, 246-247, 268, 287-288
poder
    distribuição do 90-91
    na relação médico-pessoa 134-136, 204-207, 311-314
    nas equipes 289-290
poesia 270-272
política de cuidado médico, como contexto 283-284
portfólios 210-211, 238-241
postura empática 268-269
prática clínica, natureza da 203-204
prática deliberada 202-204, 249
prática familiar, emoções na 25-26
preceptores
    e segurança da pessoa 166-167
    na prática comunitária 229-231
    relação do aluno com 186
Preparação do educando 230-231, 234
prevenção de doenças
    benefícios e riscos 116-117
    como ação 5-6
    em cuidados primários 53-54
    estratégias para 108-110
    interpretações da 52-53, 306-307
    potencial para 109-110
prevenção primária 111-112
prevenção secundária 111-112
prevenção terciária 108-111
professores clínicos
    avaliação dos alunos pelos 219-221
    como modelos 162-163, 185, 193-195, 218-219, 221-222
    demandas concomitantes dos 216-217
    desenvolvimento de 215-216
    dicas práticas dos 230-231
    eficazes 190-192, 265-266
    papéis dos 192-193
    reflexão dos 265-266
profissionais da saúde
    comunicação entre 313-314
    em equipes 222-223
    escrita dos 294-295
    experiências de disciplina 285-287
profissionalismo
    críticas do 166-167
    e habilidades de comunicação 201-202
    ensino 219-220
    não reflexivo 165-166
profissões da saúde 223-224, 227-228, 343
programas de desenvolvimento de competências 216-218

promoção da saúde
    e a mídia 91-92
    e contexto social 83-84
    elaborando um plano conjunto de manejo dos problemas na 109-113, **111-112**, 114-115
    entendimentos da 51-53
    envolvimento da comunidade na 53-54
    no cuidado centrado na pessoa 5-6, 55-56, 60
prudência 7-8, 129-130, 139-140, 183-184, 208-211
psicoterapeutas, supervisão de 195

Q
questionamento 187-188, 236-237

R
raciocínio clínico
    ensino 168-169, 201-202, 238-241, 249-250
    habilidades do aluno no 245-247, 249
raciocínio instrucional 230-231
rastreamento
    e crenças em saúde 116-117
    e PMEs 13
    e suscetibilidade percebida 53-54
    literatura sobre 109-110
    na consulta 110-111
    riscos do 114-115
razão 18-19
realismo físico 17
redução da complicação 108-109
redução de riscos 108-109
Registro Médico Orientado para o Problema 267-268
regras de Pendleton 256-257, 260-261
regras gerais, ensino 253-254
relação médico-pessoa atendida
    com casais 72-73
    como parceria 97-98
    continuação 136-137, 143-148
    definindo os papéis na 117-120
    discordância na 115-117, 120-122, 204-206, 211-213, **250-251**, 341-342
    e a relação professor-aluno 168-169
    em ACCP 178-179, 278
    emoções na 24-26, 200-201, 207-209
    gênero na 182-183
    intensificando 7-8, 129-131, 311-314, 331
    presença na 132-134
    trabalho de McWhinney sobre 4
relação professor-aluno
    alterações na 172
    atributos da relação 191-192
    conflito na 188-189, 194-196
    envolvimento da pessoa na 238-242
    melhorando 192-194
    papéis na 191-193, 215-216
    poder na 175-176
    superproteção na 217-218

relações
    construindo 312-313
    continuando 136-137
    e falha na comunicação 223-224
    empoderando 115-116
    entendimento das 29-30
    na equipe 287, 289-291
    na sociedade 129
    no ambiente de trabalho 287
    qualidade das 86-87
residência, experiências de aprendizagem na 154-157
residentes
    horas de trabalho dos 187-189
    retendo as informações 223-224
respostas à doença
    da família 73-77
    da pessoa 45-49, 64-66, 70-71
retórica 24-25, 176-177
retorno, em MCCP 340-341
reuniões de equipe 225-227, 288-289, 294-295
revisão de prontuários 251-252
Rourke Baby Record 225

S
sabedoria 29-30, 125, 129, 212-213; *veja também* sabedoria prática
sabedoria prática 6-8, 138-140
saúde
    contexto da, *veja* contexto
    determinantes mais amplos da 54-55, 58-59, 82-83, 222-223
    dimensões da 5-6, 33-34, 36, 40-41, 51-52, 55-56
    entendendo o conceito 33-34, 36, 51-54, 58-59
    experiência de 54-55, 60, 306-307
    potencial da pessoa que consulta para 54-55, 82
    sobreposição da **35**
saúde pública
    dilemas éticos em 117
    visão ambiental da 82
segurança da pessoa
    checklists para 225
    e avaliação 257-258
    no ensino clínico 166-167, 185, 244-246
segurança financeira 84-86
self, continuidade do 47-48
ser auto-observador 210-211
serviço, profissional 165-166
serviços preventivos, oferta de 112-113
sintomas, medicamente inexplicáveis 34, 305-306
sistema de saúde, como fator contextual 89-91
situação de saúde, autorrelatada 36, 53-54
sobrecarga do papel 216-217
sofrimento, entendimento 136-138
solução de problemas
    abordagens profissionais para 224
    e *feedback* 191-192, 261-262

somatização 23-24
sombreamento 242-243
supervisão baseada na narrativa 254-255
supervisão clínica 234-235, 249-252
suscetibilidade, percebida 36, 53-54, 116-117
Sydenham, Thomas 18-20

T

tabagismo, intervenções clínicas e 123-124
técnica de pensar em voz alta 242-243
técnicas de entrevista 14-15, 124, 237-239
tecnologia da informação, e cuidado centrado na pessoa 12
teoria construtivista 161-162, 173-175
teoria da aprendizagem social 168-169
teoria da carga cognitiva 199-201
teoria do desenvolvimento 159-162
teoria dos sistemas 27-28, 268
teoria fundamentada 304-306, 310-313
terapia da palavra 24-25
terror, revelação do 137-139
testagem do ponto de atenção 306-307
testes diagnósticos
 custos dos 11-12, 298-300, **299**
 e as percepções da pessoa atendida 98-99
The Doctor (pintura) **151**
tomada de decisão
 compartilhada, *veja* tomada de decisão compartilhada
 participação da pessoa atendida na 118-119, 125-126
 plano conjunto na 98-100
tomada de decisão clínica, elementos de 13

tomada de decisão compartilhada
 ambivalência sobre 205-206
 e poder 134-135
 e ponto comum 311-312
 e técnicas de entrevista 124-125
 estrutura da 9-10
trabalho em equipe
 compartilhando pensamentos no 226-228
 ensinando e aprendendo 222-223
traição, sentimentos de 48-49
trajetória da doença 46-47
transferência
 de poder 134-135
 em ACCP 278
 na relação médico-pessoa 139-141
 na supervisão do psicoterapeuta 195
transtornos alimentares, dimensão existencial dos 24-25
tratamento
 benefícios e riscos do 204-206
 objetivos do 104-109, 118, 120-121, 339-340
 participação da pessoa no planejamento 106-108
treinamento de médicos 237-238, 260-261
treinamento em saúde 107-108, 124

U

Universidade de Case Western Reserve 201-202

V

vacinação 53-54, 109-110, 115-117
validação, em MCCP 339-341

X

xamanismo, prática geral como 151-152